reinhardt

Personzentrierte Beratung & Therapie; Band 16
Herausgegeben von der Gesellschaft für Personzentrierte Psychotherapie und Beratung e.V., Köln

Jobst Finke

Personzentrierte Psychotherapie und Beratung

Störungstheorie – Beziehungskonzepte – Therapietechnik

Unter Mitarbeit von Heinke Deloch und Gerhard Stumm

2., aktualisierte Auflage

Ernst Reinhardt Verlag München

Dr. med. Jobst Finke, Essen, Facharzt für Psychosomatische Medizin und Psychotherapie sowie für Neurologie-Psychiatrie, ist in eigener Praxis, Supervision und als Ausbilder u.a. für Gesprächspsychotherapie (GwG, ÄGG) tätig. Vom Autor außerdem im Reinhardt Verlag lieferbar: „Träume, Märchen, Imaginationen. Personzentrierte Psychotherapie und Beratung mit Bildern und Symbolen“ (2. Aufl. 2020; ISBN 978-3-497-02974-7) sowie „Netzwerk der Gefühle“ (1. Aufl. 2023; ISBN 978-3-497-03152-8).

Bibliografische Information der Deutschen Nationalbibliothek

Die Deutsche Nationalbibliothek verzeichnet diese Publikation in der Deutschen Nationalbibliografie; detaillierte bibliografische Daten sind im Internet über <http://dnb.d-nb.de> abrufbar.
ISBN 978-3-497-03263-1 (Print)
ISBN 978-3-497-61921-4 (PDF-E-Book)
ISBN 978-3-497-61922-1 (EPUB)
ISSN 1860-5486

Printed in EU
Reihenkonzeption Umschlag: Oliver Linke, Hohenschäftlarn
Covermotiv: © bittedankeschön/ Fotolia.com
Satz: Bernd Burkart; www.form-und-produktion.de

Ernst Reinhardt Verlag, Kemnatenstr. 46, D-80639 München
Net: www.reinhardt-verlag.de
E-Mail: info@reinhardt-verlag.de

Inhalt

1 Zu den ideengeschichtlichen Voraussetzungen der Personzentrierten Psychotherapie

1.1 Intuition und Vielfalt gegen rationales Planen und klassifizierendes Ordnen

„Keine Theorie kann ohne Kenntnis ihrer kulturellen und persönlichen Grundlage richtig verstanden werden“ (Rogers 1959/1987, 11). Dieser Aussage von Carl R. Rogers, dem Begründer der Personzentrierten Psychotherapie (PZT) bzw. der Gesprächspsychotherapie (GPT), nachdrücklich zustimmend, sollen vor allem einige dieser kulturellen Grundlagen hier skizziert werden.

Das uns hier interessierende Verfahren wurde von Rogers (1902 – 1987) zunächst „Nicht-direktive Beratung“, dann aber bald „Klienten-zentrierte Therapie“ (Rogers 1951/1973a) genannt. Mit diesen Namen wollte Rogers jeweils auch eine „Gegenzentrierung“ (Waldenfels 1991) zu jenen Ansätzen anzeigen, die er als direktiv, d. h. den Klienten nach den Zielvorstellungen des Therapeuten/Beraters lenkend, also als „Therapeuten-zentriert“ ansah. Nicht nur in der Psychoanalyse der 1920er bis 1950er Jahre, sondern auch in der damals sich gerade entwickelnden Lebens- und Erziehungsberatung (Rogers 1942/1972), bestand noch eine starke Orientierung am Leitbild der modernen Wissenschaft, wie es sich besonders in der zweiten Hälfte des 19. Jahrhunderts herausgebildet hatte. Diese Orientierung implizierte auch das Leitbild des unbeirrbaren, souveränen Forschers, des ebenso umsichtig wie objektiv und kompetent operierenden Experimentators. Diesem Ideal hatte in der Psychotherapie bzw. der Beratung der Therapeut bzw. der Berater insofern zu entsprechen, als von ihm erwartet wurde, dass er ebenso professionell wie souverän den vermeintlich in Ratlosigkeit und Irrtum befangenen Patienten zu Einsicht und angemessenem Verhalten führt. Der Therapeut/Berater wird also in der frühen Beratungspraxis der 1930er und 1940er Jahre (!) ganz selbstverständlich in der Rolle des allwissenden Experten gesehen, der die Problematik des Patienten systematisch analysiert und daraus fundierte Ratschläge oder erhellende Deutungen ableitet.

Bei der Frage, was nun im Ansatz von Rogers das Revolutionäre, das umwälzend Neue in den psychotherapeutischen Diskursen war, muss man sich diese Zeitumstände vor Augen halten. Die Entschlossenheit von Rogers, so etwas wie die Empathie zum zentralen Moment eines psychotherapeutischen Unternehmens zu machen, bedeutete beim Erscheinen seines Schlüsselwerkes „Client-Centered Therapy“ (Rogers 1951/1973a) etwas geradezu Unerhörtes. Die Vorstellung, dass nicht kenntnisreiche Ratschläge oder umfassende Interpretationen eines vermeintlich objektiv beobachtenden und mit einem unbeirrbaren Wahrheitsanspruch analysierenden und urteilenden Experten Heilung bringen sollten, sondern dass nur das intensive Sich-Einfühlen in die innere Welt des Klienten, das Nachempfinden seines Erlebens der entscheidende Wirkfaktor von Psychotherapie sein sollte, widersprach allen Denkgewohnheiten von wissenschaftlich begründeter Therapie. Ja, wurde nicht hierdurch auch die Bedeutung von objektiv urteilender Vernunft und rationalem Wissen zumindest für die Psychotherapie infrage gestellt? Wenn der Therapeut sich darauf beschränkt, nur das nacherlebende Alter Ego seines Klienten zu sein (Rogers 1951/1973a), wenn er, sein eigenes Selbst beiseite stellend (Rogers 1951/1973b, 47), nur aus der Rolle eines einfühlsamen, Anteil nehmenden Doppelgängers seines Klienten fungiert, kann dann der letztere davon überhaupt profitieren? Erfordert nicht die Korrektur dysfunktionaler Einstellungen und maladaptiver Interaktions- und Verhaltensmuster eine objektiv urteilende Distanznahme zum Erleben des Klienten?

Rogers würde diese Bedenken vielleicht mit der Begründung zurückweisen, dass zahlreiche Therapiestudien, seine eigenen und die seiner Schüler und Anhänger (Zusammenstellungen z. B. bei Frohburg 2009; Bierman-Ratjen/Eckert 2017), die Wirksamkeit seines Konzeptes belegen, in dem der Therapeut nicht als der allwissende Experte und der objektiv urteilende Beobachter fungiert, sondern als der anteilnehmende Begleiter des inneren Erlebens seines Patienten, den er lieber „Klient“ nennen möchte, um so auf dessen Autonomie und Selbstbestimmtheit zu verweisen. Damit weist Rogers implizit auch die tradierte Rollenaufteilung zwischen Therapeut und Patient zurück, die als eine Subjekt-Objekt-Beziehung das Paradigma der neuzeitlichen, „modernen“ Wissenschaft spiegelt: Das Subjekt (Therapeut) als Denkendes und das Objekt (Klient) als Gedachtes (Engelmann 1991). Die Kritik an solchen Denkmustern moderner Wissenschaft wird seit Lyotard (1979/1986) die „Postmoderne“ genannt, manchmal ist auch, besonders in Frankreich, vom „Poststrukturalismus“ die Rede.

Auch einen gewissen Anti-Rationalismus, wie er für die Postmoderne typisch werden sollte, könnte man manchmal bei Rogers herauslesen, wenn er seine Skepsis gegenüber einer wissensbasierten Erkenntnisvermittlung in der Psychotherapie deutlich macht:

> *„Das Misslingen eines jeden solchen intellektuellen Ansatzes hat mich zu der Erkenntnis gezwungen, dass wirkliche Veränderung durch Erfahrung in einer Beziehung zustande kommt“ (Rogers 1961/1973b, 46).*

Rogers sieht das Wirkprinzip von Psychotherapie also nicht so sehr in der scharfsinnigen Analyse von Problemen, sondern er sieht es vor allem in der korrigierenden emotionalen Beziehungserfahrung, wie dies der Analytiker Alexander nannte (Alexander/French 1946). Einem solch rationalitätskritischen Ansatz entsprechend beschreibt Rogers auch sein eigenes therapeutisches Vorgehen:

> *„Ich lasse mich ein in die Unmittelbarkeit der Beziehung; mein ganzer Organismus, nicht nur mein Bewusstsein, übernimmt die Beziehung und sensibilisiert sich darauf hin. Ich reagiere nicht bewusst auf eine planvolle oder analytische Art, sondern einfach unreflektiert auf das andere Individuum“ (Rogers 1961/1973b, 199).*

Rogers will als Therapeut also nicht reflexions-, sondern intuitionsgeleitet reagieren.

Diese Zitate zeigen an, dass Rogers den Geist der Postmoderne in der Psychotherapie um 20 bis 30 Jahre vorweggenommen hat, bevor diese Bewegung in den 1970er und 1980er Jahren in den philosophischen und überhaupt geisteswissenschaftlichen Diskursen bestimmend wurde. (Einige Philosophen, so etwa Heidegger sowie Horkheimer und Adorno, haben freilich schon spätestens seit den 1940er Jahren im Sinne einer Modernitätskritik argumentiert.) Bei der Postmoderne handelt es sich um die Kritik am modernen Zweckrationalismus mit seiner Tendenz zur Instrumentalisierung der Vernunft; einer Vernunft, die die Tendenz zeigt, die Welt als Totalität zu durchschauen, um sie letztlich beherrschbar zu machen. Wegen dieser der Vernunft unterstellten Machtförmigkeit wurde in den postmodernen Diskursen auch vom repressiven Charakter der Vernunft gesprochen (Horkheimer/Adorno 1944/1969; Habermas 1996). Mit der Anwendung solcher Vernunft geht auch eine die Moderne kennzeichnende Subjekt-Objekt-Spaltung einher. Durch diese Spaltung, so die Kritik der Postmoderne, werde nicht nur die äußere, sondern auch die innere Natur des Menschen, also seine Psyche, zum Objekt emotional teilnahmsloser Beobachtung und kühl-distanzierter Forscherhaltung wie aber auch technischer Zurichtung und repressiver Überwältigung gemacht (Foucault 1988).

Bei Rogers finden wir diese Züge der Postmoderne, anders als in seiner Persönlichkeits- und Störungstheorie, in seiner Therapietheorie, schon insofern er hier ein Grundaxiom der modernen Wissenschaft zumindest für die Psychotherapie zurückweist, nämlich das Axiom, dass man die zu ändernden Phänomene in ihrem Bedingungsgefüge erst durchschaut bzw. intellektuell erfasst haben müsse, um sie verändern zu können. Aus dieser Kontra-Position ergibt sich dann auch der Verzicht auf eine Diagnostik (im Sinne einer „Status-Diagnostik“) und andere Urteils- und Ordnungsbildungen in der Psychotherapie. Rogers befürchtete, dass die Einmaligkeit des Klienten hinter dem diagnostischen Etikett verschwinden, d.h. durch die klassifizierende Gruppenzuordnung des Individuums nivelliert würde. Analoges findet sich auch in den postmodernen Diskursen zur Psychiatrie. Das Denken der wissenschaftlichen Moderne bedeutet nach Lyotard (1979/1986) einen Ausschluss von Heterogenität, bedeutet eine Reduktion von Vielheit zu Gunsten von Allgemeinheit und rational fassbarer Regelhaftigkeit. Denn der modernen Wissenschaft gehe es immer um die Gültigkeit von „allgemeinen“ Sätzen und Regeln, wobei das Individuelle, Vielgestaltige in Forschungsprojekten so zugerichtet werden müsse, dass es sich schließlich den auf Allgemeinheit zielenden wissenschaftlichen Erfassungsprozeduren füge und zu „verallgemeinerbaren“ Aussagen führe. Dies zeigt sich in dem für die Moderne typischen Klassifizieren und Kategorisieren vieler Phänomene. In Psychiatrie, Psychologie und Psychotherapie ist hier auf die jeweils eine umschriebene Allgemeinheit herstellende Gruppenzugehörigkeit der einzelnen Störungsdiagnosen sowie auf die entsprechenden genannten Vorbehalte von Rogers zu verweisen. Auch in der Zurückhaltung von Rogers gegenüber dem Nutzen eines geplanten, durchdachten und regelgeleiteten Vorgehens, dies auch im Sinne von definierten Handlungskonzepten, ist ein Signum der Postmoderne zu sehen. Denn deren Markenkern war ja u.a. die „Dekonstruktion“ von tradierten Ordnungs- und Regelkonstruktionen. Dies zeigte sich in besonders krasser Form in der so genannten Anti-Psychiatrie der 1970er und 1980er Jahre, in der nicht nur die psychiatrische Diagnostik als ein vermeintlich willkürliches Etikettieren verworfen, sondern auch die Konzeption psychischer Krankheiten als pure Konstruktion der traditionellen psychiatrischen Wissenschaft denunziert wurde (Foucault 1988), eine Konstruktion, die es zu „dekonstruieren“ galt.

Wir können diese eigentlich gegen die Grundtendenz der modernen Wissenschaft gerichtete Position auch als anti- bzw. postcartesianisch bezeichnen und würden damit auf den Philosophen René Descartes (1596–1650) Bezug nehmen, auf den die so genannte Subjekt-Objekt-Spaltung als Grundmerkmal der modernen Wissenschaft zurückgeführt wird. Gemäß diesem Wissenschaftsideal verbürgt erst die strikte emotionale und interaktionale Distanz des beobachtenden Subjekts gegenüber dem zu untersuchenden Objekt jene „Objektivität“, in der bekanntlich eine Voraussetzung der modernen Wissenschaft gesehen wird. Ein diesem Ideal der Moderne widersprechender Ansatz hat sich 30 Jahre nach Rogers, nämlich seit den 1980er Jahren, übrigens auch innerhalb der Psychoanalyse entwickelt in Form der Relationalen Psychoanalyse und der Intersubjektiven Selbstpsychologie (Mertens 2011). In diesen relativ neuen psychoanalytischen Strömungen kann man eine recht große Nähe zu manchen zentralen Aspekten der Personzentrierten Therapie sehen. Aber auch in den noch stärker an Freud und seiner „Metapsychologie" (u. a. die Triebtheorie) orientierten Richtungen scheint in mancher Hinsicht die „postmoderne Wende" nicht ganz ohne Wirkung geblieben zu sein.

Zu dem, was es für die Postmoderne zu dekonstruieren galt, gehörten auch die „großen Erzählungen", mit denen Nationen, politische und wissenschaftliche wie künstlerische Bewegungen sich selbst feiern. In der programmatischen Absicht, auch diese großen Erzählungen zu dekonstruieren, sprach die Postmoderne auch vom „Tod der Geschichte". Dieser war zu fordern, weil die großen Erzählungen dieser Geschichte interessegeleitet konstruiert und so völlig unglaubwürdig seien. Eine zumindest entfernte Korrespondenz dieser postmodernen Geschichtsskepsis zum Personzentrierten Ansatz (PZA) könnte man in dem weitgehenden Vermeiden systematischer Reflexionen zur Biografie der Klienten sehen. Solche lebensgeschichtlichen Bezugnahmen werden bzw. wurden im PZA leicht als ein therapeutisch unfruchtbares Ausweichen vor dem Hier und Jetzt in ein letztlich unbestimmbares Dort und Damals verstanden. Durch die starke Fokussierung auf ein Hier und Jetzt in der therapeutischen Situation könnte es vor allem für Außenstehende manchmal so scheinen, als würde im PZA das Leben eines Menschen nur aus Hier-und-Jetzt-Momenten bestehend gesehen, Momente, die völlig unverbunden durch mögliche Sinnlinien nebeneinander stehen.

Ich sprach eingangs von der „Gegenzentrierung", die Rogers gegenüber den genannten Ansätzen seiner Zeit vorgenommen hat. So wichtig eine solche Gegenbewegung heute, besonders aus der Sicht eines personzentrierten Therapeuten, auch erscheint, so ist doch darauf zu achten, dass eine solche Entgegensetzung nicht auch zu Ungereimtheiten innerhalb der Theoriebildung oder in Bezug auf die eigene Praxis führt. Wie radikal darf eine anticartesianische bzw. postmoderne Position sein, ohne mit wichtigen Belangen einer Psychotherapie als einem Heilverfahren in Widerspruch zu geraten? Die Antworten auf diese Frage sollen im Folgenden an einigen Stellen erörtert werden, so bei der Darstellung der personzentrierten Beziehungskonzepte, der Aufgabe und Ziele des *einfühlenden Verstehens*, des Problems der Diagnostik und der Therapietechnik. Diese Erörterungen sollen einmal der Vertiefung der Theoriediskussion dienen, zum anderen aber auch der Klärung von Missverständnissen, die innerhalb wie außerhalb der Personzentrierten Psychotherapie bestehen. Dabei soll sich zeigen, dass das Verhältnis von „modernen" und „postmodernen" Positionen als das einer dialektischen Polarität zu verstehenden ist, die man nicht undialektisch auseinanderfallen lassen sollte, indem man einseitig nur der einen oder der anderen Position Geltung zuschreibt. Vielmehr sollte der personzentrierte Therapeut/Berater, wie zu zeigen sein wird, auch in seiner Anwendungspraxis beide Positionen berücksichtigen und die Mehrdeutigkeit therapietheoretischer Kriterien beachten (s. Kap. 5). Zwar ist die Postmoderne als ideengeschichtliche Epoche inzwischen verklungen, und die Moderne ist in Form der „Spätmoderne“ zurückgekehrt, aber so, dass in sie (auch bei anderen Psychotherapieverfahren) manche Gedanken der Postmoderne eingeflossen sind. Für die Personzentrierte Psychotherapie sollte das bedeuten, sich für eine präreflexive Unmittelbarkeit und kreative Intuition offenzuhalten, ohne dies mit einer Entdifferenzierung der Konzeptbildung und einer Absage an rationale Reflexivität zu verbinden. Im Sinne eines solchen Sowohl-Als-Auch versteht sich das vorliegende Buch.

1.2 Das Menschenbild

Auf die in Kap. 1.1 angesprochene antirationalistische, auf ein intuitives Erfassen von Ganzheitlichkeit abzielende Tendenz des PZA treffen wir auch schon bei Bewegungen aus dem Beginn des 20. Jahrhunderts – die Lebensphilosophie und der Vitalismus –, Bewegungen, die Rogers sehr geprägt haben (und die ihn gewissermaßen zu einem der Begründer des postmodernen Denkens in der Psychotherapie werden ließen). So verwundert es nicht, dass sein Menschenbild und die Begrifflichkeit, mit der er es zeichnet, diese lebensphilosophisch-vitalistische Prägung zeigen.

1.2.1 Der „Organismus“ und die „Aktualisierungstendenz“

Die beiden hier genannten zentralen Begriffe im Denken von Rogers entsprechen weniger der heute üblichen psychologischen Begrifflichkeit, so dass man vor diesem Hintergrund sagen kann, dass sie keine eigentlich psychologischen Konzepte benennen, sondern eher anthropologisch-philosophische (Stumm 2010), deren Bedeutung sich heute erst vor ihrem ideengeschichtlichen Hintergrund erschließt. Rogers scheint mit dem Begriff „Organismus“ so etwas wie den emotional-dynamischen Kern der Person zu meinen (Stumm et al. 2003). Dies zeigt sich, wenn er etwa sagt, dass der „totale Organismus oft klüger als das Bewusstsein ist“ (Rogers 1961/1973b, 191). Er zielt dabei wohl auf etwas, das man Instinkt, Intuition, Inspiration, überhaupt die eher präreflexiven, schöpferischen Kräfte im Menschen nennen könnte, ein Zwischending zwischen der biologisch-physiologischen und der psychischen Ebene, eine Art „Körperseele“.

Dieser Versuch, Körper und Seele/Geist als Einheit, als Ganzheit zu denken, hat Vorläufer zunächst in der romantischen Naturphilosophie. Um die Wende vom 18. zum 19. Jahrhundert entstand mit dieser „Naturphilosophie" eine Gegenbewegung zur Körper-Seele-Spaltung sowohl bei Descartes (der den Körper als eine Art Maschine dachte), als sodann auch im Rationalismus der Aufklärung. Als Gegenmodell zur Maschine wurde in dieser romantischen Gegenbewegung der „Organismus" angesehen, dem Selbstorganisation, Selbststeuerung und Selbsterzeugung, also Autopoiese, zugeschrieben und der so nicht nur als geistlose Materie gesehen wurde. „Die Organisation [des Organismus] aber producirt [sic!] sich selbst, entspringt aus sich selbst", und dieser Organisation ist der Aufstieg zu immer komplexeren Zuständen inhärent (Schelling 1797/1995, 130). Durch den Organismus sollten Materie und Geist zur Synthese geführt werden: Im Sinne dieses Denkens (mit dem Rogers wohl durch Emerson bekannt wurde, Korunka 2001; Finke 2004) verstand eben auch Rogers den Organismus. In unserer Zeit hat die Grundidee vom selbstregulativen Organismus ihre Ausformulierung im eher naturwissenschaftlichen Gewand der Systemtheorie gefunden (Kriz 2004).

Gegen die streng rationalistische und positivistische Ausrichtung der aufblühenden Naturwissenschaften entstanden ca.100 Jahre nach der Romantik die „Lebensphilosophie" und der Vitalismus, in denen sich manche Grundgedanken der Romantik und das enthusiastische, Neues erschließende Lebensgefühl wiederfanden. „Leben" bedeutete hier die Einheit von Psyche und Körper, bedeutete Dynamik, Kreativität und ewiges Werden und war ein Kampfbegriff gegen Materialismus, mechanistischen Positivismus und den Zweckrationalismus der aufstrebenden Industriegesellschaft wie der Naturwissenschaften. Intuition wurde gegen rationale Analyse, Erleben gegen Verstandeserkenntnis gestellt, wobei man sich gerne auch auf Nietzsche berief.

Das Aufbruchshafte, Ungestüme und Vorwärtsdrängende, das man damals mit dem Leitbegriff „Leben" verband, erhielt seine philosophische Gestalt besonders im „elan vital" Henry Bergsons (1912). Dieser „elan vital" ist eine Lebenskraft, ein vorwärtsstürmender, auf Entfaltung drängender, daseinssteigernder Lebensschwung, in dem man einen begrifflichen Vorläufer der „Aktualisierungstendenz" von Rogers sehen kann. Natürlich teilt auch der „Organismus", dem ja bei Rogers die Aktualisierungstendenz inhärent ist, manche Bedeutungsgehalte mit dem „Leben" der Lebensphilosophie: Der Mensch findet erst dann zu sich selbst, wenn er sich seinem organismischen Er-leben, seinem dunklen Lebensgrund, dem tieferen Wissen und instinktsicheren Ahnen des Lebens anvertraut. Das „Erleben" wird für Dilthey (1927/1958) zu einem Weg des philosophischen Erschließens der Welt. Die dynamistische Vorstellung Bergsons vom Leben als einem Prozess, einer ständigen Entwicklung, einem unaufhaltsamen

Werden findet sich ebenso beim Organismus-Konzept von Rogers. Sie prägte sein Menschenbild und führte ihn zu der Vorstellung eines in der gesamten Natur und so auch im Menschen waltenden Prinzips einer aktualisierenden bzw. „formativen Tendenz" (Rogers 1980/1981). Sie impliziert das ständige Streben des Menschen nach Weiterentwicklung, Ausdifferenzierung und Entfaltung all seiner Möglichkeiten (Rogers 1959/1987; Stumm 2010). Bei Rogers bedeutet die Aktualisierungstendenz auch die Berechtigung eines therapeutischen Änderungsoptimismus, da der Therapeut der Möglichkeit zur konstruktiven Entwicklung seines Klienten vertrauen darf, sofern er nur der Aktualisierungstendenz die Entfaltung ihrer Möglichkeiten erleichtert. Hiermit hat Rogers schon früh die heute vielberedete Ressourcenorientierung in der Psychotherapie angesprochen. Allerdings sollte man, wenn man auch die Leiden der Menschen verstehen will, dabei eine „Defizit-Perspektive", in der nach den Gründen und der Verwobenheit dieses Leidens mit der Lebensgeschichte gefragt wird, nicht ganz unberücksichtigt lassen.

Hinsichtlich der Bezugnahme auf die Lebensphilosophie und den Vitalismus verwies Rogers selbst vor allem auf den aus Deutschland emigrierten Neurologen und Psychotherapeuten Goldstein (2014). Von ihm hat Rogers den Begriff „Aktualisierungstendenz" übernommen und auch bei ihm spielten der Begriff „Organismus" und das Konzept der Selbstentfaltung sowie der Anerkennung des Patienten und der Gegenseitigkeit in der therapeutischen Situation eine zentrale Rolle. Über Driesch, dessen Seeigelexperimente er ausführlich erwähnt (Rogers 1962/1977) hatte er ebenfalls eine Beziehung zum Vitalismus, der ja ohnehin manche Parallelen zur Lebensphilosophie aufweist. Das Phänomen und das Geheimnis des „Lebens" hatten Rogers schon als jungen Mann interessiert, studierte er doch zunächst Landwirtschaft (Rogers 1959/1987), und ihn faszinierte als Grundzug des Lebens das Phänomen des Wachstums. Er sah darin eine vorwärts und nach Entfaltung und Ausdifferenzierung drängende, aber auch auf Erhalt angelegte, bewahrende Kraft, eben die „Aktualisierungstendenz" des Organismus (Rogers 1959/1987).

„Das Leben" ebenso „der Organismus" und „die Aktualisierungstendenz" sind allerdings für eine Humanistische Psychologie nicht ganz unproblematische Metaphern. Denn ein Kernmerkmal des Humanismus ist die Betonung der Sonderstellung des Menschen gegenüber allen anderen Lebewesen. Diese Sonderstellung wird aber durch die genannten Metaphern eher infrage gestellt. Andererseits hat Rogers dem Menschen auch Merkmale zugesprochen, die für die genannte Sonderstellung kennzeichnend sind und unmittelbar auf eine humanistische Position verweisen, nämlich Selbstbestimmung, Selbstverantwortlichkeit und die freiheitliche Wahl eigener Lebensziele (Rogers 1951/1973a).

1.2.2 Die „fully functioning person"

Als Ziel menschlicher Entwicklung und Entfaltung, auch mit Blick auf den psychotherapeutischen Prozess, entwarf Rogers das Bild der „fully functioning person", des voll sich entfaltenden Menschen. Diesen fiktiven Menschen zeichnet er als völlig offen gegenüber seinem eigenen Erleben, also ohne Abwehr und somit für sich selbst durchsichtig und kongruent. Deshalb verfügt dieser Mensch auch über eine hohe innere Freiheit, Selbstverfügbarkeit und Autonomie. Dieser Entwurf spiegelt natürlich das Menschenbild der Moderne bzw. das Ideal der Aufklärung vom souveränen Subjekt, das sich von allen inneren Abhängigkeiten emanzipiert hat und so frei genug ist, sich selbst zu wählen, sich selbst zu „setzen" und zu verwirklichen, indem es sich entscheidet für „das Selbst, das man in Wahrheit ist" (Rogers 1961/1973b, 167). Rogers entspricht hier also, anders als in seiner Therapietheorie, dem Menschbild der Moderne, ein Bild übrigens, das von einigen postmodernen Autoren als die vermeintliche Tendenz zu ständiger Selbstermächtigung und Selbsterhöhung, ja Selbstvergottung des Menschen kritisiert wurde (Böhme/Böhme 1996). Hier muss man zumindest für den Bereich der Psychotherapie jedoch die Kritik seitens der Postmoderne relativieren. Denn in der Psychotherapie, und Rogers anthropologische Perspektive ist natürlich von seinem Beruf geprägt, geht es ja häufig um Menschen, die gerade deshalb leiden, weil sie überangepasst zu sehr die Normen, Lebensziele und Werte anderer verinnerlicht haben und so nicht wagen, sie selbst zu sein. Deswegen muss es in der Psychotherapie auch ein Ziel sein, den Klienten zu ermutigen, nach sich selbst, nach seinen eigensten Gefühlen und Bedürfnissen zu fragen, um sich so mit verinnerlichten Normen und Wertungen anderer auseinandersetzen zu können. Diese aus einer psychotherapeutischen Perspektive formulierte Zielsetzung ist nur dann infrage zu stellen, wenn sie zu einem *absoluten* „Nicht-Beeinflussungs-Paradigma" führt, wie man das manchmal bei Rogers herauslesen könnte. Ein solches „Paradigma", nachdem der Therapeut nur der „Faszilitator" der in der therapeutischen Situation sich vollziehenden Selbstentfaltung des Klienten wäre, würde verkennen, dass der Mensch als ein neugeborenes Wesen kein Samenkorn ist, das wie das eines Baumes alles Wesentliche, alles „Baumhafte" schon in sich trägt und zum voll sich entfaltenden Wachstum nur ein halbwegs günstiges Klima braucht. Vielmehr ist der Mensch ein genuin vergesellschaftetes Wesen, das zu seiner Entwicklung Austausch- und Beeinflussungsprozesse in jeder Lebensphase braucht (Zurhorst 2007), was übrigens auch eine Grundidee des klassischen Humanismus ist. Die Aufgabe des Therapeuten ist es jedoch, seine kommunikationsbedingte Einflussnahme zu reflektieren und so zu kontrollieren, dass sie der Förderung dessen dient, was der Klient als sein Eigenes erlebt.

2 Die personzentrierte Persönlichkeits- und Störungstheorie

2.1 Die Inkongruenz und ihre Folgen

„Wenn der Organismus bestimmte Erfahrungen der Gewahrwerdung verweigert oder deren bewusste Wahrnehmung so stört, dass diese nicht exakt symbolisiert [...] werden können, entsteht Inkongruenz zwischen dem Selbst und der Erfahrung" (Rogers 1959/1987, 30).

Störungs- und Persönlichkeitstheorie sind in der PZT sehr verschränkt, denn die störungstheoretischen Vorstellungen (Rogers 1959/1987) basieren auf Annahmen über die Grundmerkmale einer Person, so dass bestimmte Störungskonzepte auf Vorstellungen über die Grundcharakteristika menschlichen Erlebens und Verhaltens zurückverweisen. Der zentrale Begriff der Störungstheorie der PZT ist die „Inkongruenz". Damit ist gemeint ein Mangel an Übereinstimmung zwischen dem „Selbstkonzept" (Kap. 2.2) und dem, was Rogers (1959/1987, 23) die „organismische Erfahrung" bzw. das organismischen Erleben nennt. (Da im Deutschen der Begriff „Erfahrung" stärker kognitiv bestimmt ist im Sinne des Auswertens von Beobachtungen, auch des eigenen Erlebens, ist der Begriff „experience" in diesem Zusammenhang treffender mit „Erleben" zu übersetzen, insofern damit stärker die unreflektierte Unmittelbarkeit des psychischen Vorgangs angesprochen wird.)

2.1.1 Das organismische Erleben und seine Symbolisierung

Rogers (1959/1987, 23) spricht im Zusammenhang mit dem organismischen Erleben auch von „sensorischen und viszeralen Erfahrungen". Wir können auch sagen, dass es sich hier um ein sehr ursprüngliches, körpernahes, oft nur diffus bewusstes Spüren, Fühlen, Ahnen, Anmuten und Wünschen handelt. Sofern diese Aspekte mit dem Selbstkonzept, d.h. mit dem Selbstbild und dem Selbstideal einer Person nicht vereinbar sind, werden sie u. U. ganz von der Wahrnehmung ausgeschlossen. Sie werden, wie Rogers sagt, gar nicht oder verzerrt symbolisiert, also nicht oder nur in entstellter Form auf den Begriff gebracht, und damit der eindeutigen Versprachlichung und so dem Bewusstsein vorenthalten. Wenn das organismische Erleben völlig von jeglicher Symbolisierung ausgeschlossen ist, kann die betreffende Person weitgehend beschwerde- bzw. symptomfrei sein, sie ist aber oft auch, wie Rogers sagt, „verletzlich". Wenn in diesem Falle in bestimmten Krisensituationen das organismische Erleben die Schwelle zur Gewahrwerdung annähernd erreicht, wird die Person vielleicht eine innere Unruhe und ängstliche Spannung verspüren, da ihr Selbstkonzept durch dieses nun dunkel gespürte „unterschwellige" Erleben „am Rande der Gewahrwerdung" infrage gestellt wird. Wenn die dann verstärkt einsetzende Abwehr erfolgreich verläuft, wird die Person keinen direkten Leidensdruck mehr haben, sie wird aber, da im Zustand der Inkongruenz lebend, weiterhin „verletzlich" bzw. leicht irritierbar sein, ohne um den Grund hierfür wissen zu können. Wird dagegen im zweiten Fall die genannte Spannung und Angst verzerrt symbolisiert, so könnte diese Angst etwa in Form einer Platzangst ihren (verzerrten) Ausdruck finden. Bei einem solchen Klienten würde vielleicht eine Agoraphobie mit oder ohne Panikattacken diagnostiziert. Im Therapieprozess könnte sich dann ergeben, dass der Klient schon seit einiger Zeit in seiner Partnerschaft insgeheim von diffusen Trennungsphantasien heimgesucht wurde, die aber mit seinem Selbstkonzept (z. B. seinen Vorstellungen von Bindung und Treue, aber auch seinen Bedürfnissen nach Sicherheit und Geborgenheit) unvereinbar waren. Durch sein Symptom, der Platzangst, war der Klient sodann verstärkt auf die Unterstützung seines/r PartnerIn angewiesen und er konnte in diesem Erleben von Angewiesensein seine Trennungsphantasien erfolgreich abwehren (Finke 2023).

Inkongruenz ist nicht Ambivalenz

Aus dem Gesagten geht auch hervor, dass man von „Inkongruenz" nur reden sollte, wenn der hier gemeinte Widerspruch bzw. Zwiespalt nicht bewusst ist. Wenn jemand sagt, „einerseits liebe ich sie, andererseits habe ich aber oft auch Wut auf sie", so liegt hier keine Inkongruenz vor, sondern eben Kongruenz, d. h. die ausdrückliche Wahrnehmung und Anerkennung einer Ambivalenz, eines emotionalen Zwiespalts, der nach Rogers (1961/1973b) zur Komplexität der Person gehört. Wenn dagegen jemand immer wieder beteuert, wie sehr er sie doch liebe, so will er mit dieser u. U. penetrant erscheinenden Beteuerung möglicherweise seine „unterschwellig" gespürten, aber nicht bewussten Aversionen an der akkuraten Symbolisierung, d.h. an der vollen Gewahrwerdung hindern. Damit schützt er sein Selbstkonzept vor peinlicher Infragestellung (und seinen „Seelenfrieden“) um den Preis der Inkongruenz.

Die Inkongruenz ist typischerweise für Außenstehende oft eher erfahrbar als für den Betreffenden selbst (Rogers 1959/1987). Denn sie geht, so lange die Abwehr ihre Funktion erfüllt, zunächst gerade nicht mit einem subjektiven Erleben von „Inkongruenz“ einher. Dieses Erleben kann nur in jenen krisenhaften Situationen eintreten, in denen das bisher erfolgreich Abgewehrte an „den Rand des Gewahrseins“ (Rogers) drängt. Aber hier spürt der Betreffende nur eine gewisse Spannung oder Angst, ohne um deren Gründe zu wissen. Nur wenn es der dann meist verstärkt einsetzenden Abwehr nicht gelingt, die volle Gewahrwerdung zu verhindern, wird die Person beginnen, unter einem quälenden Zwiespalt bis hin zur „Desorganisation“ zu leiden. Aber damit ist auch so etwas wie Inkongruenz als ein der Selbstwahrnehmung entzogener Selbstwiderspruch nicht mehr gegeben, da sich jetzt die Person ihres inneren Widerspruchs voll bewusst ist und so ihr Selbstkonzept mit dem bisher vom Gewahrsein Ausgeschlossenen konfrontiert wird. Der nun bewusst erlebte Zwiespalt, das explizite Erleben von Hin-und-Her-Gerissen-Sein, ist gerade ein Zeugnis von Echtheit, Authentizität und Wahrhaftigkeit. Aus demselben Grunde ist auch die manchmal quälende Diskrepanz von Selbstbild und Selbstideal keine Inkongruenz.

Dies bedeutet, bewusst erlebten Zwiespalt bzw. Ambivalenz von Inkongruenz zu unterscheiden. Der explizit erlebte Selbstwiderspruch ist ein quälender Zustand, den die betreffende Person meist möglichst bald aufzuheben trachtet. Da das klärende Austragen eines solchen Widerspruchs aber meist doch einige Zeit beansprucht, könnte die Person versucht sein, den explizit erlebten Widerspruch dadurch aufzuheben, dass die eine Seite dieses Widerspruchs von der „exakten Symbolisierung“ ausgeschlossen wird. Nun erst besteht eine Inkongruenz, die als solche eben nicht explizit erlebbar ist (Rogers 1959/2020, 35). Da in diesem Zustand eine bedeutsame Seite der „inneren Welt“ der Person dem Gewahrsein entzogen ist, hat Inkongruenz auch immer etwas mit Unechtheit und Inauthentizität zu tun. Denn Inkongruenz ist der implizite und so auch unbemerkte Selbstwiderspruch. Ein Bespiel wäre der genannte „Liebende“, der in seinem expliziten Beziehungserleben seine aggressiven Gefühle ausblendet und sich so über sich selbst täuscht.

Die bisher genannten Charakteristika von „Inkongruenz“ sind also gestörte Symbolisierung (Stumm/Keil 2002), Selbstwiderspruch außerhalb des Gewahrseins (Rogers 1959/2020), Inauthentizität und Selbsttäuschung. Mit einer Ausweitung des Inkongruenz-Begriffes auf die voll bewusste Diskrepanz zwischen Erwartungen gelingenden Lebens und traumatisierenden Lebensereignissen (Speierer 1994) verliert sich das Charakteristikum eines Prozesses außerhalb des Gewahrseins und damit auch das Merkmal der Selbsttäuschung und Unechtheit. In der Familien- und Paartherapie wird von interpersoneller Inkongruenz gesprochen (Gaylin 2002). Gemeint ist hier wohl die Inkongruenz der Kommunikation. Wenn eine solch verdeckte Kommunikation von beiden Partnern nicht beabsichtigt ist, dürften auch die o.g. Kriterien einer individuellen Inkongruenz für beide gegeben sein.

Primäre und sekundäre Inkongruenz

In der PZT wird von manchen Autoren (Swildens 1993; Keil 2003; Biermann-Ratjen 2006a) zwischen einer primären und sekundären Inkongruenz unterschieden. Die primäre Inkongruenz ist lebensgeschichtlich entstanden aufgrund der Verinnerlichung von erziehungsvermittelten Bewertungsbedingungen, d.h. aufgrund der Prägung des Selbstkonzeptes durch eigentlich fremde Werte. Die dadurch bedingte Entfremdung des Selbstkonzeptes vom ureigenen organismischen Erleben und Bewerten führt zu einer Abwehr bestimmter Aspekte eben dieses organismischen Erlebens, weil diese mit dem „fremdbestimmten" Selbstkonzept nicht mehr vereinbar sind. Diese (primäre) Inkongruenz zwischen Selbstkonzept und organismischem Erleben kann lange Zeit außerhalb des Gewahrseins gehalten werden und auch weitgehend symptomfrei bleiben. Durch ein einschneidendes Lebensereignis, das eine thematische Korrespondenz zu diesem organismischen Erleben hat, rückt jedoch dieses Erleben an den Rand des Gewahrseins und löst, weil mit dem Selbstkonzept unvereinbar, Angst und Verwirrung aus (Rogers 1959/1987). Hier setzt die sekundäre Inkongruenz und damit oft der Beginn der Erkrankung ein, sofern die nun einsetzende erneute Abwehr des organismischen Erlebens zu dessen verzerrter Symbolisierung in Form krankheitswertiger Symptombildung führt (Swildens 1993). Diese Unterscheidung von primärer und sekundärer Inkongruenz ist nicht nur im Sinne einer Ausdifferenzierung des Störungskonzeptes bedeutsam, sondern auch hinsichtlich eines pragmatischen Gesichtspunktes. Hier geht es darum, ein störungstheoretisches Kriterium zu haben, um den Beginn der Krankheitswertigkeit einer Störung festlegen zu können (Faber/Haarstrick 1999). Wird hier die sekundäre Inkongruenz als „Ursache" der Symptome beschrieben, so wird sie z.B. von Bensel (2012, 2016) als deren Folge definiert. Die Inkongruenz insgesamt wird manchmal weiter gefasst, wie bei Speierer (1994), bei dem nur die „sozialkommunikative Inkongruenz" weitgehend dem hier Vorgestellten entspricht.

2.1.2 Gefühle und Bedürfnisse als Aspekte des organismischen Erlebens

Zum so genannten organismischen Erleben, das im Falle der Inkongruenz nicht oder nur verzerrt symbolisiert wird, gehören einmal Gefühle meist negativer Art, die man, sofern exakt symbolisiert, als Scham, Wut oder Hass, Neid, Eifersucht, Ekel, Verachtung, Schadenfreude ansprechen würde, und die zu haben man sich oft nur ungern eingesteht und insofern auch nicht immer voll symbolisiert. Sodann gehören dazu Bedürfnisse, die in einem bestimmten Kontext ebenfalls nicht mit dem Selbstkonzept vereinbar sind. Von den menschlichen Grundbedürfnissen nennt Rogers (1959/2020, 40) vor allem eines, „need for positive regard“, also das Bedürfnis nach positiver Beachtung. Wenn die (vor allem junge) Person keine Aussicht auf Erfüllung dieses Bedürfnisses seitens ihrer Eltern sieht, wird das Bedürfnis zusammen mit der damit verbundenen Enttäuschungswut abgewehrt, d. h. von der Gewahrwerdung ausgeschlossen, weil ansonsten wegen der Enttäuschungsreaktion das Verhältnis zu den Eltern oder anderen wichtigen Bezugspersonen gefährdet wäre. Wenn es der Person nicht gelingt, dieses Erleben von Nicht-Erfüllung dieses Bedürfnisses nach Beachtung völlig von der Gewahrwerdung auszuschließen, könnte sich ein ständiges Gefühl des „Nicht-Genügens“ oder gar der Minderwertigkeit und schließlich eine Depression entwickeln. Als weitere Grundbedürfnisse, die je nach Inkongruenzkonstellation (Kap. 11) auch abgewehrt, also vom vollen Gewahrsein ausgeschlossen werden können, sind zu nennen:

- Geborgenheit in sicherer Bindung,
- neugieriges Erkunden der Welt: Explorationsbedürfnis,
- Selbstbehauptung, Erleben von Selbstwirksamkeit und Autonomie,
- Selbstabgrenzung, Rückzug, Bewahrung des Intimitätsraumes und
- lustvolle Sinnlichkeitserfahrungen bei z. B. Sexualität und Nahrungsaufnahme.

Diese Bedürfnisse, einschließlich dem Bedürfnis nach positiver Beachtung, entsprechen weitgehend den fünf Bedürfnissen aus Maslow's „Bedürfnispyramide“ (Maslow 1981), nur das Rückzugs- und Explorationsbedürfnis sind dort explizit nicht benannt. Allerdings dürfte sich das letztere mit dem Selbstverwirklichungsbedürfnis Maslow's überschneiden.

Zu dem hier möglichen Einwand, dass das zentrale Motiv bzw. Bedürfnis bei Rogers, nämlich die Aktualisierungstendenz, hier nicht genannt wurde, ist zu sagen, dass die oben genannten Bedürfnisse gewissermaßen Untergliederungen dieses übergeordneten Bedürfnisses nach „Entfaltung“ (Explorationsbedürfnis, Selbstdurchsetzung, Autonomie) und „Erhaltung“ (Geborgenheit, Rückzug) als die beiden Seiten der Aktualisierungstendenz darstellen. Dabei wird die Ansicht vorausgesetzt, bei der Aktualisierungstendenz handele es sich um ein psychologisch beschreibbares Motiv, was ja je nach persönlichkeitstheoretischer Perspektive infrage gestellt wird.

2.2 Das Selbstkonzept und das Beziehungskonzept

Das Selbstkonzept nimmt in der Störungstheorie von Rogers eine bedeutende Stellung ein, da es gegenüber dem „organismischen Erleben" den anderen Pol der Inkongruenz darstellt. Es beinhaltet nach Rogers (1959/1987, 26) das Selbstbild, also die Wahrnehmungen der eigenen Person, das Selbstideal, also die Idealvorstellungen von sich selbst, und „die Wahrnehmungen der Beziehungen zwischen dem Ich und den anderen". Man kann letzteres auch als das Beziehungskonzept einer Person beschreiben.

Der Begriff „Konzept" wird sowohl im Zusammenhang mit „Beziehungskonzept" wie mit „Selbstkonzept" nicht so sehr als das Ergebnis einer bewussten „Konzeptualisierung" gebraucht, sondern als eine sich spontan und intuitiv bildende Konfiguration von Erlebens- und Erinnerungsmustern, Einstellungen, oft eher bildhaften Vorstellungen, Bewertungen und emotionalen Reaktionstendenzen. Das Beziehungskonzept ist, wie gesagt, nach Rogers ein „Teil" des Selbstkonzeptes und es kann definiert werden als eine Konfiguration von emotionsbegleiteten Erinnerungen an Beziehungsepisoden und deren emotionale wie kognitive Bearbeitung sowie deren Umarbeitung zu entsprechenden Beziehungserwartungen. Auch das Selbstkonzept kann als eine solche Konfiguration von Emotionen und Kognitionen im Zusammenhang mit Selbstbeobachtungen, Selbstbeurteilungen und Selbstbewertungen, auch natürlich vermeintlicher Bewertungen anderer, gesehen werden. Diese Konfigurationen üben einen Einfluss auf unser Erleben und Verhalten aus. Sie haben eine emotionsregulierende und Kognitionen modulierende Funktion. Insofern besteht eine zumindest entfernte Analogie des Begriffes „Konzept" im o. g. Sinne zum „Schema"-Begriff der Psychologie und Ethologie, ebenso zu dem Begriff der „Repräsentanzen" in der Psychoanalyse und dem Begriff „Komplex" in der Analytischen Psychologie von Jung. Das Selbst- und so auch das Beziehungskonzept sind zwar potenziell „der Gewahrwerdung zugänglich" (Rogers 1959/1987, 28), jedoch ist der erlebenden und handelnden Person kaum ihr Selbst- und ihr Beziehungskonzept voll umfänglich kognitiv präsent.

2.2.1 Die verschiedenen Aspekte des Selbstkonzeptes

Was sind die Funktionen des Selbstkonzeptes? „Das Selbst tut selbst nichts", sagt Rogers (1959/1987, 22), womit er allerdings nur darauf hinweisen will, dass das Selbstkonzept nicht völlig losgelöst vom umfassenden Organismus zu sehen ist. Denn wenige Seiten später erwähnt er die „Funktionen des Selbst" und „seinen regulierenden Einfluss auf das Verhalten" (Rogers 1959/1987, 28). Wir wollen uns an diesem Hinweis orientieren und alle erfahrungsfernen Überlegungen zu einer Letztbegründung dieser Funktionen beiseite lassen. Mit der Frage nach den verschiedenen Erscheinungsformen und Funktionen des Selbst werden jedoch relativ phänomennahe Aspekte angesprochen. Denn mit dem Konstrukt „Selbstkonzept" soll ja auch ein Bezug zu dem faktischen Erleben „unserer selbst" hergestellt werden (Stumm/Keil 2018).

So dürfte unmittelbar einsichtig sein (weil auch an uns selbst erlebbar), dass unser Selbstwerterleben und unser Selbstvertrauen als Aspekte des Selbstkonzeptes stark unsere Stimmung, unsere Einstellung und unser Interaktionsverhalten gegenüber anderen beeinflussen. Wir können also im Sinne des genannten Rogers-Zitates sagen, dass das Selbstkonzept eine emotions- und verhaltensregulierende Funktion hat. Es fördert im Falle eines positiven Selbstwerterlebens auch unseren Tatendrang, also das Antriebsgeschehen, und motiviert uns zu Leistung und Interaktion, wie es im negativen Falle hier einschränkend wirken kann.

Da zudem im Inkongruenz-Modell von Rogers (1959/1987) das Selbstkonzept eine zentrale Rolle spielt, erscheint es wichtig, dieses Konstrukt „Selbstkonzept" hinsichtlich phänomennaher Aspekte differenziert zu beschreiben und so Beschreibungskriterien zu nennen, um auch die jeweilige Art der Inkongruenz differenzierend erfassen zu können. (Außerdem ist ein solches Vorgehen bereits ein Schritt auf dem Wege zu einer Konstrukt-Validierung.) Folgende erfahrungsnahe Beschreibungskriterien bieten sich für das Selbstkonzept an.

Selbstwerterleben

Zum Selbstwerterleben wurden eingangs schon einige Andeutungen gemacht. Danach hat das Ausmaß von Selbstsicherheit und Selbstvertrauen oder aber bei negativem Selbstwerterleben das von Selbstwertzweifeln, Nichtigkeitsgefühlen und starker Kränkbarkeit einen Einfluss darauf, wie wir mit Leistungsanforderungen, mit interpersonalen Konflikten, mit sonstigen Belastungen, mit Stress und mit „stressigen Gefühlen" umgehen, wie stabil oder eben labil wir also gegenüber inneren Spannungen, Enttäuschungen, Beschämungen und vermeintlichen Rückschlägen sind.

Man kann deshalb auch dann von einem „labilen [oder fragilen] Selbstkonzept“ sprechen (Biermann-Ratjen 2006a, 109), wenn die Belastungsfähigkeit des Klienten hier aus lebensgeschichtlichen und/oder konstitutionellen Gründen eher gering ist. Dies kann sich ausdrücken in einer verminderten Angsttoleranz, einer verminderten Frustrationstoleranz oder in einer verminderten Ambivalenztoleranz, also in einer verminderten Fähigkeit, mit dem Erleben von Angst, Enttäuschung oder innerer Zwiespältigkeit einigermaßen gefasst umzugehen. Bei den letztgenannten Aspekten spielen aber auch die folgenden weiteren Merkmale des Selbstkonzeptes eine Rolle.

Selbstwahrnehmung

Eine gute Selbstwahrnehmung setzt eine Fähigkeit zur Selbstreflexion und Bereitschaft zur Selbstexploration voraus, was bedeutet, die eigenen Gefühle so identifizieren und differenzieren zu können, dass schließlich ein klares und von einem Außenstehenden gut nachvollziehbares Bild der eigenen „inneren Welt“ entsteht. Im negativen Falle kann es dem Klienten schon schwerfallen, eigene Gefühle überhaupt eindeutig zu benennen (Alexithymie). Oder dieses Bild kann sehr undeutlich und verschwommen sein bzw. in sich selbst widersprüchlich sein. Man könnte in diesen Fällen auch von einer gestörten „Selbstempathie“ sprechen, welche sich nicht selten bei Klienten mit einem fragilen Selbst (z. B. im Rahmen von Borderline-Störungen) findet.

Identitätserleben

Ein sicheres Identitätserleben setzt eine halbwegs gute Selbstwahrnehmung voraus, so dass ein klares, eindeutiges Bild der „inneren Welt“ entstehen kann. Eine andere Quelle für ein sicheres Identitätserleben ist die Fähigkeit, unterschiedliche Rollen (Kind-Rolle gegenüber den eigenen Eltern, sodann Eltern-, Ehepartner-, Freund-/Kameraden-, Berufsrollen usw.) so zu einer widerspruchsfreien Erlebens-Konfiguration zusammenzuführen, dass daraus ein Erleben von Authentizität, Festigkeit und Einheitlichkeit erwachsen kann. Im pathologischen Falle kommt es zu einem oft quälenden Erleben von „innerer Zerrissenheit“ und Widersprüchlichkeit (z. B. bei einer Borderline-Störung). Der Klient erreicht nie das Erleben, „das Selbst zu sein, das er in Wahrheit ist“ (Rogers 1961/1973b, 167). Es gibt allerdings auch eine Starrheit des Identitätserlebens („Charakterpanzer“), die sich gegen die kleinste Änderung in der Identitätszuschreibung wehrt. Ziel ist ein kreativer Ausgleich zwischen konstanter Kohärenz des Selbst einerseits und seiner flexiblen Weiterentwicklung andererseits.

Selbstkontrolle

Es geht hier um das Erleben von Selbstverfügbarkeit, von einer Art innerer Autonomie, von dem Gefühl, „Herr seiner selbst" zu sein sowie um das Gefühl von konstanter Selbstwirksamkeit. Es geht darum, sich selbst als den Urheber kompetenten Handelns erleben zu können. Das impliziert das Erleben, mit seinen Bedürfnissen integrierend und lenkend umgehen und das Selbstwertgefühl bis zu einem gewissen Grade regulieren zu können. Es besteht im nicht pathologischen Fall eine hinreichend gute Angst- und Frustrationstoleranz. Diese Fähigkeiten sind bei einem fragilen Selbst sehr begrenzt. Andererseits können manche Menschen auch „überkontrolliert" erscheinen, insofern ihnen jede Spontanität, jede emotionale Unmittelbarkeit des mimisch-gestischen Ausdrucks zu fehlen scheint, wie das öfter bei Personen mit einer zwanghaften Persönlichkeitsstörung zu beobachten ist.

Selbstideal

Das „Selbstideal bezeichnet das Selbstkonzept, das eine Person am liebsten besäße, worauf sie für sich den höchsten Wert legt" (Rogers 1959/1987, 26). Das Selbstideal repräsentiert also die Eigenschaften, Fähigkeiten und Werte, denen die Person zustrebt, die sie sich zumindest gerne zuschreiben würde. Zwischen Selbstbild und Selbstideal, vor allem bei einem unrealistisch hohen Selbstideal, kann eine manchmal als quälend empfundene Diskrepanz bestehen, wie das nicht selten z. B. bei depressiv verstimmten Personen der Fall ist. Die Abnahme dieser Diskrepanz, von Rogers und seinen Mitarbeitern gemessen mit den Q-Sort, war ein wichtiges Maß der Besserung in der personzentrierten Psychotherapieforschung (Rogers 1961/1973b). Ist dagegen bei einem hohen Selbstideal die Differenz zum Selbstbild eher gering, so dürfte eine narzisstische Selbstüberhöhung, eventuell im Rahmen einer entsprechenden Persönlichkeitsstörung, vorliegen. Man sollte diese Differenz übrigens nicht als Inkongruenz bezeichnen, denn Inkongruenz, so wie Rogers sie definiert hat, setzt eine Abwehr gegenüber der Gewahrwerdung einer der beiden Seiten dieser Differenz bzw. Diskrepanz voraus, weswegen sich die betreffende Person im Falle der Inkongruenz typischerweise einer Diskrepanz bzw. eines Zwiespaltes gar nicht bewusst ist.

Abwehr

Die Abwehr dient dem Schutz des Selbstkonzepts vor radikaler Infragestellung (Rogers 1959/1987). Ob diese Abwehr primär vom Organismus als Ganzem ausgeht, wie Rogers meint, oder unmittelbar vom Selbstkonzept, kann hier als eine Detailfrage erfahrungsferner Modellbildung (die auch dem Versuch einer Begründung menschlicher Freiheit dienen soll; Keil 2011; Lukits 2018) offen bleiben. Auf jeden Fall steht die Abwehr in einer funktionalen Beziehung zum Selbstkonzept. Aus therapeutischer Sicht erscheint die Abwehr, weil entwicklungs- und therapiebehindernd, natürlich leicht in einer negativen Bewertung. Sie hat aber auch einen positiven, eben das Selbst stabilisierenden Wert, wodurch die Person in vielen Alltagssituationen und ihren Bewältigungsanforderungen überhaupt erst funktionsfähig gehalten wird. Deshalb ist in einer PZT/GPT mit ihrer abwehrauflösenden Tendenz immer gut zu überlegen, wie „dicht dran" am Erleben des Klienten der Therapeut jeweils arbeiten soll. Dies gilt vor allem bei Klienten, die ohnehin über ein geringes Maß an Selbstkontrolle im genannten Sinne wie an stabiler Abwehr verfügen (fragiles Selbst). Außerdem ist hier die jeweilige Lebenssituation des Klienten mit dem Ausmaß ihrer entsprechenden Belastung zu berücksichtigen (zu Abwehr-Bearbeitung Kap. 6.6). Aber auch bei Klienten mit einem scheinbaren Übermaß an Abwehr, wie sie z. B. bei Klienten mit einer somatoformen Störung beobachtet werden kann, ist ein in dieser Hinsicht behutsames Vorgehen angezeigt. Denn die hier oft rigide Abwehr ist eben auch ein Zeichen großer Angst vor den Erschütterungen, die eine tiefe Selbstexploration vermeintlich mit sich bringt.

Das „fragile Selbstkonzept"

Ein fragiles bzw. labiles Selbst resultiert aus der mangelnden Ausbildung der o. g. Aspekte des Selbst. Unter der Einwirkung anhaltender Entwertungen und Entmutigungen in Kindheit und Jugendzeit entwickelt sich ein Selbstkonzept, das gekennzeichnet ist u. a. durch

- erhöhte Anfälligkeit für Angst-, Schuld- und Schamgefühle, insbesondere für Inkompetenz- und Versagensängste mit der entsprechenden Schamanfälligkeit;
- Selbstwert-, Identitäts- und Beziehungsunsicherheit,
- geringe „Selbstkontrolle" und Impulskontrolle

- geringe Frustrations-, Angst- und Ambivalenztoleranz, also eine geringe Fähigkeit, mit Enttäuschungen, Angstgefühlen und innerer Zwiespältigkeit gefasst umzugehen.

2.2.2 Das Beziehungskonzept

Rogers subsummiert, wie oben gezeigt, das, was man das Beziehungskonzept einer Person nennen könnte, unter das Selbstkonzept. Das ist insofern berechtigt, als das Selbstbild einer Person stark von ihren Beziehungserfahrungen beeinflusst wird. Andererseits bestimmen das Selbstbild bzw. das Selbstwerterleben die Beziehungserwartungen einer Person. Hat sie wenig Selbstvertrauen, wird sie auch eher negative Beziehungserwartungen haben. Sie wird z. B. öfter das Gefühl haben, mit wenig positiver Beachtung und Wertschätzung anderer rechnen zu dürfen. Dennoch sollte man, zumindest aus didaktischen Gründen, das Selbstkonzept und das Beziehungskonzept begrifflich voneinander trennen: Das Selbstkonzept beinhaltet die Wahrnehmungen und Einschätzungen der eigenen Person, das Beziehungskonzept reflektiert die Wahrnehmungen und Einschätzungen der anderen in ihrem Verhalten und ihren Einstellungen gegenüber der eigenen Person.

Das Beziehungskonzept als ein Kriterium der Persönlichkeitstheorie der PZT gesondert hervorzuheben, ist auch insofern berechtigt, als dieses Verfahren wegen der großen Bedeutung, die hier der therapeutischen Beziehung zugemessen wird, sich ja ausdrücklich als eine „Beziehungstherapie“ versteht. Auch Rogers sprach in Bezug auf seinen Ansatz schon früh von einer „Relationship Therapy“ (Rogers 1939, 343; zit. nach Biermann-Ratjen/Eckert 2017). Deshalb ist es wichtig, nicht nur die Art der therapeutischen Beziehungsangebote in der PZT zu konzeptualisieren, sondern auch Modi des Erlebens von Beziehung zu beschreiben. Dieses Beziehungserleben einer Person wird geprägt von ihren Beziehungserfahrungen, frühen wie aktuellen. Diese Beziehungserfahrungen bestimmen die Beziehungserwartungen, also die Hoffnungen, die Sehnsüchte wie die Befürchtungen, Ängste und Vorbehalte, die anderen Personen entgegengebracht werden. Dabei können frühere Beziehungserfahrungen so stark die Beziehungserwartungen bestimmen, dass letztere auch durch aktuelle, gegenläufige Beziehungserfahrungen kaum korrigiert werden können. Positive aktuelle Beziehungserfahrungen können dann auf dem Hintergrund früherer negativer Erfahrungen umgedeutet werden, z. B. indem die wahrgenommene Freundlichkeit anderer als Fassade bzw. heuchlerische Verstellung uminterpretiert wird. Wie gerade dieser Umstand für die therapeutische Beziehung ein ernstes Problem sein kann, soll später besprochen werden.

Hier gilt es zunächst festzuhalten, dass dieses Umdeuten von Wahrnehmungen natürlich kein von reflektierter Absicht bestimmter Vorgang ist. Vielmehr haben die früheren (negativen) Beziehungserfahrungen so sehr das Beziehungskonzept geformt, dass es hier zu einer starken „Strukturgebundenheit" (Gendlin 1964/1978; Korbei 2007) gekommen ist. Dadurch werden alle aktuelleren Beziehungserfahrungen „verzerrt symbolisiert" in dem Sinne, dass die betreffende Person zwar noch das Lächeln eines anderen als solches wahrnehmen kann, dieses erscheint ihr jedoch sofort als trügerisch, als Ausdruck einer eher böswilligen Verstellung. Durch das (in diesem Fall negative) Beziehungskonzept findet also eine Umkodierung in der Bewertung auch des nonverbalen Ausdrucksverhaltens anderer Personen statt. Wir werden bei diesen Klienten auch ein fragiles Selbst im genannten Sinne schon deswegen annehmen, weil wir hier eine mangelnde Ambivalenz- und Uneindeutigkeitstoleranz unterstellen können. Jeder beginnende Kontakt zu einer fremden Person ist oft zunächst von einer gewissen Uneindeutigkeit geprägt. Es geht hier darum, die Ungewissheit, ob der Andere sich freundlich oder feindlich/kritisch einstellen wird, auszuhalten ohne durch eine vorschnelle Urteilsbildung eine unangemessene Eindeutigkeit herzustellen. Genau hierzu sind Personen mit sehr negativen Beziehungserwartungen oft nicht fähig. Sie können auch die Realität des Anderen kaum mehr unverzerrt wahrnehmen, d. h. gar nicht mehr zwischen ihrer eigenen inneren Realität und der des Anderen unterscheiden und sind so natürlich in ihrer Kommunikationsfähigkeit stark beeinträchtigt. Mit den hier angesprochen Entwicklungen, in positiver oder negativer Hinsicht, dürfte auch die Bindungsfähigkeit einer Person korrelieren.

2.2.3 Die Bindungstheorie

Auf das Bedürfnis nach sicherer Bindung als eines der Grundbedürfnisse wurde schon in Kap. 2.1.2 hingewiesen. Zwischen dem Beziehungskonzept einer Person und ihren so genannten Bindungsmustern, mit denen sich die Bindungstheorie beschäftigt, bestehen gegenseitige Wechselwirkungen. Die frühen Beziehungserfahrungen prägen das Beziehungskonzept und formen die entsprechenden Bindungsmuster. Die Bindungstheorie ist von psychoanalytisch orientierten Autoren wie Bowlby, Ainsworth und Fonagy untersucht und erörtert worden (Strauß 2008), und wurde in letzter Zeit auch innerhalb der PZT zunehmend thematisiert (Höger 1999; Biermann-Ratjen 2006b). Bowlby (1982) unterstellte ein angeborenes Bindungsbedürfnis des Menschen. Dieses Bindungsbedürfnis steht thematisch in einer Nähe zum Bedürfnis nach positiver Beachtung im Sinne von Rogers, es ist nur noch etwas umfassender. Es meint nicht nur das Bedürfnis nach nicht vereinnahmender Zuwendung und nach empathischer Spiegelung, sondern darüber hinaus auch das Bedürfnis nach Sicherheit, Geborgenheit und aktiver Unterstützung und Tröstung. Ein Kind, das in der Umgebung verlässlicher Bereitschaft und Fähigkeit aufwächst, diesen Bedürfnissen zu entsprechen, entwickelt seinerseits die Fähigkeit, sich sicher zu binden. Es entwickelt dabei auch ein Urvertrauen gegenüber der Welt und damit ein gesundes Neugier- und Explorationsverhalten, was wiederum eine Voraussetzung für volle Selbstentfaltung und ein stabiles Selbstkonzept sowie für das Erleben von Selbstwirksamkeit und Selbstbehauptung ist.

Wenn dagegen die entscheidende Bezugsperson des Kindes, meist ja die Mutter, diese Fähigkeiten nicht erbringt, wird das Kind unsicher gebunden sein, und zwar wird es in seinem Bindungsmuster entweder ambivalent oder vermeidend sein. Ist die Mutter in ihrer Beziehung zum Kind ihrerseits ambivalent und wenig konstant in ihrer Zuwendung und positiven Beachtung und in ihren Reaktionen auf das Kind auch wenig „feinfühlig“, so dass eine empathische Spiegelung öfter misslingt, so wird das Kind bindungsunsicher und in seinem *Bindungsmuster ambivalent* sein. Beim Erscheinen der Mutter nach kurzer Abwesenheit (im Experiment) schwankt es zwischen freudiger Zuwendung und Abwendung. Als Erwachsener erlebt es sich oft als in komplizierte Beziehungen verstrickt bei widersprüchlichen Gefühlen gegenüber dem relevanten Partner. Die Einflüsse, die zu einem solchen Bindungsmuster führen, werden sich auch auf das Selbstkonzept auswirken im Sinne mangelnder Kohärenz und im Extremfall des Erlebens von innerer Zerrissenheit.

Ist die entscheidende Bindungsperson eher desinteressiert und gegenüber der Kontaktsuche des Kindes abweisend, so wird das Kind sich zunehmend zurückziehen. Das Kind wird ein *vermeidendes Bindungsmuster* entwickeln und als Erwachsener im Kontaktverhalten distanziert wirken. Hier kann man noch ein ängstlich vermeidendes von einem abweisend vermeidenden Muster unterscheiden (Strauß 2008). Im ersteren Falle wird hinter der Ängstlichkeit noch ein Bindungswunsch erlebt, der aber aus Angst nicht gezeigt wird. Im zweiten Falle ist dieses Bindungsbedürfnis vom Gewahrsein bereits weitgehend ausgeschlossen. Diese Person erlebt Beziehungen und insbesondere solche, die zu einer Bindung herausfordern, als Bedrohung und das Bedürfnis nach Selbstabgrenzung wird extrem realisiert. Andere Bedürfnisse wie das Explorationsbedürfnis und das Bedürfnis nach lustvollen Sinnlichkeitserfahrungen sind ebenfalls beeinträchtigt. Das hat natürlich Auswirkungen auf das Beziehungs- und das Selbstkonzept, das meist recht starr bzw. strukturgebunden ist bei leicht irritierbarem (Kränkbarkeit) Selbstwerterleben. Dies wiederum hat Auswirkungen auf das Kommunikationsverhalten.

Ist dagegen die primäre Bindungsperson grob unzuverlässig bis hin zur Vernachlässigung des Kindes und auch äußerst inkonstant in der Zuwendung, so entsteht ein *desorganisiertes Bindungsmuster*. Das Kind zeigt bei Wiederannäherung der Mutter ein sehr widersprüchliches, bizarres, manchmal auch selbstverletzendes Verhalten. Im Erwachsenenalter wird die Person in Beziehungen äußerst unbeständig sein und Nähesuche wie Näheängste zeigen und unter starken Affektumbrüchen leiden. Es besteht hier auch ein sehr „labiles Selbstkonzept". Die Bindungssicherheit oder -unsicherheit eines Klienten beeinflusst natürlich auch sein Beziehungserleben und sein Interaktionsverhalten in der Therapie. So sind die o.g. Merkmale gerade hier zu beachten.

3 Die Kernmerkmale in der Personzentrierten Psychotherapie

Rogers (1957) hat sechs Grundbedingungen für eine erfolgreiche Psychotherapie genannt. Die erste setzt voraus, dass Therapeut und Klient überhaupt in Kontakt miteinander sind, dass es zwischen ihnen zu einem Austausch kommt. Weitere Bedingungen sind, dass der Klient sich im Zustand der Inkongruenz befindet und dadurch ängstlich oder verletzbar ist, also einen Leidensdruck hat und dass er drittens das Bemühen des Therapeuten um Zuwendung und Einfühlung wahrnehmen kann, wobei vorausgesetzt wird, dass letzterer diese Zuwendung auch entsprechend kommuniziert. Die weiteren Bedingungen beziehen sich auf den Therapeuten und sie stellen die oft genannten drei therapeutischen Kern- oder Basismerkmale dar:

- Bedingungsfreie positive Beachtung,
- Einfühlendes Verstehen und
- Kongruenz/Echtheit.

In diesen Basismerkmalen sah Rogers (1957) die notwendigen und hinreichenden Bedingungen für den Therapieerfolg. Dem ist schon insofern zuzustimmen, als die sogenannten Kern- oder Basismerkmale als Einstellungen bzw. Grundhaltungen definiert sind, aus denen das therapeutische Handeln im Sinne einer Therapietechnik erst zu entwickeln ist (Höger 1989). Dies wird in der Literatur manchmal nicht mit der genügenden Deutlichkeit herausgestellt. Die nicht selten anzutreffende Gleichsetzung von Einstellung bzw. Haltung einerseits und Handlungskonzept bzw. Therapietechnik andererseits hat zu mancherlei Irrtümern und Scheindebatten geführt, so z. B. zu der Frage, ob die drei Basismerkmale (neben den notwendigen Merkmalen der Patienten) wirklich notwendige und hinreichende Therapiebedingungen wären. Diese Frage erledigt sich, wenn man von der beschriebenen Gleichsetzung absieht.

In den drei Kernmerkmalen werden Wirkprinzipien gesehen, deren Effektivität in vielen Wirksamkeitsstudien nachgewiesen wurde (Frohburg 2009; Biermann-Ratjen/Eckert 2017). Da diese Prinzipien aber, wie gesagt, nur Haltungen bzw. Einstellungen beschreiben, setzt deren Wirksamwerden geeignete Formen ihrer Kommunikation voraus, also so etwas wie Handlungskonzepte, Vorgehensweisen bzw. Therapietechnik. Eine solche hat Rogers selbst zwar nicht ausdrücklich beschrieben, aber für erforderlich gehalten, weil die Einstellungen durch angemessene „Techniken“ vermittelt werden müssten (Rogers 1951/1973a, 34).

3.1 Kernmerkmal Bedingungsfreie positive Beachtung

Durch das Kernmerkmal *Bedingungsfreie positive Beachtung* wird nicht ein spezifisches Beziehungskonzept konstituiert. Dieses Merkmal ist vielmehr der ständig wirkende Hintergrund der beiden Beziehungskonzepte, die durch die beiden anderen Kernmerkmale konstituiert werden. Die bedingungsfreie positive Beachtung gilt der Person des Klienten wie der Art seiner Erlebensverarbeitung im therapeutischen Prozess. Therapiepraktisch bedeutet dies, dass alle Reaktionen des Therapeuten von Anerkennung und Wertschätzung geprägt sein sollen. Auch Reaktionen, die inhaltlich auf ein eher kritisches Hinterfragen hinauslaufen, sollen so formuliert werden, dass auch Anerkennung und Wertschätzung für den Klienten spürbar werden. Sie müssen so gestaltet werden, dass der Klient sich nicht als Person kritisiert oder gar entwertet fühlt, sondern dass er solche Reaktionen als Änderungsimpuls wahrnehmen und annehmen kann. Eine Kränkung oder Beschämung des Klienten ist soweit es eben geht zu vermeiden.

3.1.1 Die Schwierigkeiten des Bedingungsfreien positiven Beachtens

Dieses Merkmal (unconditional positive regard, Rogers 1957) bedeutet neben der Haltung des Respekts und der Achtung für die Person des Klienten eine Bereitschaft zur engagierten Anteilnahme, einer tiefen Bejahung und zu einem sich sorgenden Interesse am Schicksal des Klienten. Diese Anteilnahme, Wertschätzung und Anerkennung hat „bedingungsfrei“ zu geschehen, also unabhängig von den jeweiligen Stellungnahmen und Werthaltungen des Patienten. Der Therapeut soll nicht den Klienten in seinen Meinungen und Empfindungen lenken oder gar manipulieren wollen, indem er nur bestimmte Inhalte durch Zuwendung belohnt und so den Klienten in seinem Denken, Fühlen und Werten beeinflusst. Seine Zuwendung soll vielmehr allen Aspekten des Erlebens des Klienten gelten. Andererseits wird der Therapeut hier nicht darauf verpflichtet, jede Überzeugung und jedes Verhalten des Patienten zu billigen bzw. gutzuheißen. Er sollte jedoch jeweils genau registrieren und reflektieren, wo und warum ihm ein Akzeptieren von Äußerungen bzw. Haltungen des Klienten nicht gelingt.

In Fällen des Nicht-Gelingens von bedingungsfreier Beachtung kann der Therapeut die Möglichkeit seines Akzeptierens und Anerkennens fördern, indem er versucht, das situative und lebensgeschichtliche „Gewordensein" der für ihn „anstößigen" Haltungen des Klienten zu verstehen. Dieses lebensgeschichtliche Verstehen kann ihm dann oft die innere Not des Klienten vor Augen führen, die z.B. zu einem bestimmten dysfunktionalen, „ärgerlichen" Interaktionsmuster geführt hat, etwa zu einer scheinbar arroganten, kontaktabweisenden Haltung, mit der der Klient seine früh erworbene Selbstunsicherheit zu bewältigen sucht. Eine ganz andere Schwierigkeit kann sich bei Klienten ergeben, die sehr widersprüchliche Haltungen zeigen. So könnte z.B. eine Klientin, die ein Leben in partnerschaftlicher demütigender Abhängigkeit und Unterwürfigkeit schildert und dabei ein Leiden unter diesem Verhältnis und ein Emanzipationsbedürfnis signalisiert, im Therapeuten Retterphantasien induzieren. Infolge einer solchen Rollenübernahme könnte der Therapeut, ganz am Autonomie- und Selbstverwirklichungsideal der „fully functioning person" orientiert, sich einseitig mit diesen vermeintlichen Emanzipationstendenzen der Klientin verbünden und diesen Tendenzen die alleinige positive Beachtung schenken und gegenläufige, „unterschwellige" Bedürfnisse nach Anlehnung und Geborgenheit missachten. Er würde damit aber einen bedeutsamen Teil des Erlebens der Klientin (nämlich ihre Abhängigkeits- und Umsorgungswünsche) unbeachtet und unerörtert, d.h. von einer möglichst exakten Symbolisierung ausgeschlossen lassen. Deshalb ist es wichtig, beide Seiten einer Ambivalenz gleichermaßen „positiv zu beachten" und zwischen ihren beiden „Fronten" eine „neutrale" Haltung einzunehmen. Genau dieses meinen übrigens die Psychoanalytiker mit ihrem Konzept der „Neutralität", sie meinen damit nicht die Haltung einer indifferenten, unbeteiligten Distanz gegenüber dem Klienten. Diese letztgenannte Position wird von ihnen eher unter dem Konzept der „Abstinenz" beschrieben.

3.1.2 Die Funktionen des Bedingungsfreien positiven Beachtens

Die therapeutische Funktion dieser anerkennenden, akzeptierenden Zuwendung des Therapeuten besteht in dem (impliziten) Angebot an den Klienten, sich mit dieser therapeutischen Haltung zu identifizieren und insofern sich selbst besser zu akzeptieren. Die hierdurch bewirkte Verbesserung des Selbstwertgefühls, die Korrektur des negativen Selbstkonzeptes ist eine wichtige Voraussetzung für die weitere Therapie. Damit beim Patienten ein Prozess der Auseinandersetzung mit sich selbst in Gang gesetzt wird, muss der Patient seine Ängste, seine Scham und seine Tendenz zur Selbstverurteilung eindämmen können. Nur so kann die Beschämung infolge der Erschütterung des Selbstkonzeptes ertragen und damit die Verleugnung wesentlicher Aspekte des eigenen Selbst überflüssig werden. Für diesen Prozess ist es wichtig, dass der Patient im Therapeuten eine Person sehen kann, die ihm Wohlwollen und positive Wertschätzung entgegenbringt und die die bisher verleugneten Aspekte seines Selbst mit einer gewissen freundlichen Gelassenheit akzeptieren kann. Der Therapeut muss also dieses Akzeptieren und Wertschätzen zunächst stellvertretend für den Patienten übernehmen und dürfte so für den Patienten ein gutes Modell für eine offene, nicht verurteilende Haltung darstellen. Diese wohlwollende, bejahende Grundhaltung des Therapeuten soll jegliche, gegebenenfalls auch kritische, „hinterfragende" Äußerungen gegenüber dem Klienten bestimmen.

3.2 Kernmerkmal Einfühlendes Verstehen

Da bei diesem Merkmal ausdrücklich vom „Verstehen" die Rede ist, muss die Hermeneutik, als Lehre vom Verstehen, neben der Phänomenologie als der philosophisch-methodische Grundpfeiler der PZT/GPT angesehen werden. Rogers nannte dieses Merkmal bekanntlich „empathic understanding", er sprach also von Empathie und Verstehen. In der personzentrierten Literatur, aber auch in ihren anderen Diskursen, wird das „Verstehen" häufig unterschlagen. Wenn nur noch von „Empathie" die Rede ist, erscheint die Komplexität dieses Merkmals reduziert, dies besonders angesichts des heute in der Alltagssprache inflationären Gebrauchs des Begriffes „Empathie". Dabei gibt es natürlich Überschneidungen im Bedeutungsumfang der Begriffe „Empathie" und „Verstehen". Beim Versuch einer Unterscheidung könnte man sagen, dass Empathie mehr den emotional-intuitiven Aspekt des Erspürens und Erahnens der „inneren Welt" eines anderen meint, während es beim Verstehen eher um das kognitive Erfassen von Sinnzusammenhängen geht. Von den drei Kernmerkmalen ist beim *Einfühlenden Verstehen* die Grenze zwischen der Haltung bzw. Einstellung einerseits und der Handlung andererseits am wenigsten eindeutig zu ziehen.

3.2.1 Charakteristika des Einfühlenden Verstehens

Auf die ca. 250-jährige Herkunftsgeschichte der Begriffe *Einfühlen und Verstehen* soll hier nur flüchtig eingegangen werden (s. dazu Scholtz 2011; Finke 2015). Den mit dieser Thematik beschäftigten Autoren ging es bei diesen Begriffen mit unterschiedlicher Akzentsetzung meist um ein Mitfühlen, um ein „Sich-Hinein-Versetzen" und um ein „Nacherleben" und Nachbilden (Dilthey 1927/1958), um ein „inneres Mitmachen“ (Lipps 2018) der Erlebenswelt eines anderen und um ein Verstehen dieser Welt aus dem Ganzen eines Lebenszusammenhangs. Auch schwingt hier meist die Bereitschaft mit, dem zu Verstehenden, oft einem Autor, eine positive, bejahende Grundhaltung entgegenzubringen oder, wie das ein früher Vertreter der Hermeneutik (Meier 1757/1996) formuliert, das Prinzip der „Billigkeit“ walten zu lassen. Das meint, beim Verstehen eines Autors bzw. eines Redners diesem zunächst zuzubilligen, dass er einen gut begründeten Standpunkt vertritt, dass er nicht per se in einem Irrtum bzw. einer Selbsttäuschung befangen ist.

Die frühen Hermeneutiker bis zu Schleiermacher und Dilthey haben übrigens von „Verstehen“ gesprochen, wenn sie auch so etwas wie Einfühlung bzw. Empathie meinten, da dieser letztgenannte Begriff erst Anfang des 20. Jahrhunderts von Theodor Lipps (2018) eingeführt wurde. Schleiermacher – Philosoph, Theologe und Begründer einer systematischen Hermeneutik zu Beginn des 19. Jahrhunderts – unterschied hier ein intuitiv „ahnendes“ („divinatorisches“) Verstehen (was wir heute eben als Empathie bezeichnen würden) von einem mehr kognitiv bestimmten „komparativen“, also vergleichenden Verstehen. Besonders bei der Realisierung der erstgenannten Form käme es darauf an, „sich gleichsam in den anderen zu verwandeln“ (Schleiermacher 1838/1977, 169). Dies könnte auch Rogers (1962/1977, 20) so gesagt haben, wenn man an seine diesbezüglichen Sprachbilder denkt wie etwa „in die Haut des Klienten schlüpfen“ oder „die Welt mit den Augen des Klienten sehen“. Schleiermacher meinte übrigens, hier einer aus heutiger Sicht fast anrührenden Klischeevorstellung folgend, dass sich „im divinatorischen Verstehen die weibliche Stärke der Menschenkenntnis“ zeige, „im komparativen die männliche“ (Schleiermacher 1838/1977, 169).

Die Funktionsweise von Empathie erschießt sich am besten durch die Antwort auf die Frage nach den Quellen der Empathie. Hier wäre zunächst, als Basis von Empathie, das Phänomen der Gefühlsansteckung bzw. der „Stimmungsübertragung“ zu nennen, wie Konrad Lorenz (1966) dies bei seinen Graugänsen nannte, die sich durch Rufe und Flügelschlagen gegenseitig in Flugstimmung bringen. Bei Menschen sind vergleichbare Phänomene in Fußballstadien oder bei ähnlichen Massenveranstaltungen zu beobachten. Nun ist das Einfühlen in die Gefühle und Stimmung eines anderen eben gerade keine spontane, unwillkürliche Identifikation im Sinne einer nicht bewussten, unkontrollierten Infektion mit diesen Gefühlen und Stimmungen, es ist keine „Einsfühlung“, sondern eben Einfühlung (wie Scheler 1923 formuliert), also nur ein Nacherleben solcher Gefühle. Rogers (1961/1973b) sprach deshalb von einer Als-Ob-Identifikation. Damit zeigt er aber wohl auch an, dass tendenziell, wenn auch nur im Ansatz, die Möglichkeit einer Gefühlsansteckung, d. h. die Möglichkeit eines echten Mit-Fühlens gegeben sein muss, um die Gefühle eines anderen intensiv nachempfinden zu können. So können wir in der therapeutisch wichtigen Fähigkeit zum emotionalen Mitschwingen einen entfernten Abkömmling der Gefühlsansteckung sehen. Eine weitere Quelle von Empathie könnte man als situationsvermittelt bezeichnen, wobei der um Einfühlung Bemühte versucht, sich in die vom Gegenüber geschilderte Situation hineinzuversetzen und sich dabei vorstellt, wie er selbst diese erleben würde. Wenn sich der Betreffende bemüht, eine solche Situation auch noch intensiv auszufantasieren bzw. zu imaginieren, könnte man darüber hinaus auch noch von einer imaginationsvermittelten Empathie sprechen. Das beschriebene Sich-Hineinversetzen und so etwas wie Perspektivübernahme (Rogers: „Mit den Augen des Klienten sehen") entspricht meist einem Aspekt imaginationsvermittelter Empathie. Einen Aspekt der Verschränkung von Empathie und Verstehen kann man in dem stark intuitionsgeleiteten, spontanen Verstehen des gestischen, mimischen und stimmlichen Ausdrucksverhaltens der Mitmenschen sehen.

Das Prinzip der „Billigkeit" der frühen Hermeneutik besagte auch, dass der Verstehende zwei Haltungen zusammenführen soll, das Bemühen um ein einfühlsames Verstehen und die Bereitschaft, dem zu verstehenden Autor bzw. seinem Text zunächst mit Anerkennung und Achtung und eben nicht mit einer primären Kritikabsicht gegenüberzutreten. Dass diese Position des Zusammenführens zweier Grundhaltungen auch für die Psychotherapie Relevanz beanspruchen kann, hat zu Beginn des 20. Jahrhunderts besonders eindringlich Karl Jaspers (1913/1953) zum Ausdruck gebracht. Er gebrauchte schon den Begriff *Einfühlendes Verstehen* und unterscheidet in diesem Zusammenhang ein „erhellendes" von einem „entlarvenden" Verstehen, wenn er ausführt:

> *„Verstehende Psychologie hat in ihrem Verfahren eine merkwürdige Doppeltheit. Sie kann oft wie boshaft erscheinen in der Entlarvung von Täuschungen, sie kann gütig erscheinen in dem Bejahen durch Erhellung eines Wesenhaften [...]. Im faktischen Betrieb drängt sich oft die boshafte Seite auf. Skeptisch oder hassend meint man ständig nur, ‚dahinter' zu kommen. [...] Dagegen ist das erhellende Verstehen eine bejahende Grundhaltung. Sie geht liebend auf das Wesen, sie vergegenwärtigt, vertieft dessen Anschauung, sieht das substanziell Seiende vor ihren Augen wachsen. Die entlarvende Psychologie baut ab und findet ‚nichts weiter als ...', die erhellende Psychologie ist der Spiegel, in dem das bejahende Selbstbewusstsein und die liebende Anschauung fremder Wirklichkeit möglich wird" (Jaspers 1913/1953, 299).*

Hier hat Jaspers eines der zentralsten Anliegen der PZT vorformuliert. Er hat mit dem „entlarvenden Verstehen" natürlich die frühe Psychoanalyse gemeint, wie sie sich ihm in ihren Texten zu Beginn des 20. Jahrhunderts darstellte. Ein Verfahren, das ihm offenbar mit dem „erhellenden Verstehen" vorschwebte, hatte es damals noch nicht gegeben.

Das Jaspers-Zitat weist auf die Verschränkung der Kernmerkmale hin, hier vor allem auf die Verschränkung von *positiver Beachtung* und Wertschätzung mit dem *Einfühlenden Verstehen*. Schon um beim Einfühlenden Verstehen eine bejahende Grundhaltung zu gewährleisten, soll der Therapeut aus dem Bezugsrahmen des Klienten verstehen und das heißt: „Die Welt so zu sehen, wie er sie sieht, den Klienten zu sehen, wie er sich selbst sieht" (Rogers 1951/1973a, 42). Den Klienten so „aus sich selbst heraus" zu verstehen, bedeutet, das Selbstverständnis des Klienten nicht radikal infrage zu stellen, ihn also nicht in einer Art Enthüllungshermeneutik „entlarven" und ihn einer Selbsttäuschung überführen zu wollen. Auch soll ihm damit nicht ein ihm fremdes Verstehen aufgenötigt und er insofern fremdbestimmt werden. Um das zu gewährleisten, übernimmt der Therapeut die Rolle eines Alter Ego des Klienten, indem er „sich selbst, das Selbst der gewöhnlichen Interaktion, beiseite stellt", um ganz „ein zweites Selbst" des Klienten zu werden (Rogers 1951/1973a, 47). Dem Klienten soll, konsequent und wohlwollend vom Therapeuten gespiegelt, ermöglicht werden, sich mit sich selbst auseinanderzusetzen und sich selbst zu korrigieren.

Wenn Rogers in diesem Falle nahelegt, dass der Klient nur auf dem Hintergrund seines eigenen Bezugssystems verstanden werden soll, um „den Klienten so zu sehen, wie er sich selbst sieht" (Rogers 1951/1973a, 42), so ist allerdings hier zu berücksichtigen, dass manche Äußerungen von Rogers offensichtlich nur für einen bestimmten Kontext, z. B. eine bestimmte Therapiephase, gelten sollen, was Rogers aber nicht immer genug deutlich macht. Dieser Eindruck ergibt sich, wenn er an anderer Stelle z. B. sagt, dass der Therapeut auch die Aufgabe habe, „Bedeutungen zu erahnen, deren sie [die Person] selbst kaum gewahr wird" (Rogers 1977/1980, 79). Oder wenn er formuliert: das therapeutische „Verstehen äußert sich im besten Fall durch Bemerkungen, die nicht nur spiegeln, was dem Klienten voll bewusst ist, sondern auch die möglichen Zonen erfassen, die am Rande seiner Gewahrwerdung auftauchen" (Rogers 1962/1977, 136). Um aber Bedeutungen zu erfassen, die für den Klienten noch außerhalb des vollen Gewahrseins, und d. h. außerhalb seines expliziten Bezugssystem liegen, muss der Therapeut, zumindest partiell, auch aus seinem eigenen Bezugssystem verstehen und das Bezugssystem des Klienten überschreiten, mit anderen Worten, er muss in dieser Situation den Klienten besser verstehen als dieser sich selbst versteht. Diese Folgerung ergibt sich eigentlich auch aus der Störungslehre von Rogers. Denn danach unterliegt das Selbstverständnis, also das explizite Bezugssystem des Klienten einer Unstimmigkeit, einer Täuschung, da wesentliche Aspekte des organismischen Erlebens nicht oder nur verzerrt symbolisiert werden (Rogers 1959/1987). Um hier dem Klienten eine Korrektur zu ermöglichen, kommt es deshalb darauf an, dass der Klient auch aus dem Bezugssystem des Therapeuten verstanden wird, und das heißt für die PZT u. a. auf dem Hintergrund der personzentrierten Störungslehre.

Die Basis der Verstehens- und Suchhaltung des personzentrierten Therapeuten ist also keine einseitige. Sie ist zwar einerseits klientenzentriert im Sinne der Identifizierung mit dem Klienten. Hier lässt sich der Therapeut in seinem „Vorverständnis" vom Bezugssystem des Klienten leiten, d. h. er vollzieht den Aussagesinn der Klientenäußerung nach. Dies ist ein reproduktives Verstehen. Andererseits ist diese Suchhaltung nicht nur am Bezugssystem des Klienten, sondern auch an dem des Therapeuten orientiert, d. h. der Therapeut versteht hier auch aus seinem eigenen Vorverständnis, und er gibt dabei der Klientenäußerung eine neue, über den expliziten Sinn der Klientenäußerung hinausweisende Bedeutung. Dies ist ein produktives Verstehen (Jung 2001).

Es gilt also, aus der personzentrierten Störungstheorie auch Konsequenzen für die Therapietheorie zu ziehen bzw. Störungs- und Therapietheorie zusammenzuführen. Das bedeutet, den Klienten zwar auch, aber eben nicht nur so zu sehen, wie er sich selbst sieht, da dieser sich wegen der Symbolisierungsverzerrungen seines Erlebens über sich selbst täuschen kann. Deshalb ist es die Aufgabe des Therapeuten, den Klienten manchmal ebenso gut, und dann besser zu verstehen, als dieser sich selbst versteht. Der Therapeut soll deshalb zwischen reproduktivem und produktivem Verstehen oszillieren. Reproduktives und produktives Verstehen stehen in der PZT in einem subtil abgestimmten Ergänzungsverhältnis.

3.2.2 Das Vorverständnis des Einfühlenden Verstehens

Das hier zu erörternde „Vorverständnis" des Verstehens ist in mancherlei Hinsicht mit dem deckungsgleich, was Rogers das „innere Bezugssystem" nennt. Es gibt, so heißt es in der Hermeneutik, kein Verstehen ohne „Vorverständnis", d. h. ohne Vorwissen, ohne Vorannahmen, wir können auch sagen, ohne „Vorurteile" (Gadamer 1975). Denn „Verstehen" heißt, etwas bisher noch Unverstandenes so in einen bereits bekannten Zusammenhang zu rücken, dass es uns als Teil eines bekannten Ganzen in seiner Sinnhaftigkeit erfassbar wird (Galliker 2015). Die Vorstellung dieses Zusammenhanges, dieses „Ganzen" wird uns durch unser Vorverständnis bzw. durch unser Bezugssystem vorgegeben. Wenn wir einen literarischen oder juristischen Text verstehen oder aber eine Handlung im Rahmen einer Begrüßungszeremonie, so tun wir das immer schon auf dem Hintergrund eines kulturell-sozial geprägten Vorverständnisses. Dieses Vorverständnis ist uns oft so selbstverständlich geworden, dass wir es gar nicht mehr als solches wahrnehmen. Wir können dies u.U. erst in einer uns fremden Kultur erfahren, wenn wir dort etwas ratlos feststellen, dass wir die Handlungen und die Gesten im Rahmen der dortigen Begrüßungs- und Interaktionszeremonien nicht mehr auf Anhieb verstehen.

Aber wird hier das Verstehen nicht zu komplizierend dargestellt? Könnte man nicht, so mag vielleicht mancher sich fragen, bei der Darstellung des therapeutischen Verstehens einfach vom Begriff der „Resonanz“ ausgehen, jenem spontanen Erleben als unmittelbare Reaktion auf den Klienten? Wäre dadurch nicht eine Unvoreingenommenheit, eine gewisse „Frische“ der Perspektive sichergestellt, wenn der Therapeut aus dieser Unmittelbarkeit seines Erlebens den Klienten zu verstehen sucht? Das Wahrnehmen einer emotionalen Resonanz jedoch, etwa eines Gefühls der Freude oder des Ärgers, bedeutet ja noch kein Verstehen. Vielmehr muss die Resonanz auf den Klienten selbst erst in ihrem Sinn, in ihrer Bedeutung verstanden werden, um eventuell dadurch den Klienten in seinem Erleben und Verhalten verstehen zu können. Und selbst das Wahrnehmen der Resonanz ist nicht als eine 1:1-Abbildung eines ursprünglichen, oft mehr oder weniger diffusen Gefühls zu sehen. Vielmehr ist die Art dieses Wahrnehmens, seine Färbung, seine Intensität und seine implizite Interpretation „dieses Gefühl bedeutet Ärger“ schon durch eine Art Vorwissen vorgeprägt. Es gibt also kein unvoreingenommenes, kein voraussetzungsloses Verstehen. Es gibt kein die „Unmittelbarkeit“ des Verstehens ermöglichendes „unbeschriebenes Blatt“ in unserem Bezugssystem, das man sofort in Funktion setzen kann, wenn man nur die schon beschriebenen Blätter beiseitelegt.

Wie sehr aber gerade eine Art Vorwissen für das Erkennen und Wahrnehmen wichtig ist, kommt sehr schlagend in einem berühmten Wort Kants zum Ausdruck: „Anschauungen ohne Begriffe sind blind“ (Kant 1787/1995, 101). Wir brauchen also die „Brille“ der Begriffe, also der Vorstellungen und Konzepte, des Vorwissens bzw. Vorverständnisses, um überhaupt sehen (und verstehen) zu können (Kap. 9). Sonst sind wir wie der Sonntagsspaziergänger, der den Wald vor lauter Bäumen nicht sieht, während der Förster, der Jäger, der Naturliebhaber im Wald tausend Dinge sieht, die Art und der Wachstumszustand der Bäume, die Besonderheiten der Kraut- und Strauchflora als Unterwuchs, die Tritt-, Kot- und Fraßspuren der Tiere und vieles mehr. Freilich können die „Begriffe“, kann unser Vorwissen auch einmal falsch oder zumindest unangemessen sein. Deswegen ist es wichtig, dass wir ihre Gültigkeit immer wieder einmal überprüfen, z.B. indem wir versuchen, sie probeweise ein wenig (mehr als „ein wenig“ werden wir nie erreichen) beiseite zu stellen und in einer Art „phänomenologischer Schau" (Kap. 8) wenigstens ohne unsere ganz explizit theoriegeleitete Perspektive auf unseren Klienten zu blicken. Auch der phänomenologische Blick ist aber nicht völlig „unmittelbar" und voraussetzungslos, gewissermaßen standpunktlos, denn es gibt „keinen standpunktlosen Standpunkt, keinen Blick von nirgendwo" (Jung 2001, 125). Wenn wir versuchen, den Klienten möglichst „unvoreingenommen" wahrzunehmen und so bestimmte, etwa störungstheoretische Konzepte beiseitestellen, so können wir auf den Klienten blicken, z. B. aus der Perspektive einer Alltagspsychologie und der auf dieser Basis verstandenen eigenen Lebenserfahrungen.

Wenn der Therapeut das auch dem Klienten Unverständliche verstehen will, muss er das Bezugssystem, muss er den Verstehenshorizont des Klienten überschreiten, indem er aus seinem eigenen Vorverständnis versteht (Spielhofer 1999). Dieses therapeutische Vorverständnis beinhaltet neben der Selbst-, Lebens- und Berufserfahrung des Therapeuten auch seine theoretische Orientierung, also hier die personzentrierte Persönlichkeits- und Störungstheorie. Nach dieser personzentrierten Theorie ist der Klient aufgrund der Inkongruenz in einem „falschen" Selbstverständnis befangen, denn seine Sicht auf sich selbst ist schon entstellt bzw. „verzerrt", da sie auf verzerrten Symbolisierungen beruht. Wesentliche Aspekte des eigenen organismischen Erlebens sind, dem Inkongruenz-Modell entsprechend, dem Klienten verschlossen. Deswegen macht der Therapeut ein Verstehensangebot, durch das er dem Erleben des Klienten eine neue Bedeutung gibt, eine Bedeutung, die einer „exakten Symbolisierung" des Erlebens des Klienten näherkommen soll. Aber auf dieses „bessere Verstehen" wird der Therapeut keinen Wahrheitsanspruch erheben und es dem entsprechend dem Klienten nicht aufzwingen. Vielmehr wird er es in einem dialogischen Prozess der Verständigung „person to person" (Rogers 1962/1977) hinsichtlich seiner Gültigkeit gemeinsam mit dem Klienten klären.

Im therapeutischen Prozess nimmt also der Therapeut öfter einen Perspektivwechsel vor, er sieht mal „die Welt des Klienten mit dessen Augen" (Rogers 1962/1977, 116), dann aber vorübergehend auch mit seinen eigenen. Er oszilliert also zwischen einem reproduktiven und einem produktiven Verstehen. Rogers deutet dieses Oszillieren zwischen verschiedenen Verstehensperspektiven auch an, wenn er formuliert, dass der Therapeut in seinem Verstehen dem Klienten mal nachfolgt, mal voraus ist: „Bisweilen ist der Berater bei dem Klienten, mitunter ist er ihm vielleicht voraus, und manchmal hinkt er mit seinem Verstehen hinterher" (Rogers 1951/1973a, 114). Voraus-sein im Verstehen aber kann der Therapeut dem Klienten gegenüber nur, wenn er aus seinem eigenen Bezugssystem bzw. Vorverständnis versteht und dabei neue, vom Klienten bisher noch nicht gesehene Bedeutungen erfasst. Dieser Blick eines anderen ist ja auch das, was sich viele Klienten bei aller Sehnsucht nach einem bestätigenden

„Verständnis" wünschen, nämlich dass sie selbst bzw. ihr Problem auch einmal aus der Perspektive eines anderen gesehen werden.

Allerdings wurden hier bisher die Grenzen zwischen dem reproduktiven und dem produktiven Verstehen etwas zu scharf gezogen. Denn auch in der Alter-Ego-Beziehung (Kap. 4), in der der Therapeut als „das andere Selbst des Klienten" aus dem Bezugssystem des Klienten verstehen und die Welt und den Klienten sehen soll, wie dieser sie sieht, wird der Therapeut das nie in reiner Form vollziehen. Eine so radikal gedachte Position liefe ja auch in Gefahr, zu einer Karikatur zu werden im Sinne einer „Papageien-Technik". Vielmehr wird der Therapeut die Klientenäußerung mit seinen Worten wiederholen. Aber schon durch die thematische Auswahl die er dabei trifft, durch die Bedeutungsakzente die er dabei setzt, durch die Art der Formulierung, die er hier wählt, ob er z. B. die vom Klienten geäußerte „Unzufriedenheit" mit „Ärger" übersetzt (was nach psychoanalytischem Verständnis eine „Affektdeutung" wäre), bringt der Therapeut sich und sein Verstehen ein. Durch das zumindest implizit nie völlig „ausgeschaltete" Bezugssystem des Therapeuten beeinflusst dieser bereits in dieser Phase das Verstehen des Klienten. Der Therapeut ist insofern auch im Modus der Alter-Ego-Beziehung immer mehr als eine einfache Verdoppelung des Ich des Klienten (Behr et al. 2017), nämlich auch schon dessen Interpret.

Um dies mit einem Bild bzw. Gleichnis zu veranschaulichen, könnte man an die Figur des Doppelgängers in manchen Märchen erinnern (Finke 2020). Dieser Doppelgänger ist eine meist etwas undeutlich bleibende, schattenhafte Person, manchmal auch ein Tier. Er taucht meist unversehens neben dem Märchenhelden auf, der auf einer Suchwanderung oder einer Flucht ist. Er kann die Sorgen und Absichten des Protagonisten sofort erahnen und gibt, während er ihn begleitet, zu verstehen, dass er sich mit ihm identifiziert. Er gibt dann Hinweise, die ziemlich genau den Vorstellungen und Absichten des Protagonisten entsprechen, scheint im Weiteren aber auch manche Dinge anders zu sehen und macht dann Vorschläge, die dem Protagonisten seltsam oder undurchführbar vorkommen. Als dieser sich trotzdem daranhält, zeigt sich, dass dies die genau richtige Empfehlung war. Der Doppelgänger ist also in Vielem eins mit dem Protagonisten, in Manchem aber auch verschieden. Es geht bei dieser Metapher des Doppelgängers um das dialektische Verhältnis von Nähe und Distanz, von Gleichheit und Verschiedenheit zwischen Therapeut und Klient, das im therapeutischen Prozess eine Entwicklung stimulierende Rolle spielt.

3.2.3 Das Verstehen des Unverständlichen

Die hier angesprochene „Dialektik" des Verstehens hat der Begründer einer systematischen Hermeneutik, Schleiermacher, schon zu Beginn des 19. Jahrhunderts erörtert, wenn er sagte, dass es beim Verstehen einerseits darauf ankäme, „sich gleichsam in den anderen zu verwandeln", um „die Rede zuerst ebenso gut zu verstehen wie ihr Urheber". Sodann aber sei sie in einem zweiten Schritt auch „besser zu verstehen als ihr Urheber" (Schleiermacher 1838/1977, 94/169). Da Schleiermacher dabei nicht von psychotherapeutischen Gesprächen ausging, konnte er es bei einer quasi einmaligen Schrittfolge belassen. In psychotherapeutischen Gesprächen jedoch muss es zu einem ständigen Wiederholen dieser Schrittfolge kommen bzw. zu einem ständigen Alternieren zwischen „den Klienten ebenso gut verstehen" und „den Klienten besser verstehen" (als er sich selbst versteht).

Das personzentrierte Verstehen versucht einerseits, den vom Klienten vorgegebenen Sinn empathisch nachzuvollziehen bzw. nachzuzeichnen. Es ist dies ein reproduktives Verstehen, durch das dem Klienten eine vertiefte Auseinandersetzung mit seinem Selbstverstehen ermöglicht wird. In einem weiteren Schritt wird versucht, den Sinngehalt des vom Klienten Geäußerten zu erweitern durch Einführen einer neuen Bedeutsamkeit. Der Therapeut soll nicht nur der einfühlsame Spiegel sein, sondern der neue Bedeutungen entdeckende, Sinn generierende Andere. Er überschreitet hier das Selbstverständnis des Klienten, indem er aus seinem eigenen Bezugssystem, d. h. auch aus der personzentrierten Störungstheorie, versteht.

Das Generieren neuer Bedeutungen ist natürlich ein Interpretieren. Nun wird aber in personzentrierten Schriften nicht selten bestritten, dass ein Interpretieren im PZA konzeptkonform sei. Wegen solcher missverständlichen Selbstdarstellungen des PZA urteilten Außenstehende (Schmid 1976), dass es sich beim personzentrierten Verstehen eigentlich nur um ein „Verständnis-haben" bzw. Verständnis-zeigen handele, nicht aber um ein Verstehen im eigentlichen Sinne, d. h. um das Verstehen eines bisher Unverständlichen durch Erfassen eines neuen Sinngehalts, was einem produktiven Verstehen entsprechen würde.

Rogers selbst hat Interpretationen nie ausdrücklich abgewiesen, vielmehr legt er sie öfter nahe, wenn er z. B. sagt, dass der Therapeut im Verstehen mal dem Klienten empathisch folgen, mal diesem voraus sein sollte (Rogers 1951/1973a, 114), oder wenn er die Aufgabe des Therapeuten darin sieht, „auch den noch nicht ins Bewusstsein getretenen Sinn" der Klientenäußerung zu verstehen (Rogers 1962/1977, 20), also das aktuelle Selbstverständnis des Klienten zu überschreiten. Auch hat er sich ausdrücklich mit den Voraussetzungen eines dem PZA angemessenen Interpretierens auseinandergesetzt (Rogers 1942/1972). Der

Psychoanalytiker Meyer, einer der wenigen Therapieforscher, der bereit war, auch „gegen sich selbst zu forschen“, indem er zu dem Ergebnis kam, dass eine psychoanalytische Kurzzeittherapie von 30 Stunden einer ebenso langen PZT im Ergebnis unterlegen war (Meyer/Wirth 1988), untersuchte auch das Therapeutenverhalten in beiden Gruppen. Er kam zu dem Ergebnis, dass Analytiker zwar statistisch signifikant häufiger deuteten als personzentrierte Therapeuten, dass aber letztere mit 13,9 Deutungen pro Sitzung (gegenüber 17,6 bei den Analytikern) keinesfalls selten von dieser Interventionsform Gebrauch machten. Die Diskrepanz dieses Befundes zu den genannten Aussagen im personzentrieten Schrifttum erklärt sich wohl am ehesten durch unterschiedliche Begriffsbestimmungen von „Interpretieren“ bzw. „Deuten“. Die Position, wonach ein Interpretieren in der PZT nicht konzeptkonform sei, geht vermutlich von Sonderformen von Interpretationen bzw. Deutungen aus, z. B. von solchen, die in der Psychoanalyse als „Tiefendeutung“ bezeichnet werden, bei denen der Klient mit Sinngehalten konfrontiert wird, die inhaltlich noch weit von seinem aktuellen Selbstverstehen entfernt sind. Auch neuere Versuche einer Konkretisierung des empathischen Verstehens vonseiten des PZA wie „empathic conjecture“, „reframing empathy“ oder „inferential empathy“ (Keil/Stumm 2018, 40f) laufen auf ein interpretierendes Verstehen hinaus.

Eine Undeutlichkeit bei dem Begriff des personzentrierten Verstehens muss noch angesprochen werden. Ist mit „Verstehen“ auch das Mitteilen des Verstandenen an die Klienten gemeint? Das Mitteilen des Verstandenen geht zwar aus manchen spezifischen personzentrierten Benennungen hervor, wie „Verbalisieren emotionaler Erlebnisgehalte“, „Verstehensangebote“, „empathische Reaktionen“, „empathisches Antworten“ usw. (Keil/Stumm 2018a). Wenn dagegen Keil (1997) von „hermeneutischer Empathie“ spricht, so meint er hiermit „Verstehenshypothesen“ (also Interpretationen), die er auf dem Hintergrund seines eigenen Bezugssystems bzw. seines Vorverständnisses gebildet hat, die er aber dem Klienten nicht unmittelbar mitteilt. Solche Hypothesen werden die meisten Therapeuten mehr oder weniger ausdrücklich entwickeln, und ihre Verstehensangebote bzw. ihre empathischen Reaktionen werden sich an diesen Hypothesen orientieren. Das bedeutet praktisch, dass der personzentrierte Therapeut eine solche Hypothese meist nicht voll umfänglich in einer Intervention mitteilt, sondern gewissermaßen fragmentiert in mehreren Interventionen. Durch solch ein „Verstehen in kleinen Schritten“ (Finke 2002) kann er sicherstellen, immer „am Rande der Gewahrwerdung“ (Rogers) des Klienten zu arbeiten, d. h. den Klienten nicht mit Bedeutungen zu konfrontieren, die noch weit außerhalb dieser Gewahrwerdung liegen.

3.2.4 Die Funktionen des Einfühlenden Verstehens

Die Funktion des Einfühlenden Verstehens besteht einmal in der positiven Beziehungserfahrung, von einem anderen nicht nur geachtet, sondern auch verstanden, d.h. zunächst im Sinne des nachfolgenden Verstehens in seinem Erleben begleitet zu werden. Die Funktion dieser wohlwollenden und verständnisvollen Begleitung besteht in einer Stabilisierung und Ermutigung des Klienten. Eine weitere Funktion der empathischen Begleitung besteht für den Klienten in der Ermöglichung eines Erlebens, in seinem Innersten erkannt und besser verstanden zu werden. Es geht dabei auch um die Erweiterung seines Selbstverstehens, des Verstehens und Integrierens von Selbstaspekten, die bisher vom Gewahrsein ausgeschlossen waren, die also bisher nicht oder nur verzerrt symbolisiert wurden. Dieses neue Verstehen fördert die Überwindung von Inkongruenz und Selbstentzweiung. Auch soll der Klient die akzeptierende und um Verstehen bemühte Haltung zunehmend verinnerlichen und so auch gegenüber sich selbst anwenden. Dabei soll der Klient lernen, achtsam seinen Gefühlen zu lauschen, also mehr Selbstachtsamkeit zu entwickeln und dabei seine Gefühle und Bedürfnisse zu identifizieren und zu differenzieren. Diese Verbesserung der Symbolisierungsfähigkeit wie auch das zunehmend bessere Erfassen von Zusammenhängen zwischen verschiedenen Gefühlen, Motiven und Bedürfnissen trägt zur Bewusstseinserweiterung und Verbesserung der Selbstverfügbarkeit bei.

Hier haben vermutlich manche Beschreibungen des Einfühlenden Verstehens deutlich werden lassen, dass sich besonders bei diesem Merkmal die Grenze zwischen der Ebene der Haltung bzw. Einstellung und die der Praktik bzw. Handlung nicht immer ganz scharf ziehen lässt. Der praktische Vollzug dieses Merkmals soll indes ausdrücklich erst im Praxiskapitel erörtert werden.

3.3 Kernmerkmal Kongruenz/Echtheit

3.3.1 Charakteristika von Kongruenz/Echtheit

Für das Wirksamwerden von Änderungsimpulsen, die von Therapeuten und der therapeutischen Beziehung ausgehen, ist es natürlich wichtig, dass der Therapeut als authentisch erlebt wird und somit als „glaubhaft“ erscheint. Das bedeutet, dass der Therapeut kongruent sein muss, d.h. als mit sich selbst übereinstimmend erlebt wird. Übereinstimmen müssen vor allem seine verbalen Aussagen mit seinem nonverbalen Ausdrucksverhalten. Problematisch wäre also z. B. ein Therapeut, der mit sanfter Stimme freundliche Dinge spricht, bei dem man aber gleichzeitig auf der Ebene der nonverbalen, also z. B. mimisch-gestischen Signale eine starke Spannung und Ungeduld spürt. Diese Diskrepanz wird man dann als Inkongruenz bezeichnen, wenn diesem Therapeuten selbst der quasi „gespannte“, also aggressive Aspekt seines Erlebens kaum bewusst ist. Ist ihm dieser Aspekt jedoch voll bewusst, so wird man bei einer solchen Diskrepanz zwischen den Ausdrucksebenen eher von „Falschheit“, Unaufrichtigkeit oder von Sich-Verstellen sprechen. Wir müssen also unterscheiden zwischen einer inkongruenzbedingten „Unechtheit“, die dem Betreffenden gar nicht bewusst ist, und einer Unechtheit auf dem Hintergrund einer Un-Wahrhaftigkeit. Letztere kann durchaus in guter Absicht bestehen, z. B. wenn der Therapeut sein spontanes negatives Erleben, seine negative Resonanz angesichts bestimmter Verhaltensweisen des Klienten zu „überspielen“ sucht, diesem also nicht mitteilt. Auch hier liegt in der Wirkung auf den Klienten bzw. Dialogpartner u. U. ein Mangel an Authentizität vor. Auch hier aber darf man freilich das Prinzip „Echtheit“ nicht überdehnen. Genau so wenig wie man eine absolute Kongruenz im Sinne totaler Selbstdurchsichtigkeit und Selbstübereinstimmung nicht fordern (und nie erreichen) kann, kann man auch eine absolute Authentizität im Sinne absoluter Wahrhaftigkeit nicht wirklich erwarten.

Denn da eine völlige Selbstdurchsichtigkeit nur bei der fiktiven „fully functioning person“ möglich ist, ist auch Kongruenz/Echtheit nie mit letzter Vollkommenheit zu erreichen. Umso mehr ist aber das ständige Bemühen nötig, achtsam zu sein gegenüber eigenen „unpassenden“ Befindlichkeiten oder Gefühlen, die auf innere Widersprüche hindeuten könnten. Wenn z. B. ein Therapeut eine gewisse gespannte Unruhe empfindet bei einem Klienten, der sich mit Entscheidungen schwertut bzw. einmal getroffene Entscheidungen immer wieder infrage stellt, sollte der Therapeut sich diese seine Unruhe vergegenwärtigen und sich fragen, ob sie vielleicht der Ausdruck von Ärger ist. Dann kommt es darauf an, wie er diesen seinen Ärger „besänftigen“ bzw. bewältigen kann. Das hängt wiederum davon ab, wie er seinen Ärger interpretiert. Ist der Ärger die Reaktion auf den Eindruck des Therapeuten, dass der Klient sein therapeutisches Bemühen sabotieren will, weil dieser im Therapeuten den strengen Elternteil sieht, der ihm früher immer rasche und eindeutige Entscheidungen abverlangte? Oder leidet der Therapeut selbst unter einer Entscheidungsschwäche, einer Schwäche, die er sich aber kaum eingestehen mag, die er also nicht akzeptieren kann, und die er deswegen im Klienten bekämpfen will (ohne dass ihm selbst das bewusst ist)? Man mag angesichts selbst dieses nicht besonders komplexen Falls erahnen, wie schwer es sein kann, für sich selbst durchsichtig zu sein und Kongruenz zu erreichen. Vermutlich gelingt dies in der Regel immer nur partiell. Und trotzdem muss das jeweils neue Bemühen darum für den personzentrierten Therapeuten eine stetige Aufgabe sein.

Noch ein Wort zu dem Verhältnis von „Kongruenz“ und „Echtheit“. Oft werden in diesen Begriffen Synonyma gesehen. Für manche Autoren (z.B. Behr et al. 2017) ist Kongruenz die Selbstübereinstimmung, die sich für den Außenstehenden in der Übereinstimmung der verschiedenen Ausdrucksebenen zeigt. Die „Echtheit“ wird dagegen als übergeordneter Begriff gesehen, der sowohl Kongruenz wie aber auch das Handlungskonzept „Sich-Transparent-Machen“ bzw. „*Selbstöffnen*“ impliziert. Letzteres werden wir ausführlich in Kap. 6.5 behandeln.

3.3.2 Funktionen von Kongruenz/Echtheit

Zu den Funktionen dieses Kernmerkmals gehört die Aufgabe, durch Authentizität Glaubwürdigkeit und achtsame Präsenz gegenüber dem Klienten herzustellen. Denn nur ein Therapeut, der keine Widersprüche z.B. zwischen verbalem und non-verbalem Ausdruck zu erkennen gibt, wirkt glaubwürdig hinsichtlich seiner acht- und aufmerksamen Zuwendung und Wertschätzung und so vertrauensvoll, dass man sich auf eine vertiefte Selbstexploration einlassen kann. Beim Bemühen um Kongruenz lernt der Therapeut, seine Gefühle, auch negative, therapiewidrige, wahrzunehmen und mit einer gewissen Gelassenheit mit ihnen umzugehen. Das gibt ihm auch die Möglichkeit, einen Teil dieser Gefühle so transparent zu machen, dass sich für den Klienten daraus ein positiver Änderungsimpuls entwickeln kann, und beide, Therapeut und Klient, in einen Prozess gegenseitiger Verständigung eintreten können. Genau dies soll im Folgenden erläutert werden.

4 Die Beziehungskonzepte in der Personzentrierten Psychotherapie

Die Personzentrierte Therapie betont in ganz besonderer Weise die Bedeutung der therapeutischen Beziehung. Bereits 1939 führt Rogers aus, es nehme in keinem anderen Verfahren „die emotionale Situation zwischen Therapeut und Klient einen derart wichtigen Stellenwert ein. Aus diesem Grund nennen wir sie ‚Relationship Therapy'" (Rogers 1939 343; zit. nach Biermann-Ratjen/Eckert 2017). Der Begriff „Beziehungstherapie" lässt natürlich fragen, welcher Art diese Beziehung ist (Finke 1999). Wie ist die therapeutische Beziehung in der PZT genauer zu charakterisieren, wie ist etwa die Rolle, die hier der Therapeut einzunehmen hat, zu beschreiben?

4.1 Die Alter-Ego-Beziehung

Wenn wir hier von der therapeutischen Rolle ausgehen, die Rogers am eindringlichsten beschrieben hat, dann ist dies die Rolle eines „Alter Ego, eines zweiten Selbst des Klienten" (Rogers 1951/1973a, 47). Wir können hier also von einer Alter-Ego-Beziehung als dem zentralen Beziehungskonzept der PZT sprechen. Da die Alter-Ego-Rolle des Therapeuten von Rogers im Kontext des Kernmerkmals Einfühlendes Verstehen beschrieben wurde, ist es sinnvoll zu sagen, dass sich diese Beziehungsform aus diesem Kernmerkmal ableitet. Wenn der Therapeut, sein „eigenes Selbst beiseite stellend" (Rogers 1972, 47), als das Alter Ego, als das „andere Selbst", als das Doppel-Ich des Klienten beschrieben wird, könnte das auch heißen, dass er sich so in den Klienten einfühlen kann, dass er gewissermaßen zum guten Geist, zur guten Fee, zum „guten Stern auf allen Wegen", ja zum Sprachrohr des Klienten werden soll. Wir hatten aber schon in Kap. 3.2.2 ausgeführt, dass der Therapeut in der Alter-Ego-Rolle sein eigenes Selbst nicht absolut, sondern nur relativ beiseite stellt und zwar im Laufe des Therapieprozesses in einem jeweils wechselnden Ausmaß. Der Psychoanalytiker Kohut, der sich durch das Empathie-Konzept von Rogers zur Gründung der „Selbstpsychologie" inspirieren ließ, hatte dabei für den praktischen Vollzug der Empathie eine treffende Formulierung gefunden, er sprach von „stellvertretender Introspektion" (Kohut 1989, 126). Bei dieser Stellvertreterfunktion ist der Verstehen generierende und modulierende

Hintergrund des Therapeuten keineswegs völlig ausgeschaltet, sondern nur in wechselnder Intensität aktiv.

4.2 Die Dialog-Beziehung

Aus dem Kernmerkmal *Kongruenz/Echtheit* ergibt sich das Beziehungskonzept einer Dialog-Beziehung. Denn die Umsetzung dieses Kernmerkmals auf der Handlungsebene ist das Sich-Transparent-Machen (Rogers 1962/1977) bzw. das Selbstöffnen. Besonders der späte Rogers hat diese Beziehungsform sehr betont, in der der Therapeut „sich in eine unmittelbare persönliche Begegnung mit seinem Klienten [begibt], indem er ihm von Person zu Person gegenübertritt" (Rogers 1977, 181 f.). Um zur Veranschaulichung eine räumliche Metapher zu gebrauchen, könnte man sagen, dass der Therapeut in der Alter-Ego-Beziehung neben oder direkt hinter dem Klienten steht, eben als der einfühlsame Doppelgänger. In der Dialog-Beziehung aber tritt er dem Klienten gegenüber, ist er das Gegenüber des Klienten, er ist hier der erwidernde, der antwortende Andere. Sollte der Therapeut in der Alter-Ego-Beziehung sein eigenes Selbst beiseitestellen (was natürlich immer nur partiell möglich ist), um ganz in der Rolle eines Doppel-Ich des Patienten aufzugehen (Rogers 1951/1973a), so soll er jetzt die Rolle eines Gegenübers, eines für den Patienten bedeutsamen Anderen einnehmen, der als „reale Person" dem Patienten gegenübertritt und so aus seinem eigenen Bezugssystem Stellung nimmt. Auf der Handlungsebene ist hiermit gemeint, dass der Therapeut nicht nur seine Art des Verstehens mitteilt, wie ja partiell auch schon in der Alter-Ego-Beziehung, sondern dass er sein Erleben der therapeutischen Situation transparent macht, also dem Klienten kommuniziert. Das Leitbild besagt hier, dass er dem Klienten authentisch antwortet und es zu einer existenziellen Begegnung und klärenden Verständigung kommen lässt (Rogers 1977).

Hinsichtlich des Konzepts der Dialog-Beziehung hat Rogers besonders auf Buber (1962) und sein „dialogisches Prinzip" verwiesen (Pfeiffer 1992). Für europäische Vertreter der PZT, wie z. B. Pfeiffer (1993) und Schmid (1994), waren hier auch andere Autoren der so genannten Begegnungsphilosophie maßgebend (z. B. Trüb 1971).

Auf der Ebene der Anwendungspraxis stellt sich aber die Frage, in wieweit ein „person-to-person" im Sinne einer konsequenten dialogischen Gegenseitigkeit und Wechselseitigkeit so zu realisieren ist, dass es noch den Ansprüchen Personzentrierter Therapie und überhaupt einer Psychotherapie genügt (worauf übrigens auch Buber in seinem berühmten Gespräch mit Rogers hingewiesen hat, Pfeiffer 1992). Rogers selbst hat, soweit dies die Auswertung von Videoaufnahmen und Transskripten deutlich macht (Lietaer/Gundrum 2019), auf der Praxisebene ein solches Beziehungskonzept und die damit verbundenen Handlungskonsequenzen nur partiell vollzogen, wenn er vorwiegend im Sinne der in Kap. 6.5 vorgestellten Kategorie „Mitteilen von Anteilnahme" interveniert; Interventionen, die eine den Klienten zur Selbstexploration ermutigende, sein Selbstwerterleben stützende, Solidarität vermittelnde Funktion haben. Hinterfragende, konfrontierende, dem Klienten widersprechende Äußerungen macht er in diesem Zusammenhang kaum. Überhaupt sind auch beim späten Rogers dialogische Äußerungen eher selten, die Grundstruktur einer Alter-Ego-Beziehung wird von ihm auch später weitgehend beibehalten. Und das scheint in der Regel auch fachlich angemessen. Die Dialog-Beziehung im Sinne einer Gegenseitigkeit sollte auf der Praxisebene nur partiell bzw. temporär und im Sinne einer „selektiven" Transparenz (bei entsprechender Indikation!) realisiert werden. Eine generelle Anwendung kann schon insofern problematisch werden, als hier entsprechende Interaktionen schnell den Modus von Alltagskommunikation annehmen können, in denen sich der Therapeut emotional und methodisch verstricken und die therapeutische Orientierung verlieren kann. Schon um solches zu verhindern, setzt ein dialogisches Vorgehen im Rahmen einer professionellen Beziehungspraxis (Zurhorst 2007) eine besonders abwägende Indikationsstellung und umsichtige Ausformulierung des Selbstöffnens voraus (Kap. 6.5, „Anwendungspraxis").

4.3 Das Verhältnis von Beobachter- und Teilnehmer-Beziehung

Es soll jetzt von einer Beziehungsform die Rede sein, die Rogers zurückgewiesen hatte, eben jene Beziehung, in der der Therapeut die Rolle eines Beobachters einnimmt. Diese Zurückweisung von Rogers ist dann berechtigt, wenn man diese Beziehungsform absolut setzt und als die einzig gültige erklärt. Denn mit dem Ideal der Objektivität, das für die Beobachter-Beziehung leitend ist, verbindet sich die Forderung einer emotionalen und interaktionalen Distanz des beobachtenden Subjekts gegenüber seinem Untersuchungsobjekt. Der Beobachter hat hier jede Form der teilnehmenden Stellungnahme und jede emotionsgeleitete Interaktionstendenz zu suspendieren. Die Beziehung des Experimentators zu seinem Forschungsgegenstand wurde hier modellbildend, dies zunächst auch für die moderne Psychotherapie. So schrieb Freud ganz im Sinne der Moderne:

> *„Ich kann den Kollegen nicht dringend genug empfehlen, sich während der psychoanalytischen Behandlung den Chirurgen zum Vorbild zu nehmen, der alle seine Affekte und selbst sein Mitleid beiseite drängt und seinen geistigen Kräften ein einziges Ziel setzt: die Operation so kunstgerecht als möglich zu vollziehen. […] Die Rechtfertigung dieser vom Analytiker zu fordernden Gefühlskälte liegt darin, dass sie für beide Teile die vorteilhaftesten Bedingungen schafft" (Freud 1912/1975, 175).*

Später wird in einem nun sehr modernitätskritischen Sinne Foucault, einer der großen Protagonisten der Postmoderne, beklagen, dass auch für die Humanwissenschaften, also u.a. die Psychologie, die Pädagogik, die Soziologie, „der Blick des Anatomen auf den menschlichen Leichnam" das methodische Vorbild geworden sei (Foucault 1988). Diese Klage im Sinne von Rogers weiterführend ließe sich in Anspielung auf das Freud-Zitat sagen, dass der Blick des Chirurgen auf den narkotisierten Körper eine Art des Blickens ist, die die PZT gerade strikt vermeiden will. Denn die modernitätskritische Pointe bei Rogers besteht in einem ausgeprägten Vorbehalt gegenüber Aspekten der Beobachter-Beziehung in der Psychotherapie und in einer starken Präferenz für eine „Mitspieler"- bzw. Teilnehmer-Beziehung, in der der Therapeut nicht Beobachter und distanzierter Beurteiler, sondern Akteur und Anteilnehmender ist.

> *„Man kann auch sagen, dass wir in eben dem Maße, im dem wir in der Beziehung theoretischen Gedankengängen nachhängen, zum Zuschauer werden und nicht mehr selber mitspielen – aber erfolgreich sind wir nur als Mitspieler" (Rogers 1962/1977, 171).*

Rogers könnte sich bei seinem Plädoyer für die therapeutische Rolle des Mitspielers, des Teilnehmers und so auch des emotional Anteilnehmenden auf die vielen Studien berufen, nach denen die therapeutische Beziehung der weitaus größte Einflussfaktor für das Therapieergebnis ist (Biermann-Ratjen/Eckert 2017), Studien, von denen Freud noch nichts wissen konnte, als er an die Macht der in emotionaler Distanz und „Objektivität" vollzogenen Deutungstechnik glaubte. Andererseits sollten wir uns auch nicht allzu sehr von der geforderten „Gefühlskälte" Freuds abschrecken lassen. Wir sollten diesen auf den ersten Blick vielleicht etwas irritierenden Begriff als einen Fingerzeig verstehen, dass wir uns als unreflektiert Mitspielende auch emotional sehr verstricken können, etwa indem wir unbemerkt für den Klienten letztlich dysfunktionale, sein Problem bzw. seine Fehlhaltungen eher verfestigende Allianzen eingehen und so, indem wir auf das Rollenangebot des Klienten unwillkürlich eingehen, gegen das Prinzip der „Schema-neutralen Reaktion" (Behr et al. 2017, 90) verstoßen. Hier dürfte es von Nutzen sein, dass der Therapeut im Therapieprozess immer wieder einmal das Interaktionsgeschehen und sein eigenes Mitspielen aus der Distanz eines nüchtern reflektierenden Beobachters, also aus der Perspektive des „Zuschauers", beurteilt, um destruktive Entwicklungen rechtzeitig zu erkennen.

Gegenüber der Warnung im vorausgegangenen Zitat, „theoretischen Gedankengängen nachzuhängen", die ja z. B. auch um die beschriebene Problematik kreisen könnten, sind, zumindest wenn man sie radikal versteht, jene Bedenken zu erheben, wie sie allgemein gegenüber Vertretern der Postmoderne in den Human- und Kulturwissenschaften vorgetragen wurden (z. B. Habermas 1996; Rüsen 1990). Bei aller berechtigten Kritik an Fehlentwicklungen der Moderne mit der Einseitigkeit ihres Zweckrationalismus seien doch ihre Vernunftpotenziale, ihre in den verschiedenen Wissenschaften ausgebildeten Rationalitätsstandards nicht einfach aufzugeben in dem Proklamieren von reinen Gegenbildern. Dies bedeutet hier, dass der Stellenwert der Teilnehmer-Perspektive nicht einfach gegen den Reflexion ermöglichenden, also gegen die Beobachter-Perspektive auszuspielen ist. Das Verhältnis dieser beiden Perspektiven ist als ein dialektisches Auf-Einander-Bezogensein zu verstehen, als eine Polarität, die durch ein Ergänzungsverhältnis zu charakterisieren ist.

In Überlegungen zur personzentrierten Diagnostik (Kap. 8.1) wird (mit Bezugnahme auf Rogers) gegenüber einer reinen Statusdiagnostik die Bedeutung einer Prozessdiagnostik sehr betont (Keil/Stumm 2018, 341). Diese Prozessuale Diagnostik impliziert ein diagnostizierendes Beobachten besonders der Therapeut-Klient-Interaktionen während des gesamten Therapieprozesses. Daraus folgt aber, dass der Therapeut in der therapeutischen Situation bei sich gewissermaßen eine Selbstteilung vornehmen muss zwischen einem „mitspielenden", anteilnehmenden und einem beobachtenden Selbstanteil. Die Beobachter-Perspektive ist dabei gewissermaßen die Hintergrundfolie, auf die hin der Therapeut neben dem Verhalten des Klienten sein eigenes Verhalten als Interaktionsteilnehmer immer wieder überprüfen und gegebenenfalls korrigieren muss (ein Aspekt, den auch Rogers einräumt, der aber insgesamt bei ihm wenig akzentuiert bleibt). Andernfalls könnte der Therapeut z. B. bei einer impliziten Parteinahme für den Klienten in dessen Vaterkonflikt übersehen, dass der Klient das beklagte bevormundende Verhalten seines Vaters selbst immer wieder subtil herausfordert, indem er sich als unzuverlässig und wenig umsichtig darstellt. Eine kollusive Verstrickung des Therapeuten im Sinne einer unreflektierten Rollenübernahme (Turner 1976), bei der der Therapeut oft unbemerkt auch eigene Bedürfnisse auslebt (hier z. B. den eigenen Vaterprotest), kann es natürlich bei den verschiedensten Problemkonstellationen geben. Der Therapeut muss deshalb einerseits sich selbst beobachten, andererseits auch den Klienten, etwa auf die Rollenzuschreibungen hin, mit welchen der Klient ihm gegenübertritt (z.B. die Rolle eines Bruders, mit dem man sich gegen den Vater verbündet). Abgesehen von solch möglichen interaktionalen Verstrickungen gibt es Situationen, in denen etwa der Klient auf seine Resilienz und bestimmte Gefährdungen hin zu beobachten und zu beurteilen ist, z.B. in Krisensituationen auf die emotionale Belastbarkeit, bei depressiven Verstimmungen auf suizidale Gefährdungen, bei Magersüchtigen auf ihre körperliche Verfassung oder bei einer Suchtproblematik auf das Abstinenzverhalten. Wie aus dieser Aufzählung auch deutlich geworden sein mag, fordern hier manchmal schon haftungsrechtliche Gründe ein Beobachten und Beurteilen des Klienten (denn natürlich könnte der Therapeut, etwa bei einem Suizid seines Patienten, in berufsrechtlicher Hinsicht verantwortlich gemacht werden).

Wenn wir die Beziehungskonzepte in ihrem Verhältnis zueinander taxonomisch anordnen, ergibt sich die in Abb. 1 beschriebene Aufstellung.

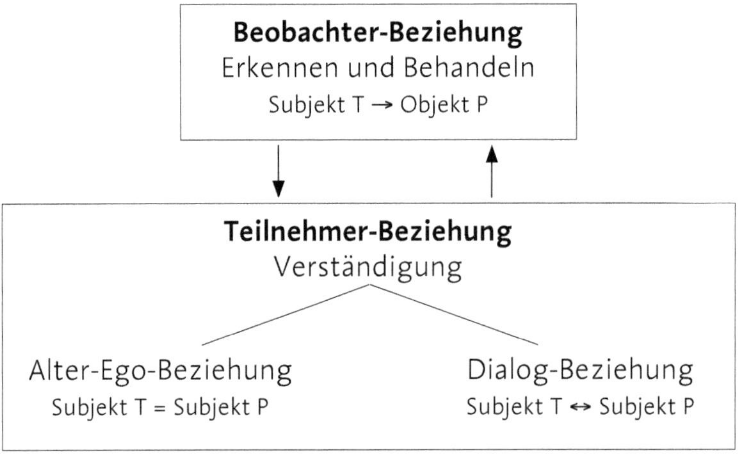

Abb. 1: Die Beziehungskonzepte in der GPT/PZT

Bei der Beobachter-Beziehung ist der Therapeut in der Rolle des beobachtenden „Subjekts". „Objekt" der Beobachtung ist sowohl der Klient, wie aber auch der Therapeut selbst und die Interaktion zwischen beiden. Die Teilnehmer- oder Mitspieler-Beziehung gliedert sich auf in die Alter-Ego- und die Dialog-Beziehung. In der ersteren ist der Therapeut „das andere Selbst" des Klienten bzw. dessen „Doppelgänger", in der letzteren stehen sich zwei um Verständigung bemühte Subjekte gegenüber.

5 Das Problem des „Nicht-Direktiven“

Das oben erörterte Problem hat natürlich insofern auch eine therapiepraktische Relevanz, als die Beobachtungen des Therapeuten bestimmte Einflussnahmen auf den Klienten nahelegen könnten. Dies aber fordert eine Stellungnahme gegenüber einem zunächst therapietheoretischen Thema heraus: Wieviel Einflussnahme des Therapeuten auf den Klienten ist vertretbar und wieviel ist nötig? Welcher Art darf und soll diese Einflussnahme sein? Wie ist überhaupt die therapeutische Beziehung hinsichtlich gegenseitiger Einflussnahmen zu verstehen?

Bekanntlich nannte Rogers seinen Ansatz zunächst „nicht-direktive“ Therapie bzw. Beratung. Sein entsprechendes Buch „Die nicht-direktive Beratung“ erschien 1942 (Rogers 1942/1972). Rogers bezieht sich in seinen dortigen Überlegungen und Begründungen auf Konzepte einer sehr frühen Beratungspraxis, in der der Berater bzw. der Therapeut mit großer Selbstverständlichkeit als der wissende Experte angesehen wurde, von dem der Klient ebenso selbstverständlich kompetente „Lebensberatung“ erwünschte. Rogers beschreibt (und kritisiert) direktives Verhalten, wie es damals in Beratungsinstitutionen wohl üblich war, in folgender Hinsicht:

- Der Berater/Therapeut gibt Ratschläge bezüglich verschiedener Lebenssituationen und Lebensentwürfe, z. B. welchen Ausbildungsgang bzw. welches Studium der Klient wählen sollte, ob er sich scheiden lassen sollte, wie er die Beziehung zu seinen Eltern pflegen sollte usw.
- Der Berater gibt auch ungefragt Ratschläge, d. h. er bestimmt auch, wo Ratschlag nötig ist, wo eventuell ein Problem bestehen könnte, er definiert die „Probleme“ des Klienten.
- Der Berater lenkt durch entsprechende Fragen vollkommen den Verlauf des Gesprächs. Mit der jeweiligen Thematik, die er durch seine Fragen vorgibt, versucht er in keiner Weise, sich am aktuellen Erleben und den entsprechenden thematischen Bedürfnissen des Klienten zu orientieren.
- Durch diese Art des Beratens nimmt der Berater dem Klienten die Entscheidung in wichtigen Lebensfragen ab und er übernimmt damit in geradezu bevormundender Weise in hohem Maß die Verantwortung für den Klienten.

Gegen solche, damals offenbar nicht unübliche massive Einflussnahmen auch auf das außertherapeutische Verhalten des Klienten hatte sich Rogers natürlich zurecht gewandt.

5.1 „Lenkung" in der personzentrierten Gesprächsführung

Von dieser nach heutigem Verständnis sehr ausgeprägten Form von Direktivität in der damaligen Beraterpraxis wollte Rogers sich absetzen, als er das bekannte Gegenbild in Form seiner „Nicht-direktiven Beratung" schuf. Das zentrale Axiom dieses Gegenbildes ist der Verzicht auf Ratschläge und das Bemühen des Beraters/Therapeuten, den Klienten durch geduldiges Klären seiner Gefühle, Bedürfnisse, Intentionen und Lebensentwürfe zu befähigen, sich selbst den Rat, sich selbst die Antwort auf seine Lebensfragen zu geben. Bei manchen Vertretern des PZA hat sich dann im Laufe der Zeit eine Tendenz gezeigt, die man als eine Radikalisierung dieses Gegenbildes bezeichnen kann (wie es sich u.a. bei Grant 1990 andeutet). Zwar hatte schon Rogers gefordert, dass der Therapeut den Klienten im Gespräch nicht lenken solle. Aber er war dabei offensichtlich von den groben Formen der Lenkung in der alten Beraterpraxis ausgegangen.

Im Folgenden ein Beispiel für eine grobe Form der Gesprächslenkung, wie sie Rogers in der frühen Beraterpraxis der 1930er Jahre noch angetroffen haben dürfte:

BEISPIEL

T: Ihr Beruf macht Ihnen also gar keine Freude.
K: Ja, das ist leider so. Ich hatte mir das alles ganz anders vorgestellt.
T: Was war Ihr Vater von Beruf?
K: Mein Vater war Buchhalter, aber er fühlte sich dabei recht wohl und zufrieden.
T: Das wünschen Sie für sich selbst also auch. Hat Ihr Vater früher in seiner Freizeit öfter was mit Ihnen unternommen?
K: Kaum, er war da immer sehr in seiner eigenen Welt.
T: Ging Ihre Mutter auch noch einem Beruf nach?

Der Berater bestimmt hier in einer Weise den Inhalt des Gespräches, die dem Klienten völlig willkürlich und undurchschaubar bleiben muss, da seine Fragen keinerlei inhaltlichen Anschluss an den jeweiligen Äußerungen des Klienten sucht.

Ein Fehlverständnis wäre es nun, den Begriff „Lenkung" bzw. Nicht-Lenkung, der bei Rogers nur eine Verhaltensrichtung, eine Art Leitlinie andeuten wollte, im Sinne eines absolut und unter allen Vorzeichen geltenden Gebots fundamentalistisch zu überdehnen, indem jede noch so diskrete Einflussnahme des Therapeuten auf den Gesprächsverlauf bereits als „Lenkung" denunziert wird. Im personzentrierten Therapiekonzept gilt z. B. die vertiefte Selbstexploration als ein erwünschtes Klientenverhalten. Deswegen sollte doch eine therapeutische Aufgabe darin bestehen, den Klienten zu einem solchen Verhalten anzuregen. Wenn der Therapeut genau solche Anregungen gibt, gilt dies als „prozessdirektiv“, ein Verhalten, das für manche personzentrierte Therapeuten schon nicht mehr konzeptkonform ist (Brodley 2011). Ein Therapeut, der dennoch solche Anregungen angemessen und effektiv gibt, kann als Prozessexperte gelten, ein Titel, den eigentlich jeder Therapeut anstreben sollte. Der Therapeut muss aber auch ein „Inhaltsexperte“ sein, insofern er eine Vorstellung davon haben sollte, welche thematischen Aspekte häufig mit einem Gefühl der Angst, der Trauer oder der Scham verbunden sind. Denn bei der Beurteilung eines Prozesses in Bezug auf die personzentrierten Therapiekriterien spielen u. a. auch inhaltlich-thematische Aspekte eine Rolle, z. B. das Wissen um den Zusammenhang von bestimmten Emotionen mit bestimmten Bedürfnissen. Denn es ist doch für eine Prozesseinschätzung nicht völlig belanglos, worüber der Klient gerade redet. Vielmehr wird sich der Therapeut beim Blick in die „innere Welt“ des Klienten eine Vorstellung darüber machen, welche Themen für diesen relevant sein könnten. Freilich sollte der Therapeut nicht „inhaltsdirektiv“ sein, dies aber nur in dem Sinne nicht, als er dem Klienten keine Inhalte, also bestimmte Verstehensweisen, aufdrängt. Anbieten sollte der Therapeut aber Inhalte sehr wohl, allerdings in einer Weise, dass diese, möglichst nicht zu häufigen Angebote jeweils Anschluss finden am aktuellen Thema des Klienten. Gewisse inhaltliche Vorgaben macht der Therapeut auch fast notwendigerweise, denn seine Verstehensangebote enthalten ja oft Inhaltliches, das zwar auf die vorausgehende Klientenäußerung Bezug nimmt, aber dort so nicht formuliert wurde. Andernfalls müsste sich der Therapeut einer reinen „Papageientechnik“ bedienen. Wenn der Therapeut in seinem Verstehensangebot z. B. die vom Klienten geäußerte „Unzufriedenheit“ mit „Ärger“ übersetzt, führt er einen neuen und hoffentlich passenden Begriff ein, mit dem auch ein neuer Inhalt verbunden ist.

5.2 Die Verantwortlichkeit des Therapeuten/Beraters

Rogers hatte bei seiner Kritik am Beraterverhalten der 1930er und 1940er Jahre auch darauf hingewiesen, dass der Berater durch seine weitreichenden Ratschläge in einer problematischen Weise die fast völlige Verantwortung für den Klienten übernimmt. Vielleicht hat dieser Hinweis zu der manchmal geäußerten sehr pauschalen Formulierung geführt, dass der personzentrierte Therapeut keine Verantwortung für den Klienten und sein Therapieverhalten übernehmen dürfe. Wenn hier „Verantwortungsübernahme“ in einem sehr paternalistischen Sinne gemeint sein sollte, ist dem kaum zu widersprechen. Genau dies scheint aber auch Rogers zu meinen, wenn er kritisch von Verantwortungsübernahme des Therapeuten spricht, nämlich eine den Klienten bevormundende, nicht aber jede Verantwortungsübernahme. Denn da der Therapeut auch am Therapiegeschehen beteiligt ist, ist er auch für diesen Prozess in einem weiteren Sinne mitverantwortlich. (Dass dies besonders für Therapeuten mit heilkundlicher Approbation sowohl in strafrechtlicher, wie auch vor allem haftungsrechtlicher Hinsicht gilt, soll hier als selbstverständlich vorausgesetzt werden.) Besonders im Falle der Gruppentherapie wird diese Verantwortlichkeit deutlich. Es dürfte hier nämlich besonders offensichtlich sein, dass sich der Therapeut nicht darauf berufen darf, kein „Prozessexperte“ zu sein oder sein zu wollen und mit seiner reinen Präsenz schon das Mögliche und in personzentrierter Hinsicht Zulässige erbracht zu haben. In dieser vermeintlich personzentrierten Logik könnten manche Vertreter des PZA dazu neigen, einem sich destruktiv entwickelnden Gruppenprozess „nichtdirektiv“ seinen Lauf lassen (Wöber 2018). Freilich kann in einer personzentrierten Therapie das notwendige therapeutische Intervenieren in einem solchen Fall nicht in einem moralisierenden Ermahnen der Gruppenmitglieder bestehen, sondern weitgehend nur in einem verstehenden wie nachdrücklichen Hinweisen auf das, was in der Gruppe gerade geschieht. Der Therapeut könnte dieses Geschehen z. B. als eine Sündenbock-Suche und -Bestrafung, oder als eine Gruppenfragmentierung durch feindselige Parteibildungen usw. interpretieren und die Gruppenmitglieder bitten, zu dieser Interpretation Stellung zu beziehen, um dann die verschiedenen Motive eines solchen Geschehens im Austausch mit der Gruppe im Einzelnen zu klären. Im therapeutischen Kontext ist also der Therapeut für den weiteren Prozess sehr wohl verantwortlich, zumindest mitverantwortlich.

5.3 Die therapeutische Beeinflussung des Klienten

Die personzentrierte Nicht-Direktivität wird oft auch damit begründet, dass von jeder Beeinflussung des Klienten, vor allem inhaltlicher Art, abzusehen sei. Denn eine solche Beeinflussung würde den Klienten letztlich fremdbestimmen, würde ihn von sich selbst entfremden. An dieser Argumentation zeigt sich, wie ein primär richtiges Prinzip durch extremistische Zuspitzung zu einer Verkehrung geführt wird, zu einer Art „Beeinflussungs-Phobie“, die mit Belangen der Praxis schnell in

Widerspruch gerät. Natürlich muss es und soll es das Prinzip der personzentrierten Therapie sein, für den Klienten einen Freiraum der Selbstentfaltung auch dadurch zu eröffnen, dass sich der Therapeut jeglicher dogmatischer Sinnvorgaben enthält. Seine Verstehensangebote soll er deshalb auch immer so machen, dass der Klient ihnen mühelos widersprechen kann. Dennoch ist nicht auszuschließen, dass der Klient vom Therapeuten beeinflusst wird, und in gewisser Hinsicht soll er dies sogar. Er soll z.B. die akzeptierende Haltung des Therapeuten gegenüber „verpönten", schambesetzten Themen übernehmen und damit die Bereitschaft zur authentischen Selbstexploration für sich ermöglichen. Aber auch darüber hinaus kann es der Therapeut gar nicht vermeiden, dass der Klient von ihm beeinflusst wird, dies wird er schon durch die Art seiner Verbalisierungen, aber auch non-verbal durch die Art seines freundlichen Lächelns, seiner Gelassenheit oder auch seiner Anspannung in bestimmten thematischen Zusammenhängen.

Zudem hat bekanntlich der späte Rogers sein Konzept der Alter-Ego-Beziehung durch Einführung der Dialog-Beziehung ergänzt. Wenn aber hier der Therapeut die Rolle eines Dialogpartners im Sinne eines „person to person" übernehmen soll (Rogers 1977, 182), so ist damit, mehr noch als mit der Alter-Ego-Position, die Beeinflussung des Klienten verbunden. Im Sinne der Gegenseitigkeit einer Verständigung von Person zu Person liegt es, dass es durch den gegenseitigen Austausch auch zu einer gegenseitigen Beeinflussung, also auch des Therapeuten, kommt. Denn „das Tun des Einen ist das Tun des Anderen". Mit der Anspielung auf dieses berühmte Hegel-Wort hat Zurhorst (2007) auf die Unvermeidbarkeit gegenseitiger Beeinflussung sowohl allgemein bei der Sozialisierung des Menschen als einem vergesellschafteten Wesen als auch speziell in der PZT hingewiesen. Es kann also bei dem Beeinflussungsvorbehalt sinnvoller Weise nicht jede Form der Beeinflussung gemeint sein, sondern nur bestimmte Formen, etwa die des suggestiven Nahelegens von Wertentscheidungen, Lebenszielen oder Sinnkonzepten. Bei der Warnung vor einer möglichen Beeinflussung des Klienten müsste also immer genau beschrieben sein und unterschieden werden, um welches Ausmaß und um welche Art der Beeinflussung er sich handelt.

6 Personzentrierte Praxis: Die therapiepraktische Vermittlung der Kernmerkmale

6.1 „Therapietechnik" gegen die Unmittelbarkeit der Begegnung?

Hier wurde in Kap. 1 für eine dialektisch zu verstehende Synthese von „postmoderner" und „moderner" Position in der Therapietheorie plädiert. Die Vertreter einer strikt „postmodern" eingestellten Richtung innerhalb des PZA zeigen ihre Einseitigkeit auch darin, dass sie gegen eine Leitbildfunktion beanspruchende Beschreibung der Therapiepraxis, oft auch „Technik" genannt, im PZA sind (z. B. Borzarth 1996; Brodley/Brody 1996, Brodley 2011; Mearns et al. 2016; Schmid 2017; Gutberlet 2015). Dabei führen sie meist ins Feld, dass solche Praxisleitlinien der Unmittelbarkeit der Begegnung von Therapeut und Klient im Wege stünden und zu empathielosen, rein mechanisch vollzogenen oder gar manipulativen Praktiken verführen würden. Dem ist einmal entgegenzuhalten, dass sich praxisrelevante Fehlentwicklungen aus fast jedem therapietheoretischen Merkmal entwickeln können. Keinesfalls müssen sie aber, so auch in diesem Fall, mit vorhersehbarer Unvermeidlichkeit auftreten. Außerdem sind solche Leitlinien ja keine Handlungsvorschriften und stehen schon deswegen kreativen Neuformulierungen bei der Realisierung der Grundhaltungen nicht im Wege. Zum anderen ist zu fragen, ob nicht vor allem der noch nicht so erfahrene Therapeut durch ein Unmittelbarkeitsideal, das ja auch mit hohen Forderungen an eine gewissermaßen intuitiv fachgerechte Kreativität verbunden ist, nicht schlicht überfordert ist. Die faktisch damit verbundene Gefahr einer „any-thing-goes-Beliebigkeit" in der personzentrierten Therapiepraxis wäre auch eine Gefahr für die Identität dieses Verfahrens.

Das hier vertretene Anliegen, auf der Handlungsebene Praxisleitlinien zu beschreiben, bedeutet zunächst, die Grundhaltungen (Kernmerkmale), die Beziehungskonzepte und die Handlungskonzepte in einen systematischen Zusammenhang zu stellen. Dies führt zu folgenden Überlegungen: Aus Abb. 2 in Kap. 6.2 geht hervor, dass sich aus einem Kernmerkmal und dem entsprechenden Beziehungskonzept das jeweilige Handlungskonzept bzw. das Konzept des konkreten therapeutischen Vorgehens ableiten lässt. Eine solche Ableitung muss sich dabei von dem schon genannten Zusammenwirken der drei Kernmerkmale und ihrem Vollzugssinn leiten lassen. Das Handlungskonzept stellt dann gewissermaßen die Kommunikationsform dar, mit der das Kernmerkmal, also die entsprechende Haltung bzw. Einstellung, vermittelt wird. Man könnte statt von Kommunikationsform oder Handlungskonzept auch von Therapietechnik sprechen. Manche Vertreter des PZA scheinen jedoch besonders mit diesem letztgenannten Begriff die Vorstellung eines rein mechanischen und dazu noch lenkenden, auch intransparenten oder gar manipulativen Vorgehens zu verbinden. In dem durchaus lesenswerten Buch „Personzentrierte Beratung und Psychotherapie in der Praxis“ von Mearns et al. (2016) beschreiben die Autoren sehr anschaulich ein konkretes empathiegeleitetes Vorgehen und sagen aber, dieses Vorgehen kommentierend, es sei „keine Technik, sondern eine Seinsweise“ (a way of being) (Mearns et al. 2016, 107). Die Autoren beschreiben hier also an einem Bespiel einerseits sehr konkret die Kommunikation bzw. die praktische Umsetzung von Empathie, verweigern dann aber der Ebene dieser Umsetzung einen Namen, indem sie sich ganz auf die Ebene der Haltung, der Einstellung bzw. der „Seinsweise“ zurückziehen. So erwecken sie den Eindruck, als ob wie bei einer Art Emmanation göttlichen Seins sich hier jede Benennung der konkreten Handlungsebene aus Gründen drohender Trivialisierung verbiete. Gegenüber solchen, fast schon dämonisierenden Vorstellungen von „Technik“ ist zu sagen, dass es zum Gründungsversprechen der modernen und vor allem der angewandten Wissenschaften gehört, im Gegensatz zu den Gebräuchen etwa in der mittelalterlichen Alchemie, die konkrete Anwendung bestimmter Konzepte und die entsprechende Handlungspraxis nicht nur genau zu beschreiben, sondern die einzelnen Praktiken auch zu benennen und zu kategorisieren. Außerdem ist zu sagen, dass eine solche „Technik“ dem Therapeuten nur eine Leitlinie, keine Handlungsvorschrift geben will, wie oben schon angedeutet. Natürlich sind bei der Beschreibung dieser Ebene auch andere Namen denkbar, wie z.B. „Kommunikationsformen“, „Handlungskonzepte“, „Vollzugsweisen“ oder „Vorgehensmuster“. Die Leitlinien, die sich auf diese Anwendungsebene beziehen, beschreiben eine Therapiepraxis, die sich als konzeptkonforme Kommunikation der von Rogers dargestellten Grundhaltungen versteht. Diese Kommunikationsformen bzw. Handlungsmuster sind natürlich nicht starr zu handhaben, vielmehr spezifischen Situationen anzupassen.

Übrigens hat Rogers selbst gesagt, dass es darauf ankäme, „die geeigneten Methoden bzw. Techniken“ anzuwenden, um die personzentrierten Einstellungen verwirklichen zu können (Rogers 1951/1973a, 34). Auch will eine solch personzentrierte „Technik“ die Unmittelbarkeit der therapeutischen Interaktion nicht ausbremsen, sondern sie will vielmehr Anregungen geben, mit den therapeutischen Interventionen sehr nah am ursprünglichen Erleben des Klienten zu bleiben und dieses Erleben noch zu vertiefen.

Auf der Ebene der Anwendungspraxis der PZT kommt es also darauf an zu zeigen, wie, d.h. durch welches Handeln, die beschriebenen personzentierten Einstellungen adäquat zu kommunizieren sind. Es ist also zu zeigen, wie ein bestimmtes Beziehungsangebot so zu vermitteln ist, dass der Klient dieses Angebot auch in der vom Therapiekonzept vorgesehenen Weise wahrnimmt. Die Praxisebene eines Verfahrens impliziert also immer schon eine bestimmte Vermittlungsweise. Die Frage ist nur, ob diese ausdrücklich konzeptualisiert wird, ob also entsprechende Handlungsmuster explizit gemacht und als solche benannt und beschrieben werden, oder ob das therapeutische Handeln jeweils ausschließlich intuitiv erfolgen soll, nur inspiriert vom jeweils erlebten „Geist" der drei Grundprinzipien, womit sie einer gewissen Beliebigkeit anheim gegeben wären. Es scheint, dass sowohl für die Lehrbarkeit eines Verfahrens wie für seine exakte Vergleichbarkeit mit anderen Verfahren und damit für seine Identitätszuschreibung wie für den Ausweis seiner Wissenschaftlichkeit das Beschreiben von konzeptkonformen Mustern des therapeutischen Handelns unverzichtbar ist. Schon früh war deshalb auch innerhalb der PZT/GPT versucht worden, dem Rechnung zu tragen (z.B. Truax/Carkhuff 1967; Carkhuff 1969; Tausch 1970). Tausch hatte aus der Grundhaltung Einfühlendes Verstehen eine Handlungsregel abgeleitet, das „Verbalisieren emotionaler Erlebnisinhalte" (VEE). Diese Grundhaltung ist inzwischen in verschiedener Hinsicht weiter ausdifferenziert worden (Swildens 2015; Sachse/Maus 1991; Sachse 1992; Tscheulin 1992; Teusch 1993; Finke 1994; Teusch/Finke 1995; Finke 2004; Behr et.al. 2017; Stumm/Keil 2018). Auch das Anliegen dieser Schrift ist es, das therapeutische Handeln in der PZT so zu beschreiben, dass möglichst viele Aspekte einer Therapiepraxis abgebildet werden, die der Komplexität von Therapieprozessen bei sehr unterschiedlichen Klienten zu entsprechen sucht. Wir können, wie gesagt, dieser Praxisebene verschiedene Namen geben, immer geht es darum, die Vermittlung bzw. die Kommunikation der Kernmerkmale so zu beschreiben, dass eine grobe Leitlinie entsteht, die für Vertreter der PZT eine Orientierung für ein konzeptkonformes Vorgehen in der PZT vorgibt, und es Außenstehenden, z.B. auch nicht-personzentrierten Therapieforschern, ermöglicht, sich ein Bild davon zu machen, was in der PZT/GPT anwendungspraktisch, also auf der Handlungsebene, geschieht, um die PZT mit den Handlungsmustern anderer Verfahren überhaupt vergleichen zu können. Folgende Gründe sprechen für die Beschreibung von Handlungsleitlinien:

Handlungsleitlinien zur therapeutischen Orientierung: Personzentrierte Handlungskonzepte fungieren als Leitlinien, d. h. sie sind keine starren Regeln oder gar Vorschriften. Sie haben die Funktion, Muster therapeutischen Kommunizierens aufzuzeigen, und zwar so, dass diese Muster optimal die personzentrierten Kernbedingungen zum Ausdruck bringen. Sie sollen dem Therapeuten eine Orientierung in der therapeutischen Situation geben. Außerdem dienen sie als Reflexionsfolie, auf deren Hintergrund, z. B. in der Supervision, die therapeutische Aktivität jeweils beurteilt werden kann.

Klarheit und Eindeutigkeit personzentrierten Handelns: Nicht jedes Vorgehen ist geeignet, die personzentrierten Kernbedingungen (core conditions) angemessen zu kommunizieren. Dem Eindruck einer völligen Beliebigkeit personzentrierten Handelns ist dadurch zu widersprechen, dass bestimmte Kommunikationsmuster als besonders geeignet zur Realisierung personzentrierter Einstellungen dargestellt werden.

Sicherung des Identitäts-Profils: Die Identität eines Verfahrens wird auch durch seine Therapietechnik bestimmt. Sie ist durch die Darstellung der Kernmerkmale allein nicht ausreichend zu sichern. Sie wird erst eindeutig bestimmt durch weitere Charakteristika wie z. B. die Störungstheorie und vor allem die für das Verfahren typischen Handlungskonzepte. Die Notwendigkeit solcher Identitätskriterien zeigt sich auch darin, dass heute auch andere Verfahren die Empathie, eine respektvolle Zuwendung und therapeutische Kongruenz, als Basis ihres Konzeptes reklamieren.

Lehrbarkeit des Verfahrens: Um ein Verfahren gut lehrbar zu machen, müssen die Handlungsmuster, mit denen z. B. die verschiedenen Facetten des Einfühlenden Verstehens kommuniziert werden können, exakt beschrieben werden.

Forderungen der Forschung: Bei Wirksamkeitsvergleichen zwischen den einzelnen Verfahren, z. B. personzentrierte gegen psychodynamische Therapie, ist es heute üblich, sich weniger an den Namen, den Labels der Verfahren zu orientieren, da diese oft nur eine sehr vage Auskunft über ihre faktische Praxis geben. Um eine praxisrelevante Vergleichbarkeit herzustellen, ist der Bezug auf die jeweiligen Handlungskonzepte bzw. die Therapietechnik der Verfahren wichtig.

Um es abschließend noch einmal zu verdeutlichen: Eine Therapietechnik soll für die Arbeit des Therapeuten immer nur einen Rahmen zur optimalen Kommunikation der personzentrierten Kernbedingungen vorgeben. Dieser Rahmen entbindet den Therapeuten in keiner Weise von der Aufgabe, sich immer wieder neu auf den Klienten einzustellen.

6.2 Die drei Ebenen: Kernmerkmale, Beziehungskonzepte, Handlungsmuster

Abb. 2 soll den Zusammenhang der drei Ebenen von Einstellung/Haltung, Beziehungs- und Handlungskonzept verdeutlichen.

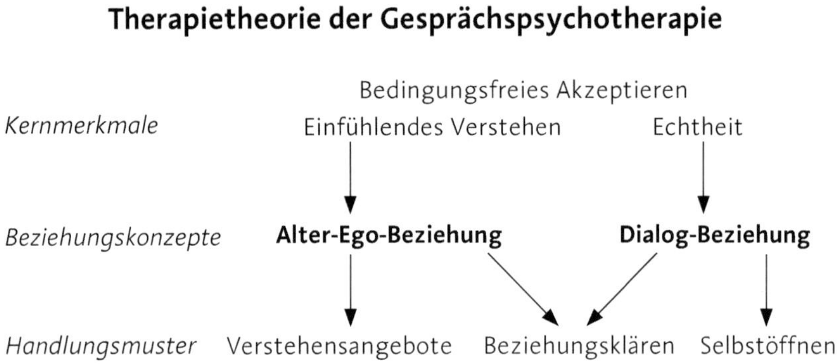

Abb. 2: Zusammenhang der drei Ebenen von Einstellung/Haltung, Beziehungs- und Handlungskonzept

Die oberste Ebene der Abb. 2 stellen hier die Kernbedingungen (core conditions) dar, die Rogers methodisch auf der Ebene von Einstellungen verortet hatte. Aus dem Einfühlenden Verstehen leitet sich die von Rogers zumindest implizit beschriebene Alter-Ego-Beziehung ab, sowie die konkreten Verstehensangebote bzw. Handlungsmuster des Therapeuten. Diese haben inzwischen auch viele andere Namen, die auch etwas unterschiedliche Aspekte bei der Kommunikation des Einfühlenden Verstehens hervorheben, wie reflecting of feelings, Verbalisieren emotionaler Erlebnisgehalte, empathische Reaktionen, empathisches Antworten (empathic understanding responses), Tiefenreflexion (depth reflection), beobachtende Empathie (observational empathy), empathische Vermutungen (empathic conjecture) usw. (Keil/Stumm 2018a). Diese Begriffe beschreiben bereits verschiedene Aspekte der personzentrierten Anwendungspraxis, hier speziell des Einfühlenden Verstehens.

Aus der Kongruenz/Echtheit leitet sich die Dialog-Beziehung ab, also das Beziehungskonzept des „person to person". Diese Dialog-Beziehung artikuliert sich in dem schon von Truax und Carkhuff beschriebenen Selbstöffnen (selfdisclosure) mit seinen verschiedenen Mustern. Von einer Zwischenstellung zwischen Alter-Ego- und Dialog-Beziehung ist das von den genannten Autoren ebenfalls schon beschriebene „immediacy“ bzw. Beziehungsklären abzuleiten. Da hier ja ein Klären der therapeutischen Beziehung gemeint ist, muss sich der Therapeut selbst einerseits „mit den Augen des Klienten sehen“, andererseits aber auch den Klienten als den Anderen, als seinen Dialogpartner wahrnehmen.

Im folgenden Kapitel sollen die Einzelheiten der jeweiligen Handlungs- bzw. Anwendungsmustermuster erörtert werden.

6.3 Einfühlen und Verstehen

6.3.1 Formen und Stufen des Einfühlenden Verstehens

Das Einfühlende Verstehen ist jenes Kernmerkmal, das nicht nur eine Haltung, sondern tendenziell auch schon eine Handlung, also ein bestimmtes therapeutisches Vorgehen anzeigt. Hier ist dementsprechend „Einfühlen und Verstehen“ im Sinne der Handlung, also therapeutischer Verstehensangebote gemeint.

Mit der zitierten Darstellung von einem Verstehen, das dem Klienten mal nachfolgt, mal mit ihm ist und ihm mal voraus ist, hat Rogers ein dreistufiges Schema des „empathic understanding“ zumindest angedeutet. Analog zum hier gemeinten Sinne beschrieben auch Mearns et al. (2016) ein dreistufiges, sowie Greenberg/Elliott (1997) ein sechsstufiges Schema. In der schon genannten Untersuchung des Therapeutenverhaltens von Rogers unterscheiden Lietaer/Gundrum (2019) in dieser Hinsicht zwei Kategorien, „reflexions of expressed feelings“ und „reflections of underlying feelings“, wobei sie mit letzteren das Erfassen von Gefühlen außerhalb oder am Rande des Gewahrseins meinen. Es handelt sich hier also um die Unterscheidung von reproduktivem und produktivem Verstehen (Kap. 3.2). Dies hatte Schleiermacher (1838/1977, 94/169) schon vorformuliert, wenn er dargelegte, dass es beim Verstehen darauf ankäme, „die Rede zuerst ebenso gut und dann besser zu verstehen als ihr Urheber“ Ein solches „Ebenso-gut-Verstehen“, also das „Mit den Augen des Klienten sehen“ (Rogers 1962/1977, 116), das Nachvollziehen vor allem des emotionalen Gehalts der Klientenaussagen hatte Rogers auf der Anwendungsebene zunächst „reflecting of feelings“ genannt. Es ist gewissermaßen ein Markenkern personzentrierter Praxis. Aber auch das „Besser-Verstehen“ als ein Überschreiten des Verstehens-Horizontes oder des Bezugssystems des Klienten, also ein produktives Verstehen, ist von Rogers durchaus gemeint, etwa dann, wenn er für wichtig hält, dass der Therapeut „auch den [für den Klienten] noch nicht ins Bewusstsein getretenen Sinn von dessen Äußerungen versteht“ (Rogers 1962/1977, 20).

Ein solches „Besser-Verstehen" ist schon deshalb nötig, weil die personzentrierte Störungstheorie, namentlich das Inkongruenz-Konzept, besagt, dass bestimmte Aspekte des Erlebens vom „Gewahrsein" des Klienten ausgeschlossen sind bzw. nur „verzerrt symbolisiert" werden, was bedeutet, dass der Klient, zumindest partiell, sich selbst missversteht und so in einem falschen Selbstverständnis befangen ist.

Diese hermeneutische Schrittfolge vom „ebenso gut verstehen" zum „besser verstehen" ist als Dreier-Schritt, also mit einem „Zwischen-Schritt" zwischen „ebenso gut" und „besser", so auszuformulieren (Abb. 3).

Modi des Verstehens

Ebenen des Gewahrseins

•

Verstehen des expliziten Sinnes

Nachvollziehen des logischen Sinnes

•

Verstehen des impliziten Sinnes

Verstehen des vom Klienten gemeinten Sinnes

•

Verstehen des verborgenen Sinnes

Verstehen des nicht oder verzerrt Symbolisierten

Abb. 3: Stufen des Verstehens

Auf Stufe 1, dem nachfolgenden bzw. dem reproduktiven Verstehen, geht es um ein Nachvollziehen des expliziten bzw. des rein logischen Sinnes der Klientenäußerung. Auf Stufe 2 versucht der Therapeut den impliziten Sinn, den vom Klienten gemeinten, aber nicht ausformulierten Sinn zu verstehen (= Zwischenstufe zwischen reproduktivem und produktivem Verstehen). Auf Stufe 3, dem vorausgehenden bzw. dem produktiven Verstehen, will der Therapeut einen dem Klienten verborgenen Sinn, d. h. einen Sinn außerhalb oder nur „am Rande" seines Gewahrseins (awareness) verstehen, indem er den vom Klienten angesprochenen Sinngehalt um einen weiteren Sinn-Aspekt erweitert.

Im Folgenden soll ein Beispiel (s. u.) dies verdeutlichen: Auf Stufe 1 versucht der Therapeut, mit seinen Worten die Aussage der Klientin nachzuzeichnen. Durch die Art seiner Akzentsetzung erweitert der Therapeut aber selbst schon auf dieser Stufe den Bedeutungsgehalt der Klientenaussage um ein Geringes. Dabei werden zwei verschiedene Modi des Nachzeichnens dargestellt. Auf Stufe 2 spricht der Therapeut etwas an, was die Klientin zwar nicht gesagt, ihr aber zumindest vage bewusst ist, nämlich ein Gefühl der Empörung, wobei auch hier wieder zwei Modi des gemeinten Sinnes beschrieben werden. Auf der 3. Stufe verbalisiert der Therapeut einmal ein Gefühl der Ohnmacht und Hilflosigkeit, das die Klientin bisher vermutlich bei sich noch nicht wahrgenommen, also nicht symbolisiert hatte. Als ein anderer Modus des Verstehens eines bisher verborgenen Sinnes stellt der Therapeut einen Sinnzusammenhang des gegenwärtigen Erlebens mit dem der Kindheit der Klientin her. Der Therapeut ist mit beiden Modi der Stufe 3 im Verstehen der Klientin also „voraus". Im therapeutischen Prozess sollten diese Ebenen ständig einander abwechseln, wie Rogers das ja schon andeutete. Diese drei Schritte markieren also Aspekte, die sich von Stufe zu Stufe zunehmend außerhalb des Gewahrseins seitens des Klienten befinden. Auf jeder Stufe erfolgt darüber hinaus noch einmal eine Differenzierung der angesprochenen Inhalte. Es ergibt sich folgende Aufstellung:

> Eine Klientin sagt: Als meine Mutter dann wieder ihre vorwurfsvolle Miene aufsetzte, war es, als müsste ich ausrasten. Ich bin einfach weggegangen.

Stufe 1: Verstehen des expliziten Sinnes – Verstehen des logischen Sinnes = reproduktives Verstehen

- Umakzentuierendes Wiederholen:

> T: Diese Vorwurfshaltung hat Sie fortgetrieben.

- Verdeutlichen des situativen Kontextes (konkretisieren):

> T: Was Sie so aus der Fassung brachte, war der anklagende Blick Ihrer Mutter.

Stufe 2: Verstehen des impliziten Sinnes – Verstehen des gemeinten Sinnes

- Ansprechen von nicht genannten, aber gemeinten Gefühlen:

> T: Sie hätten überschäumen können vor Wut.

- Ansprechen von selbstreflexiven Gefühlen:

> T: Dass Sie so schroff reagierten, war Ihnen hinterher auch etwas peinlich.

Stufe 3: Verstehen des verborgenen Sinnes – Verstehen des nicht symbolisierten Sinnes = produktives Verstehen

- Ansprechen von nicht symbolisiertem Erleben:

> T: Da wurde etwas in Ihnen getroffen, das Sie bei aller Wut auch total ohnmächtig und hilflos machte.

- Verdeutlichen des lebensgeschichtlichen Kontextes:

> T: Sie fühlten sich plötzlich wieder als das ganz kleine Mädchen, das es auch früher der Mutter nie recht machen konnte.

Die letztgenannte Therapeutenäußerung setzt übrigens voraus, dass die dort angesprochene Mutter-Kind-Beziehung in der Therapie schon einmal thematisiert wurde. Der in den verschiedenen Stufen jeweils angesprochene Sinngehalt unterscheidet sich also einmal inhaltlich und zum anderen auch hinsichtlich des Ausmaßes, in dem dieser Sinngehalt dem Klienten voll gegenwärtig und bewusst ist. Eine therapiepraktische Konsequenz eines solch hermeneutischen Stufenmodells liegt auch in der impliziten Aufforderung, im therapeutischen Prozess behutsam, also „gestuft" vorzugehen, also auf Stufe 3 nicht schon unbedingt in den ersten Sitzungen zu intervenieren, sondern erst, wenn sich eine wenigstens halbwegs tragfähige therapeutische Beziehung entwickelt hat und der Klient auch schon einige Erfahrungen mit der therapeutisch gestützten Selbstexploration gemacht hat.

Es werden nun Bedeutung und Funktion der einzelnen Interventionsformen ausführlicher und teilweise mit anderen Beispielen erörtert.

Stufe 1: Verstehen des expliziten Sinnes

(Verstehen des logischen Sinnes = reproduktives Verstehen)

Umakzentuierendes Wiederholen: Hier spiegelt der Therapeut die Klientenäußerung, d. h. er wiederholt deren logischen Sinn mit seinen eigenen Worten. Dadurch soll der Klient inspiriert werden, sich mit seiner eigenen Aussage auseinanderzusetzen. Dem Klienten soll gewissermaßen ein Spiegel vorgehalten werden und er soll sich fragen: War es das wirklich, was ich sagen wollte? Worauf hatte ich mit meiner Aussage hinweisen wollen? Gibt es da noch etwas, was in meiner Aussage gerade nicht zum Ausdruck kommt? Zu solchen Fragen soll der

Klient auch dadurch animiert werden, dass der Therapeut bei seinem „Wiederholen" eine Akzentverschiebung vornimmt. Der Therapeut akzentuiert einen Aspekt der Klienten-Äußerung, z. B. ein Gefühl, das ihm wichtig erscheint. Der Therapeut wird dann im Sinne des „Paraphrasierens" den Bedeutungshof des geäußerten Gefühls, z.B. Unzufriedenheit, mehrfach „umkreisen", um den Klienten anzuregen, verschiedenen Bedeutungen nachzuspüren (womit schon eine Überleitung zur Stufe 2 erfolgt). Hatte diese Unzufriedenheit, so die Frage an den Klienten, auch etwas zu tun mit einem Gefühl von Ärger? Wie fühlt sich dieser Ärger an? Gab es da auch das Gefühl einer Enttäuschung, vielleicht auch einer Kränkung? Oder schwang da eher das Gefühl von Empörung mit? Der Therapeut will den Klienten anregen, dem Gefühl z.B. des Ärgers nachzuspüren, wie dieser sich anfühlt, was bei ihm in Bewegung kommt, wenn er an den Ärger in der geschilderten Situation denkt. Durch die Zentrierung auf ein Gefühl wird eine besondere Erlebnisnähe und Unmittelbarkeit jenseits rationaler Distanz hergestellt. Durch das Paraphrasieren soll also einmal gewissermaßen unterhalb der Ebene der klaren, aber in ihrer Bedeutung schon eingegrenzten Begriffe der Vielschichtigkeit des Ausdrucks im ursprünglichen Erleben nachgespürt werden. Es sollen hier Gehalte angesprochen werden, die vielleicht zunächst nur „diffus", quasi bildhaft artikuliert werden können. Hier deuten sich Parallelen zum Focusing an und zwar nicht nur hinsichtlich der dortigen Technik des „saying back", sondern auch hinsichtlich der Intention, unterhalb der Schicht des diskursiven, logisch strukturierten Denkens und Redens in Begriffen ursprünglich vorsprachliche Erlebensgehalte freizulegen (Kap. 7.1).

K: Er sagte, ich solle es alleine versuchen. Na, das habe ich gemacht und war dann mit der Sache ziemlich unzufrieden.
T: Unzufrieden –, wie fühlte sich das für Sie an? So ein ärgerlicher Widerstand, oder so etwas von behindert- oder eingeengt-werden vielleicht?

Hier versteht der Therapeut also die Unzufriedenheit als eine Art Ärger (Psychoanalytiker sprechen hier von „Affektdeutung"). Im weiteren Verlauf würde der Therapeut den Bedeutungshof von „Ärger" paraphrasierend umkreisen. Wie fühlte sich der Ärger an? War er auch körperlich zu spüren? War es vielleicht schon eine regelrechte Wut? Schwang da auch ein Gefühl von Enttäuschung über den Partner mit? Hatte er sogar Rachegedanken? Der Klient soll so seinem Erleben immer genauer nachspüren.

Verdeutlichen des situativen Kontextes („Konkretisieren"): Diese Interventionsform wurde von frühen Rogers Schülern „Konkretisieren" genannt und als eigenes Handlungsmerkmal vorgestellt (Carkhuff/Berenson 1967; Carkhuff 1969; auch Minsel 1974). Der Klient soll hier einmal zu einer konkreten, wenig abstrahierenden Erzählweise angeregt werden. Durch die möglichst plastische Situationsschilderung soll auch eine Aktivierung des Erlebens in der benannten Situation bewirkt werden.

> K: Auch zuhause fühl ich mich so völlig heimatlos, nirgendwo hingehörig.
> T: Die Wohnung, die Einrichtung Ihrer Zimmer, Ihre Möbel, Ihre Bücher dort, all das, was Ihnen so vertraut war, ist Ihnen fremd geworden.

Der Therapeut versucht hier zunächst stellvertretend für den Klienten, die vermutete räumliche Umgebung des Klienten zu imaginieren, um beim Klienten eine Aktivierung seines Wiedererlebens anzuregen.

Stufe 2: Verstehen des impliziten Sinnes

(Verstehen des gemeinten Sinnes)

Ansprechen von nicht genannten Gefühlen: Hier ist an Klienten zu denken, die etwa in einem gereizten, traurigen oder beklagenden Ton von Beziehungsepisoden berichten, die entsprechenden Gefühle aber nicht ausdrücklich ansprechen. Hierzu wurde manches schon bei Stufe 1 gesagt. Aber der Fokus der Aufmerksamkeit des Therapeuten ist hier doch etwas anders. Die Intention besteht hier nicht darin, den Aussagesinn der Klientenäußerung zu spiegeln bzw. nachzuvollziehen, sondern ein vom Klienten nicht ausdrücklich erwähntes, aber wohl implizit gemeintes Gefühl besonders anzusprechen und hervorzuheben (Sachse 1992). Dies kann dann auch hier zu einem Paraphrasieren mit der oben genannten Zielsetzung führen.

Damit regt der Therapeut den Klienten an, sich nicht nur mit den äußeren Fakten eines Ereignisses, etwa den Reaktionen seines Gesprächspartners, sondern vor allem mit dem emotionalen Widerhall in ihm selbst auseinanderzusetzen. Dieser Widerhall zeigt sich am unmittelbarsten in einem Gefühl, das wiederum seinerseits auf ein anderes Gefühl, auf ein Bedürfnis oder Motiv, auf eine Vorstellung, auf einen Handlungsimpuls oder eine Beziehungserwartung verweisen kann. Unzufriedenheit kann auf Ärger verweisen, Ärger auf eine Enttäuschung oder Kränkung, diese wiederum auf das Bedürfnis nach positiver Beachtung und Anerkennung. Es soll so letztlich ein bestimmter Verweisungszusammenhang von Gefühlen, Motiven und Bedürfnissen verstanden werden. Dabei soll der Klient auch inspiriert werden, seine Gefühle schließlich zu identifizieren und zu differenzieren und sie damit möglichst „exakt zu symbolisieren".

K: Er sagte, dass er da gar nichts machen könne. Ich fand das nicht so gut, hab es dann aber eingesehen.
T: Etwas Ärger spüren Sie aber trotzdem noch?
K: Das gar nicht so. Ich hatte da einfach was anderes erwartet.
T: Sie waren von ihm etwas enttäuscht.

Der Klient will den Ärger, den er vermutlich verspürte, nicht symbolisieren, weil es für ihn peinlich ist, mit der Situation nicht anders umgegangen zu sein. Der Therapeut spricht deshalb sodann ein Gefühl an, das mit dem Ärger zwar in Verbindung steht, das der Klient sich aber vermutlich zunächst leichter zugestehen kann.

Ansprechen selbstreflexiver Gefühle: Ist unser Selbstkonzept, genauer unsere Selbstbewertungen, positiv, zeigt sich das in einem Gefühl des Stolzes oder einer Zufriedenheit mit uns selbst, unseren Leistungen bzw. dem Erleben von Selbstwirksamkeit. Sind unsere Selbstbewertungen negativ, entsteht vielleicht ein Gefühl der Scham, der Peinlichkeit, auch der Schuld oder des Ärgers über uns selbst, im schlimmeren und eher chronischen Fall Selbsthass. Diese Gefühle verweisen auf das Bedürfnis sowohl nach sozialer Anerkennung wie nach Selbstachtung. Um eine Auseinandersetzung mit diesen Selbstbewertungen, sowie mit dem Selbstkonzept überhaupt, anzuregen, versucht der Therapeut, einen Zusammenhang herzustellen zwischen den Handlungen und Wünschen des Klienten einerseits und dessen Bezugssystem, also seinen selbstbezogenen Gefühlen und Selbstidealen, andererseits. Die dabei angesprochenen und oben genannten selbstreflexiven Gefühle sind dem Klienten zunächst oft nur undeutlich bewusst, sie sind meist weder vom Klienten in seiner Aussage „gemeint", noch sind sie ihm völlig verborgen. Da ihre volle Gewahrwerdung selbst wiederum Scham auslöst, muss der Therapeut entsprechend behutsam vorgehen.

BEISPIEL

T: Dass Sie so heftig auf Ihre Mutter reagiert haben, ist Ihnen jetzt etwas peinlich. Das entspricht nicht den Erwartungen, die Sie an sich selbst haben.
K: Ja. Ich frage mich, warum ich da nicht gelassener reagieren kann. Aber das ist wohl, weil ich das schon so häufig erleben musste.
T: Ihre Mutter wegen ihrer häufigen Vorwurfshaltung auch einmal direkt zu kritisieren, würde das Ihrem Idealbild von einer guten Tochter widersprechen?

Die hier angesprochenen Bedürfnisse, einerseits dem Ideal einer „guten" Tochter zu entsprechen, andererseits Selbstbehauptung zu zeigen, legen das Arbeiten mit verschiedenen Persönlichkeitsanteilen (Keil/Stumm 2018), bzw. ein „Partialisieren" (Kap. 7.1) nahe.

Stufe 3: Verstehen des verborgenen Sinnes

(Verstehen des nicht/kaum symbolisierten Sinnes)

Ansprechen von dem Selbstkonzept stark widersprechendem Erleben: Die hier anzusprechenden eher negativen Gefühle sind oft zunächst kaum einer exakten Symbolisierung zugänglich, so dass eine längere Vorarbeit nötig ist, bis sie sich „am Rande der Gewahrwerdung" (Rogers 1962/1977, 20) befinden und so sinnvoller Weise aufgegriffen werden können. Häufig handelt es sich um „untergründig" bereits lange bestehende Emotionen wie Neid, Verbitterung, Misstrauen, Hass, auch Selbsthass, Resignation und ängstliche Verzagtheit. Solche Gefühle sind keineswegs immer von einer Symbolisierung völlig ausgeschlossen, jedoch sind sie oft sehr schambesetzt, so dass bei ihrem Ansprechen sehr behutsam vorzugehen ist. Ansonsten könnte man bei dem Klienten Widerstand gegen ein Erörtern dieser Thematik erzeugen (die Analytiker verstehen unter „Widerstand" die durch und in der therapeutischen Situation erzeugte Abwehr). Diesem Verstehen entspricht auch das Konzept der „Tiefenreflexion" bzw. der „depth reflection", wie es von Mearns et al. (2016, 109) als Aspekt eines ebenfalls dreistufigen Schemas beschrieben wurde.

Natürlich wird das Erleben der wertschätzenden und bejahenden Grundhaltung des Therapeuten dem Klienten helfen, etwaige Widerstände zu überwinden. Hier kommt das ressourcenaktivierende Moment der PZT/GPT zum Tragen. Auch ist in dieser Hinsicht für den Klienten die vorausgehende positive Erfahrung im Reflektieren von Gefühlen wichtig. Ebenso kann es dem Klienten helfen, sich ein für ihn wenig akzeptables Gefühl oder eine problematische Einstellung einzugestehen, wenn der Therapeut gelegentlich den ursprünglich positiven Aspekt eines Abwehrverhaltens bei der jeweiligen Problembewältigung anspricht und damit sein Verständnis für solches Verhalten deutlich macht.

> T: In Ihrer Verbitterung hat Ihnen dieses Misstrauen vielleicht auch geholfen, zunächst einmal von allen Abstand zu halten. Das war wohl wichtig für Sie, um von der Angelegenheit nicht ganz überrollt zu werden.

Auch ist es für den Klienten leichter, sich mit „problematischen", z. B. schambesetzten Einstellungen und Bedürfnissen auseinanderzusetzen, wenn der Therapeut einen positiven Ausweg, also Lösungsansätze andeutet und damit dem Klienten einen gewissen Änderungsoptimismus vermittelt. Hier käme der bewältigungsorientierte und ressourcenaktivierende Aspekt der PZT zum Zuge, der natürlich gegenüber dem problemaktivierenden und -klärenden Aspekt eine geringere Rolle spielt als in der Verhaltenstherapie (Grawe et al. 1994), aber keinesfalls völlig vernachlässigt werden sollte.

> T: Auf die Dauer ist dieser Rückzug nicht die gute Lösung und ich höre Sie auch sagen, dass es für Sie eine Hilfe wäre, sich von guten Freunden in dieser Angelegenheit verstanden zu fühlen. Und Ihre Freunde würden Ihre Zuwendung doch wohl auch zu schätzen wissen.

Verdeutlichen des lebensgeschichtlichen Kontextes: Ein Weg eines behutsamen Vorgehens beim Ansprechen von oft zunächst verborgenen, auf jeden Fall schambesetzten Gefühlen, Einstellungen und Bedürfnissen besteht darin, dass der Therapeut sich im Sinne der „hermeneutischen Empathie" (Keil/Stumm 2018) „Verstehenshypothesen" in Bezug auf die Entstehungsgeschichte solcher Gefühle und Einstellungen bildet. Die Vergegenwärtigung einer solchen Entstehungsgeschichte kann einmal für den Therapeuten eine Hilfe bei der Ermöglichung eines bedingungsfreien Akzeptierens und Anerkennens bestimmter Haltungen oder Verhaltensweisen des Klienten sein. Denn wenn der Therapeut das „Gewordensein" problematischer Einstellungen und Verhaltensmuster verstehend nachvollziehen kann, wird dies seine Möglichkeit von positiver Beachtung und Wertschätzung erhöhen, dies im Sinne der Parole: Akzeptieren durch Verstehen. Außerdem erleichtert es die vertiefte Selbstexploration des Klienten, wenn er das echte Interesse an seiner Lebensgeschichte und damit an einem wichtigen „Teil" seiner Person spürt.

Der Therapeut kann ein Gespräch über den lebensgeschichtlichen Kontext „schwer sagbarer Dinge" einleiten etwa mit der Formulierung:

BEISPIEL

T: Etwas von dieser Angst haben Sie in solchen Situationen vielleicht schon als kleiner Junge erlebt.
K: Hm, das könnte schon sein, aber so richtig erinnern kann ich mich daran jetzt nicht.
T: Lassen Sie den kleinen Jungen von damals mal wieder lebendig werden. Sicher steigen dabei zumindest einzelne Bilder wieder in Ihnen auf.

In der PZT/GPT ist es Brauch, gegenüber einem lebensgeschichtlich orientierten Verstehen zurückhaltend zu sein. Es wird dabei ja geltend gemacht, dass ein Verstehen aus der Groß-Perspektive eines ganzen Lebenszusammenhangs in der Gefahr stünde, zu intellektualistisch zu sein und das unmittelbare Erleben im Hier und Jetzt aus den Augen zu verlieren. Natürlich kann sich diese Gefahr ergeben, sie muss es aber nicht. Außerdem ist an die Forderung von Rogers zu erinnern, den Klienten aus seinem inneren Bezugssystem, aus seiner inneren Welt heraus zu verstehen. Dieses Bezugssystem, diese innere Welt ist dem Therapeuten aber nicht unmittelbar gegeben, sondern er muss sie aus vielen Hinweisen erschließen. Solche Hinweise ergeben sich aber nicht nur aus dem Hier und Jetzt, sondern auch aus dem Dort und Damals. Denn die Auseinandersetzung des jungen Klienten mit den Bewertungsbedingungen seiner Eltern, die Art der Verinnerlichung dieser Bewertungen, das Ausmaß, in dem das Bedürfnis nach positiver Beachtung in seinen späteren Partnerschaften und Freundschaften erfüllt oder eben nicht erfüllt wurde, das Scheitern von früheren Lebensentwürfen und deren jeweilige Neuausrichtung, all dies geht in das Bezugssystem des Klienten ein. Die auf diesem Hintergrund gebildeten umfassenden „Verstehenshypothesen" wird der Therapeut seinem Klienten meist nicht unmittelbar mitteilen, aber sie geben seinem Verstehen in der therapeutischen Situation eine Orientierung vor, die im Therapieprozess allerdings auf ihre Angemessenheit immer wieder zu überprüfen ist. Auch ist das Dort und Damals nicht immer erlebnisfern, denn es gibt eine Art des Erinnerns, die das Vergangene gegenwärtiger sein lassen kann, als es jemals gewesen war.

6.3.2 Anwendungshinweise für das Einfühlende Verstehen

Schwierigkeiten und Gefahren beim Einfühlenden Verstehen

Die mit dem Einfühlenden Verstehen vorgegebene Aufgabe eines intensiven Sich-Hineinversetzens in die innere Welt des Klienten kann manchmal zum Problem werden. Auf Seiten des Klienten könnte es sich z. B. ergeben, dass dieser sich durch die empathieinduzierte Nähe des Therapeuten bedroht fühlt. Dies könnte sich etwa bei ängstlich-selbstunsicheren und deshalb kontaktvermeidenden oder bei misstrauisch-schizotymen Klienten mit vermeidend-abweisendem Bindungsmuster (Kap. 2.2.3) ergeben. Wichtig ist hier natürlich, dass der Therapeut diese Gefahr rechtzeitig erkennt und so sein Empathie- und Näheangebot etwas zurücknimmt.

Auf Seiten des Therapeuten kann sich das Problem ergeben, dass gerade beim Prozess des Sich-Einfühlens, also beim intensiven Vergegenwärtigen einer belastenden Lebenssituation des Patienten, der Therapeut an die Grenzen seiner Einfühlungsbereitschaft kommen kann, wenn gerade diese intensiv-imaginierten Bilder für ihn etwas Erschreckendes und Abstoßendes bekommen. Das vielleicht zunächst für den Therapeuten nur fremde Erleben des Patienten kann durch dieses imaginierende Sich-Vergegenwärtigen eine solche Dichte und Nähe bekommen und dadurch so nachdrücklich an Tabus und abgewehrten Erfahrungen des Therapeuten selber rühren, dass dieser sich aus der Einfühlung und damit auch vom Patienten abrupt zurückziehen muss. Hier ist dann meist eine Supervision angezeigt. Frühere Konfliktsituationen im Leben des Therapeuten, Situationen der Kränkung, der Beschämung, des Ärgers oder der Unsicherheit, die denen des Patienten vergleichbar sind, lässt der Therapeut noch einmal in sich aufsteigen, um so unmittelbar gefühlshaften Zugang zum Erleben des Patienten zu bekommen. Bei diesem Erinnern ist ihm unter Umständen auch die eigene Selbsterfahrung während der Lehrtherapie eine wichtige Hilfe.

Da bei diesem Vorgehen der Rückschluss vom eigenen Erleben auf das des anderen eine Rolle spielt, dürfte es wichtig sein, dass Therapeut und Klient in bestimmten Erlebnisweisen nicht allzu verschieden sind (worauf auch empirische Untersuchungen hinweisen, so Zimmer 1983). Andererseits kann eine zu große Ähnlichkeit in zentralen Erlebnisbereichen, z. B. wenn Berichte des Klienten den Therapeuten an ein fast identisches Erlebnis erinnern, den Therapeuten kognitiv wie emotional so gefangen nehmen, dass er zu blockiert ist, um von sich selbst wieder absehen und für das Erleben des Klienten offen sein zu können („Freiraum schaffen“ in Kap. 7.1, „Focusing“).

Verstehensangebote statt Fragen?

In der PZT gilt die Regel (die aber sehr wohl auch Ausnahmen zulässt), dass der Therapeut keine Fragen stellt, sondern Verstehensangebote macht, also seine Interventionen in Form von Aussagen formuliert. Hierfür gibt es verschiedene Gründe:

- Mit einer Haltung des Fragens kann sich leicht eine Atmosphäre des kühlen Explorierens oder des detektivischen Aushorchens verbinden. Es entsteht so leicht eine emotionale Distanz und ein starkes Transparenzgefälle zwischen Klient und Therapeut insofern, als der Befragte nie genau weiß, worauf der Fragende mit seinen Fragen hinauswill und so verunsichert oder gar misstrauisch wird.
- Außerdem entsteht durch Fragen leicht ein intellektualisierendes Klima: Jede Frage erheischt eine kluge Antwort, Fragen wenden sich an den „Kopf", sie blockieren insofern eine Antwort „aus dem Bauch", also eine spontane, gefühlsnahe Reaktion. Deshalb enthalten ja auch die sogenannten Persönlichkeitsfragebögen tatsächlich gar keine Fragen, sondern Aussagen, es heißt dort nicht „Ist Ihnen oft schwindelig?", sondern „Mir ist oft schwindelig", und man muss spontan bejahen oder verneinen.
- Des Weiteren zielt eine Frage immer auf das, was noch nicht verstanden ist, was erst noch durch das Verstehen eingeholt werden muss. Der Therapeut in der PZT/GPT soll aber gerade auch das mitteilen, was er schon verstanden hat, um zu zeigen, ob und dass er „die Rede ebenso gut versteht" wie der Klient. Er soll hierdurch sein empathisches Verbundensein mit dem Klienten zum Ausdruck bringen, seine Rolle als Teilhaber an der inneren Welt des Klienten deutlich machen. Der Therapeut soll nicht der distanziert fragende Beobachter sein, sondern der Teilnehmer an dem inneren Zwiegespräch, das der Patient mit sich selber führt.

Diese Argumente sind aber nicht apodiktisch zu verstehen. Natürlich gibt es auch ein einfühlsames Fragen, ein Fragen, das seinen Fragesinn transparent macht. Auch kann Fragen ein echtes Interesse bekunden und so ein Engagement zum Ausdruck bringen. Dies gilt z.B. für das Erfragen von konkreten Lebenssituationen oder von Lebensereignissen. Erst aus dem Kontext einer therapeutischen Situation ist zu entscheiden, ob evtl. zu viel gefragt wurde.

Hinweise für die Kommunikation von Verstehensangeboten

Nicht nur was der Therapeut sagt, sondern auch wie er es sagt, ist für die Wirksamkeit einer Therapie von Bedeutung. Der Therapeut soll so formulieren, dass der Klient den jeweiligen Hinweis für sich auch konstruktiv nutzen kann. Manchmal sind es nur Nuancen in dieser Formulierung, die es dem Klienten sehr erleichtern, ein Verstehensangebot anzunehmen oder die eben dies erschweren. Das bedeutet u. a., dass durch die Art der Formulierung eine Beschämung, Brüskierung oder Bloßstellung des Patienten möglichst zu vermeiden ist, für den personzentrierten Therapeuten eine Selbstverständlichkeit. Das könnte aber dazu führen, dass der Therapeut absolut jedes Sich-Schämen auf Seiten des Klienten vermeiden will. Der Therapeut sollte aber kein schlechtes Gewissen bekommen, wenn ihm das nicht gelingt. Denn eine wirklich tiefe Selbstexploration, in der sich der Klient mit sehr Selbstkonzept-widrigen Themen auseinandersetzt, ist natürlich fast immer mit einem Schamerleben verbunden.

Abschließend sollen einiger Kriterien einer personzentrierten Gesprächsführung hier verkürzt in Form von „Gesprächsregeln" zusammengefasst werden. Diese Regeln (s. auch Minsel 1974, 111) beziehen sich zum Teil auf rein formale, zum anderen Teil auf eher inhaltliche Aspekte. Beide sollen das Selbstverstehen des Klienten vertiefen. Deshalb kann man diese Hinweise auch als hermeneutische Regeln bezeichnen, obwohl sie sich nicht auf das Verstehen (des Therapeuten) selbst, sondern nur auf das Mitteilen des Verstandenen beziehen. Sie sollen allerdings das Selbstverstehen des Klienten aktivieren.

Fassen Sie sich kurz: Das Formulieren in langen, komplizierten Sätzen zwingt den Klienten, sich ganz auf das Zuhören zu konzentrieren und lenkt ihn von sich selbst ab. Deswegen sollte eine Intervention in der Regel nicht aus mehr als zwei Sätzen bestehen. Oft genügt es, die Intervention nur als einen Halbsatz zu formulieren, der den Satz des Patienten ergänzt, wie z. B.: „und das hat Sie geärgert!"

Benutzen Sie nicht zu oft die Frageform: Fragen erheischen immer eine kluge Antwort, Fragen wollen eine überlegte Antwort. Eine „gut überlegte" Antwort hat aber bereits ihren ursprünglichen emotionalen Gehalt verloren. Sachverhalte, die Sie nicht kennen, oder Zusammenhänge, die Sie noch nicht verstanden haben, können Sie auch durch Interventionen in Aussageformen zu klären versuchen. Sie formulieren einfach das, was Sie schon verstanden haben, oder was Sie ahnen bzw. erraten. Der Klient hat dann die Möglichkeit der Bestätigung oder der Korrektur. Aber: Betrachten Sie dies nicht als Gesetz! Gemeint ist nur, nicht in ein fast ständiges Fragen zu verfallen. Andererseits können Fragen nämlich auch ein lebendiges, mitfühlendes Interesse zum Ausdruck bringen. Außerdem kann das Erfragen von Zusammenhängen in manchen Situationen für das Verstehen des Therapeuten auch wichtig sein.

Greifen Sie häufig in das Gespräch ein: Wenn Sie sich häufig zu Wort melden, zeigen Sie Ihre Präsenz und Ihren Mitvollzug und Sie geben dem Klienten unmittelbar Hinweise über die Art Ihres Verstehens. Das gibt dem Klienten eine Sicherheit und auch dann eine Orientierung, wenn Sie es vermeiden, Ihrerseits Themen vorzugeben.

Da Sie in Ihren Interventionen auf das Erleben des Klienten fokussieren, führen Sie diesen nachdrücklich dazu, sich mit seinen Gefühlen auseinanderzusetzen. Sie fördern so durch häufiges Intervenieren die Vertiefung der Selbstexploration.

Formulieren Sie anschaulich und lebendig: Sie müssen dafür Sorge tragen, durch Ihre Verstehensangebote eine Erlebensaktivierung und so emotional verankerte Einsichten zu ermöglichen. Dazu trägt schon eine bildhafte, plastische und farbige Ausdrucksweise bei. Deswegen sollten Sie eher mit Verben und Adjektiven anstatt mit Substantiven formulieren („ängstlich sein", statt „Angst haben"). Formulieren Sie öfter auch in Bildern bzw. Metaphern. Wenn der Klient eine Metapher benutzt, antworten Sie ggf. mit einer analogen Metapher, so dass das Erleben des Klienten sehr bildhaft und anschaulich zum Ausdruck kommt.

Auch Fachtermini und Fremdwörter sind aus diesem Grund zu meiden. Zur Erlebensnähe des Intervenierens kann auch eine gewisse Überzeichnung in der Formulierung eines Gefühls beitragen:

> „Das war Ihnen schrecklich peinlich"
> „Da waren Sie eigentlich furchtbar neidisch".

Fokussieren Sie die Gefühle und klären Sie deren Kontext: Versuchen Sie zu erspüren, was an emotionaler Bedeutung in der Patientenäußerung anklingt und sprechen Sie diese direkt an. Thematisieren Sie sodann die Bedeutung bzw. den Kontext dieses Gefühls: Auf welche anderen Gefühle, Bedürfnisse, Gedanken oder Intentionen verweist das vom Klienten angesprochene Gefühl?

Arbeiten Sie mit dem Angebot des Klienten: Greifen Sie das von Klienten Gesagte jeweils auf und wechseln Sie nicht abrupt das Thema. Versuchen Sie, mit weiterführenden Fragen oder Verstehensangeboten jeweils an der letzten Klientenäußerung anzuknüpfen. So fühlt sich der Klient von Ihnen ernst genommen und Sie schaffen die Voraussetzung für ein erlebensintensives Arbeiten.

Erleichtern Sie dem Klienten das Gespräch: Wenn Sie spüren, dass ein Klient mit Angst oder Peinlichkeit zu kämpfen hat, vielleicht deshalb in ein Schweigen verfällt, lassen Sie ihn nicht schmoren! Sprechen Sie die Angst und die Scham einfühlsam, aber unmittelbar an. Sie klären damit nicht nur die Abwehr, sondern helfen damit dem Klienten auch, die Abwehr zu überwinden. Formulieren Sie auch Verständnis für seine Schwierigkeiten (womit Sie diese auch empathisch klären).

Geben Sie Ihren Interventionen öfter einen „persönlichen Unterton": Versuchen Sie gelegentlich, Ihre Fragen zu begründen und teilen Sie manchmal auch die Überlegungen und Empfindungen mit, die Ihren Interventionen vorausgehen. Formulieren Sie also auch in Form von „Ich-Botschaften" (und im Sinne von Selbstöffnen, Kap. 5.5). Zeigen Sie (selektiv) Ihr Interesse und Ihre emotionale Resonanz. Das ist für den Klienten eine wichtige Hilfe, seine Ängste und seine Scham zu überwinden.

T: „Es überrascht mich, dass Sie …"
T: „Es freut mich, dass Sie …"
T: „Es besorgt mich, dass Sie …"

Vermeiden Sie Formulierungen vom Typus „einerseits-andererseits": Wenn im Erleben des Klienten ein Ambivalenzkonflikt deutlich wird, ist es im Sinne eines erlebensnahen Arbeitens sinnvoll, zunächst nur die eine Seite der Ambivalenz (z. B. Wut auf die Mutter) aufzugreifen und zu klären. Erst später wird die andere Seite (Liebe zur Mutter) bearbeitet, wobei beiden Seiten die gleiche positive Beachtung entgegen zu bringen ist. Das zusammenfassende Ansprechen der Ambivalenz selbst in Formulierungen wie „Sie hassen Ihre Mutter und andererseits lieben Sie sie" sind für den Patienten wenig weiterführend, da er diese Aussage nur bestätigen kann. Sie bietet ihm nicht die Möglichkeit einer vertiefenden Bearbeitung an. Sie können allerdings auch die Wirkung des Ambivalenzkonfliktes aufgreifen:

> „Neben diesem Hass verspüren Sie auch viel Zuneigung und Verbundenheit. Und mit diesem verwirrenden Zwiespalt der Gefühle wissen Sie noch gar nicht umzugehen."

Sie können nun darauf hinarbeiten, sowohl die Ambivalenztoleranz des Klienten zu stärken, als auch die verschiedenen Aspekte seiner Ambivalenz weiter zu klären.

Formulieren Sie kontrapunktisch zum Klienten: Wenn der Redestil eines Klienten recht einseitig ist und dadurch evtl. seinen Abwehrcharakter zu erkennen gibt, kann es sinnvoll sein, kontrapunktisch zu intervenieren. Redet ein Patient z.B. sehr allgemein und abstrakt (rationalisierend), so sollten Sie sehr konkret und spezifisch intervenieren. Dem rationalisierenden gefühlsabwehrenden Klienten helfen Sie so, seine Emotionen wahrzunehmen und zu differenzieren. Ergeht sich dagegen ein Patient im Erzählen vieler konkreter Einzelheiten, so sollten Sie abstrahierend, d.h. das Wesentliche zusammenfassend, intervenieren.

Geben Sie Strukturierungshilfen: Sehr impulsive, leicht emotional erregbare Patienten verlieren manchmal bei ihren Schilderungen schnell die thematische Zentrierung und können so vor lauter Einzelheiten ihr eigentliches Anliegen kaum noch deutlich werden lassen. Vergleichbares gilt, meist in noch stärkerem Maße, für denkgestörte schizophrene Patienten. Hier muss der Therapeut strukturierend eingreifen, indem er die Leitgedanken bündelt, Bedeutsames hervorhebt und thematisch ordnet. Unterbrechen Sie auch einen scheinbar unendlichen Redestrom des Klienten durch kurze, auf das mögliche Erleben des Klienten verweisende „Zwischenrufe": „und genau das ärgert Sie"; „Das aber besorgt Sie sehr!".

Intervenieren Sie in kleinen Schritten: Versuchen Sie nicht, mit jeder Intervention zu einer neuen Sinnebene vorstoßen zu wollen. Verweilen Sie beim schon Verstandenen. Gerade so können Sie dem schon Bekannten neue Aspekte abgewinnen. Das „Auf-der-Stelle-Treten" kann wichtig sein, um eine Einsicht zu vertiefen. Mit zu „großen Schritten" operieren Sie meistens wenig erlebensnah und fördern so leicht ein Intellektualisieren.

Körpersprache beachten: Achten Sie nicht nur auf die Inhalte des vom Klienten Gesagten, sondern auch auf sein „nonverbales Sprechen". Achten Sie auf den „Tonfall": Klingt die Stimme traurig oder erregt oder scheinbar gleichgültig?

Achten Sie auf die Mimik und Gestik und sprechen Sie das Körpersprachliche an, wenn Sie es für angemessen halten: „Ihre Stimme klingt jetzt sehr traurig. Und wie Sie da sitzen, wirkt es auf mich völlig resigniert. Scheint Ihnen alles wirklich so aussichtslos?“

6.4 Beziehungsklären

6.4.1 Konzept-Beschreibung

Das Thematisieren der therapeutischen Beziehung

Beim Beziehungsklären kommt es für den Therapeuten darauf an, sich selbst mit den Augen des Klienten zu sehen und insofern das Erleben des Klienten in der therapeutischen Beziehung zu thematisieren. Da die Personzentrierte Psychotherapie sich als eine Therapieform versteht, in der die therapeutische Beziehung eine zentrale Rolle spielt, ist es naheliegend, dass diese Beziehung Gegenstand des Gespräches zwischen Klient und Therapeut wird. Man kann die Thematisierung der therapeutischen Interaktion selbst als eine Metakommunikation bezeichnen, durch die Störungen der Kommunikation beseitigt werden sollen (Safran/Muran 2000). Solche Störungen können durch Missverständnisse bedingt sein, zu denen natürlich auch der Therapeut beitragen kann. Hier spielen oft Vorstellungen und Erwartungen seitens des Klienten in Bezug auf den Therapeuten eine Rolle, die von denen des Therapeuten abweichen.

Das Ansprechen und Explizieren des Beziehungserlebens in der therapeutischen Situation, das Spiegeln der Erwartungen der Klienten an den Therapeuten, bedeutet zunächst, dieses Erleben zu vergegenwärtigen und es zusammen mit dem Klienten hinsichtlich seiner Situationsbedingtheit zu klären (Finke 2008). Diese Schritte des Beziehungsklärens genügen oft schon, um „unangemessene“ Erwartungen (in Bezug auf die Einstellungen, Absichten und Konzepte des Therapeuten) zu korrigieren. Insofern versteht sich das Konzept Beziehungsklären oft auch als auf dieses Vorgehen beschränkt. Bei manchen Klienten, insbesondere solche mit Beziehungsstörungen (etwa im Rahmen einer Persönlichkeitsstörung) ist es aber nötig, dieses Vorgehen dadurch zu erweitern, dass die aktuellen (aber oft stereotypen) Beziehungserwartungen (Befürchtungen und Hoffnungen) und das aktuelle Beziehungserleben in vielen

Nuancen immer wieder beschrieben, gespiegelt und auch auf ihre Herkunft hin geklärt werden.

Beziehungserfahrungen und Beziehungserwartungen

Die Erfahrungen, die wir vor allem in länger dauernden, bedeutsamen Beziehungen machen, und das gilt natürlicherweise besonders für die Beziehungen im Elternhaus, prägen unsere Beziehungserwartungen. Natürlich können wir immer auch ganz neuartige, uns überraschende Erfahrungen in Beziehungen machen. Aber besonders in länger währenden Beziehungen prägen sich bestimmte, scheinbar unbedeutende Merkmale früherer Erfahrungen sehr ein, sodass wir ganz unabsichtlich später öfter daran erinnert werden. Aber auch jenseits dieser ausdrücklichen Erinnerungen werden unsere Beziehungserwartungen von diesen Beziehungserfahrungen beeinflusst. Das wird in vielen Fällen die Fähigkeit, neue Erfahrungen zu machen und dementsprechend neue Erwartungen auszubilden, nicht erheblich einschränken. Aber wir werden immer wieder mit Klienten zu tun haben, bei denen dies nicht gilt. Die früheren, oft negativen Beziehungserfahrungen waren hier so einschneidend und die Beziehungserwartungen sind dementsprechend so verfestigt, d.h. so strukturgebunden, dass es diesen Klienten bei neuen Beziehungsangeboten schwerfällt, neue Beziehungserfahrungen derart zu machen, dass diese zu einer Korrektur der bisherigen Beziehungserwartungen führt. Natürlich wirken sich diese Beziehungserwartungen auch auf das Interaktionsverhalten aus. Ein Klient, der erwartet, von anderen eigentlich nur verachtet und gedemütigt zu werden, wird sich auch dem Therapeuten gegenüber misstrauisch, äußerst zurückgenommen und abwehrend verhalten. Die von letzterem gezeigte Wertschätzung und Warmherzigkeit wird er vielleicht als vorgetäuscht bzw. als unecht interpretieren.

Therapeutisch geht es darum, die Beziehungserwartungen differenziert zu vergegenwärtigen und sodann im Hinblick auf ihren Zusammenhang mit früheren Beziehungserfahrungen (Lebenssituation und Lebensgeschichte) zu verstehen. Das geduldige Vergegenwärtigen von sich immer wieder einstellenden, stereotypen Erwartungen (z.B. der Therapeut würde den Klienten insgeheim verachten, verurteilen oder bestrafen wollen) in ihren verschiedenen Facetten und das Klären der Zusammenhänge solcher Erwartungen mit verschiedenen interaktiven Situationen wird schließlich ergänzt durch das Verstehen der Gründe solch stereotyper Erwartungshaltungen und der sie bedingenden dysfunktionalen Interaktionsmuster. Die Klienten sollen vom unmittelbaren Erleben getragene Einsicht gewinnen in den Zusammenhang zwischen Gegenwart und Vergangenheit, in die ursächliche Verknüpfung des Hier und Jetzt mit dem Dort und Damals. Hier geht die Aufgabenstellung also über die bereits genannte hinaus. In diesem Falle geht es nicht nur darum, die kommunikative Basis für die therapeutische Arbeit wiederherzustellen, sondern an der (Beziehungs-) Störung der Klienten selbst zu arbeiten, also ihre Erwartungshaltungen bzw. Beziehungskonzepte und das sich daraus ergebende dysfunktionale Interaktionsverhalten zu klären und zu ändern. Die therapeutische Beziehung wird also zu einem zentralen Feld der therapeutischen Arbeit.

Geschichtlicher Rückblick und Konzept-Begründung

Um zu zeigen, wie sich die Konzepte hinsichtlich dessen, was Rogers in den 1950er Jahren die Reaktion des Beraters auf „Übertragungsgefühle" nannte, gewandelt haben und um auf problematische Einstellungen hinzuweisen, wie sie auch noch heute auftreten können, soll ein kurzer Rückblick erfolgen.

Rogers (1951/1973a, 191ff.) war der Meinung, dass flüchtige „Übertragungseistellungen" (Rogers gebraucht ausdrücklich diesen Begriff) auch in der klientenzentrierten Therapie nicht selten seien. In diesen frühen Jahren der PZT vertrat Rogers das Konzept, dass sich die Behandlungspraxis hier nicht von der sonst üblichen Weise unterscheiden solle: Der Therapeut „versucht [die auf ihn gerichteten Einstellungen und Gefühle] zu verstehen und zu akzeptieren" (Rogers 1951/1973a, 191). Die Praxisbeispiele, die Rogers bei der hier genannten Literaturstelle gibt (und in denen er selbst offensichtlich nicht der Therapeut ist), machen dem entsprechend deutlich, dass beim Ansprechen von „Übertragungseinstellungen" der Therapeut insofern noch ganz in der Rolle des Alter Ego verbleibt, als hier der Adressat dieser „Übertragungseinstellungen" gar nicht anwesend zu sein scheint. Der Therapeut nimmt sich als Interaktionspartner, als eigentlich vom Klienten gemeinte Person insofern ganz aus dem Spiel, als er die Gefühle (der Verliebtheit, der Enttäuschung, der Wut) oft so spiegelt, als ob diese einer anderen Person gelten würden.

In dem letzten von Rogers vorgestellten Fallbeispiel zeigt sich jedoch die entscheidende Wende von der reinen Alter-Ego-Position hin zu einer Position, in der zwar das Sich-Hineinversetzen in den Klienten nicht aufgegeben wird, aber der Therapeut sein Selbst eben nicht völlig beiseite stellt. Vielmehr versucht der Therapeut, *sich selbst* mit den Augen des Klienten zu sehen. Er macht nämlich deutlich, dass er sich als der Angesprochene versteht, indem er, ganz im Sinne des Beziehungsklärens, bei fast jeder Antwort sich ausdrücklich einbezieht im Sinne von „Sie meinen also, dass auch *ich* …", „Sie wünschen sich, dass *ich* …". Aber, und auch das ist konzeptkonform, der Therapeut antwortet hier nicht als Dialogpartner, nicht aus seinem eigenen Bezugssystem, sondern er versucht nur, die auf seine Person gerichteten Gefühle und Erwartungen zu klären. Er versucht eben, sich selbst mit den Augen des Klienten zu sehen.

Geht es in der PZT, zugespitzt und etwas einseitig formuliert, ursprünglich um ein vom Therapeuten in der Alter-Ego-Rolle unterstütztes und angeregtes Selbstgespräch des Klienten, quasi um eine innere Zwiesprache zwischen Selbstkonzept und organismischem Erleben, so wird hier die Interaktion zwischen Klient und Therapeut thematisiert, insofern das Beziehungserleben des ersteren in Rede steht. Ein dezidiert interpersonelles Denken wurde in die PZT von Kiesler (1982) eingeführt und dann vor allem von van Kessel und van der Linden als „Interaktionelle Orientierung" konzeptualisiert (1993; van Kessel/Keil 2002). In dem hier vorliegenden Zusammenhang soll die interaktionelle Position als ein Teilaspekt eines Konzeptes verstanden werden, in welchem wie schon bei Truax und Carkhuff (1967), später Vanaershot et al. (2008) und Finke (2008), die interpersonelle neben der intrapersonellen Perspektive Beachtung findet. Dass eine solche Beachtung der interaktionellen Perspektive allerdings früher in der PZT noch weniger verbreitet war, könnten die schon erwähnten Vergleichsstudien von Meyer nahelegen. Dort kam er zu dem Ergebnis, dass Gesprächspsychotherapeuten die therapeutische Beziehung deutlich seltener thematisieren als Analytiker (Bechmann/Meyer 1989).

Es waren, wie schon angedeutet, die Rogers-Schüler Carkhuff und Truax (Truax/Carkhuff 1967; Carkhuff 1969), die schon früh das therapeutische Vorgehen gegenüber den Beziehungserwartungen des Klienten im Sinne eines interaktionellen Konzeptes beschrieben hatten. Danach soll der Therapeut sein eigenes Selbst insofern gerade nicht beiseite stellen, als er jeweils kenntlich macht, dass er sich vom Klienten angesprochen fühlt. Sie nannten das entsprechende Vorgehen „immeddiacy", womit die Unmittelbarkeit der Kenntlichmachung dieses Sich-Angesprochen-Fühlens gemeint war. Wir übersetzen den Namen dieses Konzepts mit „Beziehungsklären". Es wird hier großer Wert auf ein gezieltes Aufgreifen der direkten und indirekten Beziehungsansprache des Patienten gelegt. Carkhuff (1969, 174ff.) stellte eine fünfstufige Skala vor, mit der das Ausmaß, in dem Therapeuten auf solche Beziehungsansprachen und -anspielungen ihrer Klienten eingehen, durch Rater eingeschätzt werden konnte. In den beiden untersten Stufen geht hier der Therapeut auf die Beziehungsanspielung des Klienten gar nicht ein. In der mittleren, der 3. Stufe, geht er auf das Beziehungsbedürfnis in sehr allgemeiner, sich selbst nicht einbeziehender Weise ein. In den Stufen 4 und 5 formuliert er das auf seine Person bezogene Beziehungsanliegen des Klienten. Das hier angesprochene therapeutische Vorgehen soll im Weiteren detailliert erörtert werden.

6.4.2 Anwendungspraxis

Beziehungsansprachen

Viele Gründe können dazu führen, dass Klienten von sich aus ausdrücklich die Beziehung ansprechen. Das Bedürfnis nach Vertrautheit oder zumindest nach der Gewissheit, dass der Therapeut der eigenen Lebenswelt nicht zu entrückt, dem eigenen Erleben nicht zu fremd und so nicht zu verständnislos ist, kann Klienten veranlassen, zum Beispiel zu fragen, ob der Therapeut auch Kinder habe, ob er verheiratet sei usw. Auch das Bedürfnis nach Zustimmung und Bestätigung, etwa in Entscheidungssituationen, oder das Bedürfnis nach Zuwendung und Nähe, nach Lob und Anerkennung aber auch die Angst vor Kritik und Zurechtweisung können Klienten bewegen, den Therapeuten unmittelbar anzusprechen.

Bei Fragen zu seiner Person hat der Therapeut zwei Möglichkeiten des Reagierens: Er kann die Frage beantworten und interveniert dann im Sinne von *Selbstöffnen*. Er kann aber auch die Frage auf den Frager zurückwenden, indem er die Bedeutung der Frage, ihren Erlebenshintergrund zu klären versucht. In diesem Falle würde er im Sinne des *Beziehungsklärens* intervenieren:

BEISPIEL

K: Wie denken Sie darüber, würden Sie das auch so entscheiden?
T: Wenn Sie wüssten, dass ich das genau so sehe, das würde Ihnen mehr Sicherheit geben?
K: Ja, das würde es.
T: Sich so ganz auf das eigene Urteil zu verlassen, das ist jetzt noch schwer für Sie?

K: Sind Sie verheiratet?
T: Wie ich so als Privatperson lebe, das scheint Sie im Moment zu beschäftigen.

K: Haben Sie auch Kinder?
T: Wenn ich auch Kinder hätte, dann erst hätten Sie vielleicht das Gefühl, dass ich Sie besser verstehen kann?

Im Sinne des Antwortens, also des *Selbstöffnens,* wird der Therapeut auf Fragen nach seiner Person reagieren, wenn er den Klienten primär beruhigen, entängstigen und ermutigen will, wenn er also zunächst eine vertrauensvolle Beziehung installieren will. Im Sinne des hier gezeigten Beziehungsklärens wird der Therapeut intervenieren, wenn er den Prozess der Selbstexploration und des Selbstverstehens weitertreiben will, wenn es ihm also darauf ankommt, die Beziehungskonzepte bzw. -schemata und die (oft stereotypen) Beziehungserwartungen der Klienten zu klären und zu korrigieren. Letzteres setzt natürlich eine gute therapeutische Beziehung und eine nicht allzu geringe emotionale Belastbarkeit des Klienten voraus (Crits-Christoph/Connolly 2002). Ist sich der Therapeut hier noch etwas unsicher, könnte er auch beides kombinieren. Er könnte erst im Sinne von Selbstöffnen antworten und dann im Sinne des Beziehungsklärens fragen:

> „Was bedeutet diese Information jetzt für Sie? Was hatten Sie von mir erwartet?"

Therapeuten können aus verschiedensten Gründen dazu neigen, Beziehungsansprachen zu „überhören". Solches „Überhören" von Beziehungsansprachen ist, anders als bei Beziehungsanspielungen, in jedem Fall als „Kunstfehler" zu werten, der noch gravierender wird, wenn der Therapeut solche Bezugnahme auf seine Person direkt zurückweist, etwa mit der Bemerkung: „Ich glaube, das gehört hier nicht hin". Die Klienten müssen so das Gefühl bekommen, der Therapeut wolle sie, vielleicht aus Hochmut, vielleicht aus Angst und Unsicherheit, auf Distanz halten. So sehr es besonders für den weniger erfahrenen Therapeuten mit starken Gefühlen der Angst und der Peinlichkeit verbunden sein kann, jenseits der eingespielten Therapeutenrolle unmittelbar als Person „angesprochen" zu werden, so wird gerade der personzentrierte Psychotherapeut eben dieses als zu seiner Profession gehörend akzeptieren müssen.

Aus emotionalen Gründen ist dies allerdings nicht immer ganz leicht. Eine noch nicht sehr erfahrene Therapeutin etwa kann die erotisch getönten Beziehungsansprachen ihres männlichen Klienten (z. B. „Sie haben heute wieder eine sehr schicke Bluse an." „Der wunderschöne Glanz Ihrer Haare, der fasziniert sicher auch Ihre Freunde.") als unerträglich empfinden, schon, weil ein solch unvermitteltes „Nähe-Angebot" in ihr tiefe Gefühle der Peinlichkeit und Scham auslösen kann. In diesem Falle wäre das Verweigern einer Antwort, möglichst verbunden mit dem (selbstöffnenden) Hinweis auf die eigene Verletzbarkeit, eine notwendige Reaktion, mit der die Therapeutin in der aktuellen Situation einfach nur ihre Arbeitsfähigkeit aufrecht zu halten sucht (z. B. „Ich möchte im Augenblick darauf nicht eingehen"). Aber die Therapeutin sollte sich bewusst sein, dass sie hier eben nur im Sinne einer „Notreaktion" gehandelt hat. Sie sollte in Selbsterfahrung und Supervision diesen Vorfall für sich so (z. B. auch in Rollenspielen) klären, dass sie zukünftig gelassener und empathischer (und d. h. auch in einer das Selbstverstehen und die Selbstexploration des Klienten fördernden Weise) mit solchen Beziehungsansprachen umgehen und dann etwa mit der Geste einer gewissen Gelassenheit sagen kann:

> Warum ist das jetzt wichtig für Sie, mir solch ein Kompliment zu machen?
> Bedeuten meine Antworten und Fragen Ihnen mehr, wenn Sie mich „schick" finden können?
> Es ist Ihnen wichtig, in mir nicht nur die Therapeutin zu sehen?

Es ginge hier im Weiteren tendenziell darum, die Beziehungserwartungen des Klienten gegenüber der Therapeutin im Einzelnen zu klären und seine eventuelle Verliebtheit auf dem Hintergrund lebensgeschichtlich relevanter Beziehungserfahrungen und den sich daraus ergebenden Leitbildern des „Idealpartners" zu verstehen und an dem hier deutlich werdenden Beziehungskonzept korrigierend zu arbeiten.

Eine besondere Herausforderung an die emotionale Belastbarkeit des Therapeuten können die Beziehungsansprachen z. B. von Borderline-Klienten sein, da diese nicht selten sehr provokativ oder gar destruktiv vorgetragen werden, oft jedoch auf einer verdeckten Beziehungsunsicherheit beruhen. Aber auch hier können über das Beziehungsklären die in diesem Falle eben provokative Absicht und die unterschwellige Aggressivität verdeutlicht und deren Gründe, wie z. B. die Abwehr starker Selbstunsicherheit und die Angst, seinerseits beschämt und von der Therapeutin nicht wirklich geachtet zu werden, geklärt werden.

Beziehungsanspielungen

Klienten sprechen die Beziehung oft nicht im „Klartext" an, sei es aus Ängstlichkeit bzw. dem Gefühl von Peinlichkeit oder weil sie sich gar nicht ganz absichtsvoll, sondern mehr unwillkürlich-intuitiv und impulsiv auf den Therapeuten beziehen. Die Bezugnahme auf den Therapeuten geschieht dabei eher indirekt. Das Vorhandensein von Beziehungsanspielungen ist so nur zu erschließen. Es sind verbale von non-verbalen bzw. aktionalen Beziehungsanspielungen zu unterscheiden. Mit den ersteren sind Redewendungen gemeint, die, wenn auch in verschlüsselter Form, auf die Person des Therapeuten zielen. Die letzteren stellen mimisch-gestische Handlungen dar, mit denen der Bezug zum Therapeuten hergestellt wird. Hier wären zu nennen ein besonderes Lächeln, eine mürrische Miene, ein „tiefer Blick“, eine betonte Art der Kleidung usw. Aber auch ein therapieblockierendes bzw. abwehrendes Verhalten, wie z. B. hartnäckiges Schweigen, langatmiges Reden über belanglose Dinge oder demonstrative Klagsamkeit können, da sie oft einen Widerstand, eine Verweigerung gegenüber der Intention des Therapeuten bedeuten, sehr verdeckte Bezugnahmen auf die Beziehung darstellen. Bei den verbalen Beziehungsanspielungen sind drei Formen zu unterscheiden:

Beziehungsanspielung als überpersönliche Bezugnahme: Die Bezugnahme auf den Therapeuten geschieht hier insofern indirekt, als die Klienten zwar den Therapeuten meinen, aber von einer Allgemeinheit reden, also von „man“, von „jemandem“, von „den Leuten“, von „Männern“.

> Eine Patientin sagt ihrem männlichen Therapeuten:
> P: Ich weiß nicht, ob Männer so etwas überhaupt verstehen können.
> T: Sie befürchten, dass auch ich für Sie kein wirkliches Verständnis habe.

Der Therapeut bezieht also die ganz allgemein gehaltene, überpersönliche Beziehungsansprache der Klientin direkt auf seine Person und macht damit deutlich, dass er sie zumindest in dieser Befürchtung verstanden hat. Dabei ist es der situative Kontext, den der Therapeut empathisch erschließen muss, um zu der Schlussfolgerung zu kommen, dass er hier der Gemeinte ist. Wenn die Klienten zu dem Eindruck kommen, dass der Therapeut auch solche indirekten Botschaften versteht, gewinnen sie Vertrauen in seine Empathiefähigkeit und finden so viel eher den Mut zu einer vertieften Selbstexploration.

Beziehungsanspielung als Reden über eine Drittperson: Manchmal können Klienten auch ihren Therapeuten meinen, wenn sie vordergründig über eine andere Person sprechen. Reden Klienten z. B. sehr nachdrücklich und sich in eigenartiger Weise wiederholend von Konflikten mit einer nahen Bezugsperson, könnte dies auch eine Anspielung auf den Therapeuten sein. Vielleicht wollen sie sich z. B. vergewissern, ob sie bei ihrem Therapeuten möglicherweise die gleichen oder aber eben weniger enttäuschende Erfahrungen machen werden. Die Klienten haben dann gewissermaßen an den Therapeuten die versteckte

Frage: „Bist Du genauso uneinfühlsam, uninteressiert oder vorwurfsvoll wie meine Mutter, mein Vater oder meine Ehefrau? Kann ich bei Dir vielleicht positivere Erfahrungen machen?"

BEISPIEL

K: Ich weiß, dass ich Ihnen schon von der Interesselosigkeit meines Vaters mir gegenüber erzählt habe, öfter sogar. Aber Sie können sich gar nicht vorstellen, wie verletzend das für mich war.
T: Vielleicht haben Sie auch bei mir manchmal die Sorge, dass ich nicht so interessiert an Ihnen bin?
K: Bei Ihnen? Nein, das wohl nicht.
T: Aber manchmal haben Sie sich vielleicht doch gewünscht, dass ich mehr auf Sie zugegangen wäre, dass ich Ihnen Hinweise und Ratschläge gegeben hätte.
K: Ja, vielleicht schon etwas. Wenn Sie mir mehr gezeigt hätten, dass Sie mir helfen wollen und mir zeigen, wie ich mit der Situation umgehen soll. Dann hätte ich eher gewusst, dass Sie wirklich hinter mir stehen.
T: Sie waren sich immer unsicher, ob ich wirklich an Ihnen interessiert bin, ob Sie mir als Person etwas bedeuten.

Der Klient hatte die Beziehungsinterpretation, d.h. die Bezugnahme der Therapeutin auf seine eigene Person zunächst zurückgewiesen. Vermutlich war ihm die Beziehungsanspielung gar nicht voll bewusst, möglich auch, dass ihm die Beziehungsansprache der Therapeutin zunächst etwas peinlich war. Diese wiederholte daraufhin einfühlsam, aber unbeirrt mit etwas anderen Worten ihre Intervention, was dem Klienten dann ermöglichte, das Vorliegen der Beziehungsanspielung zu bejahen.

Beziehungsanspielung als Reden über sich selbst: Wenn Klienten scheinbar über sich selbst reden, etwa eine bestimmte Selbstbewertung sehr nachdrücklich und sich wiederholend schildern, können sie damit auf die Person des Therapeuten anspielen. Sie scheinen dann zu versuchen, sich selbst mit den Augen ihres Therapeuten zu sehen. Sie bringen dann in verdeckter Form die Sorge zum Ausdruck, der Therapeut könne sie negativ bewerten. Sie befürchten dann z.B., er könne die therapeutische Situation mit einem Gefühl von Langeweile, Unzufriedenheit oder Gereiztheit erleben, und sie identifizieren sich mit diesem scheinbar abschätzigen Blick auf sie selbst, indem sie solche Gefühle als Selbstbewertung schildern. Dies kann eine mehr oder weniger bewusste Aktion sein, z.B. weil die Klienten sich schämen, den Therapeuten direkt nach seinem

Eindruck zu fragen. Die Klienten können sich aber auch eher unbewusst mit der vermeintlichen Perspektive ihres Therapeuten identifizieren und so Gefühle wahrnehmen, die sie eigentlich ihrem Therapeuten zuschreiben.

BEISPIEL

Eine 24-jährige Medizin-Studentin, die noch im Hause ihrer sehr leistungsfordernden Mutter lebt, sagt zu ihrer Therapeutin:
K: Ich glaub, ich erzähl Ihnen immer ganz unwichtige Dinge.
T: Sie sagen mir oft, wie total unzufrieden Sie hier mit sich sind.
K: Ja, es ist doch wirklich so, dass ich hier ständig auf der Stelle trete, dass ich gar nicht vorankomme.
T: Vielleicht haben Sie den Eindruck, dass ich denke, dass Sie nicht vorankommen, und dass ich ungeduldig werde.
K: Vielleicht auch, ja, das könnte schon sein. Es wäre ja auch kein Wunder, wenn es bei Ihnen so wäre.
T: Das ist so Ihre Sorge, dass ich zunehmend ärgerlicher, vielleicht auch gleichgültig Ihnen gegenüber werde?
K: Ja, ich bin ja schon lange bei Ihnen und habe noch kaum Fortschritte gemacht.
T: Was an meinem Verhalten gibt Ihnen das Gefühl, ich könnte unzufrieden mit Ihnen sein?

Mit der letzten Äußerung sagt die Therapeutin, nicht die Möglichkeit ausschließen zu wollen, dass tatsächlich von ihr nonverbale Signale ausgehen könnten, die man als Gleichgültigkeit deuten (oder eben auch missdeuten) könnte, dass die Klientin also nicht von vorneherein im Unrecht ist. Die Klientin wird dadurch ersucht, ihren Eindruck bzw. ihre Beziehungsbefürchtung noch einmal zu überprüfen, indem sie sich das Verhalten ihrer Therapeutin möglichst „objektiv" vergegenwärtigt.

Nonverbale Beziehungsanspielungen

Schweigen: Das Schweigen wie auch andere der folgenden Themen werden noch einmal umfassend in Kap. 6.6 unter „Abwehr" bzw. „Widerstand" erörtert. Mit seinem Schweigen spielt der Klient auf die Beziehung an. In vielen Fällen dürfte die Botschaft dieses Schweigens an den Therapeuten sein, dass dieser sich doch besonders intensiv um den Klienten kümmern möge und dass sich eine Mitarbeit des Klienten keinesfalls von selbst versteht. Wie kann der Therapeut darauf reagieren?

> T: Sie schweigen jetzt schon ziemlich lange, und ich frage mich, was wohl in Ihnen vorgehen mag.
> K: Nichts besonders.
> T: Vielleicht habe ich hier irgendetwas falsch gemacht und deswegen sind Sie jetzt enttäuscht von mir?

Blick-Abwenden: Das Abwenden des Blickes bzw. das Vermeiden von Blickkontakt kann durch eine starke Ängstlichkeit und Selbstunsicherheit bedingt sein. In diesem Falle sollte man es nicht unbedingt ansprechen, weil das Angst- und Schamgefühle noch verstärken könnte. Wenn dagegen das Abwenden des Blickes eine direkte Reaktion auf den Therapeuten ist und etwa aus Ärger und Trotz über eine gewisse Zeitspanne erfolgt, sollte man es ansprechen.

> T: Sie vermeiden es, mich beim Sprechen anzusehen, so als ob Sie sehr verärgert wären.

Verlassen der Sitzung: Dies ist in der Regel ein recht massiver Apell nach mehr Zuwendung, Nähe und Verständnis bzw. Rücksicht auf die geringe Belastbarkeit, den man in der nächsten Sitzung behutsam, die Schamanfälligkeit des Klienten berücksichtigend, ansprechen kann. In der Gruppenpsychotherapie kommt es öfter zu einem solchen Verhalten einzelner Klienten. Die Einschätzung der Belastbarkeit des Klienten, z. B. seiner Angst- und Frustrationstoleranz, entscheidet dann darüber, ob dies in der nächsten Gruppensitzung oder besser in der Einzelsitzung anzusprechen ist (Wöber 2018).

> T: Beim letzten Mal haben Sie es nicht mehr ausgehalten. Was hat Sie so bedrängt oder irritiert?

Vielreden: Hier ist oft das Abweisen von als bedrohlich erlebter Nähe das Motiv. Der Klient versucht so, (unbewusst) Kontrolle über den Therapeuten auszuüben, damit der ihm nicht durch „schwierige“ Fragen zu nahekommt. Gerade deswegen sollte man in diesem Fall überlegen, ob man den Klienten nicht überfordert und zusätzliche Abwehr provoziert, wenn man im Sinne des Beziehungsklärens diese Nähe-Abwehr sofort anspricht. Eine Möglichkeit, zunächst darauf zu reagieren, besteht auch in einem häufigen Eingreifen in den Redefluss des

Klienten durch sehr kurze, auf die jeweilige Schilderung des Klienten Bezug nehmende Formulierungen wie etwa:

> … und das ärgert Sie. – Das hat Sie verletzt. – Das war zu schwer für Sie. – Da waren Sie ratlos. – Das erhoffen Sie. – Das verstanden Sie nicht. Später, in der dritten oder vierten Sitzung, würde man vielleicht behutsam ein Beziehungsklären versuchen:
> T: Sie scheinen noch etwas skeptisch zu sein, was die Gespräche mit mir angeht?

Klagsamkeit (Sistieren auf dem Symptom): Das ständige Beklagen der Symptomatik kann sowohl ein Werben um Nähe und Zuwendung des Therapeuten sein, wie das z. B. oft bei depressiven Klienten der Fall ist, oder eher ein Zurückweisen von emotionenreflektierender Nähe, wie man das bei Klienten mit einem chronischen Schmerzsyndrom beobachten kann. Bei den letztgenannten sollte der Therapeut das entsprechende Verhalten nicht „persönlich nehmen", d. h. er sollte es nicht als eine konkret ihn betreffende Beziehungsanspielung verstehen und nicht unbedingt im Sinne des Beziehungsklärens reagieren (Leithner/Finke 2016).

Kleidung, Gestik, Mimik: Auch die Kleidung, vor allem wenn sie sehr „gestylt" und modisch oder in irgendeiner Form ausgefallen ist, kann bewusst oder unbewusst etwas mit der therapeutischen Beziehung zu tun haben. Das gilt besonders natürlich für die Gestik und Mimik. Merten/Krause (2008) haben die gegenseitige Beeinflussung von Therapeut und Klient durch die Mimik untersucht und herausgefunden, dass die Emotion hinter der jeweiligen Mimik auch dem Therapeuten meist nicht voll bewusst ist und dass die meisten Therapeuten dazu neigen, im Sinne des Beziehungsangebotes des Klienten zu reagieren, also z. B. auf ein Lächeln mit einem Lächeln zu antworten, was in diesem Kontext als problematische Neigung zur Rollenübernahme verstanden wurde.

Aufgaben und Stufenfolge des Beziehungsklärens

Die verschiedenen Aufgaben des Beziehungsklärens ziehen auch eine bestimmte Stufenfolge bei der Durchführung nach sich. Die erste Aufgabe besteht im Ansprechen der Bezugnahme auf die Person des Therapeuten seitens des Klienten, also im Verstehen der Äußerung des Klienten als Beziehungsanspielung.

Sodann folgt als zweite Aufgabe die Verdeutlichung und Klärung der verschiedenen Facetten der auf den Therapeuten gerichteten Erwartungen. Schließlich geht es darum, Parallelen des Beziehungserlebens gegenüber dem Therapeuten mit Erlebensmustern in anderen Beziehungssituationen zu erkunden und das Wirken bestimmter Beziehungsschemata bzw. Beziehungskonzepte zu klären. Dabei ist zu betonen, dass oft die erste Stufe ausreichend ist, um unangemessene Erwartungen zu korrigieren und Missverständnisse aufzuklären und so Prozessblockaden aufzulösen. Bestehen aber relativ fixierte, mit den grundlegenden Beziehungskonzepten der Person verbundene Beziehungserwartungen, so sind die weiteren Schritte oft nötig, um eine Korrektur solcher Erwartungshaltungen zu erreichen. In solchem Fall werden also das Beziehungserleben und die meist damit verbundenen dysfunktionalen Interaktionsmuster der Klienten selbst Gegenstand der therapeutischen Arbeit.

Stufe 1 – Aufgreifen der Beziehungsanspielungen: Hier ist eine Intervention gemeint, in der die Aussage des Klienten als Beziehungsanspielung interpretiert wird. Der Therapeut spricht also die Bezugnahme auf seine Person an. Zur Veranschaulichung noch einmal das genannte Beispiel mit zwei Therapeutenäußerungen gegenüber einer Klientin, die zu ihrem (männlichen) Therapeuten sagt:

K: Ich weiß nicht, ob Männer so etwas überhaupt verstehen können.
T1: Sie möchten besonders in dem, was Ihnen wirklich nahegeht, angenommen und anerkannt werden.
T2: Sie befürchten, dass auch ich für Sie kein wirkliches Verständnis habe.

In T1 versteht der Therapeut die Klientenaussage auf eine rein intrapersonale Bedeutung hin. Die interpersonale bzw. die interaktionelle Ebene, also die mögliche Beziehungsanspielung, wird nicht in den Blick genommen, da hier im Sinne der Alter Ego-Position der Therapeut sich als Person „beiseite gestellt" hat. Erst in T2 ist der Therapeut als der von der Klientin Gemeinte präsent. Hier nämlich versteht er ausdrücklich die Äußerung der Klientin als eine Anspielung auf seine Person bzw. auf die therapeutische Beziehung. Dieser Interventionsschritt kann, vereinfacht gesagt, unter der Perspektive einer auf ca. 50 Stunden begrenzten Therapie und unter der Voraussetzung, dass keine schwerere Beziehungsstörung vorliegt, oft schon ausreichend sein, um dann weiter (aber unter dem Vorzeichen einer verbesserten Beziehung) an der primären Problematik des Klienten arbeiten zu können.

Stufe 2 – Klären von Beziehungserwartungen und Interaktionsmustern: Hier soll herausgearbeitet werden, welche Vorstellungen die Klienten in Bezug auf die Person des Therapeuten im Einzelnen haben und mit welchen Gefühlen, Befürchtungen und Hoffnungen diese Vorstellungen verbunden sind, welche Einwände, welche Wünsche sie gegenüber ihrem Therapeuten haben. Der Therapeut könnte z. B. verbalisieren:

> Sie wünschen sich, dass ich immer für Sie weiß, was richtig ist, immer für Sie da bin, mich nicht nur als Therapeut für Sie interessiere etc.
> Sie befürchten, dass ich Sie insgeheim verachte, auf Sie herabblicke, mich immer viel souveräner fühle als Sie usw.

Die Klienten können dann angeregt werden, ihre Phantasien in Bezug auf den Therapeuten detailliert zu äußern:

BEISPIEL

> T: Wenn Sie sich wünschen, dass ich nicht nur rein dienstlich für Sie da wäre, welche Vorstellungen haben Sie da so im Einzelnen?
> K: Ich fände es sehr schön, wenn wir uns auch einmal außerhalb Ihres Dienstzimmers sprechen könnten.
> T: Glauben Sie, dann mit mir unbefangener reden zu können?
> K: Ja. In einem Café zum Beispiel könnten wir doch viel unkomplizierter miteinander sprechen und ich könnte Sie dann auch besser kennenlernen.
> T: Sie meinen, dass Sie mich in meinem Wesen noch gar nicht kennengelernt haben?
> K: Aber nur so von Ihrer therapeutischen Seite her.
> T: Vielleicht haben Sie von meiner anderen Seite viel zu romantische Vorstellungen. Ich denke daran, was Sie mir von Ihren privaten Beziehungen erzählt haben. Da waren Sie oft schnell enttäuscht. Vielleicht, weil Sie viel zu überhöhte Vorstellungen hatten?
> K: Ich habe eben meine Ansprüche.
> T: Es ist Ihnen wichtig, bei der Partnerwahl Ihre Ansprüche nicht preiszugeben. Aber vielleicht machen Sie sich im Vorhinein zu viele Illusionen, anstatt sich erst ruhig zu fragen, wer wirklich Ihre Ansprüche erfüllen könnte. Und welche Ansprüche sind für Sie unabdingbar, worauf würden Sie auf keinen Fall verzichten wollen?

Im weiteren Verlauf wäre es u.a. wichtig zu verstehen, welche Interaktionsmuster (auch vonseiten der Partner) und Situationskonstellationen es jeweils sind, die die Klientin dazu bringen, Wunschbilder relativ kritiklos auf ihr Gegenüber zu projizieren. Dabei wäre auch zu verstehen, welche Merkmale der therapeutischen Situation die Klientin zu welchen Projektionen veranlassen. Sodann wäre zu klären, auf welchen Beziehungserwartungen im Einzelnen diese Wunschbilder basieren. Dabei könnte auch wieder die Person des Therapeuten ins Spiel kommen. Welche Hinweise glaubt sie/er zu haben, dass sich bei ihm diese Erwartungen erfüllen könnten?

Stufe 3 – Verstehen lebensgeschichtlicher Zusammenhänge:
Es dürfte einleuchtend sein, dass unsere Beziehungserwartungen von früheren Beziehungserfahrungen abhängen und zwar von Beziehungserfahrungen aus den verschiedenen Lebensabschnitten. Diese verschiedenen Erfahrungen sind in das Beziehungskonzept eingegangen und von diesem jeweils auch „überarbeitet" worden (Sachse 1999; Finke 2004). Therapiepraktisch geht es hier zunächst um das Klären eines möglichen Zusammenhangs von therapeutischer Beziehung zu gegenwärtigen außertherapeutischen Beziehungen des Klienten und sodann zu früheren Beziehungen. Der Klient soll so angeregt werden, Einsicht zu gewinnen in das Wirken und die Herkunft seiner erfahrungsbedingten Beziehungskonzepte, indem Zusammenhänge zwischen gegenwärtigen Beziehungsproblemen mit früheren Beziehungsepisoden erlebnishaft deutlich werden. Anders gewendet: Der Klient soll seine oft stereotypen, strukturgebundenen Beziehungserwartungen und eingefahrenen Interaktionsmuster in der therapeutischen Beziehung erleben, wahrnehmen und klären sowie sie auch als Folge früherer Erfahrungen verstehen. Dabei kann es für den Klienten erhellend sein zu verstehen, dass seine gegenwärtigen Erwartungen und die entsprechenden Interaktionsmuster, die sich in aktuellen Beziehungen als problematisch, als dysfunktional erwiesen haben, früher einmal funktional waren. Denn sie halfen ihm früher, sich in schwierigen Beziehungssituationen zu schützen bzw. zu behaupten. Für den Klienten kann es wichtig sein zu erfahren, dass ihm selbstverständlich gewordene, also ich-syntone Haltungen eine Entstehungsgeschichte haben, in der diese Haltung einmal eine notwendige Anpassungsleistung war, die aber heute dysfunktional ist.

BEISPIEL

T: Sie fühlen sich vielleicht etwas von mir im Stich gelassen?
K: Nein, ich will ja auch gar nicht mehr Hilfe. Ich komm schon zurecht.
T: Würden Sie das auch zu Ihrer Frau sagen, wenn die Sie so fragen würde?
K: Ja, die könnte mir doch nicht wirklich helfen.
T: Könnte es sein, dass Sie Ihre Frau genau so wenig um mehr Unterstützung bitten möchten wie mich, weil Sie befürchten, dass weder sie noch ich das wirklich gerne tun würden?
K: Na ja, ich möchte niemandem zur Last fallen.
T: Sie können gar nicht glauben, dass jemand Ihnen gerne hilft, so als ob das, was Sie früher bei Ihrer Mutter erlebt haben, auf immer Ihr Vertrauen gegenüber allen Menschen erschüttert hätte.

Um lebensgeschichtliche Zusammenhänge von gegenwärtigen Beziehungserwartungen mit früheren Beziehungserfahrungen zu verstehen, könnte der Therapeut nach Klären der erwarteten, erhofften oder befürchteten Ereignisse z. B. fragen: Kennen Sie so etwas von früher? Der Klient berichtet dann vielleicht emotional sehr bewegt von Beziehungserfahrungen mit seinem Vater oder seiner Mutter. Nicht selten ist es sogar so, und dies ist therapeutisch natürlich anzustreben, dass Klienten ganz von sich aus solche frühen Beziehungserfahrungen ansprechen, vor allem dann, wenn ihnen Gelegenheit gegeben wird, ausführlich über Gefühle und Phantasien in Bezug auf den Therapeuten zu sprechen. Viele Klienten spüren dann selbst schnell das Nicht-Angemessene mancher dieser Erwartungen und sie stellen von sich aus die Verbindung zu ihren Erfahrungen mit früheren Bezugspersonen her. Sie werden sich dann auch mit ihren Beziehungskonzepten auseinandersetzen.

6.4.3 Indikation und Funktion des Beziehungsklärens

Durch das Aufgreifen von Beziehungsanspielungen sollten zunächst irritierende und so die vertrauensvolle Zusammenarbeit hindernde Vorannahmen, Befürchtungen und Vorbehalte des Patienten gegenüber der Person des Therapeuten aufgehellt und dadurch schließlich auch korrigiert werden. Dabei soll auch das generelle Interesse des Therapeuten gegenüber den Beziehungserwartungen seines Patienten deutlich werden.

Eine darüber hinausgehende Indikation sind Beziehungsstörungen, wie sie sich besonders in dysfunktionalen Interaktionsmustern äußern. Dies kann z. B. ein sehr misstrauisches Verhalten sein; oder ein ängstliches Vermeiden von Kontakten, obwohl man sich sehr nach Nähe sehnt; oder ein „kritiksüchtiges“

bzw. „vorwürfiges“ Verhalten aus angstvoller Abwehr, man könnte selbst kritisiert werden; oder ein sehr arrogantes, herablassendes Verhalten, weil man (oft gar nicht bewusst) befürchtet, man könnte selbst verachtet werden. So kann z. B. ein Verhalten, das sich aus der Rolle des Leidenden und ewig Klagenden oder des immer Kritisierenden und immer Vorwürfe Machenden ergibt, auch eine Art Beziehungsvehikel sein, das Nähewünsche erfüllen soll, ein Mittel, das sich aber natürlich in der Entwicklungsgeschichte eines Klienten zunehmend als dysfunktional erweist. Dabei sind nicht nur die eigentlichen Beziehungsbedürfnisse zu klären, sondern es ist auch die Fixierung auf dieses Rollen- bzw. Interaktionsmuster zu verstehen, ein Muster, das trotz seiner ständig erfahrbaren Dysfunktionalität beibehalten wird. Solche oft sehr strukturgebundenen Beziehungsstörungen kommen oft im Rahmen von Persönlichkeitsstörungen vor. Indiziert ist das Beziehungsklären im Einzelnen

- wenn der Klient von sich aus etwa in Form einer auf Persönliches zielenden Frage die Beziehung anspricht.
- wenn der Klient eine Beziehungsanspielung macht. Es ist aber nicht angebracht, unbedingt jede Beziehungsanspielung aufzugreifen. Ein behutsames Vorgehen ist hier besonders bei Klienten zu wählen, die durch das direkte Thematisieren der therapeutischen Beziehung sehr geängstigt werden, wie das z. B. bei ängstlich-vermeidenden, sehr selbstunsicheren Personen oder bei traumatisierten Klienten der Fall sein kann. Auch bei Klienten, die aufgrund einer schweren Persönlichkeitsstörung oder einer Psychose Schwierigkeiten haben, Phantasie und Realität immer ganz sicher zu unterscheiden, sollte man die Beziehung eventuell nur kurz thematisieren, um dann an die gemeinsame therapeutische Aufgabe zu appellieren.
- wenn der Klient einen Widerstand, also eine Abwehr gegenüber einer tieferen Selbstexploration zeigt, z. B. durch Vielreden über sehr externale Ereignisse, durch Schweigen oder durch ständiges Klagen über körperliche Beschwerden. In diesen Fällen sollte sich der Therapeut fragen, aufgrund welcher Ängste oder welchen Misstrauens der Klient schweigt oder ständig über scheinbar Belangloses redet und welches Verhalten, welche Gestik/Mimik oder sogar auch Kleidung des Therapeuten eventuell bestimmte negative Beziehungserwartungen beim Klienten aktiviert haben könnte.
- Wenn negative Beziehungserwartungen vorliegen, die sich z. B. darin zeigen können, dass der Klient öfter Zweifel am Nutzen der Therapie äußert, dass er dem Therapeuten Vorwürfe macht, nicht genug Zeit für ihn zu haben oder sich nicht genug für ihn zu engagieren.
- Wenn überstarke positive Beziehungserwartungen im Sinne einer völlig überhöhten Idealisierung vorliegen. Hier besteht u. a. die Gefahr, dass auch

der Klient im Gegenzug idealisiert werden will und seine Selbstaussagen darauf hin „filtert".
- Wenn stark erotisch getönte Beziehungserwartungen vorliegen, da hier ebenso die Gefahr besteht, dem Therapeuten gegenüber ein positives Bild seiner selbst nicht gefährden zu wollen.

6.4.4 Die therapeutische Beziehung: Risiken und Chancen

Die Chancen der therapeutischen Beziehung in Bezug auf das Therapieergebnis werden in der PZT, wie auch hier schon erörtert wurde, sehr hoch bewertet. Diese Beziehung hat aber auch ihre Risiken, vor allem wenn der Therapeut im Sinne einer Teilnehmer-Beziehung „unmittelbar" und intensiv „mitspielen" will. Das Konzept des Beziehungsklärens will auch solch möglichen dysfunktionalen Entwicklungen entgegenwirken. Aber auch beim Beziehungsklären selbst sind Vorsichtsmaßnahmen zu beachten.

Beziehungsansprachen sollte man immer aufgreifen. Nicht so eindeutig ist diese Frage im Falle von *Beziehungsanspielungen* zu beantworten und dies aus zwei Gründen. Beziehungsanspielungen sind durch ihre Verdecktheit gekennzeichnet. Die Bezugnahme auf die Beziehung bzw. den Therapeuten erfolgt nur indirekt. Der Therapeut muss ihr Vorhandensein aus dem verbalen und nonverbalen Kontext erschließen. Er kann oft nicht ganz sicher sein, ob wirklich eine Anspielung auf die Beziehung bzw. auf seine Person vorliegt. Er kann bestimmte Zeichen falsch gedeutet haben.

Neben dieser quasi diagnostischen Unsicherheit ist zu bedenken, dass Beziehungsanspielungen vom Patienten oft nicht mit voller Absicht vorgenommen werden, dass sie vielmehr dem Patienten selbst oft gar nicht bewusst sind. Würde nun der Therapeut jede auch noch so indirekte Beziehungsanspielung aufgreifen, so könnte der Patient diesen als sehr bedrängend erleben. Oder er könnte den Therapeuten, der scheinbar fast jede Äußerung, jede Problemschilderung mit sich selbst in Verbindung bringen will, als merkwürdig egozentrisch und narzisstisch empfinden. Außerdem gibt es Studien, die vermuten lassen, dass ein zu häufiges Beziehungsklären sich eher ungünstig auswirkt (Crits-Christoph/Connolly 2002). Hier könnte es sich um Patienten gehandelt haben, die durch das Ansprechen der Beziehung sehr verunsichert wurden. Für das Aufgreifen von Beziehungsanspielungen in eben diesem Sinne können folgende Regeln formuliert werden. Es sollte

- nicht zu häufig erfolgen, wenn noch nicht klar ist, wie vertrauensvoll der Klient die Beziehung erlebt.

- nicht gegen die Bereitschaft des Klienten erfolgen. Der „Übertragungswiderstand“ sollte also respektiert und in der Regel auch nicht angesprochen werden.
- eher nur erfolgen, wenn die Anspielung nicht völlig verdeckt ist oder sich öfter wiederholt.
- in einer Weise formuliert sein, die von Einfühlung und Wertschätzung geprägt ist.

Eine intensivere Arbeit mit dem Beziehungsklären ist bei Klienten mit Beziehungsstörungen indiziert. Bei Beziehungsstörungen sind die Beziehungserwartungen, mit denen eine Person ihrem jeweiligen Interaktionspartner begegnet oft sehr strukturgebunden und so meist auch recht stereotyp. Diese Beziehungserwartungen haben oft auch eine (implizite) Rollenzuschreibung der betreffenden Person gegenüber ihrem jeweiligen Partner zur Folge. Diese „Rolle“ wäre dann ein komplementäres Interaktionsmuster des Partners, mit dem den Erwartungen der Person entsprochen wird. Ein Klient, der erwartet, von anderen schnell als lächerlich und verachtenswert angesehen zu werden, wird, komplementär zu diesen Erwartungen, auch den Therapeuten zunächst in der Rolle eines auf ihn verächtlich herabschauenden, ihm auch in jeder Hinsicht überlegenen Experten sehen. Der Therapeut muss natürlich die Rollenzuschreibungen des Klienten achtsam wahrnehmen, um nicht einer unreflektierten Rollenübernahme zu erliegen, er wird eine „nicht-positionelle Haltung“ einnehmen (van Kessel/Keil 2002) und eine „schema-neutrale“ Reaktion zeigen (Behr et al. 2017). Das bedeutet aber nicht, dass er dies in jedem Falle immer sehr prompt tun sollte. Es ist nämlich keinesfalls immer „schädlich“, wenn er, insbesondere bei eher „positiven“ Rollen, ein Stück weit die ihm angetragene Rolle übernimmt, z. B. die Rolle des beschützenden Helfers, des klug urteilenden Richters über falsch und richtig, des hilfreichen Bruders, mit dem man sich gegen den Vater verbünden kann. Er sollte aber diese Rollenübernahme (Turner 1976) nicht nur bald erkennen, sondern auch sein Erleben in dieser Rolle differenziert wahrnehmen, um auf diesem Hintergrund eine Ahnung darüber zu erhalten, welche für den Klienten bedeutsamen früheren Beziehungsepisoden dieser hier inszeniert. Die sich dabei einstellenden Vermutungen des Therapeuten über bestimmte Beziehungserfahrungen und ihre innerpsychische „Bearbeitung“ von Seiten des Klienten (Konfigurieren des Beziehungskonzeptes) wird der Therapeut natürlich in seine empathischen „Verstehensangebote“ im Rahmen des Beziehungsklärens einfließen lassen. Indem sich also der Therapeut ausdrücklich zunächst als Teilnehmer versteht und so auch die möglichen Implikationen dieser Rolle sieht, kann er sie überhaupt zum Gegenstand der Reflexion machen. Für den Therapeuten hängt auch die Reichweite seines

Verstehens vom Versuch ab, seine Rolle als Teilnehmer zunächst zu übernehmen und dann zu reflektieren. Durch das unmittelbare Betroffensein des Therapeuten als Teilnehmer, also per emotionaler Resonanz im Vollzug der Rollenübernahme, wird dem Therapeuten manches Unverständliche verstehend zugänglich. Indem andererseits auch der Klient den Therapeuten zunächst als Teilnehmer erlebt, kann er Beziehungserfahrungen machen, die ihm bei der anschließenden gemeinsamen Klärung des Beziehungsgeschehens seine bisher nicht symbolisierten Beziehungserwartungen, Wünsche und Sehnsüchte deutlich machen.

Auch ist zu sagen, dass in einer Therapie der Therapeut gar nicht überdauernd in der Außenposition eines untangierbaren Beobachters verharren kann, sondern dass er, auch ungewollt, zum „Mitspieler“ werden kann. Denn er kann sich oft dem emotionalen Druck, der mit Rollenangeboten des Klienten verbunden sein kann, nicht völlig entziehen, auch wenn er versucht, seine eigenen emotionalen Reaktionen unter Kontrolle zu halten. Damit soll dem Konzept der „nicht-positionellen Haltung“ keineswegs grundsätzlich widersprochen werden. Denn problematisch kann eine Rollenübernahme besonders dann sein, wenn es sich um eine negative Rolle handelt, wenn also z. B. der Klient den Therapeuten in der Rolle des immer kritisierenden, besserwisserischen Vaters, der kränkbaren, sich vorwurfsvoll zurückziehenden Mutter oder eben, wie oben angedeutet, des allwissenden, arroganten Experten sieht. Deshalb kommt es darauf an, dass der Therapeut sein Verhalten immer wieder entsprechend reflektiert und dabei auch mit der Möglichkeit einer ungewollten Rollenübernahme rechnet. Denn die Rollenzuschreibung seitens des Klienten kann so suggestiv wirksam sein, dass sich der Therapeut auch unbemerkt zu einer Rollenübernahme verführen lässt, dass er also beginnt, im Sinne der Erwartungshaltung des Klienten zu reagieren. Merten/Krause (2008) haben die Therapeut-Klient-Interaktion anhand der mimisch-gestischen Austauschprozesse empirisch untersucht und kamen u. a. zu dem Ergebnis, dass es nur „sehr erfahrenen“ Therapeuten gelang, über mehrere Sitzungen hinweg auf das alte, dysfunktionale Interaktionsmuster bestätigende Rollenangebot des Klienten nicht einzugehen.

Einschränkend zum bereits ausgeführten kann sich eine für die Therapie nachteilige Entwicklung auch bei „positiven“ Rollen ergeben, wenn der Therapeut sein „Mitspielen“ im Sinne einer Rollenübernahme über eine längere Therapiestrecke nicht durchschaut. Gemäß der ihm vom Klienten (unbewusst) zugewiesenen Rolle könnte der Therapeut z. B. über längere Zeit als überfürsorgliche Mutter ständig mit Lob, Ratschlag und Unterstützung bereitstehen und dem sich als ängstlich und unentschlossen darbietenden Klienten fast jede Entscheidung abnehmen. Hierdurch würde natürlich die ängstliche Unselbstständigkeit und Hilflosigkeit noch verstärkt. Hinsichtlich der therapiepraktischen Konsequenz bedeutet dies, dass der Therapeut im Therapieprozess ständig zwischen einer Beobachter- und einer Teilnehmerbeziehung oszillieren muss.

6.5 Selbstöffnen

6.5.1 Konzept-Beschreibung und -Begründung

Das Selbstöffnen als ein Konzept auf der Ebene der Anwendungspraxis ergibt sich aus dem Kernmerkmal *Kongruenz/Echtheit.* Kongruenz besagt, so Rogers, dass dem Therapeuten seine eigenen „Empfindungen verfügbar sind, so dass er sie dem Klienten mitzuteilen vermag, wenn es angemessen ist. Auf diese Weise ist der Therapeut in der Beziehung transparent für den Klienten“ (Rogers 1977, 26). Auch hier ist aber ein Unterschied beschrieben zwischen der Kongruenz als Haltung im Sinne der Selbstübereinstimmung und dem Mitteilen der eigenen Resonanz, dem Sich-Transparent-Machen als Handlungskonzept, das freilich aus dem erstgenannten abgeleitet ist.

Der Therapeut soll durch diese Art der Transparenz die Einseitigkeit der üblichen Therapeut-Klient-Interaktion, die starre Rollenverteilung, nach der der Therapeut der Fragende oder als das Alter Ego nur der sich in den Klienten Einfühlende ist, aufgehoben werden zu Gunsten einer Gegenseitigkeit im Sinne eines „person to person“ (Rogers 1977, 182). Dabei soll sich der Therapeut als reale Person kenntlich machen, indem er sein Erleben mitteilt.

Ab Ende der 1950er Jahre betonte Rogers zunehmend das reale Zugegensein des Therapeuten bzw. die Bedeutung der Begegnung von „Person zu Person“, ohne allerdings das Konzept der Alter-Ego-Beziehung völlig aufzugeben. Er ergänzte vielmehr dieses Beziehungskonzept durch das einer Dialogbeziehung (Finke 1999, 2004, 2008), die bestimmt ist von kommunikativer Gegenseitigkeit. Hier soll dem Patienten die Möglichkeit gegeben werden, den Therapeuten in seinem unmittelbaren Zugegensein als konkrete und authentische Person zu erleben (Rogers 1961/1973b, 47; Pfeiffer 1993; Schmid 2002; Mearns/Cooper 2005). Indem der Therapeut seine Resonanz auf den Patienten in angemessener Weise zeigt, kann der Klient die Gültigkeit seiner Beziehungserwartungen und Interaktionsmuster überprüfen und korrigieren.

Rogers (1977) sieht eine Indikation für das Sich-Transparent-Machen des Therapeuten gegenüber seinem Klienten in dem Überdauern von therapiestörenden Gefühlen wie Ärger, Zweifel, Ratlosigkeit und Missmut. Wenn also z.B. diese Gefühle trotz ihrer Vergegenwärtigung und des Versuches ihrer internen Bearbeitung bestehen bleiben, kann der Therapeut sie auch dem Klienten mitteilen. Diese Mitteilung setzt eine Selektion und damit vorgängige, rein intrinsische Bearbeitung dieser Gefühle voraus. Das bedeutet, dass der Therapeut die genannten Gefühle möglichst nicht mitteilen soll, wenn er sich noch stark von ihnen bewegt fühlt, denn die Gefahr dass er dann nicht die richtige Nuance des Ausdrucks trifft und auf den Klienten zurückweisend oder gar erschreckend wirkt, ist zu groß. Die Funktion und Begründung dieser Transparenz des Therapeuten ist eine mehrfache:

- Der Klient würde die Unstimmigkeit des Therapeuten, vor allem wenn sie länger besteht, ohnehin bemerken. Dies aber wäre auf längere Sicht für die therapeutische Einflussnahme destruktiv.
- Konstruktive Beziehungserfahrung: Der Klient macht die seine bisherigen Beziehungserwartungen korrigierende Erfahrung, dass in einer Beziehung auch gegenseitige negative Gefühle gezeigt und konstruktiv geklärt werden können. Er lernt, dass diese Offenheit mit dem ernsthaften Bemühen um Verständigung einhergeht, und eher zur Vertiefung als zum Abbruch einer Beziehung führen kann.
- Verbesserung der Ich-Andere-Unterscheidung und der Empathiefähigkeit: Der (schwerer gestörte) Klient macht die Erfahrung, dass sich die Gefühle und Bedürfnisse eines bedeutsamen Anderen von seinen eigenen nicht selten sehr unterscheiden. Er kann so seine psychosoziale Wahrnehmung schärfen (wichtig z.B. bei Klienten mit einer schweren Persönlichkeitsstörung, z.B. einer Borderline-Störung).
- Förderung von Selbstdemarkation und Autonomie: Die Auseinandersetzung mit einem bedeutsamen Anderen führt auch zu einer konstruktiven Abgrenzung und bewirkt so ein Erleben von Autonomie.

Das Selbstöffnen als das Vollziehen von Transparenz, also als das Mitteilen der eigenen Resonanz, d.h. von Gefühlen und Erfahrungen seitens des Therapeuten, wurde von den Mitarbeitern von Rogers im Detail ausgearbeitet und operationalisiert. Barrett-Lennard (2013 und Truax (1962) erstellten Rating-Skalen, um die Kongruenz des Therapeuten aufgrund von Tonaufnahmen therapeutischer Gespräche einschätzen und das jeweilige Ausmaß von Kongruenz dann mit dem Therapie-Ergebnis vergleichen zu können. Carkhuff (1969) legte eine solche Skala für die Einschätzung der Selbstöffnung vor. Die davon ausgehenden Untersuchungen der therapeutischen Effektivität von Selbstöffnen kamen zu recht unterschiedlichen Ergebnissen (sowohl positive wie negative Effekte; Sachse 1999; Hill/Knox 2002), die wohl vorwiegend damit zu erklären sind, dass Selbstöffnen kein einheitliches Merkmal ist, sondern dass hier verschiedene Aspekte zu unterscheiden sind, wie im Folgenden gezeigt wird.

6.5.2 Anwendungspraxis

Bei der Beschreibung der Prinzipien des therapeutischen Vorgehens ist zu berücksichtigen, dass Selbstöffnen keine einheitliche Interventionsform darstellt. Es ist einmal zu unterscheiden zwischen Selbstöffnen als autobiografischer Mitteilung und als Mitteilen des Erlebens der therapeutischen Situation. Im ersten Falle sieht sich der Therapeut veranlasst, Parallelen oder Unterschiede zum Erleben der Klienten anhand seiner eigenen Lebensgeschichte oder Lebenssituation zu verdeutlichen. Im zweiten Falle beschränkt sich der Therapeut darauf, seine eigene kognitive und vor allem emotionale Resonanz auf den Klienten bzw. die therapeutische Situation mitzuteilen. Hinsichtlich dieses letztgenannten Aspektes soll hier wiederum unterschieden werden zwischen dem Mitteilen einer positiven, stützenden Resonanz wie Freude, Lob, Ermutigung, Stolz auf die Leistungen des Klienten einerseits. Auf der anderen Seite ist eine hinterfragende und konfrontierende Einstellung zu beschreiben, die sich ausdrücken kann durch Konfrontationen und Mitteilen von Verstehensschwierigkeit, Ratlosigkeit, Zweifel, Ärger und Unzufriedenheit. „Confrontation" wurde übrigens bereits von Rogers' Schülern (Carkhuff/Berenson 1967; Carkhuff 1969) als eigenständiges Praxismerkmal beschrieben und zwar im Sinne des Aufgreifens von Widersprüchen. Davon wird im Kapitel „Abwehr-Bearbeitung" ausführlich die Rede sein. Hier wird ein Aspekt von „Konfrontation" unter dem Stichwort „Konfrontation mit einer Beobachtung" abgehandelt. Dieses Mitteilen einer Beobachtung („Es fällt mir auf, dass Sie immer dann, wenn Sie …") ist zwar im engeren Sinne kein Selbstöffnen, obwohl der Therapeut aus seinem Bezugssystem interveniert. Zum Selbstöffnen wird es aber dann, wenn der Therapeut auch sein Erleben anlässlich dieser Beobachtung mitteilt („Es besorgt mich, dass Sie immer dann, wenn …").

Das Ziel der Mitteilung positiver Gefühle und Bewertungen besteht in dem Aktivieren von Ressourcen und einer Verbesserung des Selbstwerterlebens. Durch das Konfrontieren des Klienten mit der eher kritischen therapeutischen Resonanz und Beobachtung von Widersprüchen soll die Selbstreflexion angeregt und der Klient zu einem Hinterfragen seiner Einstellungen und seines Verhaltens motiviert werden. In der folgenden Auflistung verschiedener Formen von Selbstöffnen bzw. Selbsteinbringen sind, wie leicht ersichtlich, die stützenden, Ressourcen aktivierenden Interventionen im oberen Teil der Liste und die eher konfrontierenden im unteren Teil positioniert. Diese Auflistung (Finke 2004, 2008) ist als Auswahl nach idealtypischen Kriterien zu verstehen, was bedeutet, dass auch noch andere Formen des Selbstöffnens denkbar sind.

Selbstöffnen/Selbsteinbringen

Mitteilen von zustimmender Anteilnahme: Der Therapeut bringt sein Engagement wie auch seine Übereinstimmung mit Überzeugungen, Plänen und Handlungen des Klienten zum Ausdruck und wirkt dadurch bestätigend.

T: Ich freue mich, dass Sie das geschafft haben.

Mitteilen von Ähnlichkeit: Der Therapeut zeigt, dass Gefühle und Bedürfnisse des Klienten nicht völlig singulär sind, sondern dass sogar er selbst sie schon an sich erlebt hat. Er mindert so das Erleben von Isolation (ich alleine bin damit geschlagen) und emotionaler Distanz und vermittelt Solidarität.

T: Das kann ich gut nachempfinden, ich habe in einer Krise Ähnliches erlebt.
T: Ich kenne solch quälenden Zweifel.

Mitteilen von Beurteilungen und (positiven) Bewertungen: Der Therapeut teilt hier seine Anerkennung, auch sein Lob in Form einer „Ich-Botschaft" mit. Er zeigt dadurch die Stärken des Patienten auf und wirkt ermutigend. Formal ergeben sich hier auch Parallelen zum Feedback (Claiborn et al. 2002), jedoch wird beim Selbstöffnen die „Rückmeldung" auch mit dem Äußern der emotionalen Resonanz verbunden.

T: Ich bin beeindruckt, dass Sie das so gut gemeistert haben.
T: Ich bewundere Sie, dass Sie eine so schwierige Situation durchgestanden haben.

Anbieten einer alternativen Erlebnisweise: Klienten, die z.B. aggressives oder übergriffiges Verhalten anderer scheinbar ohne emotionale Regung erzählen, wehren ihre Gefühle oder Bedürfnisse ab, weil deren Eingeständnis mit großer Angst oder Schuldgefühlen verbunden wäre. Hier kann es sinnvoll sein, dass der Therapeut gewissermaßen stellvertretend für die Klienten sich zu solchen Gefühlen bekennt. „Ich an Ihrer Stelle ..." könnte dann eine typische Einleitung einer solchen Intervention sein.

T: An Ihrer Stelle würde mich das aber ziemlich ärgern.
T: Ich wäre da aber auch etwas stolz auf mich.

Die Klienten sollen so ermutigt werden, ihre Gefühle z. B. von Zorn anzuerkennen und zu akzeptieren.

Konfrontation mit Beobachtung: Diese Intervention entspricht weitgehend der von Carkhuff (1969) beschriebenen „confrontation". Da der Therapeut sie hier aber mit einer „Ich-Botschaft" verbindet, ist es gerechtfertigt, sie als eine Unterform von Selbstöffnen darzustellen. Der Therapeut gibt Rückmeldung zu bestimmten „Auffälligkeiten", z. B. dem Widerspruch zwischen verbalem und nonverbalem Ausdruck oder einem Verhalten, das nicht zum sozialen Kontext oder zu Vorsätzen des Klienten passt. Der Therapeut schildert dies aber nicht als distanzierter Beobachter, sondern er teilt gleichzeitig seine emotionale Resonanz mit, die die Beobachtung in ihm auslöst. Dadurch wird diese Mitteilung viel weniger konfrontativ oder gar beschämend, denn der Patient kann nun auch die (konstruktiven) Gründe dieser Mitteilung nachvollziehen. Durch den persönlichen Kontext wird der eigentlich therapeutische Impetus dieser Mitteilung deutlicher.

T: Ich bin besorgt, dass Sie jetzt etwas tun wollen, was eigentlich Ihren eigenen Vorsätzen und Zielen widerspricht.
T: Es irritiert mich, dass Sie jetzt, wo Sie sich zu ärgern scheinen, ein freundliches Lächeln aufsetzen.

Mitteilen der (negativen) emotionalen Resonanz: Wenn der Therapeut bei einem entsprechenden Verhalten des Patienten auch seine negativen emotionalen Reaktionen anspricht und wenn er dies in einer um Verständigung bemühten Weise tut, zeigt er seine Tangierbarkeit und er macht so bei aller Differenz eine grundsätzliche Bereitschaft zur Nähe deutlich. Dem Patienten wird so auch ermöglicht, sich mit den Auswirkungen seines Interaktionsverhaltens auseinanderzusetzen, was besonders bei Patienten mit einer Empathie-Störung und mangelnder Fähigkeit zur Ich-Andere-Unterscheidung wichtig ist. Wegen dieser Empathie-Störung kann z. B. für Klienten mit einer Borderline-Störung das Auf-sich-selbst-zurückverwiesen-werden bei den empathischen Reaktionen des Therapeuten („Sie glauben, dass ...") frustrierend sein, weil sie dies als gegen sie gerichtetes Vermeiden persönlicher

Stellungnahme missdeuten. Sie fordern dann die authentische Antwort ein. Generell kann der Therapeut hier aber auch sein Nicht-Übereinstimmen mit Lebenskonzept und -stil des Patienten zum Ausdruck bringen.

T: Es ärgert mich und kränkt mich irgendwie auch, dass Sie auf meine Hinweise und Fragen eigentlich nie eingehen.
T: Es macht mich traurig zu hören, wie unachtsam Sie zu sich selbst sind.

Es wurde schon darauf hingewiesen, dass das Konzept Selbstöffnen keine einheitliche Interventionskategorie ist, sondern aus mehreren Dimensionen besteht. Die Unterformen der hier vorgestellten zwei Dimensionen, eine eher zustimmende, ermutigende, stützende und eine Selbstreflexion anregende, hinterfragende, konfrontative, sind nun ausführlicher zu besprechen.

Das Mitteilen von Anteilnahme und Sorge

Das Mitteilen von Anteilnahme, Sorge und Solidarität wurde bereits als eine ausdrückliche Äußerungsform des Bedingungsfreien Akzeptierens vorgestellt. Im hiesigen Kontext ist diese Intervention zu erwähnen, wenn der Therapeut dabei auch seine persönliche Betroffenheit deutlich macht, wenn er ausdrücklich sein Interesse am Schicksal des Patienten, seine Besorgnis, seine Ängste, aber auch seine Freude am Gelingen zeigt. Der Therapeut macht also deutlich, was das Scheitern oder Gelingen des Patienten auch für ihn bedeutet.

T: Es freut mich sehr, dass Sie das so gut hingekriegt haben.

Neben dem Interesse und auch der Solidarität mit dem Patienten sollte der Therapeut auch seine Zustimmung und Anerkennung zum Ausdruck bringen, ohne dabei in einen gönnerhaften Ton zu verfallen. Auch hier ergeben sich Überschneidungen mit den schon genannten Handlungskonsequenzen des Bedingungsfreien Akzeptierens, dem Bestätigen und dem Ermutigen. Man könnte vielleicht sagen, dass diese Interventionsformen über das Selbsteinbringen, also verbunden mit einer „Ich-Botschaft“, realisiert werden sollten. Diese Anerkennung und Bestätigung bei der Bewältigung einer Aufgabe mobilisiert die Ressourcen des Patienten, stärkt sein Selbstvertrauen und seine Zuversicht. Beim Erörtern einer wichtigen Entscheidungssituation könnte der Therapeut sagen:

> T: Ich sorge mich, dass Sie hier das Falsche wählen könnten, es geht mir nicht aus dem Kopf, wie wichtig es ist, dass Sie dieses Mal die richtige Entscheidung treffen.

Mit dieser Aussage gibt der Therapeut seinem Interesse und seinem engagierten Mitfühlen Ausdruck. Gleichzeitig fordert er durch diese Äußerung den Patienten implizit auf, seine Entscheidung noch einmal mit dem Therapeut gründlich zu besprechen. Eine ähnliche Intention hat die folgende Intervention gegenüber einem depressiv-resignativ verstimmten Patienten mit einer Borderline-Störung, der seine „Null-Bock-Stimmung" beklagt und seine berufliche Ausbildung „schmeißen" will:

> T: Es macht mir Kummer zu denken, dass Sie jetzt Ihre Chance so einfach vergeben.

Bei solcher, der Alltagskommunikation nahen Äußerung wird zwangsläufig eine bestimmte Rollenverteilung nahegelegt. Der Therapeut bietet sich dem Patienten in der Rolle des besorgten Elternteils an. Damit reagiert er im Sinne einer dem Patienten möglicherweise allzu vertrauten Beziehungsform. Anders aber als möglicherweise der reale Vater spricht der Therapeut seinen Kummer direkt an, anstatt ihn durch Vorhaltungen und Zurechtweisungen indirekt zum Ausdruck zu bringen. Um den Fokus der Aufmerksamkeit wieder auf das Erleben des Patienten zu richten, empfiehlt es sich zudem, bald die Beziehungsebene und die Interventionsform zu wechseln. Im Sinne des Beziehungsklärens könnte er z. B. sagen:

> T: Was macht das mit Ihnen, wenn ich das so sage? Erleben Sie mich da als lästigen Mahner?

Auf der Ebene des Einfühlenden Verstehens könnte der Therapeut die Schwierigkeiten des Patienten bei der Leistungsmotivation erkunden und dann eventuell sogar im Sinne eines eher lösungsorientierten Vorgehens mit diesem Strategien entwickeln, die dem Aufbau einer solchen Motivation förderlich sind.

Das Mitteilen von bestätigender Ähnlichkeit

Das Thema dieser Intervention wurde schon beim Beziehungsklären erörtert. Dort aber bekam der Patient keine Antwort, vielmehr wurde er mit seinem Wunsch, diese Ähnlichkeit bestätigt zu bekommen, auf sich selbst zurückverwiesen. Patienten mit geringem Selbstwerterleben und wenig Selbstvertrauen oder mit einer Empathiestörung und einem fragilen Selbst sind aber u. U. auf eine bestätigende Antwort angewiesen. Denn sie sind sich ihrer eigenen Gefühle, Bedürfnisse und Entscheidungen oft sehr unsicher, und es ist besonders in den ersten Stadien der Therapie wichtig, dass der Therapeut zur Festigung ihres Vertrauens in die therapeutische Beziehung wie zur Förderung ihrer Selbstakzeptanz beiträgt. Das kann er besonders dadurch tun, dass er seine auch erlebnishafte Übereinstimmung und damit auch seine Zustimmung zum Ausdruck bringt:

> T: Was Sie jetzt sagen, kann ich gut nachempfinden. Manchmal habe ich das schon so ähnlich erlebt.

Diese Versicherung von bestätigender und Orientierung vermittelnder Ähnlichkeit bedeutet für die Patienten eine Ermutigung, so sein zu dürfen, wie sie sich zumindest manchmal fühlen und erleben. U. a. wenn es um die Verwirklichung bereits getroffener Entscheidungen geht, ist hier eine Bestätigung ihrer Sichtweise wichtig:

> T: Sie zweifeln immer noch, ob Ihre Entscheidung wirklich richtig ist. Ich kenne solche Zweifel, durch die man sich manchmal selbst lähmt. Also, ich persönlich kann Ihre Entscheidung gut verstehen. Für mich ist das sehr gut nachvollziehbar.

Ähnlich wie beim Einfühlenden Verstehen ist auch hier der Therapeut ansatzweise um einen Nachvollzug des Erlebens des Patienten bemüht. Korrespondierend dazu macht der Therapeut aber auch seine eigene Perspektive deutlich und stellt die Ähnlichkeit seiner Perspektive mit der des Patienten ausdrücklich fest und drückt so eine gewisse Solidarisierung mit dem Klienten aus.

Auch wenn Klienten bestimmte Aspekte des eigenen Erlebens noch als sehr fremd, gar bedrohlich (also außerhalb ihrer Perspektive stehend) empfinden, kann eine solche Intervention das Vertrauen geben, solche Aspekte zu akzeptieren und zu verstehen.

Das Mitteilen von Beurteilungen und Bewertungen

Für die Stabilisierung des Selbstwerterlebens und zur Ermutigung kann es bei sehr selbstunsicheren und ängstlichen Patienten wichtig sein, wenn der Therapeut eine (positive) Bewertung ihres Verhaltens vornimmt, sie also quasi lobt. Auch wenn es um die Beurteilung schwieriger Situationen geht, kann es manchmal unumgänglich sein, dass der Therapeut sich mit seinem Urteil zur Verfügung stellt.

> T: Ich finde, dass Sie das gut gemeistert haben.

Je nach Kontext könnte er auch formulieren:

> T: Mich begeistert es, wie Sie das gemeistert haben.

Hat der Patient durch diese Formen der Bestätigung genügend Selbstsicherheit gewonnen, ist die Anwendung von zunehmend abgrenzenden, die Andersheit und Individualität markierenden Interventionen möglich.

Konfrontieren mit Beobachtungen

Bei dieser Interventionsform teilt der Therapeut auch seine Resonanz auf die Beobachtung mit. Außerdem sind hier nicht nur Beobachtungen von Widersprüchen gemeint. Solche Beobachtungen betreffen meist Sachverhalte, die bisher außerhalb der Selbstwahrnehmung des Klienten lagen. Der Klient kann sich so mit bisher ihm kaum zugänglichen Selbstaspekten auseinandersetzen. Im Unterschied zu einem „neutralen Außenbeobachter" formuliert der Therapeut hier, wie gesagt, auch die eigenen kognitiven oder emotionalen Prozesse, die seinem Eindruck vorausgehen oder ihn begleiten. Dadurch erst wird diese Intervention mehr als eine objektive Feststellung. Sie gewinnt etwas Persönliches und Anteilnehmendes.

Typisch für diese Interventionen ist der Hinweis auf außersprachliche Signale des Patienten. Der Therapeut konfrontiert den Patienten z. B. mit einer bestimmten Gestik oder mit einer Handlungsweise, die im Widerspruch zu den sprachlichen Äußerungen des Patienten stehen (Tscheulin 1992). Man könnte sagen, dass der Therapeut dem Patienten ein bestimmtes Verhalten „spiegelt". Anders aber als in der Alter-Ego-Beziehung ist sein Ausgangspunkt hier nicht die innere Welt, nicht die durch sprachliche Äußerungen ansatzweise entworfene Perspektive des Patienten, sondern das, was noch außerhalb dieser Perspektive liegt, eben etwas, das nur aus der Sicht des Therapeuten deutlich wird. Solche Interventionen sind z. B.:

T: Irgendwie freue ich mich, jetzt den Eindruck zu haben, als ob es Ihnen im Grunde richtig gut tut, mal so hemmungslos wütend zu sein.
T: Ich erlebe Ihre Stimme jetzt so, als ob Sie eigentlich doch noch voller Zweifel und Skrupel sind.
T: Es irritiert mich und erstaunt mich, dass Sie das mit einem Lächeln sagen.

Das Anbieten einer alternativen Sicht- oder Erlebnisweise

Bei dieser Intervention bietet der Therapeut seine eigene Perspektive dem Patienten mit der Frage an, ob er sie wohl auch für sich als gültig ansehen könnte. Der Therapeut sagt dem Patienten, wie er an seiner Stelle in einer bestimmten Situation empfinden würde, wie er, der Therapeut, eine solche Situation bewerten, wie er hier handeln würde. „An Ihrer Stelle würde ich …" ist eine typische Formel, mit der eine solche Intervention oft eingeleitet wird. (Dabei mag gerade diese Formulierung manchmal etwas fordernd klingen, so dass man diese Einleitung auch weglassen kann.) Ging es beim Einfühlenden Verstehen darum, dass der Therapeut, mit den Augen des Patienten sehend (Rogers 1973b), dessen innere Welt erkundet, so verdeutlicht hier der Therapeut seine eigenen Emotionen, die er anstelle des Patienten, d. h. wäre er in dessen Situation, empfinden würde.

Wenn z. B. ein Patient öfter eine beschämende oder ihn bedrängende Situation scheinbar gleichgültig erzählt, sagt etwa der Therapeut:

T: An Ihrer Stelle hätte mich das aber ganz schön geärgert.

oder:

T: Ich glaube, mich hätte das aber sehr geärgert.

Dieses Herausstellen einer alternativen Reaktionsweise kann vor allem bei zwei Gruppen von Patienten wichtig sein:

- Patienten, die bei starker, oft depressiv getönter Hemmung und Ängstlichkeit gar keinen Zugang zu ihren eigenen, vor allem aggressiven Gefühlen haben, bzw. die aufgrund eines hohen Selbstideals solche Emotionen als unannehmbar empfinden.
- Patienten mit einer ausgeprägten allgemeinen Störung der Selbstwahrnehmung, die ihre Affekte kaum präzise symbolisieren und differenzieren können.

Besonders bei der zweiten Gruppe bietet die hier erörterte Intervention eine wichtige Möglichkeit, über das Beispiel eines bedeutsamen Anderen, über Identifikation und Imitation das Wahrnehmen eigener Gefühle und das Achtgeben auf diese zu lernen. Bei der ersten Gruppe dagegen käme es in besonderer Weise darauf an, zunächst auf der Ebene des *Einfühlenden Verstehens* den Patienten anzuregen, seine Gefühle zunehmend präziser zu vergegenwärtigen. Denn das Anbieten der Sicht- und Erlebnisweisen des Therapeuten („Ich an Ihrer Stelle würde…") ist ja immer mit der Gefahr verbunden, dass dem Patienten ein Beispiel vorgehalten wird, das er für sich noch gar nicht übernehmen kann und das von ihm aber gleichsam verpflichtend erlebt wird. Der Patient könnte diese Intervention dann verstehen, als würde der Therapeut sagen: „Wenn Sie nur halbwegs normal reagieren würden, müssten Sie doch auch so empfinden wie ich".

Insbesondere für die stärker gestörten Patienten der zweiten Gruppe, die Interventionen auf der Ebene des Einfühlenden Verstehens noch kaum als Anregung zur Introspektion nutzen können, kann das beispielhafte Benennen möglicher Gefühle jedoch ein erster Schritt zur Symbolisierung eigener Gefühle sein.

Das Mitteilen der emotionalen Resonanz

Die von Rogers geforderte Transparenz des Therapeuten wird besonders mit dieser Interventionsform vollzogen. Sie stellt das Selbstöffnen in spezifischer Form dar: Der Therapeut teilt sein Erleben der therapeutischen Situation mit. Die Inhalte dieser Mitteilung können natürlich auch positive Aspekte sein, wenn es sich um Gefühle der Zustimmung, eines lebendigen Interesses und einer Freude handelt. Die Vermittlung solch zustimmender Resonanz wurde mit den ersten beiden Interventionskategorien dieses Kapitels schon erörtert. Es soll nun von einer eher kritischen, abgrenzenden Resonanz, von Gefühlen wie Ungeduld, Ärger, Unzufriedenheit die Rede sein.

Wenn ein Patient weitschweifig mit einem häufigen thematischen Wechsel über rein externale Ereignisse redet und dabei offensichtlich die Auseinandersetzung mit seinen Problemen vermeidet, könnte der Therapeut hier intervenieren:

> T: Ich habe es jetzt schwer, Ihnen bei all diesen vielen Einzelheiten zu folgen, und ich spüre, wie ich ungeduldig werde, weil ich noch gar nicht richtig weiß, was das alles wirklich mit Ihnen zu tun hat.

Um die Konfrontation abzumildern, spricht der Therapeut noch nicht von Ärger, sondern von Ungeduld. Mit der Bemerkung „Was das alles wirklich mit Ihnen zu tun hat." weist er auch implizit den Patienten auf sein Abwehrverhalten hin. Seine emotionale Reaktion rückt der Therapeut so in einen Zusammenhang mit dem Abwehrverhalten des Patienten. Über das Mitteilen ausschließlich der emotionalen Resonanz geht folgende Therapeutenäußerung hinaus:

> T: Wenn ich so in mich hineinhöre, spüre ich, wie ich bei dem Versuch, Ihnen zuzuhören, etwas ärgerlich werde. Vielleicht, weil es mich kränkt, dass Sie mich kaum zu Wort kommen lassen und mir das Gefühl vermitteln, mich eigentlich gar nicht zu brauchen.

Der Therapeut äußert hier nicht nur seine emotionale Resonanz auf den Klienten, sondern er teilt auch seine Interpretation dieses Gefühls mit. Der Therapeut interpretiert also sich selbst, indem er als Motivation seines Ärgers seine narzisstische Kränkung anspricht, d. h. er lenkt den Fokus der Aufmerksamkeit nicht sofort von sich fort. Dies würde z. B. geschehen, wenn die Intervention mit dem Satz fortgeführt würde: „Vielleicht glauben Sie, dass Sie mich nur auf Abstand halten können, wenn Sie mich ärgerlich machen." Durch die Selbstinterpretation vermindert er die Gefahr der Abwehr seitens des Klienten und bringt ihn indirekt dazu, sich nachdrücklich mit seiner Wirkung auf andere auseinanderzusetzen und sich etwa zu fragen: „Ist dieses Verhalten bei mir ein stereotypes Interaktionsmuster? Verhalte ich mich immer so, dass die Anderen sich überflüssig fühlen?“

Die Problematik einer solchen Intervention besteht darin, dass sie leicht als Schuldzuweisung verstanden werden kann: Der Therapeut, so könnte der Patient verstehen, muss gekränkt sein, weil ich mich so uneinfühlsam und rücksichtslos verhalte. Der Therapeut sollte deshalb bei solch einer Intervention die Tragfähigkeit der Vertrauensbasis und die Toleranzgrenzen des Patienten gut genug abschätzen können, um annehmen zu können, nicht in solcher Weise missverstanden zu werden. Denn eine solche Intervention kann nur hilfreich sein, wenn der Patient sie nicht abwehren muss, sondern zur konstruktiven Selbstauseinandersetzung benutzen kann.

Ein Patient mit einer Borderline-Störung beschwert sich energisch schimpfend, dass der Therapeut ihn ständig nur mit Phrasen abspeise, gar nicht wirklich an ihm, dem Patienten, interessiert sei, was sich auch darin zeige, dass er neulich einfach einen Sitzungstermin verschoben habe. Der Therapeut entgegnet:

> T: Dass Sie jetzt so auf mich einschlagen, das geht mir ziemlich nahe. Ja, irgendwie empört es mich auch. Ich denke, dass Sie da auch etwas ungerecht sind und jetzt nichts anderes mehr sehen können als mein Verschieben der letzten Sitzung.

Der Therapeut zeigt also zunächst, dass er durch den Patienten beeinflussbar ist, dass dieser ihn sehr wohl emotional erreichen kann, dass ihn dessen Attacke keineswegs emotional unberührt lässt. Er zeigt dem Patienten aber nicht nur, dass er keinesfalls in routinierter Distanziertheit untangierbar ist, sondern dass er nicht bereit ist, in quasi grenzenlosem Verstehenwollen dessen Aggressivität masochistisch über sich ergehen zu lassen. Dadurch gibt er dem Patienten Gelegenheit, den Therapeuten als den relevanten Anderen mit eigenen Bedürfnissen und Verletzlichkeiten wahrzunehmen. Indem aber der Therapeut dies im Gegensatz zu den sonstigen Bezugspersonen des Patienten einerseits deutlich, andererseits aber auch in einer um Verständigung bemühten Weise ausspricht, bedeutet dies für den Patienten eine konstruktive Beziehungserfahrung und eine Einladung, sich mit der Perspektive eines Anderen auseinanderzusetzen.

6.5.3 Indikation

Das Selbstöffnen ist keine regelhafte, häufig zu nutzende Interventionsform. Vielmehr gilt es, die Indikation für ein solches Intervenieren, auch hinsichtlich Zeitpunkt und „Dosierung“, sorgsam zu prüfen. Auch die angemessene Formulierung entscheidet mit darüber, wie konstruktiv sich diese Intervention auswirkt. Ebenso ist es wichtig, diese Wirkung durch entsprechende Fragen im Sinne des Beziehungsklärens öfter unmittelbar zu erkunden, z. B.: „Wie haben Sie meine Äußerung jetzt erlebt?“. Dem Selbstöffnen, vor allem seinen konfrontierenden, „kritischen“ Formen, sollte öfter ein Beziehungsklären folgen. Diese Verbindung von Selbstöffnen und Beziehungsklären bedeutet, durch die Selbsttransparenz des Therapeuten den Patienten zur Selbstexploration bzw. zur Introspektion und Reflexion seiner Beziehungserwartungen und -erfahrungen anzuregen.

Aus den beschriebenen Funktionen der verschiedenen Formen von Selbstöffnen, vor allem der stützenden, selbstwertstabilisierenden einerseits und der konfrontierenden, hinterfragenden andererseits, ergeben sich schon Aussagen zur Indikation. Bei starker Ängstlichkeit und Selbstunsicherheit sind eher die erstgenannten indiziert, bei Abwehrverhalten und bestimmten Beziehungs- und Empathiestörungen eher die letztgenannten. In Bezug auf die verschiedenen Störungen ist sehr vereinfachend zu sagen, dass die Interventionsformen des oberen Teils der Auflistung vor allem bei depressiv verstimmten und sehr ängstlich-gehemmt-selbstunsicheren Patienten indiziert sind. Die Interventionsformen aus dem unteren Bereich der Liste, also die konfrontierenden und hinterfragenden, sind dagegen besonders bei beziehungsunsicheren, zu Missverständnissen neigenden, auch „egozentrischen“, eher expansiven, die Selbstexploration eher abwehrenden Personen mit unklarem Selbst- und Fremdbild angezeigt, also z. B. bei Klienten mit Borderline- und narzisstischen Störungen. Bei misstrauisch-kontaktabwehrenden, leicht kränkbaren Patienten (z. B. paranoide Persönlichkeitsstörung, auch chronisch depressiven) können, je nach Therapiephase und Belastbarkeit der Beziehung wie der Stabilität des Klienten, sowohl die stützenden wie die eher konfrontierenden Interventionen bedeutsam sein. Dies gilt allerdings in Krisensituationen auch für weniger tiefgreifend gestörte Patienten. Das konfrontative Selbstöffnen wird in späteren Therapiephasen eher angezeigt sein, weil der Patient auf dem Hintergrund einer bewährten und vertrauensvollen Beziehung die Mitteilung z. B. negativer Emotionen seitens seines Therapeuten viel eher als konstruktiven Änderungsimpuls erleben kann.

6.5.4 Risiken

Die Risiken bestehen auf der einen Seite, der Seite des Mitteilens der eher positiven Resonanz, in einem allzu stützenden, überfürsorglichen, die Selbstexploration und die Autonomieentwicklung eher behindernden Vorgehen. Auf der Seite der konfrontierenden Interventionen besteht das Risiko in kränkenden, zumindest irritierenden Folgewirkungen beim Klienten. Ängstlich-abhängige Patienten könnten durch zu häufiges Stützen, Trösten und Loben vom Therapeuten abhängig und in ihrer Autonomie-Entwicklung blockiert werden. Beziehungsunsicher-provokativ agierende Klienten könnten durch zu häufiges, vor allem auch unempathisch formuliertes Konfrontieren noch mehr verunsichert werden. Deshalb sollte der Therapeut die diesbezügliche Belastbarkeit des Patienten prüfen und bemüht sein zu erkunden, wie der Klient das therapeutische Selbstöffnen jeweils erlebt hat, um so auch wieder die Auseinandersetzung des Klienten mit sich selbst anzuregen.

Eine gewisse Zurückhaltung gegenüber allzu spontanem Selbstöffnen ist immer angebracht. Ärger, Enttäuschung und andere negative Emotionen sollte der Therapeut in der Regel erst mitteilen, wenn sie ihn nicht mehr allzu sehr bewegen, wenn er sie also gut kontrollieren und sie entsprechend gelassen zum Ausdruck bringen kann. Das impliziert auch das Bemühen, die Quelle seiner Resonanz-Gefühle zu erkunden und sich zu fragen, wieweit diese auch mit eigenen, lebensgeschichtlich begründeten Erlebensweisen zu tun haben. Selbstöffnen sollte wohlüberlegt und nicht zu häufig eingesetzt werden, wofür auch die zwar nicht ganz einheitlichen Ergebnisse empirischer Untersuchungen sprechen (Elliott et al. 1982; Hill/Knox 2002).

Auch wo es nicht um ein ausdrückliches Selbstöffnen geht, sollte sich der personzentrierte Therapeut im Sinne der folgenden Hinweise um eine dialogische Haltung bemühen, eine Haltung, die freilich in einem ausgewogenen Verhältnis zur Alter-Ego-Rolle stehen sollte.

Hinweise für die Gesprächsführung:

- Zeigen Sie Ihrem Klienten Ihr lebendiges Interesse an seinem Schicksal und an seiner Person, indem Sie ihm aufmerksam zuhören und dies auch durch eine zugewandte Körperhaltung und ggf. durch Äußerungen von Solidarität zum Ausdruck bringen.
- Formulieren Sie Ihre Interventionen, auch konfrontierende, immer so, dass darin Wertschätzung und Respekt zum Ausdruck kommen.

- Nehmen Sie die Aussagen des Klienten unmittelbar ernst, d.h. verzichten Sie auf ein sofortiges (skeptisches) „Hinterfragen“, sondern akzeptieren Sie zunächst die Sichtweise des Patienten und klären Sie geduldig den unmittelbar gegebenen Aussagesinn.
- Bekunden Sie Ihre Anteilnahme und u.U. auch Ihre Sorge.
- Bestätigen Sie Erfolge des Klienten und ermutigen Sie ihn zu weiteren konstruktiven Schritten.

6.6 Abwehr-Bearbeitung

6.6.1 Konzept-Beschreibung und -Begründung

In der Störungstheorie von Rogers (1959/2020) spielt der Begriff „Abwehr“ eine zentrale Rolle, und er unterscheidet mehrere Abwehrformen (Finke 2023). Die Abwehr dient danach dem Schutz des Selbstkonzeptes vor Erfahrungen bzw. einem Erleben (Gefühle, Bedürfnisse, Handlungsimpulse), die dieses Selbstkonzept infrage stellen würden. Dieser abwehrbedingte Schutz wird erkauft durch eine Inkongruenz zwischen Selbstkonzept und organismischem Erleben und damit eine Einschränkung der Selbstwahrnehmung. Ziel einer personzentrierten Therapie ist generell die Herstellung von Kongruenz, also die Auflösung von Inkongruenz durch Verminderung der Abwehr. Rogers hat allerdings den therapeutischen Umgang mit der Abwehr des Klienten kaum systematisch thematisiert. Denn er ging, wie er in der Beschreibung einer 7-stufigen Abwehrauflösung deutlich machte, davon aus, dass sich diese Auflösung durch die bedingungsfrei anerkennende, bejahende therapeutische Haltung allein ergibt (Rogers 1961/1973b). Wir wollen hier festhalten, dass diese Haltung in der Tat ein wichtiger Faktor bei der Abwehrauflösung ist. Der Therapeut nimmt hier insofern stellvertretend für den Klienten diese Haltung ein, als er hofft, dass sich der Klient mit dieser akzeptierenden Haltung identifiziert und auf dem Hintergrund einer so erreichten Selbstbejahung auch bisher verpönte Gefühle und Bedürfnisse anerkennen kann.

Dies ist auch der beste Weg, eine Auflösung der Abwehr zu erreichen. Denn man muss sich immer vergegenwärtigen, dass die Abwehr eine Schutzfunktion hat. Sie schützt vor der Gewahrwerdung belastender Gefühle und quälender Ambivalenzen, also Erlebensweisen, die die Funktionsfähigkeit einer Person bei der Erledigung von „Alltagsgeschäften“ erheblich einschränken können. Insofern ist so etwas wie Abwehr durchaus auch funktional. Erst wenn sie dysfunktional wird, z.B. indem die Selbstentwicklung deutlich eingeschränkt wird oder indem es aufgrund der Inkongruenz zur Ausbildung von psychischen oder somatischen Symptomen gekommen ist, ergibt sich eine klare Indikation für eine Abwehrbearbeitung. Auch in diesem Falle ist aber zu erwägen, ob die psychische Belastungsfähigkeit des Klienten groß genug ist, um ihm eine Abwehrauflösung zumuten zu können. Dies gilt besonders bei Klienten, die generell unter einer emotionalen Labilität, geringer Ambivalenztoleranz und mangelnder Impulskontrolle leiden. Hier ist die genannte Schutzfunktion der Abwehr besonders zu beachten.

Schon die Schüler von Rogers (Carkhuff/Berenson 1967; Carkhuff 1969) hatten sich auf der anwendungspraktischen Ebene mit dem Problem der Bearbeitung von Abwehr systematisch auseinandergesetzt und das therapietechnische Merkmal „Konfrontieren" konzipiert, mit dem Widersprüche in Äußerungen und Verhalten des Klienten angesprochen werden sollten. Diese Widersprüche sind meist abwehrbedingt und werden von dem Klienten oft als solche nicht wahrgenommen. Carkhuff (1969) hatte für dieses Behandlungsmerkmal eine 5-stufige Skala erstellt, um das Ausmaß einschätzen zu können, in welchem Therapeuten das Merkmal „Ansprechen von Widersprüchen" in der therapeutischen Situation verwirklichen. Auf den untersten beiden Stufen wird der Widerspruch gar nicht angesprochen, auf der mittleren nur indirekt und auf den obersten beiden Stufen wird er zurückhaltend bis sehr deutlich aufgegriffen. Auch in der deutschsprachigen personzentrierten Literatur wurde dieses Merkmal schon früh beschrieben (z.B. Minsel 1974; Tscheulin 1992), und Tscheulin (1992) hat die therapeutische Bedeutsamkeit dieses Behandlungsmerkmals auch in empirischen Studien nachweisen können.

Nicht auf alle Abwehrphänomene lässt sich das diesen zugrundeliegende Moment des inneren Widerspruchs in offensichtlich plausibler Weise anwenden. Hier wollen wir uns jedoch auf Phänomene, bei denen das möglich ist, beschränken. Die Widersprüche, die mittels des Konfrontierens angesprochen werden sollen, sind natürlich ein Spiegel der Inkongruenz, die ja einen Widerspruch zwischen Selbstkonzept und organismischem Erleben darstellt. Die Abwehr wendet sich also zum Schutz des Selbstkonzeptes gegen eine Anerkennung des organismischen Erlebens und damit gegen eine Auflösung der Inkongruenz. Insofern steht das Konfrontieren im Dienste der Auflösung von Abwehr und Inkongruenz.

Damit finden das Konfrontieren und die Abwehrbearbeitung ihre Begründung in der Störungstheorie von Rogers, aber nur bedingt in seiner Therapietheorie. Denn der genannte Widerspruch fällt zunächst nur dem Therapeuten auf, für den Klienten ist er typischerweise außerhalb des Gewahrseins. Also versteht der Therapeut bei der Abwehrbearbeitung aus seinem eigenen Bezugssystem und nicht aus dem des Klienten. Aber wir hatten ja schon gesehen, dass man

Rogers missverstehen würde, wollte man ihm unterstellen, dass er hier in dogmatischer Enge argumentieren würde. Wenn er sagt, dass der Therapeut dem Klienten gelegentlich auch im Verstehen voraus sein sollte (Rogers 1951/1973a), so bedeutet dies, dass der Therapeut hier aus seinem auch störungstheoretisch geprägten Bezugsrahmen versteht und insofern auch das Phänomen der Abwehr beachtet.

6.6.2 Formen der Widersprüchlichkeit und ihre Bearbeitung

Es gibt viele Formen von Widerspruch. Wenn im Folgenden einige idealtypische Formen herausgestellt werden, so sollen damit andere Formen, wie z. B. der logische Widerspruch zwischen zwei zeitlich nahe beieinander liegenden Aussagen oder der Widerspruch zwischen unterschiedlichen Selbstcharakterisierungen nicht ausgeschlossen sein. Jene Formen sollen aber ausgeschlossen sein, bei denen der Widerspruch völlig bewusst ist, denen also auch keine Inkongruenz zugrunde liegt. Die exakt symbolisierte und anerkannte Zwiespältigkeit ist keine Inkongruenz und gehört nach Rogers zur Komplexität einer Person (Rogers 1961/1973b). Dies wurde schon in Kap. 2.1 erörtert. Der im Folgenden dargestellte zweite Fall scheint zunächst dieser Form sehr nahezukommen, allerdings ist hier zu beachten, dass bei der Entscheidung der Klientin, einem bestimmten Bedürfnis zu folgen, das jeweils alternative Bedürfnis zeitweise völlig vom Gewahrsein ausgeschlossen zu sein scheint.

Das Ansprechen der Abwehr bzw. das *Konfrontieren* mit (selbst nicht wahrgenommenen) Widersprüchen ist für den Klienten belastend und der Tendenz nach beschämend, es bedeutet ja ein Infragestellen seines Selbstkonzeptes. Und das wiederum bedeutet, dass das *Konfrontieren* sehr taktvoll, behutsam und einfühlsam auch hinsichtlich des damit verbundenen beschämenden Moments zu vollziehen ist. Es ist dabei auch die emotionale Belastbarkeit des Klienten zu beachten, so dass ein Konfrontieren unterbleiben sollte, wenn der Klient sich etwa in einer Krisensituation oder einem anders bedingten fragilen Zustand befindet.

Bisher wurde von inhaltlichen Aspekten der Abwehrbearbeitung gesprochen und das bedeutete hier die Darstellung der verschiedenen inhaltlich definierten Formen eines Widerspruches. Hinsichtlich der formalen Aspekte der Abwehrbearbeitung gilt es wieder, verschiedene Stufen des Gewahrseins von Abwehr zu berücksichtigen. Als solche Stufen sind hier konzipiert das Erscheinungsbild, das Motiv und der eigentliche Gegenstand der Abwehr. Um ein behutsames Vorgehen bei der Konfrontation mit einem Widerspruch bzw. bei der Bearbeitung von Abwehr zu gewährleisten, wird also ein gestuftes Vorgehen vorgeschlagen. Dieser Vorschlag ist, wie die anderen Vorschläge zur Therapietechnik hier auch, nicht dogmatisch zu verstehen, sondern nur als eine Anregung zu einem nicht zu konfrontativen Vorgehen. Denn beim Konfrontieren mit Widersprüchen bzw. mit der ihnen zugrundeliegenden Abwehr ist oft eine gewisse Beschämung des Klienten nicht ganz zu vermeiden (da ja das Selbstkonzept infrage gestellt wird). Es gilt aber natürlich, diese Beschämung so gering wie möglich zu halten. Deshalb soll die Ansprache von Abwehr in mehreren Stufen erfolgen. Folgende inhaltliche Formen von Widerspruch sollen hier hinsichtlich der Weise ihres Ansprechens erörtert werden:

- Widerspruch zwischen sprachlichem und non-verbalem Ausdruck
- Widerspruch zwischen verschiedenen Bedürfnissen
- Widerspruch zwischen Redeverhalten und Therapie-Absicht

Widerspruch zwischen sprachlichem und non-verbalem Ausdruck

- Stufe 1 – Das Erscheinungsbild der Abwehr ansprechen: Ein Klient erzählt von einer heftigen Auseinandersetzung mit seiner Frau und hat dabei ein Lächeln auf dem Gesicht. Er versucht also, seine tatsächliche Betroffenheit „wegzulächeln“, also abzuwehren.

  T: Sie lächeln so, als ob Sie sehr viel Abstand zu Ihrem Ärger hätten.

- Stufe 2 – Das Motiv der Abwehr ansprechen: Die Abwehr zeigt sich in dem Bemühen, sich emotional als unberührbar und „über den Dingen stehend“ darzustellen. Das Motiv dieser abwehrbedingten Selbstdarstellung dürfte darin bestehen, sich in heroischer Männlichkeit als unverwundbar zu zeigen.

  T: Es ist Ihnen wichtig, sich durch diese Enttäuschung nicht unterkriegen zu lassen.

- Stufe 3 – Das abgewehrte Gefühl bzw. Bedürfnis ansprechen:

  T: Sie wünschen sich hier mehr Verständnis und Nachsicht von Ihrer Frau.

Der Klient fühlte sich durch die harsche Kritik und Trennungsdrohung seiner Frau tatsächlich sehr betroffen und verletzt. Der Therapeut spricht diese abgewehrten Gefühle aber nur sehr indirekt an, indem er die zur Kritik gegenläufigen Wünsche des Klienten erwähnt. Dadurch vermeidet er eine Beschämung und eine entsprechende Aktivierung erneuter Abwehr.

Widerspruch zwischen verschiedenen Bedürfnissen

Eine Klientin berichtet, dass sie sich bisher immer ihrem Mann total unterworfen habe, viel zu wenig Selbstbehauptung gezeigt habe. Die Klientin war aber nach kurzzeitigem Auszug aus der ehelichen Wohnung gerade wieder zu ihrem trinkenden und sie öfter schlagenden Mann zurückgekehrt.

- Stufe 1 – Das Erscheinungsbild der Abwehr ansprechen: Die Klientin proklamiert in ihrer Aussage das Bedürfnis nach Selbstbestimmung, sie wehrt das Bedürfnis nach Vertrautheit und Geborgenheit (bzw. Abhängigkeit) ab.

> T: Sie waren fest entschlossen, nur sich selbst zu vertrauen und ganz aus sich selbst zu leben.

- Stufe 2 – Das Motiv der Abwehr ansprechen: Durch das Proklamieren von Selbstbehauptung hat die Klientin das abgewehrt, was sie immer wieder zu ihrem Mann hinzieht und was ihre Selbstachtung untergräbt, ein Bedürfnis nach dem Erleben von Vertrautheit und Geborgenheit in der Nähe ihres Mannes.

> T: Dann spüren Sie wieder stark das Bedürfnis, sich nicht mehr demütigen und erniedrigen zu lassen.

- Stufe 3 – Das (zeitweise) abgewehrte Gefühl bzw. Bedürfnis ansprechen: Das Bedürfnis nach Selbstbehauptung und Selbstachtung steht im Widerspruch zum Bedürfnis nach Vertrautheit, einem Bedürfnis, das sie in dieser Phase weitgehend ausgeblendet hat. Das Motiv bzw. der Grund dieser Ausblendung ist eben das Bedürfnis nach Selbstachtung.

> T: Bei Ihrem Mann erleben Sie auch viel Vertrautheit, manchmal sogar Geborgenheit. Darauf mögen Sie noch nicht verzichten?

Der Therapeut „erinnert“ hier die Klientin an das abgewehrte, ausgeblendete Bedürfnis, aber so, dass er eine größere Beschämung zu vermeiden sucht, indem er dieses „verpönte“ Bedürfnis nicht abwertend, sondern anerkennend als „legitimes“ Bedürfnis anspricht. Weil man sich dessen nicht zu schämen braucht, kann man sich auch gelassen damit auseinandersetzen.

Widerspruch zwischen Redeverhalten und Therapie-Absicht

Im Erstgespräch hatte der Klient die Ziele, Aufgaben und das Muster von personzentrierten Therapiegesprächen und so etwas wie Selbstexploration als für ihn passend und stimmig erklärt. Er redet jetzt aber schon seit zwei Sitzungen pausenlos und weitschweifig über verschiedenste, scheinbar banale Alltagsereignisse.

- Stufe 1 – Das Erscheinungsbild der Abwehr ansprechen:

  T: Sie berichten über so unterschiedliche Begebenheiten, dass ich mich frage, was von dem, was Sie berichten, wirklich wichtig für Sie ist.

- Stufe 2 – Das Motiv der Abwehr andeuten:

  T: Über Ihre eigenen Vorsätze, Hoffnungen, Enttäuschungen und Zweifel zu sprechen, ist Ihnen vielleicht noch zu ungewohnt und schwierig.

- Stufe 3 – Das abgewehrte Gefühl oder Bedürfnis ansprechen:

  T: Sich intensiver mit sich selbst zu beschäftigen, ist Ihnen vielleicht mir gegenüber peinlich und irgendwie unheimlich.

Die hier jeweils aufgezeigten drei Stufen sollen die Behutsamkeit des Vorgehens sowie auch die jeweilige Zielsetzung deutlich machen. Im letzten Beispiel etwa glaubt der Therapeut, dass der Klient auch die Scham abwehrt, die er bei einer Konfrontation mit seinem organismischen Erleben empfinden würde. Dies versucht der Therapeut vorsichtig zu vermitteln, indem er nur von „vielleicht peinlich" spricht. Im konkreten Therapiegespräch wird man sich nicht immer pedantisch an die hier gezeigte Reihenfolge halten. Ein Aspekt der genannten Behutsamkeit kommt auch darin zum Ausdruck, dass der Therapeut auf Stufe 2 gewissermaßen aus der Perspektive des Selbstkonzeptes bzw. des Schutzbedürfnisses des Selbst formuliert. Er verbündet sich hier quasi mit dem Selbstkonzept des Klienten. Erst auf Stufe 3 formuliert er sehr vorsichtig quasi aus der Gegenposition, der Position des organismischen Erlebens.

Der genannte Widerspruch sollte selten direkt angesprochen werden im Sinne eines „einerseits wollen Sie dieses, andererseits jenes". Es ist meist weiterführender zunächst nur eine Seite des Widerspruchs zu thematisieren, um erst, wenn diese Position etwas bearbeitet ist, auf die andere Position zu fokussieren. Man könnte bei dem letzten Widerspruchsbeispiel einwenden, dass es hier um einen Widerspruch zwischen Klient und Therapeut geht, d. h. dass der Klient die Intention und das Verstehensangebot des Therapeuten abwehrt. Diese Form der Abwehr nennen die Analytiker bekanntlich „Widerstand“. Natürlich kann man die therapeutische Situation auch von dieser Seite her verstehen und im Kapitel über das Beziehungsklären wurde dieser Aspekt auch schon erörtert. Wenn man aber bedenkt, dass sich der Klient in der Regel mit der therapeutischen Situation und Intention sowie seiner damit verbundenen Aufgabe einer Selbstexploration einverstanden erklärt hat, dann ist der oben genannte Widerspruch auch als ein Selbstwiderspruch zwischen erklärter Absicht und faktischem Verhalten zu sehen, oder, vielleicht empathischer, zwischen dem Bedürfnis nach Selbstklärung bzw. Selbstexploration und der Angst davor. Das Ansprechen von Selbstwiderspruch und Abwehr wurde übrigens auch schon in Kap. 6.5 „Selbstöffnen“ thematisiert, besonders unter dem Titel „Konfrontation mit einer Beobachtung“. Hier versucht der Therapeut die erwähnte Behutsamkeit dadurch zu realisieren, dass er den Klienten nicht aus der Rolle des kühl-distanzierten Beobachters, sondern eher aus der eines besorgten Begleiters anspricht, der seine Sorge, seine Enttäuschung auch mitteilt.

7 Weiter- und Parallelentwicklungen zur Personzentrierten Psychotherapie

Hier sollen zwei therapeutische Richtungen vorgestellt werden, die unterschiedliche Bezüge zur PZT haben. Das Focusing wurde von dem ursprünglichen Mitarbeiter Rogers' E. Gendlin entwickelt, der von den drei therapeutischen Kernmerkmalen zwei in ihrer Bedeutung weitgehend beibehielt, aber das Merkmal Einfühlendes Verstehen sowohl hinsichtlich der Praxis wie der theoretischen Begründung modifizierte. Er wollte ein intensiveres Arbeiten auf der Ebene einer quasi vorprädikativen, vordiskursiven Sprache, d. h. auf einer Ebene noch nicht kategorisierender Begrifflichkeit möglich machen. Dies wollte er vor allem durch ein Fokussieren auf ein körpernahes Fühlen und Spüren erreichen.

Der Bezug der existenziellen Perspektive, für die die Existenzanalyse, die Logotherapie und die Daseinsanalyse Beispiele sind, zur PZT/GPT besteht in der ungefähr gleichen Gründungszeit und einer vergleichbaren Gründungsmotivation. Letztere bestand in einer Auseinandersetzung und Distanznahme zur frühen Psychoanalyse mit ihrem damals naturwissenschaftlich-biologistischen Grundverständnis, der sowohl die PZT wie die existenzielle Perspektive ein phänomenologisch-hermeneutisches Wissenschaftskonzept und auch ein entsprechend anderes Menschenbild entgegensetzte.

7.1 Focusing

Von Heinke Deloch

7.1.1 E.T. Gendlins Theorie der Persönlichkeitsentwicklung und therapeutischen Veränderung

Die Methode des Focusing wurde von dem Philosophen und Psychologen E.T. Gendlin in den 1960er Jahren als Ergebnis seiner Psychotherapieforschung an dem von Rogers geleiteten Beratungszentrum der University of Chicago entwickelt. Gendlin stellte sich die Frage, was genau beim therapeutischen Veränderungsprozess auf der Seite der Klientin geschieht. Er widmete sich damit speziell dem Prozess der Selbstexploration der Klientin.

Im Rahmen seiner Theorie der Persönlichkeitsentwicklung beschreibt Gendlin menschliche Entwicklung als einen Prozess, bei dem eine Person ausgehend von ihrem umfassenden, noch nicht kategorisierten Erleben einer Situation persönlich stimmige Bedeutungen entfaltet. Dies hat zur Folge, dass sie auf neue und differenziertere Weise sprechen, denken und handeln kann. Dieser Verstehens- und Artikulationsprozess bringt es zugleich mit sich, dass die Person ihre Situation auf neue, differenzierte Weise erlebt. Verstehen und Fühlen, Kognition und Emotion, sind in diesem Prozess eng miteinander verwoben: So spricht Gendlin von der „gefühlten Bedeutung" einer Situation („felt meaning", „felt sense") und dem als bedeutungsvoll gefühlten Körper. Damit wird im Focusing die auf Descartes zurückgehende Trennung zwischen einem rein physiologisch-materiellen Körper und einem sinnstiftenden, zum Vernunftgebrauch fähigen „immateriellen" Geist (oder einer Psyche) aufgehoben. Entsprechend beschreibt Gendlin die Persönlichkeitsentwicklung selbst als körperlich erlebbaren Prozess („Experiencing-Prozess", Gendlin 1964). In seinem später verfassten Grundlagenwerk zur Focusing-orientierten Psychotherapie beschreibt er das so: „Eine wirkliche Veränderung bedeutet eine Veränderung der konkreten körperlichen Art und Weise, in der Sie das Problem haben, und nicht nur eine neue Denkweise" (Gendlin 1998a, 22). Kommt es zu einem Veränderungsschritt, so erlebt die Klientin ein Gefühl der Erleichterung oder des Lösens körperlicher Anspannung (Gendlin 1968). Aus diesem Verständnis einer „körperlich fühlbaren" Persönlichkeitsveränderung hat Gendlin konkrete Vorgehensweisen und spezifische Instruktionen für die therapeutische Praxis abgeleitet (Gendlin 1998a; Kap. 7.1.3).

Das Prozess-Modell der Persönlichkeit

Gendlin entwirft seine Theorie der Persönlichkeitsentwicklung als Alternative zu dem von ihm so genannten „Unterdrückungsparadigma" oder auch „Inhaltsparadigma" der Persönlichkeit, das er in der Persönlichkeitstheorie von Sigmund Freud, aber auch beim frühen Carl Rogers vertreten sieht (Gendlin 1964; Ikemi 2005). Beide gehen davon aus, dass Persönlichkeitsveränderung mit einer Bewusstwerdung verleugneter oder verzerrter Erfahrungen zu tun habe. So betrachtet es Rogers als Ziel der Therapie, von den Klientinnen „abgewehrte" – und damit unbewusste – Erfahrungen durch empathisches Verstehen „exakt zu symbolisieren" und damit in das Selbstbild zu integrieren (Rogers 1959; Kap. 2). Gendlin kritisiert daran die Vorstellung, die menschliche Persönlichkeit bestehe aus bestimmten klar umrissenen, „definierten" Inhalten (z. B. ganz bestimmten Erfahrungen, Bedürfnissen, Trieben, Wünschen), die entweder bewusst oder unbewusst seien (Gendlin 1964; 1998a). Dabei nimmt er Ludwig Wittgensteins Mentalismuskritik auf, die sich gegen die Annahme wendet, dass unseren seelischen oder psychologischen Begriffen „innere Gegenstände" entsprächen (Wittgenstein 1984). Während es Wittgenstein um die Frage geht, anhand welcher Kriterien wir uns selbst oder anderen Personen seelische Zustände (z. B. Gefühle) zuschreiben können, beschäftigt Gendlin die Wechselwirkung zwischen sprachlicher Zuschreibung und seelischer Befindlichkeit. So versucht Gendlin zu beschreiben, was geschieht, wenn Menschen über ihr Erleben sprechen – etwa wenn Sie beim Paraphrasieren unterschiedliche Bedeutungen ausloten (Kap. 5.3.1) – und wie dieses Sprechen „über" Seelisches genau verstanden werden kann.

In seiner Persönlichkeitstheorie möchte Gendlin also den Prozess der Selbsterkundung und die damit verbundene Veränderung der Persönlichkeit noch genauer fassbar machen: Bereits in seiner frühen philosophischen Arbeit entwickelt er, gestützt auf die Phänomenologie Husserls und die Hermeneutik Diltheys, ein alternatives Paradigma menschlichen Erlebens („experiencing"; Gendlin 1962). Demnach ist unser Erleben weitaus differenzierter als die gebräuchlichen sprachlichen Kategorien, die uns zur Verfügung stehen, um darüber zu sprechen. So gebe es in jedem Erleben etwas „Überschießendes" („excess"), das nicht vollständig ausdrückbar, aber als implizite Bedeutung spürbar/erlebbar sei: „Unser körperliches Empfinden von Situationen ist ein konkret gespürter Interaktionsprozess, der immer über unsere Kultur, Geschichte und Sprache hinaus geht" (Gendlin 2003, 1f., Übers. HD). Zwar spielen sprachliche und kulturelle Unterscheidungen in unser Erleben hinein, aber sie legen es nicht fest. Vielmehr verändert sich unser Erleben auf sehr präzise Weise, wenn wir es in Worte fassen. Gendlin begreift deshalb das Erleben selbst als eine Art „reagierende oder antwortende Ordnung" („responsive order"; Gendlin 2004, 128). Aus diesem Grund verwirft er den Gedanken, Erlebensinhalte bestünden aus isoliert abgespeicherten, statischen Erfahrungen oder Eindrücken in unserem (Unter-)Bewusstsein und ersetzt das Inhaltsmodell durch ein „Prozess-Modell". In diesem Modell wird menschliches Erleben nicht als von der Welt getrennter „innerer" Vorgang verstanden, der sich auf einen ebensolchen „inneren" Bewusstseinsinhalt bezieht. Vielmehr betrachtet Gendlin den Erlebensprozess selbst als Zusammenspiel eines körperlichen Empfindens mit konkreten Ereignissen in der Welt (z. B. sprachlichen Äußerungen, Handlungen, sonstigen Geschehnissen; Gendlin 1964). Damit gibt er den Dualismus zwischen „inneren" (psychischen) und „äußeren" (körperlich-materiellen) Zuständen oder Vorgängen auf: Menschliches Erleben findet demnach nicht abgeschottet von der „äußeren" Welt „in" einer Person statt, sondern besteht in einem unmittelbaren Zusammenwirken von Körper und Umwelt: „Wir erfahren die Welt nicht in erster Linie durch unsere fünf Sinne, sondern viel grundlegender dadurch, daß der Körper sich selbst spürt, weil der Körper Interaktion mit seiner Umwelt ist" (Gendlin 1994, 3). Die Interaktion zwischen Körper und Umwelt versteht Gendlin als unvermittelt: „Indem wir uns selbst körperlich spüren, spüren wir auch unsere Umgebung und unsere zwischenmenschlichen Situationen" (Gendlin 2003, 2, Übers. HD). Gendlin knüpft hier an Heidegger an und teilt dessen Auffassung, dass Erleben immer zugleich ein „In-der-Welt-Sein" ist (Gendlin 2016b, 61). Dabei verkörpern wir einerseits unsere Umgebung, zugleich aber auch unsere Gedanken und Gefühle, die wir dazu entwickeln: „Die menschliche Körperlichkeit ist durch und durch die einer geistig-seelischen Person" (Gendlin 2000, 112, Übers. HD).

Das Prinzip „Interaction first"

In seinem philosophischen Grundlagenwerk „Ein Prozess-Modell" (Gendlin 2016a) entwirft Gendlin ein Modell von Lebensprozessen, das alternativ zu atomistisch-materialistischen sowie dualistischen Modellen konzipiert ist. So werde die Betrachtung von Körpern und ihrer Umwelt als voneinander getrennte Gegenstände zwar durch unsere substantivischen Sprachformen nahegelegt, sie sei jedoch nur für bestimmte – etwa naturwissenschaftlich-technische – Zwecke hilfreich. Um das Verhalten lebendiger Organismen zu verstehen, sei diese Betrachtungsweise nur bedingt geeignet. Stattdessen schlägt Gendlin vor, Körper-Umwelt-Interaktionen als grundlegend zu betrachten:

„Unsere Wahrnehmung lässt uns annehmen, es gäbe eine Trennung zwischen Organismus und Umwelt. Aber Organismus und Umwelt sind notwendigerweise immer eine einzige Interaktion" (Gendlin 2012, 1, Übers. HD).

„Ich verstehe den Körper primär als Umwelt-Interaktion, noch bevor er Strukturen bildet und bevor er in Einheiten unterteilt und definiert wird" (Gendlin 2016b, 61, Übers. HD).

Gendlin entwickelt dafür auch neue Zeitbegriffe. So zeichnen sich Interaktionsprozesse durch Gleichzeitigkeit und nicht durch kausale und zeitliche Abfolgen aus (Gendlin 2016).

Aufgrund unserer fortlaufenden Interaktion mit der Umwelt können wir angesichts konkreter Situationen so etwas wie einen körperlichen Gesamteindruck, ein umfassenderes Körpergefühl empfinden. Dieses umfassendere Körpergefühl ist sprachlich nicht kategorisiert, dennoch erleben wir es als „implizit" bedeutungsvoll, präzise, wohl geordnet, nicht chaotisch. Gendlin spricht auch von einer impliziten „Körper-Weisheit", die als „verwickelter" und komplexer, zugleich aber auch als präziser zu betrachten ist als unser sprachlich verfasstes, rationales „explizites" Wissen. Mit dem „umfassenden Körpergefühl" („felt sense") möchte Gendlin keine neue „ontologische" Entität einführen, wie es ihm von manchen Autoren unterstellt wird (Purton 2014, 223): vielmehr ist der „Felt Sense" als ein umfassendes Erleben zu verstehen, das sich einstellt, wenn wir angesichts einer bestimmten Lebenssituation die Aufmerksamkeit auf unser körperliches Empfinden richten. Damit wäre er als ein spezifischer Aspekt der von uns gespürten Mensch/Körper-Umwelt-Interaktion zu verstehen und nicht als separat davon identifizierbarer Zustand (Gendlin 1998a). Aufgrund der fortlaufenden Interaktionen mit der Umwelt ist das implizite Körperwissen nicht statisch, sondern es verändert sich fortlaufend und differenziert sich immer weiter aus. Damit dient es zugleich als unerschöpfliche Quelle neuer Symbolisierungen und Unterscheidungen und bildet den zentralen Ausgangspunkt für unsere Persönlichkeitsveränderung. Die Fähigkeit, auf dieses umfassende Körpererleben Bezug zu nehmen, betrachtet Gendlin als Grundlage für menschliche Veränderung und Kreativität. Damit wird das implizite Erleben zugleich zum Richtungsweiser des therapeutischen Prozesses (Ikemi 2005; Gendlin 1968).

Der Erlebensprozess als Kern der Persönlichkeitsentwicklung

Menschen können auf ihre implizite, körperliche Wissensquelle bewusst und ganz direkt zugreifen, indem sie ihre Aufmerksamkeit auf ihr körperliches Erleben einer konkreten Situation richten. Das körperliche Erleben wird dann zum konkret erlebten Bezugspunkt und als bedeutungsvolles Körpererleben, „felt sense", fassbar. So können wir für unseren Widerwillen, etwas Bestimmtes zu tun, meist unterschiedliche Argumente und Erfahrungen anführen. Daneben können wir jedoch das, was uns widerstrebt, auch ganz unmittelbar körperlich als ein deutlich spürbares „etwas" fühlen, und zwar selbst dann, wenn wir noch gar keine Gründe anführen können oder keine Worte für damit verbundene Erfahrungen haben. Zur Veränderung kommt es Gendlin zufolge genau dann, wenn aus einem solchen noch nicht kategorisierten körperlich-bedeutungsvollen Fühlen ein Ausdruck, eine „Symbolisierung" – z. B. eine sprachliche Formulierung, eine Handlung, Geste oder Bewegung, ein musikalischer

Ausdruck oder auch eine therapeutische Antwort – hervorgeht, die das Fühlen selbst „fortsetzt", d.h. weiterentwickelt, differenzierter werden lässt („carrying forward", „occurring"; Gendlin 1964, 23). Indem wir aus dem impliziten Erleben heraus handeln oder sprechen, entstehen neue, feinere, differenziertere Bedeutungen. Der auf diese Weise gefundene Ausdruck wirkt zurück auf das implizite Erleben und verändert dieses wiederum (Gendlin 1968; Gendlin 1964). Dabei können neue, relevante Aspekte auftauchen oder das Gefühl selbst kann klarer werden (Gendlin 1968). Zugleich ist jeder dieser Schritte auch körperlich als Lösen von Anspannung spürbar („felt shift"). Gendlin nennt diesen kontinuierlichen Prozess körperlich-bedeutungsvollen Fühlens und Symbolisierens den „Experiencing-Prozess" (1968, 4). Die enge Verschränkung von Fühlen und Symbolisieren (Handeln, Sprechen, Denken) macht deutlich, inwiefern sich dieser Prozess von anderen Achtsamkeitsmethoden oder auch von der Meditation unterscheidet:

> *„Wir suchen die gesamte Empfindung dessen, was im Moment (oder in einer gegebenen Beziehung) nicht in Ordnung ist. Das unterscheidet sich deutlich von dem üblichen Meditationszustand, in dem die innere Aktivität insgesamt ruht" (Gendlin 1998a, 110).*

Im Rahmen seiner Therapieforschung stellte Gendlin fest, dass Klientinnen, deren Therapie erfolgreich verlief, von sich aus auf ihr umfassendes körperlich-sinnhaftes Fühlen Bezug nahmen („to focus on ongoing experiencing"; Gendlin 1998a, 12). In weniger erfolgreichen Therapien fehlte dieser Erlebensbezug der Klientinnen. So ließ sich bereits in den ersten Therapiestunden einschätzen, ob ein Therapieerfolg wahrscheinlich war (Hendricks 1986). Um auch „erlebensferne", sich stark an ihren Bezugspersonen orientierende Klientinnen in ihrem Erlebensbezug zu fördern, formulierte Gendlin bestimmte idealtypische Focusing-Schritte (Kap. 7.1.2). Um einschätzen zu können, ob eine Klientin eher erlebensnah oder erlebensfern mit ihren Themen umgeht, entwickelten Gendlin und Kollegen die Experiencing-Skala – eine 9-stufige Skala, die unterschiedliche Stufen der Erlebensnähe und -ferne beschreibt (Gendlin et al. 1969).

„Felt Sense" und Gefühle

Das implizite körperliche Erleben („felt sense") wird im Focusing vom Erleben spezifischer, d.h. begrifflich bereits explizit benannter Gefühle klar unterschieden. Letztere sind in ihrer Bedeutung kulturell festgelegt und mit bestimmten Situationen verbunden; deshalb können wir in der Regel auch leicht feststellen, welche Gefühle wir oder andere Personen gerade haben (Gendlin 1998a). Allerdings gibt es Situationen, in denen wir uns bestimmte Gefühle wie z. B. Scham oder Angst, nicht bewusst machen. In der Gesprächspsychotherapie hat das Verbalisieren von Gefühlen durch die Therapeutin daher eine wichtige Funktion. Das implizite Körpererleben kann nicht auf gleiche Weise identifiziert werden. Zwar kann es im Zusammenhang mit einem uns bekannten Gefühl stehen, jedoch erleben wir es als komplexer und subtiler:

> *„Die direkte Empfindung der impliziten Quelle ist zu Anfang immer unklar: vage, verschwommen, nicht als ausgeprägte Emotion oder vertrautes Gefühl erkennbar" (Gendlin 1998a, 34).*

Vielmehr erleben wir eine „unklare Empfindung" oder ein „unklares Etwas", das zwar unmittelbar spürbar ist, ohne eindeutig benennbar zu sein (Gendlin 1998a, 78f.). Gendlin verwendet dafür manchmal auch das Bild von einem inneren Ort: Wenn wir sehr traurig sind, können wir die Aufmerksamkeit nach innen richten und einen „Ort der Tränen" finden (Gendlin 1998a, 33); wenn wir sehr wütend sind, können wir etwas Subtileres hinter/unter der Wut finden, von wo aus die Wut aufsteigt (Gendlin 1984a). Doch nicht nur beim Empfinden starker Gefühle, auch dann, wenn wir uns beispielsweise in einem Alltagsgespräch befinden, können wir innehalten, um den „Ort" zu spüren, auf den wir hinauswollen, den Ort „von dem aus wir sprechen" (Gendlin 1998a, 34). Es handelt sich beim impliziten Erleben also um eine spürbare, bedeutsame Reaktion an der Grenze zwischen Bewusstem und Unbewusstem, die vielschichtiger ist als eine konkrete Emotion und unsere sprachlichen Kategorien (Gendlin 1998a): „Diese Empfindung ist immer weit umfassender als das, was man mit Worten sagt [...] Das meine ich mit ‚dem Impliziten'" (Gendlin 1998a, 34).

Das Erleben eines „Felt Sense" hat sowohl emotionale, als auch kognitive Aspekte: Es ist immer auf eine Situation, ein Thema ausgerichtet; d. h. es umfasst sowohl die körperlich-seelische Befindlichkeit, als auch Gedanken zu dieser Situation – beide sind in diesem Erleben miteinander verwoben. Im Focusing wird deshalb die Gegenüberstellung von Fühlen und Denken aufgehoben; vielmehr geht es um ein „Fühlen im Denken" und „Denken im Fühlen".

Strukturbindung

Veränderung in der Psychotherapie findet in Lebenssituationen statt, in denen der Experiencing-Prozess unterbrochen ist („stopped process"). Klientinnen fehlt dann die Fähigkeit, ein umfassenderes implizites Erleben zu bilden: sie sind in einer eingeengten Sicht- und Erlebensweise stecken geblieben und können nicht differenziert auf Situationen reagieren. Der nächste Schritt, die erforderliche Symbolisierung, die auch ihr Erleben vorantragen würde, bleibt aus. Stattdessen ist ihr Erleben und Handeln in sich wiederholenden Mustern gefangen, z. B. fühlen sie sich von anderen Menschen immer enttäuscht oder von ihren Arbeitsaufgaben immer überfordert. Alles, was die Klientinnen in einer solchen Lebenssituation tun, führt dazu, dass sie sich immer weiter festfahren: ihre Gedanken und Gefühle und auch ihre Lösungsversuche sind Teil dieser „Strukturbindung" (Cornell 2013; Gendlin 1964/1978). Diese Art des Erlebens wird auch als „eingefroren" („frozen wholes") oder „strukturgebunden" („structure-bound") bezeichnet (Gendlin 1964, 22). Nicht immer gelingt es Menschen, diese festgefahrenen Situationen alleine zu überwinden. Beispiele für Strukturbindungen sind:

- Rationalisieren, Analysieren, Erklären
- innere Unruhe, Sich-Getrieben-Fühlen
- Stress, Überlastung, das Leben als „ständig zu viel" erleben
- Selbstkritik, Selbstentwertung: „Innerer Kritiker"
- starke Unsicherheit, Selbstzweifel, Ambivalenz-Erleben verbunden mit Entscheidungsunfähigkeit
- überwältigende Gefühle (z. B. Wut, Enttäuschung, Angst, Ohnmacht)

In der Psychotherapie besteht Gendlin zufolge die Gefahr, in zwei unterschiedliche Sackgassen zu geraten, wo sich Erleben auf „strukturgebundene Weise" wiederholt und daher kein Erlebensprozess stattfinden kann. Die eine Sackgasse besteht darin, dass Therapeutinnen oder Klientinnen das Besprochene interpretieren und entsprechend der von ihnen zugrunde gelegten therapeutischen Konzepte oder ihres „gesunden Menschenverstands" logische Schlussfolgerungen ziehen, ohne sich dabei auf das gegenwärtige Erleben der Klientinnen zu beziehen. Die zweite Sackgasse besteht darin, dass zwar Gefühle thematisiert und erlebt werden, jedoch auf eine „unveränderliche", sich bloß wiederholende Weise. Dies bedeutet, dass Klientinnen dieselbe Wut, Angst oder Hoffnungslosigkeit immer wieder aufs Neue verspüren, ohne dass sich an ihrem Erleben der Situation irgendetwas weiterentwickelt (Gendlin 1998a). Die Aufgabe einer Focusing-Psychotherapeutin besteht darin, die Klientin dabei zu unterstützen, sich von der „alten Information", d. h. denjenigen Aspekten, die ihr an ihrem Problem bereits klar und bekannt sind, abzuwenden und sich dem zuzuwenden, „was [sie] unklar hinter und unter den klaren Gefühlen spürt" (Gendlin 1998a, 46; Geiser/Moore 2014). Die „Lösung" der Strukturbindung besteht darin, dass die Klientin ihren Weg zurück zum vielfältigen und differenzierten Erleben ihrer Situation findet. Für die unterschiedlichen Strukturbindungen sind im Rahmen der Focusing-orientierten Psychotherapie differenzierte Vorgehensweisen entwickelt worden (Kap. 7.1.3).

7.1.2 Focusing: Der Weg der Veränderung

Die Fähigkeit, sich des umfassenden körperlichen Erlebens einer Situation gewahr zu werden, dient nicht nur der Persönlichkeitsentwicklung, sondern spielt auch in sonstigen kreativen Prozessen eine wichtige Rolle. Gendlin betrachtete Focusing daher nicht nur als hilfreiche Methode für die Psychotherapie, sondern auch für alltägliche Klärungssituationen im Sinne einer Hilfe zur Selbsthilfe. Aus diesem Grund wollte er die Focusing-Schritte der Allgemeinheit zur Verfügung stellen und nicht nur innerhalb der Psychotherapie in Verwendung wissen. Er ging sogar noch weiter und forderte Psychotherapeutinnen, die mit Focusing arbeiten, dazu auf, ihre Vorgehensweise innerhalb der Psychotherapie gegenüber ihren Klientinnen transparent zu machen, sodass diese so gut wie möglich in die Lage versetzt würden, sich auch selbst zu helfen (Gendlin 1984a). Seine Studierenden griffen diesen emanzipatorischen Gedanken auf und entwickelten mit den Changes-Gruppen ein Format, das auch Personen ohne therapeutische Vorkenntnisse niederschwellig zum Erlernen des Focusing einlädt (Gendlin 1984a).

Die Focusing-Schritte

Die 1978 von Gendlin veröffentlichten Focusing-Schritte dienen dazu, den Focusing-Prozess zu vermitteln bzw. durch Ausprobieren selbst zu erlernen (Gendlin 1998a; 1964/1978). Der Focusing-Prozess sollte nicht mit diesen „Lern-Schritten“ verwechselt werden. Sobald Lernende die Schritte verinnerlicht haben, werden sie diese auch nicht mehr unbedingt in der gegebenen Abfolge durchlaufen. Außerdem werden sie den Prozess nicht mehr als in „einzelne Schritte“ gegliedert empfinden. So wird der Focusing-Prozess von erfahrenen Praktizierenden als fließend erlebt, wobei sich manche Schritte öfter wiederholen können; ebenso kann es sein, dass in einem Prozess nicht alle Schritte durchlaufen werden. Dabei ist der Focusing-Prozess für das Entstehen und Empfinden des „Felt Sense“ selbst gewissermaßen konstitutiv: So stellt sich ein umfassenderes Körpergefühl zu einer bestimmten Situation in der Regeln erst dann ein, wenn wir innehalten, uns von den bekannten „Oberflächengefühlen“ innerlich distanzieren und unsere Aufmerksamkeit auf unser umfassenderes Körpererleben richten (Schritt 1 des Focusing).

Im Folgenden werden die von Gendlin formulierten Schritte dargestellt (Gendlin 1998a). Die Beispiele aus einer Therapiestunde (Kap. 7.1.3) veranschaulichen, wie die Prozess-Schritte in einem Therapiegespräch verwirklicht werden können.

1. **Freiraum Schaffen**: *Fühle ich mich heute rundum wohl? Was plagt mich?* Alle Probleme oder Themen, die aktuell da sind, ins Bewusstsein kommen lassen, nicht nachgrübeln, sondern aus gutem Abstand darauf schauen, so dass man innerlich zur Ruhe kommt.
2. **Einen „Felt Sense" kommen lassen:** *Welches Problem fühlt sich am schlechtesten an/ist besonders drängend für mich? In welcher Situation habe ich dieses Problem zuletzt erlebt? Wie fühlt sich dieses ganze Problem jetzt an?* Die Entscheidung für ein Problem nicht rational treffen; darauf achten, welches Problem sich besonders „schwer" anfühlt; sich Zeit lassen und auf das Körpergefühl achten, das sich zu dem Thema einstellt.
3. **Den „Felt Sense" beschreiben: einen Griff finden:** *Welche Beschreibung/was für ein Bild passt zu meinem Körpergefühl?* Ein Eigenschaftswort oder einen bildhaften Ausdruck finden, der dieses Körpergefühl gut beschreibt, z.B. „zittrig", „zäh", „drückend", „ohnmächtig", „überschäumend", „eingemauert", „von dickem Fell bedeckt", „ein schwerer nasser Sack".
4. **Abgleichen (engl. Resonating/mitschwingen)**: *Passt das Wort/Bild zu meinem Gefühl? Löst dieses Wort etwas von meiner körperlichen Anspannung in Bezug auf das Thema? Trifft es spürbar etwas von dem, um das es mir wirklich geht?* Prüfen, ob das gefundene Wort/Bild zu dem Körpergefühl passt, dabei vor allem auch auf Gefühle der Erleichterung und des Lösens von Anspannung achten; wenn dies nicht eintritt, weitere Worte/Symbole kommen lassen. Manchmal sind die Beschreibungen zu eng, es ist dann hilfreich, das noch nicht Ausdrückbare festzuhalten, etwa indem man sagt „eine Art von Fell", „so was wie drückend", „irgendwie zittrig".
5. **Fragen**: *Was an dem ganzen Problem macht mich so … (hier das Griff-Wort einsetzen, z.B. „zittrig")? Was ist der Kern von dem Ganzen? Was hat das Körpergefühl zu sagen? Was ist das Schlimmste daran? Was bräuchte es, damit ich mich wohl fühle? Was braucht das Körpergefühl?* Die Fragen „an den Körper" stellen; Antworten, die schnell kommen und die bereits bekannt sind, zurück stellen und die Antwort eher aus dem umfassenden körperlichen Erleben heraus kommen lassen.
6. **Annehmen, schützen**: *Was möchte ich besonders bewahren/schützen? Wie habe ich dies gefunden – welchen Weg bin ich gegangen – was war hilfreich dabei für mich? Wie kann ich zu einem guten Abschluss kommen?* Auch kleine Veränderungen im Erleben und Entlastungsgefühle beachten. Alles, was „intuitiv" und

körperlich erlebt wird sowie ungewöhnliche, vielleicht schwer verständliche Impulse und Gedanken vor einer vorschnellen Entwertung oder einer Rationalisierung schützen.

Voraussetzung für Focusing-Prozesse: Desidentifikation und innerer Freiraum

Um einen Focusing-Prozess erleben zu können, müssen Klientinnen lernen, ihre gewohnte Art zu denken, zu erleben und zu handeln zu unterbrechen („to pause", Cornell 2013, 20). Sie erfahren dabei, was es bedeutet, einen „inneren Abstand" zu ihrem üblichen Problemerleben herzustellen (Gendlin 1998b, 94). Ann Weiser Cornell nennt diesen Zustand auch „Self-in-Presence" (Cornell 2013). Ein solcher Abstand ist gegeben, wenn Klientinnen ihr Problem betrachten können, ohne darüber auf die gewohnte Weise nachzugrübeln oder stets in den gleichen Gefühlen zu versinken. Cornell verwendet dafür das Bild von einem See, an dessen Rand man sich setzt und den man betrachtet, ohne jedoch hineinzuspringen. Sich in einen solchen Zustand der interessierten Selbstbeobachtung zu begeben, ist Ziel des ersten Focusing-Schrittes (Freiraum-Schaffen; Gendlin 1998b). Diese Vorgehensweise erfordert zugleich das Einnehmen einer akzeptierenden Haltung in Bezug auf die eigenen noch ungelösten Anliegen. So können wir nur dann aus den wohlbekannten „schlechten" Gefühlen, die mit einem Problem verbunden sind, „herausgehen", wenn wir uns erlauben können, uns trotz des vorhandenen Problems wohl oder zumindest besser zu fühlen (Gendlin 1998b, 94). Gendlin verdeutlicht dies anhand des Bildes von einem schweren Rucksack voller schlechter Gefühle, den wir normalerweise permanent schultern. Beim Focusing erlauben wir uns, ihn abzusetzen (Gendlin 1998b).

Die Focusing-Haltung

Um einen Focusing-Prozess erleben zu können, ist eine besondere Form der Selbst-Aufmerksamkeit und Selbst-Akzeptanz erforderlich. Diese Haltung wird auch als „Focusing-Haltung" bezeichnet (Cornell 1997). Im Vordergrund steht dabei ein achtsames, nicht bewertendes Registrieren und Ernstnehmen jeglicher Erlebensinhalte, derer sich eine Person in einem gewissen Augenblick gewahr wird. Cornell spricht auch von einer „radical acceptance of everything" (Cornell 2013). Hier ergibt sich eine Analogie zur bedingungsfreien positiven Beachtung in der Personzentrierten Psychotherapie, wobei es zunächst ganz unmittelbar um die Beziehung der Klientin zu sich selbst geht. Die Klientin selbst begegnet ihrem eigenen Erleben mit bedingungsfreier positiver Beachtung (Gendlin 1984b). Ziel ist dabei einerseits, nicht nur deutlich wahrnehmbare Gefühlsqualitäten wie Ärger und Begeisterung oder Empfindungen von Hitze oder Kälte, Hunger oder Durst wahrzunehmen, sondern auch die im Veränderungsprozess wirksamen „leiseren" und undeutlicheren Erlebensinhalte, die wir nicht sofort durch sprachliche Zuordnungen „etikettieren" können.

Das Einnehmen der Focusing-Haltung soll dabei unterstützen, eine förderliche Beziehung zu sich selbst und zu allen Erlebensanteilen aufzunehmen, ohne manche Erlebensanteile auszublenden oder sich mit anderen zu identifizieren. Ebenso soll diese Haltung ein vorschnelles Rationalisieren oder Analysieren verhindern. Die Haltungen werden im Focusing über längere Zeit immer wieder eingeübt; es reicht nicht, sie einzufordern oder transparent zu machen. Deshalb ist es wichtig zu betonen, dass sich die „radikale Akzeptanz" auch auf all unsere Verhaltens- und Erlebensweisen bezieht, die der Focusing-Haltung im Wege stehen und uns daran hindern, diese Haltung einzunehmen. Denn üblicherweise gehen wir mit uns eher um wie ein „strenger Therapeut, der es besser weiß" (Preston 2014, 100). Diese Gewohnheit werden wir nicht einfach durch den Vorsatz der Selbstempathie ablegen.

Am leichtesten wird die Focusing-Haltung erlernt, indem eine Focusing-Begleiterin oder Psychotherapeutin diese Haltungen gegenüber der Klientin und ihrem impliziten Erleben einnimmt (Gendlin 1998b, 101; Cornell 2013, 21: „inner empathy"). Wenn die Begleiterin diese Haltung gegenüber der Klientin realisiert, kann diese sich selbst auch eher empathisch und „ahnungslos" begegnen (vgl. Kap. 3.2.4). Diese Funktion der Therapeutin als Vorbild für den achtsamen, wohlwollenden Umgang der Klientin mit sich selbst ist aus der Personzentrierten Psychotherapie bekannt (Kap. 3.2.4). Bei einer Focusing-orientierten Vorgehensweise kommt hinzu, dass diese Haltung gegenüber der Klientin explizit erwähnt und zum Ausprobieren im Umgang mit sich selbst empfohlen wird. Gendlin verdeutlicht die besondere, achtsame Beziehung zu sich selbst, indem er betont, es gehe darum, der „Person da drinnen" oder dem „Klienten in uns" zu begegnen: „Der Felt Sense ist der Klient in uns" (Gendlin 1984b, 83).

Die Focusing-Haltung

- **wohlwollend und fürsorglich:** für körperliches Wohlbefinden (z.B. Wärme, Ruhe) sorgen; auf eigene Grenzen und Erschöpfung achten
- **selbst-empathisch, wertschätzend:** sich selbst freundlich, interessiert und aufmerksam zuhören
- **sich innerlich Raum verschaffend:** auf guten inneren Abstand zu allen Erlebensinhalten achten, sich auch körperlich eine Pause gönnen; sich die Erlaubnis geben, sich trotz vorhandener Probleme wohl zu fühlen
- **annehmend:** alle Erlebensinhalte anerkennen; innerlich „hallo" sagen
- **ahnungslos:** alle Erlebensinhalte unvoreingenommen zur Kenntnis nehmen, Nicht-Wissen gegenüber dem eigenen Erleben praktizieren
- **geduldig, sich Zeit nehmend:** auf schnelle Antworten verzichten; Bereitschaft, auf neue, „leisere" Gedanken und Empfindungen zu warten
- **sich auf den Körper einlassend:** Körpergefühle, Bilder, Worte kommen lassen; Bereitschaft, auch Unlogisches ernst zu nehmen; auf körperliches Lösen von Spannung („frische Luft") achten
- **sich schützend:** Selbstbeschimpfungen und Vorwürfe bewusst wahrnehmen, genauer verstehen und in inneren Abstand bringen

7.1.3 Focusing-orientierte Beratung und Therapie

Die therapeutische Beziehung

Auch die therapeutische Beziehung begreift Gendlin im Sinne des Prinzips der „interaction first": „Die erlebte Beziehung ist körperlich und konkret; sie ist nicht nur einfach das, was über die Beziehung gesagt wird" (Gendlin 1998a, 438). Diese konkrete, spürbare interpersonale Interaktion beeinflusst alles, was sonst noch in der Therapie geschieht und gesagt wird, deshalb ist sie „der allerwichtigste Therapieweg" (Gendlin 1998a, 436). Aus der Interaktion von Therapeutin und Klientin ergibt sich auch die Wirksamkeit des therapeutischen Vorgehens, denn sie sorgt ab dem ersten Moment der Begegnung für eine Veränderung im Erleben:

> *„Das Erleben des Klienten reagiert auf die Interaktion und ist in der Begegnung mit dem Therapeuten bereits anders als zuvor. […] Aus diesem veränderten Erleben ergeben sich die Lösungen seiner Probleme. Unsere Gesten und unsere Haltung, schon die Tatsache, dass er mit uns spricht, das unterschiedliche Erleben, das er jeden Moment in uns bewirkt – all das interagiert ganz konkret mit dem, was in ihm arbeitet, mit seinem impliziten Erleben" (Gendlin 1964, 26, Übers. HD).*

Zentral für die Interaktion ist dabei, welche Auffassung Klientin und Therapeutin von Autorität haben: in der Focusing-orientierten Therapie steht dem Prozess der Klientin Autorität zu (Gendlin 1964). Wird diese Auffassung nicht von beiden geteilt, so kann es geschehen, dass eine Interaktion entsteht, die die Autorität des Prozesses der Klientin unterläuft: eine ängstliche Klientin kann dann beispielsweise einen Vorschlag, sich etwas Zeit zu nehmen oder vorhandene Empfindungen freundlich anzuschauen, als Instruktion, der sie folgen muss oder wie sie sich fühlen soll, verstehen. Gendlin nennt diese Interaktion „Dem-Klienten-wird-Gesagt". Diese Interaktion, die uns aus der Kindheit wohl bekannt ist, und die darin besteht, dass „jemand für den Klienten die Realität definiert und vom Klienten erwartet wird, dass er zuhört", sollte in der Psychotherapie möglichst nicht vorkommen (Gendlin 1998a, 439). Damit greift Gendlin Rogers' Grundgedanken einer Klientenzentrierten Therapie im Unterschied zu einer Therapeutenzentrierten Therapie auf (Kap. 1.1). Letztere kann man daran erkennen, dass Klientinnen sich anstrengen müssen, der Therapeutin zuzuhören, dass sie ihre eigenen Gefühle, Bewertungen und Eindrücke weniger ernst nehmen oder höflich versuchen, es der Therapeutin recht zu machen.

Eine zentrale Aufgabe der Therapeutin besteht deshalb darin, eine Focusing-Haltung gegenüber dem Erleben der Klientin einzunehmen und allem, was im Erleben der Klientin auftaucht, mit Interesse zu begegnen – auch dann, wenn es beispielsweise mit der Ablehnung einer Äußerung der Psychotherapeutin verbunden ist. Die Arbeit mit dem gegenwärtigen Erleben der Klientin erfordert also einen geschützten, gleichwürdigen und sicheren Beziehungsraum, in dem die Klientin sich in ihrer Autonomie unterstützt, empathisch verstanden und nicht bevormundet, ausgefragt oder verurteilt fühlt. In diesem Raum erfährt die Klientin Respekt, Sicherheit, Vertrauen und Offenheit dafür, wie sie die Welt – die aktuell stattfindende Therapiesitzung eingeschlossen – erlebt (Cornell 2013). Die nicht-wissende Haltung der Therapeutin bezieht sich insbesondere auf das unmittelbare, noch schwer in Worte fassbare implizite Erleben der Klientin: Dadurch, dass die Therapeutin gelassen, wohlwollend und interessiert mit dem noch schwer Artikulierbaren und mit widersprüchlichen oder nicht-logischen Erlebensinhalten umgeht, kann die Klientin lernen, diese Haltungen ebenfalls ihrem Erleben gegenüber einzunehmen (Cornell 2013). Dazu gehört, dass alles, was im körperlichen Erleben der Klientin frisch auftaucht, von der Therapeutin beachtet, gewürdigt und geschützt wird und dass kein Druck aufgebaut wird, etwas auszusprechen. So kann die Therapeutin den Focusing-Prozess auch dann wirkungsvoll begleiten, wenn sie nicht alle inhaltlichen Aspekte eines Themas erfährt. Entscheidend dafür ist, dass die Therapeutin die Klientin dabei unterstützt, regelmäßig innezuhalten und sich auch kleinste Veränderungen der Selbstwahrnehmung und des Selbstverstehens bewusst zu machen und ihnen nachzuspüren („Ripped out: A Focusing-oriented Therapy Demonstration“, Gendlin 2017).

Die lebensfördernde Richtung als Kompass für Veränderung

Die Richtung des therapeutischen Gesprächs ergibt sich in der Focusing-orientierten Therapie maßgeblich durch das gegenwärtige, konkrete Erleben der Klientin und weniger aufgrund psychotherapeutischer oder anderer Konzepte, die die Therapeutin zugrunde legt. Dies soll nicht bedeuten, dass die Therapeutin grundsätzlich auf psychologisches Fachwissen verzichten sollte; vielmehr ist damit gemeint, dass sie ihre Antworten im Gespräch nicht allein aufgrund (alltags-)logischer oder psychologischer Schlussfolgerungen formt oder diesen mehr Gültigkeit oder Wichtigkeit einräumt, als dem Erleben der Klientin. So kann der Erlebensprozess es erfordern, dass die Klientin widersprüchliche oder scheinbar „unsinnige“ Umwege nimmt: „Was auch immer tatsächlich im Klienten entsteht, wird verfolgt, und alles andere wird rasch beiseite geschoben, wenigstens vorerst“ (Gendlin 1998a, 16). Aufgabe der Therapeutin ist es dabei, darauf zu achten, dass die Klientin nicht mit einem Erlebensinhalt identifiziert ist und somit in einer Strukturbindung verharrt (Kap. 7.1.2).

So greift die Therapeutin alle Äußerungen auf, die auf eine „lebensfördernde Richtung“ hinweisen: Sie achtet darauf, ob bei der Klientin etwas in Bewegung kommt, das vorher erstarrt oder auch gar nicht sichtbar war (Gendlin 1998a, 404). Ebenso kann sie das Angebot machen, nach „frischer Luft“ oder „innerer Bewegung“ Ausschau zu halten und in diesem Sinne „vorzufühlen“. Anzeichen für lebensfördernde Schritte können ein herzliches Lachen oder tiefes Durchatmen sein. Dies kann mit einem neu auftauchenden Interesse und dem Wunsch nach Kreativität oder mehr Raum für sich zu tun haben. Dennoch ist die lebensfördernde Richtung inhaltlich nicht festgelegt. So kann es geschehen, dass bei der Suche nach einer lebensfördernden Richtung unterschiedliche, auch widersprüchliche Gedanken und Erlebensweisen formuliert und von der Klientin als stimmig erachtet werden. Natürlich taucht bei dieser Suche oftmals zunächst das Blockierende, Negative, Belastende auf und es besteht die Gefahr, dass Therapeutinnen sich zu sehr darauf konzentrieren (Gendlin 1998a). Deshalb ist es wichtig, der positiven Lebensenergie, wann immer sie sich zeigt, Raum zu geben. Das Belastende ist nur soweit interessant, als es die lebensfördernde Richtung blockiert:

> *„Pathologie ist nur das, was im Weg ist. Doch im Weg ... von was? Dieses (wie man es auch nennen mag) muss Priorität haben. Es ist, was aus dem Sumpf herausführt. Ich nenne das, was durch die Pathologie blockiert wird, den lebensfördernden Prozess“ (Gendlin 1998a, 408).*

Um diese Richtung zu finden, müssen Psychotherapeutinnen weniger das bearbeiten, was nicht funktioniert als von dem ausgehen, was noch in Takt ist (Gendlin 1964). Gendlin behauptet damit nicht, dass Menschen niemals „inhärent destruktiv“ sein könnten. Für die Möglichkeit menschlicher Entwicklung sei es jedoch ausschlaggebend, dass der lebensfördernde Prozess in der Psychotherapie erlebt werden kann. Dafür könne die Annahme hilfreich sein, dass auch in scheinbar destruktiven Inhalten positive Lebensenergie sein kann (Gendlin 1998, 93).

Checking: Körperliches Überprüfen jeder Äußerung

Um die Therapie am Erleben der Klientin auszurichten, sollte die Klientin im Therapiegespräch bei jeder Äußerung körperlich prüfen, wie sie auf ihr Erleben zurückwirkt; dies gilt für „praktisch alles, was ein Therapeut oder Klient tun könnte“ (Gendlin 1998a, 23). Konkret wird die Klientin ausdrücklich eingeladen, „nach innen zu horchen“ und anhand ihres Körpergefühls zu prüfen, ob eine Antwort der Therapeutin auf das eingeht, was die Klientin ausdrücken wollte. Klientinnen nehmen eine solche Überprüfung selten von sich aus vor. Vielmehr neigen sie dazu, der Therapeutin Recht zu geben, so dass sie möglicherweise das, worum es ihnen eigentlich geht – ihren Bezugspunkt im Erleben – verlieren (Gendlin 1974). Neben der ausdrücklichen Einladung zur Prüfung sollte die Therapeutin auch die Bereitschaft zeigen, ihre eigenen Äußerungen korrigieren zu lassen bzw. zurückzunehmen (Cornell 2013). Zudem prüft die Therapeutin selbst anhand ihrer eigenen körperlichen Resonanz, wie bzw. ob eine Äußerung sich auf das Erleben der Klientin auswirkt. Dies ist erforderlich, weil viele Klientinnen erst einmal lernen müssen, Veränderungen ihres Erlebens überhaupt zu bemerken (Kap. 7.2.1, Focusing-Schritt 4). Hat eine Äußerung keine körperlich spürbare Wirkung, so muss sie rasch fallen gelassen werden (Gendlin 1998a). Wenn sie dagegen eine Wirkung hat, „müssen Therapeut und Klient augenblicklich verstummen“ (Gendlin 1998a, 26). Es geht dann darum, sich dieser Veränderung zuzuwenden und sie weiter zu verfolgen (Gendlin 1998a). Wie Gendlin feststellt, legen auch andere Therapieformen Wert auf eine Veränderung im Erleben. So habe bereits Freud darauf hingewiesen, dass eine Interpretation nur hilfreich sei, wenn darauf ein konkretes Erleben bei der Klientin folge. Neu am Focusing ist jedoch, dass die Veränderung des Erlebens in den Mittelpunkt der Aufmerksamkeit rückt (Gendlin 1998a).

In der Focusing-orientierten Psychotherapie werden darüber hinaus folgende therapeutische Vorgehensweisen unterschieden, die eine Orientierung am Erleben unterstützen sollen: Erlebensbezogen Zuhören (Listening), erlebensbezogen Anleiten (Guiding) und erlebensbezogen Antworten (Responding).

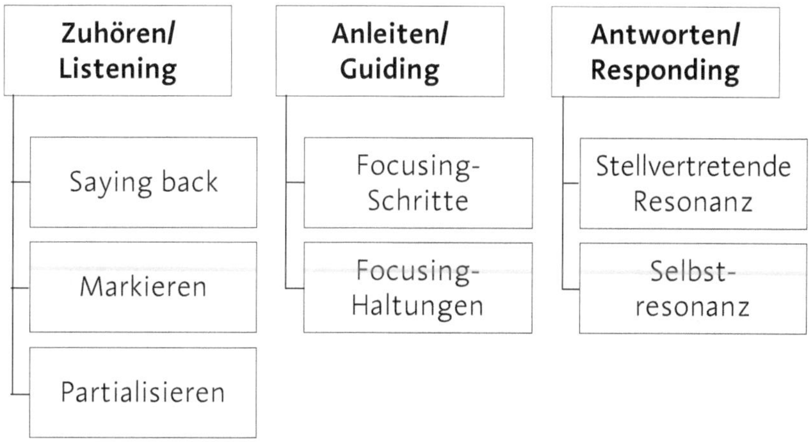

Abb. 4: Therapeutische Vorgehensweisen in der Focusing-orientierten Psychotherapie

Listening: Erlebensbezogen Zuhören

Das genaue Zuhören bildet die Grundlage Focusing-orientierten Begleitens.

Gendlin betont, dass das Zuhören im Focusing eine noch zentralere Rolle spiele als innerhalb der Gesprächspsychotherapie (Gendlin 1998a, 1974). Dies hängt mit seiner Beobachtung zusammen, dass das in der – zum damaligen Zeitpunkt so genannten – Klientenzentrierten Psychotherapie praktizierte „Widerspiegeln von Gefühlen“ oft zu ungenau erfolgt und dadurch die Klientinnen von ihrem unmittelbaren Erleben abbringt (Gendlin 1974). Wenn die Therapeutin dann wiederum versucht nachzuvollziehen, warum ihr Verstehensversuch gescheitert ist, entfernen Therapeutin und Klientin sich immer weiter von dem unmittelbaren Erleben der Klientin. Um dies zu verhindern, sollte beim Zuhören möglichst jede noch so kleine Nuance des Erlebens der Klientin mit großer Genauigkeit erfasst und in der therapeutischen Antwort wiedergegeben werden („exact specificity", Gendlin 1974, 214). Die Klientin soll dann nachspüren, ob der Symbolisierungsversuch etwas in ihrem gegenwärtigen Erleben verändert. Gendlin spricht daher auch von „absolutem Zuhören" (Gendlin 1998b, 141). Als Techniken kommen zunächst das aus der Gesprächspsychotherapie bekannte Paraphrasieren und Verbalisieren zum Einsatz (Kap. 3.2, 5.3). Diese sind dann hilfreich, wenn Klientinnen sich eher erlebensfern äußern und die Therapeutin sie dabei unterstützt, eine Bedeutung zu finden, die in ihrem Erleben einen Unterschied auslöst. Es ist in solchen Phasen allerdings auch möglich, das Erlebensbezogene Antworten einzusetzen (Kap. 7.1.3). Als besondere Zuhörtechniken sind im Focusing das Zurücksagen, das Markieren und Partialisieren gebräuchlich (Gendlin 1998b; Cornell 1997; Stumm et al. 2003).

Zurücksagen („Saying back"): Beim „Zurücksagen" werden besonders zentrale erlebensnahe Formulierungen der Klientin wortwörtlich aufgegriffen. Dies ist vor allem dann erforderlich, wenn die Klientin ihr gegenwärtiges Erleben exploriert und schrittweise immer genauer beschreibt (Kap. 7.1.2 Focusing-Schritte 3 und 4). In einer solchen Phase der Selbstexploration würden Interpretationen oder Verbalisierungen seitens der Therapeutin die Klientin von ihrem impliziten Erleben wegführen. So entwickeln Personen, die Focusing lernen, sehr schnell eine Sensibilität dafür, welche ihrer Formulierungen sie von der Begleitung noch einmal hören möchten. Oftmals handelt es sich auch um körperbezogene oder metaphorische Formulierungen wie „es fröstelt mich, wenn ich daran denke", „das zieht mich total runter", „das hat mir den Schweiß auf die Stirn getrieben". Therapeutinnen sollten darauf achten, dass sie den zurückgesagten Erlebensinhalt nicht im Sinne einer Festlegung formulieren, so als handle es sich um eine „komplett verpackte, beendete Erfahrung ohne innere Komplexität" (Gendlin 1998a, 28). Vielmehr sollte die therapeutische Äußerung den Prozess des Explizierens seitens der Klientin fördern. Es sollte also beim Zurücksagen deutlich werden, dass es für die Klientin darum geht, testweise neue Bedeutungsaspekte auszusprechen und auf ihre Stimmigkeit hin zu überprüfen. Dies erfordert, dass die Therapeutin auch unlogische oder vermeintlich irrationale Denkwege und Symbolisierungen der Klientin akzeptiert und aufgreift, ohne diese sogleich kritisch zu hinterfragen. Ebenso erfordert dies die Bereitschaft der Therapeutin, ihre Antworten durch die Klientin korrigieren zu lassen.

Markieren und Partialisieren: Oftmals äußern Klientinnen sich auf eine Weise, als hätten sie die persönliche Bedeutung eines Problems und der damit verbundenen Gefühle genau erfasst und scheiterten lediglich an einer Lösung (z. B. bei Entscheidungsschwierigkeiten und Ambivalenzerleben). Dabei sind sie mit einem bestimmten Aspekt ihres Problemerlebens identifiziert und nicht in der Lage, auf ihr umfassenderes implizites Erleben Bezug zu nehmen (Kap. 7.1.2). Die Klientin ist also in einer bestimmten Perspektive gefangen und kommt in Bezug auf ihr Thema nicht weiter. Die Aufgabe der Focusing-orientierten Therapeutin besteht dann darin, das umfassendere, implizite Erleben der Klientin anzusprechen. Dies tut sie, indem sie die von der Klientin geschilderten Eindrücke (Gefühle und Wahrnehmungen) als etwas noch Unklares, nicht Festgelegtes behandelt. Dafür wählt die Therapeutin beispielsweise Formulierungen wie „etwas" oder „irgendetwas" oder „eine Art von", die es erlauben, das Erleben der Klientin aufzugreifen, ohne jedoch die Gewissheit bzgl. der verwendeten Worte zu untermauern.

Klientin: „Ich habe diese Aufgabe und möchte sie auch wirklich gern erfüllen, glaube ich, aber ich kann nicht damit anfangen."
Therapeutin: „Wenn Sie versuchen anzufangen, ist da etwas, das nicht anfangen will." oder: „Wenn Sie sich vorstellen anzufangen, lässt irgendetwas Sie nicht" (Gendlin 1998a).

Diese Art der Formulierung ermöglicht es der Klientin, einen inneren Abstand zum eigenen Erleben herzustellen und es zu beobachten; dabei können ihr neue Aspekte bewusst werden, die von ihr vorher nicht wahrgenommen wurden:

„Die Folge ist, dass die Aufmerksamkeit der Person nach innen gerichtet wird auf etwas, das direkt gespürt wird. Außerdem verwandelt diese Reaktion etwas, das deutlich definiert war, in etwas, das immer noch unklar ist und daher weiterführen könnte" (Gendlin 1998a, 80).

Oftmals besteht die Reaktion der Klientin auch nur in einer „leisen Regung ohne Worte" (Gendlin 1998a, 26), etwa ein Zögern, Schlucken, Blinzeln, nervöses Beinzittern oder ein leises Durchatmen. Die Therapeutin sollte diese Regungen ebenfalls aufgreifen. So kann sie z. B. sagen: „und da ist vielleicht noch etwas …" oder „da ist vielleicht noch mehr …" oder „irgendetwas macht sich da noch bemerkbar?"

Wenn Klientinnen mit einem Erlebensaspekt identifiziert sind, kann das Hinweisen auch eingesetzt werden, um die Selbstbeobachtung im Sinne eines „Self-in-Presence“ (Cornell 2013) zu fördern. Damit kann es der Klientin möglich werden, zu dem jeweiligen Erlebensaspekt eine innere Beziehung aufzunehmen, ihn weiter zu erforschen und auch Selbst-Empathie zu entwickeln.

Regeln für das Listening:

- auf erlebensferne Äußerungen mit Paraphrasieren und Verbalisieren reagieren
- erlebensnahe Formulierungen wortwörtlich zurücksagen
- körperliche Äußerungen, Veränderungen aufgreifen
- wenn Äußerungen zu Veränderungen im Erleben der Klientin führen, dabei verweilen, verlangsamen
- wenn Äußerungen im Erleben der Klientin nichts verändern oder die Klientin sich anstrengt, Äußerungen der Therapeutin überhaupt zu verstehen oder ihnen einen Sinn zu verleihen, ausdrücklich vorschlagen, die Äußerungen „fallen zu lassen“
- die Klientin einladen, Formulierungen auf Stimmigkeit zu überprüfen
- ambivalente Gefühle, Gedanken, Bewertungen partialisieren
- auf starke Gefühle und „Selbstverständlichkeiten“ mit Markieren einer impliziten Bedeutung und Partialisieren reagieren
- auf unklare/vage Äußerungen, erste Ahnungen, körperliche Äußerungen mit Markieren und Partialisieren reagieren

Guiding: Erlebensbezogen Anleiten

Guiding-Instruktionen werden gegeben, um den Experiencing-Prozess der Klientin zu unterstützen. Dabei macht die Therapeutin ausgehend von den Focusing-Haltungen und den Focusing-Schritten Vorschläge, die der Klientin helfen, auf ihr implizites Erleben Bezug zu nehmen. So kann es für die Klientin hilfreich sein, zu Beginn einer Sitzung ganz gezielt ihre Aufmerksamkeit von der Interaktion mit der Therapeutin hin zu ihrem gegenwärtigen Erleben zu lenken.

> Therapeutin: Ich schlage Ihnen vor, zunächst einmal zur Ruhe zu kommen und sich etwas Zeit zu nehmen; Sie können auch einmal nachspüren, wie es ist, jetzt hier in diesem Sessel zu sitzen.

Dabei ist es, um einen Focusing-Prozess erleben zu können, nicht unbedingt erforderlich, die methodischen Schritte des Focusing zu erläutern. Unter Umständen kann sich dies sogar blockierend auf den Erlebensprozess auswirken (Cornell 2013). Andererseits kann es gerade für Klientinnen, die sich schwer damit tun, in Kontakt mit ihrem gefühlten Erleben zu kommen, hilfreich sein zu erfahren, dass es dafür eine Methode gibt, die sie lernen können. Im Sinne der Autonomie der Klientin sowie der Transparenz der therapeutischen Vorgehensweise ist es außerdem bedenkenswert, Klientinnen das Konzept des Focusing und die damit verbundenen Schritte zu vermitteln, so dass sie befähigt werden, diesen Prozess später auch eigenständig – unabhängig von der therapeutischen Situation – bewusst durchzuführen: „We don't want to give them a fish, we want to teach them how to fish" (Gendlin 1984a, 298). Da Klientinnen sehr unterschiedlich auf das Angebot des Focusing reagieren, empfiehlt Gendlin eine auf die jeweilige Person abgestimmte Vorgehensweise: so brauchen manche Klientinnen eher ausführliche Erläuterungen und vorbereitende Übungen, um mit Focusing vertraut zu werden, andere reagieren bereits auf sehr kleine, kurze Prozess-Instruktionen (Gendlin 1998a). In jedem Fall sollte durch die Guiding-Instruktionen keine „Trennung" zwischen Klientin und Therapeutin herbeigeführt werden. Darunter versteht Gendlin die Situation, in der eine Person eine andere dazu bringen möchte, etwas Bestimmtes zu tun, das die andere nicht tun will – und in der beide Personen so tun, als würden sie dies nicht bemerken und einfach höflich weiter machen. (Gendlin 1998a). Damit dies beim Guiding nicht passiert, werden die Instruktionen stets als Vorschläge und nicht als „Anweisungen" formuliert. So macht es einen großen Unterschied, ob man sagt: „spüre in deinem Körper, wie sich das jetzt anfühlt" oder „du kannst einmal im Körper nachspüren, wie sich das jetzt anfühlt". Dies schließt ein, dass die Klientin wie bei allen anderen Äußerungen prüft, ob eine Guiding-Instruktion für sie passend ist und sie sich darauf einlassen möchte („Checking"). Damit Guiding-Instruktionen keine direktive Wirkung entfalten, erfordern sie also einen vertrauensvollen und sicheren Kontakt zwischen Klientin und Therapeutin. Diese Interaktionsweise wird hergestellt durch einen Grundrhythmus des Zuhörens und gelegentlichen Einbringens einer Resonanz durch die Therapeutin (vgl. „Responding").

Somit sind Guiding-Instruktionen immer nur als kleine Impulse zu setzen, die die Klientin in einer bestimmten Phase der Selbstexploration unterstützen bzw. ihr helfen sollen, einen Focusing-Prozess zu beginnen oder abzuschließen. In Phasen, wo die Klientin sich mit ihrem eigenen Erleben bereits auseinandersetzt und dieses exploriert, steht das Zuhören und Zurücksagen im Vordergrund und Guiding-Instruktionen sollten nur sehr sparsam eingesetzt werden. Ebenso erfordert ein Focusing-Prozess nicht, dass alle methodischen Schritte durchlaufen werden; vielmehr sollten die Erlebensschritte der Klientin im Vordergrund stehen. Solange eine Klientin versucht, in einen Modus des „Experiencing" zu gelangen, d. h. sich in ihr eigenes Thema einzufühlen und eine spürbare Reaktion im Erleben zu finden, kann es darüber hinaus auch hilfreich sein, wenn die Therapeutin ihre eigene Resonanz auf die Klientin und ihre Situation einbringt (vgl. „Responding").

Regeln und Beispiele für das Guiding:

- Guiding-Instruktion ausgehend von den Focusing-Schritten und Focusing-Haltungen formulieren: „Vielleicht möchten Sie einmal schauen, ob Sie dieses Gefühl freundlich begrüßen können."; „Vielleicht finden Sie ein erstes Wort oder ein Bild, das dazu passt."
- Guiding-Instruktion als Vorschlag, nicht als Aufforderung formulieren: „Vielleicht möchten Sie innerlich einmal einen Schritt zurücktreten und das Ganze aus einem guten Abstand betrachten?"
- Guiding-Instruktion durch autonomiefördernde Phrasen abfedern (Cornell): „Vielleicht möchten Sie ...", „Sie können mal schauen, ob Sie ..."
- vor jeder Guiding-Instruktion zuerst zurücksagen, was die Klientin zuletzt geäußert hat
- nach jedem Guiding-Vorschlag für einige Zeit ins Zuhören wechseln
- bei erstmaliger Anwendung die Funktion einer Guiding-Instruktion durch einen kurzen Kommentar erläutern: „Ich schlage Ihnen vor, zunächst einmal zur Ruhe zu kommen und zu spüren wie Sie jetzt hier sind. Das kann Ihnen helfen, sich selbst sehr fein und aufmerksam wahrzunehmen, wenn wir nachher an einem konkreten Anliegen von Ihnen arbeiten."
- wenn die Klientin einer Guiding-Instruktion nicht folgen möchte, die Instruktion fallen lassen, nicht diskutieren; ins Listening wechseln und für längere Zeit dem Erleben der Klientin folgen

Responding: Erlebensbezogen Antworten

Das genaue Zuhören und Erfassen von Bedeutungsnuancen erfordert, dass die Therapeutin nicht nur den logischen Gehalt der Äußerungen der Klientin versteht, sondern auch deren erlebte Relevanz erfassen kann. Dies setzt voraus, dass die Therapeutin selbst eine körperliche Resonanz auf den Prozess der Klientin bilden kann. Beim genauen Zuhören geht es also auch darum, die Äußerungen der Klientin körperlich aufzunehmen und auf sich wirken zu lassen. Die Therapeutin versucht, „die gefühlten Bedeutungen der Klientin imaginativ zu erspüren“ (Gendlin 1968, 2). Aus diesem Erleben heraus formuliert die Therapeutin ihre Antwort, z.B. indem sie in eigene Worte fasst, was die Klientin mit ihrer letzten Äußerung gemeint hat. In ihren erlebensbezogenen Antworten bezieht sich die Therapeutin nicht nur auf das tatsächlich von der Klientin Gesagte, sondern auch auf deren implizites Erleben, auf das sich die Klientin vielleicht bezieht, ohne es ausdrücken zu können (Gendlin 1998a). Um dies zu finden, nutzt die Therapeutin die von ihr erlebte Resonanz, d.h. ihr eigenes gegenwärtiges Erleben impliziter Bedeutungen. Dabei kann es sein, dass sie durch ihre Resonanz einen Erlebensaspekt in Worte fasst, der von der Klientin als zentral erkannt wird, ohne dass sie dies selbst so hätte formulieren können. Der „gestoppte“ Erlebensprozess der Klientin kann sich dann wieder fortsetzen („Reconstituting“, Gendlin 1964, 23). Auch bei Schwierigkeiten mit der Klientin sollte die Therapeutin ihre eigene gespürte Resonanz nutzen, um das, was sie selbst in der Interaktion erlebt, einzubringen und der Klientin zur Verfügung zu stellen (Gendlin 1964).

> Therapeutin: Ich habe den Eindruck, hier entsteht gerade so eine Spannung zwischen uns. Als müssten Sie sich rechtfertigen, oder als wären Sie auf der Hut?

Beim Bilden einer Resonanz auf den Prozess der Klientin fließen auch Lebenserfahrung und Fachwissen der Therapeutin mit ein. Diese machen es manchmal erst möglich, dass die Therapeutin etwas spürt und artikuliert, das von der Klientin so noch nicht ausgedrückt werden kann. Zentral ist dabei jedoch, dass die Therapeutin ihr Fachwissen nicht mit der Intention benutzt, die Äußerungen der Klientin zu verändern, zu verbessern oder ihnen etwas Entscheidendes hinzuzufügen. Vielmehr sollte sie vorab für sich prüfen, ob eine bestimmte fachliche Erfahrung wirklich etwas von dem, was sie als Resonanz auf die Klientin erlebt, trifft, und eigene Worte, nah am Erleben der Klientin finden, um dies auszudrücken.

Des Weiteren benötigt die Therapeutin ihre Resonanz auf den Prozess, um den aktuell vor sich gehenden Erlebensprozess der Klientin zu verstehen und sie in ihrer Focusing-Haltung zu unterstützen. So kann die Therapeutin durch ihre Resonanz darauf aufmerksam werden, wenn z. B. nicht genügend innerer Abstand der Klientin zu ihrem Erleben gegeben ist und die Klientin von ihrem Erleben „überrollt" zu werden droht. Ebenso kann die Therapeutin anhand ihrer eigenen Resonanz bemerken, wenn die Klientin mit einem inneren Anteil identifiziert ist, der zu einer Selbstentwertung führt. Wichtig für das Einbringen einer Resonanz ist, dass diese sich auch auf den funktionierenden Aspekt des Erlebens der Klientin bezieht und nicht nur auf den blockierten Teil, so dass der Erlebensprozess sich schließlich wieder fortsetzen kann (Gendlin 1964). Beispielsweise sollte bei einer Klientin mit schwierigem Beziehungsverhalten darauf reagiert werden, dass sie überhaupt interessiert ist, Kontakt aufzunehmen, auch wenn ihr konkretes Verhalten zunächst bei der Therapeutin schwierige Gefühle auslöst (Gendlin 1964).

Regeln für das Responding:

- sich bei erlebensfernen, abstrakten Äußerungen in die Klientin versetzen und auf das eigene körperliche Erleben achten: der Klientin vorsichtig anbieten, was man stellvertretend für sie erlebt (stellvertretende Resonanz)
- bei schwierigen Interaktionen auf den eigenen inneren Freiraum und das umfassendere Erleben der Situation mit der Klientin (Resonanz) achten
- eine Äußerung vorab genau prüfen bzgl. ihrer möglichen Wirkung auf das Erleben der Klientin: Könnte es etwas in dem Erleben der Klientin vorantragen, wenn sie dies hört? Dies gilt v. a. bei Interpretationen aus fachlicher Sicht
- die direkt erlebte Wirkung der eigenen Antwort auf die Klientin genau beobachten, sich dafür interessieren, ggf. nachfragen
- auch auf diejenigen Aspekte im Erleben einer Klientin achten, die funktionieren/lebendig sind und diese in die eigene Antwort aufnehmen
- Prozess- oder Beziehungsstörungen mit der Klientin, die sich möglicherweise aus der Antwort der Therapeutin ergeben haben, in die erlebensbezogene Supervision einbringen

Umgang mit spezifischen Strukturbindungen

Indem die Focusing-Therapeutin den Erlebensprozess der Klientin fördert, soll deren unterbrochener oder „gestoppter" Erlebensprozess wieder in Gang kommen, so dass sich der Lebensprozess auch körperlich wieder fortsetzen kann.

In Bezug auf schwierige Situationen ihrer Vergangenheit oder Kindheit kann die Klientin – oder auch stellvertretend die Therapeutin – körperlich erfühlen, was ihr gefehlt hat, um ihren Erlebensprozess stimmig fortzusetzen. Sie kann lernen, sich dies im Rahmen der Therapiesituation auch nachträglich selbst zu geben, z. B. die Liebe, die sie von ihren Eltern benötigt hätte („refilling", Stumm et al. 2003, 268; Renn 2016).

In Bezug auf aktuelle schwierige Situationen kann die Klientin „vorspüren", wie es sich anfühlen würde, wenn diese Situation gelöst wäre. Indem die Therapeutin in diesen Situationen entsprechende Antworten findet oder der Klientin hilft, die Aufmerksamkeit auf das zu richten, was von ihr gebraucht wird, kann sie die Fortsetzung des „gestoppten" Lebensprozesses gezielt unterstützen (Stumm et al. 2003; Gendlin 1998a).

Für Klientinnen, die ihr Thema eher erlebensfern bearbeiten und sich schwer damit tun, ihr implizites Erleben wahrzunehmen und zu beschreiben, kann es hilfreich sein, wenn die Therapeutin einen Wechsel der Erlebensmodalitäten vorschlägt: So können Klientinnen sich ihrem Erleben über Körperempfindungen, Gefühle, Bilder, Träume, Imaginationen oder Gedanken nähern, wobei diese Modalitäten nicht strikt voneinander zu trennen sind, sondern fließend ineinander übergehen („Erlebensmodalitäten", Stumm et al. 2003, 92).

Auch für den Umgang mit starker Selbstentwertung – im Focusing „innerer Kritiker" genannt – wurden spezifische Instruktionen entwickelt: das Einüben eines inneren Abstands zum entwertenden Selbstanteil (Gendlin 1998b), der innere Dialog zwischen dem kritisierenden und dem kritisierten Teil (Cornell 2013) oder auch die bildliche Symbolisierung des entwertenden Teils (Rappaport 2009).

Bei Entscheidungsunfähigkeit oder starkem Ambivalenz-Erleben können die vorhandenen Optionen erlebensbezogen überprüft und angepasst werden (Feuerstein/Vahrenkamp 2014).

Beim Erleben überwältigender Gefühle können Klientinnen lernen, eine Sprache des „Self-in-Presence" zu gebrauchen, die es ihnen ermöglicht, sich ihrer Gefühle bewusst zu werden und einen inneren Abstand herzustellen (Cornell 2013, 226). Für traumatisierte Klientinnen wurden u. a. Vorgehensweisen entwickelt, die sie dabei unterstützen, anhand von Vorstellungsbildern den inneren Abstand zur traumatischen Erfahrung zu steuern (Coffeng 2004) und sich kleinschrittig aus einer Position des „Self in Presence" dem körperlichen

Erleben der traumatischen Erfahrung zuzuwenden (Cornell 2013). Die Besonderheiten einer Focusing-orientierten Arbeit mit depressiven Klientinnen wurden von Cornell beschrieben, u. a. betont sie, dass Therapeutinnen auf kleinste Regungen einer lebensförderlichen Energie achten sollten, die oftmals mit den depressiven Verhaltens- und Erlebensweisen verbunden sind (Cornell 2013).

Indikationen für Focusing in der Therapie

Indem beim Focusing das gegenwärtige implizite Erleben der Klientin als Kern der Veränderung verstanden wird, erscheint ein Focusing-basiertes Vorgehen durchgehend im therapeutischen Rahmen wünschenswert. Damit ist jedoch nicht gemeint, dass in Therapien ausschließlich Focusing-basierte Vorgehensweisen zur Anwendung kommen sollten; vielmehr lässt sich Focusing mit anderen Therapierichtungen kombinieren, indem das gegenwärtige implizite Erleben der Klientin mit einbezogen wird (Gendlin 1998a).

Auf diese Weise kann der mit dem Focusing beschriebene Veränderungsprozess durch verschiedene therapeutische Vorgehensweisen, beispielsweise im Zusammenhang mit Verhaltenstherapie oder kognitiver Therapie ermöglicht werden. Jede Therapieform sensibilisiert für spezifische Beobachtungen und ermöglicht spezifische Therapiewege; aus diesem Grund wäre es aus Focusing-Perspektive wünschenswert, wenn Therapeutinnen nicht ausschließlich einer Therapieform folgten, sondern die Sensibilitäten unterschiedlicher Therapierichtungen kombinieren könnten (Gendlin 1998a).

Für Gesprächspsychotherapeutinnen bedeutet eine Einbeziehung des Focusing, dass sie beim empathischen Verstehen der Klientin gezielt das implizite Erleben der Klientin ansprechen. Dies heißt, dass sie auch bzgl. der von ihnen angestellten Inkongruenzannahmen von einem noch nicht kategorisierten Erleben ausgehen würden, das genauer und feiner ist, als die in ihren Annahmen vorkommenden, gesellschaftlich bekannten und damit kategorisierten Gefühle, Bedürfnisse, Erfahrungen und Bewertungen. Daraus würde sich zum einen eine Einschränkung des Verbalisierens und Interpretierens ergeben: es würde bedeuten, dass sie nur dann verbalisieren, wenn die Klientin sich erlebensfern ausdrückt und noch keinen Bezugspunkt im eigenen Erleben gefunden hat. Es würde auch bedeuten, dass sie ihre Klientin, wenn sie mit einem bestimmten Gefühl oder einer Bewertung bzw. Sichtweise identifiziert ist, durch Markieren und Partialisieren oder Freiraum Schaffen unterstützen, so dass sich ein umfassenderes Erleben der Situation einstellen kann. Darüber hinaus könnten sie Guiding-Instruktionen anbieten, wenn das Therapiegespräch beginnt, sich im Kreis zu drehen, wenn Klientinnen in ihren Gefühlen und Sichtweisen „festzustecken“ scheinen und durchweg ein geringes Experiencing-Niveau zeigen.

Sobald die Klientin dabei ist, ihr eigenes Erleben zu erkunden, könnte die Therapeutin in das „absolute Zuhören“ wechseln, jede Bedeutungsnuance ganz genau wiedergeben und dabei erlebensnahe Ausdrücke wortwörtlich aufgreifen. Sie könnte die Klientin anhand von Focusing-Instruktionen einladen, bei ihrem impliziten Erleben zu verweilen und es genauer zu explorieren. In ihrer Funktion als Vorbild würde die Therapeutin sich innerlich zurücklehnen und noch Ungelöstes, Unverstandenes aushalten. Sie würde außerdem auch auf kleinste Bewegungen im Erleben aufmerksam machen und diese würdigen. In Bezug auf das empathische Verstehen des impliziten Erlebens der Klientin könnte die Therapeutin ihre eigene gespürte Resonanz auf die Situation der Klientin und auf die Therapeutin-Klientin-Interaktion in ihre therapeutischen Antworten einbeziehen – und diese möglicherweise vorab in einer Focusing-basierten Supervision erkunden.

Andererseits bedeutet Focusing-orientiert vorzugehen nicht, dass Klientinnen in der therapeutischen Sitzung fortwährend ihr implizites Körpererleben explorieren sollten; vielmehr braucht es auch Pausen und Erholung von dieser Tätigkeit. So findet sich in Gendlins Transkripten häufiger der Vorschlag, auch einmal zusammen eine Tasse Tee zu trinken und zu plaudern. Nicht immer gehen Klientinnen darauf ein: Auch bezüglich dieser Entscheidung sind das Überprüfen und die Zustimmung durch die Klientin gefragt. Therapeutinnen sollten dabei auch ihre eigene Resonanz und Erfahrung einbeziehen (Gendlin 1990).

Um einen wirksamen Therapieprozess zu ermöglichen, sollten Therapeutinnen sich darüber klar sein, dass sie die Art und Weise, wie ihre Klientinnen die Welt erleben, nie ganz erfassen können und dass sie Geduld aufbringen müssen, um darauf zu warten, was sich vom unmittelbaren Erleben der Klientin her einstellt. Nur wenn wir uns für das gegenwärtige Erleben der Klientin interessieren, können wir verhindern, dass eine bestimmte Vorgehensweise in der Therapie in den Mittelpunkt gerät, und dafür sorgen, dass wir „immer mit der Person […] arbeiten, die wir vor uns haben“ (Gendlin 1998a, 277). Wenn wir dies jedoch ignorieren oder überspringen, besteht keine echte menschliche Beziehung, auch die therapeutische Beziehung ist dann „nur gespielt“ (Gendlin 1998a, 461).

7.1.4 Beispiele aus Therapie-Gesprächen

Beispiel 1 – Therapiegespräch mit einer Burnout-Klientin

Der folgende Ausschnitt aus einer Focusing-Therapiesitzung verdeutlicht, wie die Focusing-Schritte im konkreten Therapiegespräch angewendet werden können. Ebenso wird der Wechsel zwischen Zuhören, Zurücksagen, Antworten und Anleiten deutlich.

In diesem Therapiegespräch schildert eine Burnout-Klientin, dass sie sich in letzter Zeit besonders depressiv und zerschlagen fühle, sich zu einer Tagesstruktur zwinge und viele unproduktive Zeiten erlebe.

1 Gegenwärtiges Erleben ansprechen:

> Therapeutin: Und ist etwas von diesem Gefühl der Zerschlagenheit jetzt auch hier spürbar?
> Klientin: Ja, jetzt gerade fühle ich mich schwer, negativ getönt, kränklich, irgendwie unwohl.

2 Einladung, beim Erleben zu verweilen:

> Therapeutin: Vielleicht können Sie einen Moment bei dem Schweren, negativ Getönten bleiben (Guiding). Da ist so ein Gefühl von Unwohlsein, Sie fühlen sich kränklich … (Saying back)?
> Klientin: Schweigt. Nickt.

3 Das Unklare im Erleben ansprechen:

> Therapeutin: Irgendetwas ist da, irgendwie schwer, kränklich, negativ getönt. Ein Gefühl von Unwohlsein (Markieren)?
> Klientin: Atmet tief durch.
> Therapeutin: Da war ein schweres Durchatmen (Saying back).
> Klientin: Ja, es ist so schwer.

4 Eine erste Symbolisierung für das komplexe Erleben finden:

Therapeutin: Gibt es zu diesem Schweren, negativ Getönten, Kränklichen auch eine Beschreibung, vielleicht ein Bild, das „all dies" umfasst (Guiding)?
Klientin: Es ist so, als ob Dreck oder Staub in mir aufgewirbelt wird, wie auf einem grauen, braunen Weg, langweilig, es gibt auch etwas Natur und Büsche.

5 Schlüsselworte zurücksagen:

Therapeutin: Da taucht ein Bild auf, wie wenn Dreck und Staub in Ihnen aufgewirbelt wird und Sie sehen einen grauen braunen Weg, der Ihnen langweilig vorkommt, mit Natur und Büschen (Saying back).
Klientin: Ich wünsche mir etwas Helles, Sand, Wasser, weiße Kiesel; ich fühle mich dann frisch und lebendig, erledige alles ganz unproblematisch, egal wie viel. Das fühlt sich gut an.

6 Gegenwärtiges Erleben und Life-forwarding-direction ansprechen:

Therapeutin: Und der Dreck und Staub füllt Sie völlig aus (Saying back)? Oder ist das Helle auch schon irgendwie da? Wie fühlen Sie es jetzt gerade (Guiding)?
Klientin: Ich spüre meine Augen, ganz vorne auf der Haut, da können sie raus kucken: ich kann sehen, da ist noch etwas Anderes. Das ist das Gute. Ich kann es nur noch nicht herstellen, bin ahnungslos wie ich das anstellen soll.

7 Das Unklare im Erleben ansprechen:

Therapeutin: Sie können ganz da vorne raus kucken und sehen: da ist noch was Anderes. Und es wäre gut, wenn Sie das Andere, Hellere herstellen könnten (Markieren, Saying back)?
Klientin: Der braune Schlamm wird jetzt etwas leichter, es mischt sich etwas hellere Schlammfarbe mit rein, das Dunkle trocknet etwas, wird leichter. Es ist wichtig, dass das Helle sichtbar bleibt, dass es keinen Einheitsbrei gibt. Wenn das Gute im Alltag weg geht, soll ein Restfleck bleiben, von dem aus ich mich leichter wiederaufbauen kann.

8 Körperliches Erleben und Life-forwarding-direction ansprechen:

> Therapeutin: Es wird jetzt leichter, etwas Helles kommt mit rein. Das soll als Restfleck sichtbar bleiben (Saying back). Und ist das vielleicht auch irgendwie körperlich spürbar … (Guiding)?
> Klientin: Ich spüre es unter dem Bauchnabel, da ist wie eine Grenze zwischen den Beckenknochen, dort fühlt es sich ruhiger an.

9 Fragen stellen, die erlebte Qualität verstehen, Prozess-Schritt würdigen:

> Therapeutin: Ah, es fühlt sich dort ruhiger an (Saying back). Und dieses Ruhigere, ist das gut (Guiding)?
> Klientin: Ja, es ist gut und es ist ein bisschen die Angst da, es zu verlieren.
> Therapeutin: Das Ruhigere ist etwas Gutes und da ist ein bisschen die Angst, es zu verlieren (Saying back). Das ist gekommen, und ist das für Sie schon ein kleiner Schritt vorwärts?
> Klientin: Schweigt. Ja, es wäre neu, mit diesem kleinen ruhigen Ort in den Tag zu gehen.

10 Fragen stellen:

> Therapeutin: Es wäre gut, damit in den Tag zu gehen (Saying back). Und wäre das dann auch in Ihrem Alltag etwas anders, wenn Sie diesen ruhigen Ort spüren können (Guiding)?
> Klientin: Das hat irgendwie mit Vertrauen zu tun. An dem Ort merke ich auch an mir etwas Gutes.
> Therapeutin: Es geht um Vertrauen und dass Sie selbst auch etwas Gutes an sich verspüren (Saying back).
> Klientin: Atmet tief durch. Ja und dann kann ich auch mit anderen etwas entspannter sein.

11 Bewahren, Schützen:

> Therapeutin: Dann wäre es auch gut, diesen ruhigen Ort zu bewahren, zu schützen (Guiding)?
> Klientin: Schweigt. Ja.

Therapeutin: Und Sie wissen, wie Sie dort wieder hinkommen können (Guiding)?
Klientin: Ja, wenn es schlammig ist: über meine Augen, ganz außen auf der Haut, die können das Andere, Hellere sehen. Die wissen, dass es das gibt.

Beispiel 2 – Therapiegespräch zum Thema Beziehungsbearbeitung

Im folgenden Beispiel sucht eine Klientin wegen ihrer Beziehungsschwierigkeiten eine Therapie auf. Seit dem Ende einer langen schwierigen Beziehung, in der sich ihr Partner zunehmend aggressiv und destruktiv verhalten hat, die Klientin sich aber aus Angst vor dem Alleinsein lange nicht von ihm lösen konnte, ist sie seit einigen Jahren keine Beziehung mehr eingegangen. Sie fühlt sich von anderen Menschen, besonders auch von Männern, schnell abgelehnt oder entwertet und fühlt sich auch in Gruppen oft nicht wohl. Gleichzeitig sehnt sie sich nach Nähe und Geborgenheit und einer intimen Beziehung. In diesem Gespräch thematisiert die Klientin, dass sie sich schnell zurückzieht und stark verletzt fühlt, wenn eine Freundin ihr nicht genau das bietet, was sie gerade braucht. Sie selbst hält ihre Erwartungen für unangemessen. Die Therapeutin nimmt ihre eigene Resonanz auf das Gespräch wahr und spricht deshalb im zweiten Teil des Gesprächs an, wie die Klientin die sich gerade frisch entwickelnde Beziehung zur Therapeutin erlebt.

Teil 1: Gespräch darüber, wie die Klientin die Beziehung zu ihrer Freundin erlebt

1 Das Unklare ansprechen/Markieren:

Klientin: Wir waren dann zusammen bergsteigen und sie meinte „wow, hätte ich nicht gedacht, dass du das so gut schaffst“. Das war sicher nett gemeint, aber meine Stimmung war plötzlich im Keller und ich konnte nicht mehr locker sein.
Therapeutin: Etwas ihn Ihnen hat angespannt reagiert, so dass Ihre Stimmung im Keller war (Markieren).
Klientin: Ja, ich hab' die ganze Freude verloren und war auch nicht mehr stolz auf mich wie kurz zuvor.

> Therapeutin: Kurz zuvor waren Sie noch stolz auf sich und dann hat irgendetwas in Ihnen reagiert und die ganze Freude war weg (Markieren).
> Klientin: Ja, so als wäre der Schalter plötzlich umgelegt gewesen. Und es war nur noch Leere.
> Klientin starrt regungslos vor sich hin.

2 Gegenwärtiges Erleben ansprechen:

> Therapeutin: Und ist etwas von dieser Leere jetzt auch da (Guiding)?
> Klientin: Ich spüre die Anspannung, so als wäre meine ganze Haut äußerlich gespannt. Dahinter ist es dunkel und leer.

3 Dabeibleiben/zurücksagen:

> Therapeutin: Vielleicht können wir mal einen Moment dabeibleiben (Guiding). Es fühlt sich so an als wäre Ihre ganze Haut äußerlich angespannt. Und dahinter ist es dunkel und irgendwie leer (Saying back).
> Klientin: Atmet tief. Diese Anspannung mit anderen nervt mich. Und die Leere macht sich so richtig breit. Da ist nichts und alles dunkel.

4 Freiraum Schaffen/zurücktreten von überwältigenden Gefühlen:

> Therapeutin: Sie wollen diese Anspannung am liebsten weghaben (Saying back). Wenn Sie innerlich vielleicht mal einen ganz kleinen Schritt zurücktreten von der Anspannung und der Leere und Dunkelheit (Guiding). Geht das?
> Klientin: Ja, das wäre schon gut.
> Therapeutin: Der Schritt braucht nur so groß zu sein, dass Sie wieder atmen können, dass ein bisschen frische Luft kommt (Guiding).
> Klientin: Atmet durch. Schweigt. Jetzt spüre ich etwas da drinnen, das will raus.

5 Beschreibung finden/Vergleichen/Befragen:

> Therapeutin: Da ist noch so ein körperliches Unbehagen: Etwas da drinnen will raus (Saying back, Markieren). Vielleicht können Sie noch eine genauere Beschreibung dafür finden (Guiding).
> Klientin: Es rumort
> Therapeutin: Etwas in Ihnen rumort (Markieren/Saying back). Trifft es das (Guiding)?
> Klientin: Schweigt. Ja. Es rumpelt und stößt an die Innenseiten von meinem Bauch.
> Therapeutin: Da ist etwas, das rumpelt und stößt von innen gegen Ihren Bauch (Saying back). Vielleicht können Sie es befragen, was es ist (Guiding).
> Klientin: Schweigt. Es will sich bewegen, es hat Kraft.
> Therapeutin: Ah. Da ist eine Energie, etwas will sich bewegen, hat Kraft (Saying back).
> Klientin: Ja.

6 Fragen nach der Qualität der Energie: „Life-forwarding-direction"

> Therapeutin: Und diese Energie ist gut? Fühlt sich gut an (Guiding)?
> Klientin: Es ist ein bisschen unangenehm, wie es so gegen die Innenwände drückt. Die Energie selbst zu spüren ist gut. *Erstaunt:* Da ist viel Kraft.
> Therapeutin: Sie können dahin mal fragen: worum geht es dir in der Situation mit der Freundin (Guiding)?
> Klientin: Mhm, es geht ihr eigentlich nur darum, dass ICH diese Kraft wahrnehme. Sie will, dass ich sie sehe. Sie fühlt sich immer übersehen. Schau' mich doch an! Sie muss so einen Aufwand betreiben, bis ich sie bemerke. Sie sagt: „wir sind stark und du solltest das wissen".
> Klientin richtet sich etwas auf.

Teil 2: Gespräch darüber, wie die Klientin die Beziehung zur Therapeutin erlebt

> Klientin: Ja, das kenne ich auch aus anderen Beziehungen. Ich komme da einfach nicht raus.

> Therapeutin: Es ist, als würden Sie feststecken in diesem Gefühl von Enttäuschung, Verletzung, Sich-Übergangen-Fühlen, das immer wieder kommt (Saying back).
> Klientin: Nickt.

Die Therapeutin fühlt in sich selbst eine Unruhe aufsteigen, da sie damit rechnen muss, dass die Klientin ihr selbst auch mit dieser Erwartungshaltung begegnen wird. Auch wenn es sich um die erste Stunde handelt, entschließt sie sich, dies gleich zu thematisieren und die Klientin einzuladen, von Beginn an ihr konkretes Beziehungserleben in Bezug auf die Therapeutin zu reflektieren und artikulieren.

7 Das „Hier und Jetzt" des Erlebens thematisieren:

> Therapeutin: Wenn Sie möchten, können Sie einmal schauen, ob so etwas Ähnliches vielleicht auch jetzt da ist, in Bezug auf unsere Beziehung (Guiding)? Macht sich da irgendetwas bemerkbar, jetzt, hier, zwischen uns?
> Klientin: Schweigt ca. 1 Minute. Ja, ich hätte gerne, dass wir uns schon vertrauter sind. Und ich würde mir wünschen, dass Sie mich einfach schon besser kennen, so als müssten Sie doch wissen, was mit mir los ist.

8 Das Unklare ansprechen/Markieren:

> Therapeutin: Sie haben den Wunsch nach Vertrautheit zwischen uns – und irgendetwas ist da noch nicht erfüllt; als wäre etwas nicht möglich (Markieren)? Verstehe ich das richtig so?
> Klientin: Ja, als würde ich nicht genau das kriegen, was ich brauche, wie bei meiner Freundin.
> Therapeutin: Da ist so etwas Bedürftiges, das etwas ganz Bestimmtes bekommen möchte (Markieren)? Und es ist fast so, als könnte dies nicht von mir erfüllt werden (Saying back).
> Klientin: Ja, es ist wie ein kleines Kind, das jetzt etwas ganz dringend braucht und nicht bekommt. Und es ist, als würde da etwas zwischen uns stehen und das verhindern.
> Therapeutin: Etwas steht dazwischen (Saying back)?

> Klientin: Ja, es ist irgendwie, als wäre da so eine Mauer zwischen uns, ich kann nicht drüber schauen.
> Therapeutin: Vielleicht können Sie mal einen Moment bei dieser Mauer bleiben. Etwas steht für Sie zwischen uns und es ist wie eine Mauer (Guiding)? Stimmt das noch so?
> Klientin: Ja, wie eine Mauer, und ich kann Sie auch nicht richtig sehen. Ich weiß auch nicht, was Sie von mir denken oder wie Sie jetzt über mich denken. Ob man mit mir dann überhaupt sinnvoll Therapie machen kann.

9 Partialisieren/den „inneren Kritiker" ansprechen/absolutes Zuhören:

> Therapeutin: Da meldet sich jetzt eine Stimme in Ihnen, die Ihnen fast schon vorwirft, mit Ihnen könne man gar nicht sinnvoll Therapie machen (Saying back/Partialisieren)? Und damit einher geht die Befürchtung, ich könnte vielleicht auch so denken. Habe ich das so richtig verstanden?

Indem die Therapeutin sich in ihrer letzten Äußerung darum bemüht, ganz genau das Erleben der Klientin zu verstehen und wiederzugeben, kann diese entgegen ihrer Befürchtung die Erfahrung machen, dass die Therapeutin sie nicht ebenfalls entwertet oder als sinnlosen Fall betrachtet. Zentral ist für die Klientin hier, die Erfahrung zu machen, dass die Art wie sie Kontakt erlebt – als bedrohlich und voller Barrieren – von der Therapeutin empathisch verstanden und aufgegriffen wird. So kann sie sich auch ihren eigenen Erlebensanteilen interessiert zuwenden, die auf ihre alltäglichen Beziehungserfahrungen mit Angst oder Rückzug reagieren.

7.1.5 Weiterentwicklungen der Focusing-orientierten Psychotherapie

Die Focusing-orientierte Psychotherapie wurde für unterschiedliche Zielgruppen und Settings weiter ausgearbeitet. Das „Inner Relationship Focusing" von Cornell stärkt besonders die Beziehung der Klientinnen zu sich selbst und sensibilisiert Therapeutinnen für einen Sprachgebrauch, der diese Selbstbeziehung fördert (Cornell 2013). Die Focusing-orientierte Kunsttherapie (Rappaport 2009) bietet kreative Wege zur Symbolisierung impliziten Erlebens; auch in der Focusing-orientieren Psychotherapie mit Kindern (Veugelers 2014) liegt ein Schwerpunkt auf der menschlichen Kreativität und ihren Blockierungen. In der Focusing-orientierten Eltern-Kind-Therapie lernen Eltern, bei der Verständigung mit ihrem Baby auch auf ihr implizites Körpergefühl zu achten (Boukydis 2014). In der Focusing-orientierten Paartherapie geht es darum, dass beide Partnerinnen sich in der Interaktion miteinander ihres eigenen impliziten Erlebens sowie damit verbundener persönlicher Bedeutungen, Wünsche, Sehnsüchte oder Verletzlichkeiten bewusst werden und diesen Explizierungs-Prozess wechselseitig miterleben (Amodeo 2014). Das Wholebody-Focusing bietet Wege an, Klientinnen für das Erleben und Wahrnehmen ihres Körpers im Sinne der von Gendlin beschriebenen Körper-Umwelt-Interaktion zu sensibilisieren (Whalen/McEvenue 2014). Diese auf die unmittelbare Interaktion mit der Umwelt gerichtete Vorgehensweise hat sich auch in der Therapie von traumatisierten Klientinnen als hilfreich erwiesen (Whalen/McEvenue 2014). Daneben wurde eine Focusing-basierte Vorgehensweise speziell für traumatisierte Klienten entwickelt (Coffeng 2004). Die Anwendung von Focusing zur Unterstützung traumatisierter Bürgerinnen im Rahmen von UN-Projekten wird in dem Ansatz „Community Wellness Focusing“ praktiziert und vermittelt (Omidian 2017). Eine Kombination von Focusing mit Positiver Psychologie und einer existenzialistischen Perspektive unter Einbeziehung der vier Dimensionen menschlichen Lebens (physisch, sozial, persönlich, spirituell) wurde mit dem Existential Wellbeing-Ansatz an der Katholischen Universität Leuven entwickelt (Leijssen 2014).

Focusing-orientierte Vorgehensweisen haben außerdem einen zentralen Platz in der von Rainer Sachse (2002) entwickelten Klärungsorientierten Psychotherapie, in der Emotionsfokussierten Psychotherapie von Leslie Greenberg (2002), in der Personzentrierten Körperpsychotherapie von Ernst Kern (2015) sowie im Somatic Experiencing von Peter Levine (2010).

7.1.6 Fazit

Zentral für die Focusing-orientierte Psychotherapie ist die Realisierung der Focusing-Haltungen durch die Therapeutin. Die Focusing-Instruktionen selbst können nur wirksam sein, wenn sie eingebettet sind in eine gleichwürdige, vertrauensvolle Beziehung und ein sehr genaues Zuhören, so dass sich die Klientin wirklich verstanden fühlt und spürt, dass das von ihr Gesagte im Erleben der Therapeutin eine Veränderung bewirkt (Gendlin 1998a):

> *„In der Therapie ist die Beziehung (der Mensch dort drinnen) von größter Wichtigkeit, das Zuhören steht an zweiter Stelle und erst an dritter Stelle die Focusing-Instruktionen“ (Gendlin 1998a, 457).*

Die Focusing-Instruktionen oder irgendeine andere Technik sollten nie „zwischen“ Beraterin und Klientin stehen. Stattdessen sollten Therapeutinnen mit ihrem eigenen impliziten Erleben voll und ganz zur Verfügung stehen. Dies erfordert, dass sie sich in der Therapiesituation selbst ihr implizites Erleben bewusst machen. Die damit einhergehende therapeutisch wirksame Interaktion macht die von C. Rogers geäußerte Bedingung, die Klientin müsste es auch wahrnehmen können, dass die Therapeutin ihr personzentriert begegnet, verzichtbar (Gendlin 1998a). Unverzichtbar jedoch ist, dass die Therapeutin diese Einstellungen wirklich lebt:

> *„Focusing und alle anderen Verfahren sind nur innerhalb einer sicheren, echten und vertrauenswürdigen interpersonalen Beziehung wirksam“ (Gendlin 1998a, 457).*

7.2 Existenzielle Aspekte in der Personzentrierten Psychotherapie

Von Gerhard Stumm

Im Folgenden sollen Personzentrierte Psychotherapeuten für eine Perspektive sensibilisiert werden, die dem personzentrierten Denken zwar nicht völlig fern liegt, im Rahmen personzentrierter Praxis aber oft kaum Beachtung findet. Dabei kann hier darauf verwiesen werden, dass der Personzentrierte Ansatz (PZA) der Humanistischen Psychologie zuzuordnen ist, in die existenzielles Denken in einem beträchtlichen Maße eingeflossen ist (Stumm 2010). Dazu kommt, dass Rogers sich sehr für existenzielle Autoren interessierte und Dialoge mit existenziellen Philosophen (Buber und Tillich) und Psychotherapeuten (May und Laing) geführt hat, ohne dass aus dem PZA eine Variante der existenziellen Psychotherapie entstanden wäre. Im Rahmen des PZA haben u.a. Gendlin (1966) mit der Focusing-Therapie, Prouty (1998) mit der von ihm entwickelten Prä-Therapie für kontaktbeeinträchtigte Klienten, Swildens (2015) mit der Prozessorientierten Gesprächspsychotherapie und Cooper (2003, 2004, 2012) explizite existenzielle Akzente gesetzt.

Dieses Kapitel befasst sich in erster Linie damit, wie existenzielle Gesichtspunkte in der Praxis der Personzentrierten Psychotherapie aufgegriffen werden können (Kap. 9). Bevor das geschieht, gilt es aber zunächst zu klären, was mit „existenziell“ gemeint ist.

Existenz steht für menschliches Sein. Und dieses ist mit spezifischen Gegebenheiten verbunden, darunter insbesondere:

- Grenzen unserer Möglichkeiten, vor allem angesichts von Unwägbarkeiten und tragischen Dimensionen wie Leid, Vergänglichkeit und Tod,
- Gestaltungsfreiheit innerhalb von faktischen Grenzen, mit entsprechenden Wahlmöglichkeiten und der damit verbundenen Verantwortung, authentisch zu leben,
- eine Sinn- und Zukunftsorientierung sowie
- die Bezogenheit und Angewiesenheit auf andere Menschen.

7.2.1 Zur Entstehung von Inkongruenz aus existenzieller Sicht

Neben lebensgeschichtlich bedingten psychischen Problemen wird in der existenziellen Philosophie auch die Existenzdynamik in den Blick genommen, d. h. wie jemand mit den existenziellen Gegebenheiten zu Rande kommt. Dies sei an folgendem Beispiel veranschaulicht:

BEISPIEL

Herr D. hat sich bereits in seiner Kindheit gerne in sein Zimmer zurückgezogen. Und es ist naheliegend, dies mit einem Mangel an Beachtung durch seine Eltern zu begründen. Am Strand baut er Sandburgen, die er zerstört, noch bevor die Wellen diese wegspülen können. Auch das könnte psychologisch erklärt werden, nämlich dass er sich mit diesem Akt einer Fremdbestimmung entziehen wollte. Doch wird im Laufe des psychotherapeutischen Prozesses deutlich, dass sich darin ein grundlegender Zorn und Protest äußert, der ihn bis in sein Mannesalter begleitet. Er hadert mit Ungerechtigkeiten und rebelliert in Form von Verweigerung, die eine nihilistische Färbung hat. Da er sich schon in seiner Jugend vom Existenzialismus angezogen gefühlt hat, schließt er selber auf Zusammenhänge, die – obzwar auch biografisch überlagert – existenziell fundiert sind. Es wird evident, dass er sich unbewusst durch Kontrolle, Pessimismus und Rückzug vor existenziellen Ungewissheiten, Widrigkeiten und dem Ausgeliefertsein (einschließlich unserer Endlichkeit, Verwundbarkeit, Bodenlosigkeit und der Absurdität unserer Existenz) durch eine Art Enttäuschungsprophylaxe schützen wollte, was aber auch mit Einengung aufgrund seiner strikten Ordnung, mit trotziger Verhärtung und teilweiser Abschirmung von anderen einherging. Erst als Herr D. die grundlegende existenzielle Unsicherheit und Angst anerkennen kann („Ob es mir passt oder nicht, es gehört einfach zum Leben dazu"), gelangt er zu einer Aussöhnung damit und einer inneren Zustimmung dazu.

Hier ließen sich unschwer klassische diagnostische Kategorien wie Zwang, neurotische Angst oder schizoide Persönlichkeit zuordnen. Und in der Tat ist es im Rahmen einer personzentrierten Ausrichtung zunächst naheliegend, zu explorieren, welchen Bewertungsbedingungen der Klient biografisch bedingt ausgesetzt war, die dann eine entsprechende Inkongruenz bei ihm mit etwaiger psychopathologischer Ausprägung nach sich gezogen hätten. So wäre denkbar, dass der Klient seitens der Eltern massiven leistungsbezogenen Ansprüchen unterworfen war, weswegen die erfahrene positive Beachtung vor allem an die Erfüllung dieser Ansprüche geknüpft war und der Klient demzufolge eine unbedingte wertschätzende Anerkennung „um seiner selbst willen" weitgehend entbehrt hatte. Es könnte dann weiter gemutmaßt werden, dass der Klient eine Enttäuschungswut erlebte, die er aber verleugnen musste, um die Beziehung zu seinen Eltern nicht zu gefährden. So betrachtet könnte unterstellt werden, dass er seine Wut einerseits gegen sich selbst und seine Werke (z.B. Sandburgen) und andererseits gegen „die böse Welt" und die Menschheit allgemein in Form von Groll, Verbitterung und Rückzug gerichtet hat. In diesem Fall würde die Inkongruenz darin bestehen, dass er aufgrund seiner Kindheitserfahrungen eine trotzig-grollende Pseudo-Autonomie entwickelt hat und dabei weiterhin seine Bedürfnisse nach Anlehnung, Zuwendung und emotionaler Wärme abwehrt.

Im konkreten Fall mag die eben skizzierte Betrachtungsweise durchaus zutreffen, doch bietet eine existenzielle Herangehensweise eine zusätzliche Verstehensebene, die sich hier als sehr brauchbar erwies. Im Sinne einer Mehrperspektivität ist sogar mit einiger Wahrscheinlichkeit davon auszugehen, dass sich psycho- und existenzdynamische Aspekte in vielen Fällen miteinander verschränken. Sich hier aber nur auf biografisch-dynamische Ätiologiekonzepte zu beschränken, würde aus existenzieller Sicht zu kurz greifen, denn damit würde ausgeblendet werden, dass es sich um eine Abwehr einer seinsmäßigen (ontologischen) Verfasstheit handelt. Zu dieser aber zählt auch existenzielle Angst, worunter eine natürliche Reaktion auf die existenziellen Gegebenheiten verstanden wird, also eine unausweichliche Reaktion auf eine grundlegende Bedrohung. Analog dazu verweist übrigens „existenzielle Schuld" auf unweigerliche Versäumnisse, die dem menschlichen Sein gewissermaßen innewohnen.

In der existenziellen Perspektive stehen somit ontologische, d.h. für menschliches Sein allgemein gültige, Gegebenheiten im Vordergrund, dies im Gegensatz zu ontischen, d.h. solchen, die mit dem konkreten individuellen Sein verknüpft sind (Yalom 1989; Längle/Holzhey-Kunz 2008). „There is no cure for life“ (Van Deurzen 2012). Das Leben ist eben keine Krankheit, sondern hält vielfach Unvorhersehbares, Herausforderndes und Unabweisbares (u. a. „Grenzerfahrungen“ nach Jaspers) für uns bereit, besonders für Menschen, die „hellhörig“ dafür sind. Wird dem mit Abwehr begegnet, so kann dies psychische Probleme zur Folge haben, wie sie auch durch Traumata („lebensereignisbedingte Inkongruenz“ nach Speierer 1994) und ungünstige Beziehungserfahrungen („sozial-kommunikative Inkongruenz“ nach Speierer 1994) bzw. dysfunktionale Stile der Erlebnisverarbeitung bewirkt werden können.

Im nächsten Abschnitt werden nun Leitlinien für eine existenziell inspirierte Praxis aufgezeigt und konkrete Vorgangsweisen erörtert.

7.2.2 Praxisperspektiven

Existenzielles Denken und der Personzentrierte Ansatz teilen die Philosophie, dass die Einzigartigkeit jeder Person und die Begegnung von Person zu Person trotz des professionellen Charakters von Psychotherapie einen sehr hohen Stellenwert haben. Eine therapeutische Praxis müsse demnach darauf abstellen, dem gerecht zu werden. Bei aller Heterogenität innerhalb existenzieller Praxis werden daher insbesondere bestimmte Prinzipien betont, wozu auch zählt, eine authentische Praxis zu entfalten, die dem jeweiligen Klienten und dem eigenen therapeutischen Stil gerecht wird. Folgende Leitlinien sind für eine existenzielle Praxis charakteristisch:

- Grundlagen existenziell orientierter Arbeit sind, ganz im Einklang mit einer personzentrierten Ausrichtung, eine phänomenologische Haltung sowie eine Erlebensorientierung. Damit wird einerseits eine Unvoreingenommenheit bzw. ein Zur-Seite-stellen von fixen Vorannahmen betont und andererseits das ureigene Erleben der Klienten als subjektiver Kompass. In Gendlins (1966) experienzieller Therapie lautet eine Hauptthese: „Wirklich existenziell zu sein, heißt experienziell zu sein.“ Der „Felt Sense“, immer in Bezug auf ein Thema, ist ein leiblicher „Zugang zur Existenz“, auf dessen Basis Wahlen getroffen und Entscheidungen verantwortlich vorgenommen werden können (Kap. 7.1). Auch im Emotionsfokussierten Ansatz, einer Variante der experienziellen Psychotherapie in Form einer Kombination aus Personzentrierter und Gestalttherapie, haben existenzielle Konzepte ihren Stellenwert (Greenberg 2016).
- Fokus auf dialogischer Beziehung: Diese Leitlinie folgt der Grundannahme, wonach menschliches Sein als ein zutiefst auf andere angewiesenes

betrachtet wird. Einem dialogischen Beziehungsverständnis, in dem die Psychotherapeutin durchaus auch fordernd und etwas zumutend erscheinen mag, kommt dabei ein höherer Stellenwert zu als in der personzentrierten Tradition, in der die fördernde „Alter-Ego-Beziehung" vorrangig ist (Stumm 2019), wobei schon vom späten Rogers die Transparenz des Psychotherapeuten stärker betont wurde und personzentrierte Protagonisten wie Pfeiffer, Schmid oder auch Mearns eine stärkere dialogische Akzentuierung propagiert haben (dazu das Konzept von „Relational depth"; Mearns/Cooper 2005).

- Fokussierung, Konfrontation und Interpretation: Die Therapeutenrolle in der existenziellen Orientierung impliziert eine stärker konfrontierende und herausfordernde Haltung, als dies in der Personzentrierten Psychotherapie der Fall ist. Es zählt zum Repertoire existenzieller Praxis, auf Wahlmöglichkeiten von Klienten Bezug zu nehmen, deren Stellungnahmen anzufragen oder durch offene Fragen darauf abzuzielen, das Gewahrsein von Klienten zu steigern („Wie fühlt sich das an, wenn Sie das so erzählen?"), um damit den Boden für die Integration von Erfahrungen aufzubereiten. Dies gilt auch für das Explorieren von tiefsitzenden Gefühlen wie Wut oder Angst, das aufgrund der theoriegeleiteten Beachtung der existenziellen Dynamik mitunter zu Interpretationen einladen mag, z. B. In Hinblick auf Ungerechtigkeiten des Lebens, existenzieller Angst oder Todesangst.

  Zu nennen ist hier Swildens „Prozessorientierte Gesprächspsychotherapie" (2015) als existenziell fundiertes Verfahren im Rahmen des Personzentrierten Ansatzes. Swildens sieht den Menschen als existenziellen Prozess, wobei dieser, sobald er stockt, wieder in Fluss zu bringen ist, indem – durchaus aktiv – Kontakt damit hergestellt wird, durch eine Reihe von Interventionstechniken wie z. B. Konfrontieren. Neben der „Mythe" als subjektiver Geschichte, die oftmals den Nährboden für Entschuldigungen und Anklagen bietet, spielen noch das „Alibi" als Mittel der „Existenzverweigerung" und störungsspezifische Modi der „Wahlverhinderung" (z. B. Kontrolle, Vermeidung, Täuschung, Flucht) eine Rolle. Schließlich wurde von Swildens noch die existenzielle Phase als ein möglicher Abschnitt des psychotherapeutischen Prozesses vorgeschlagen, wobei existenzielle Themen wie Leere, Sinnlosigkeit, existenzielle Einsamkeit und Vergänglichkeit in jeder Therapiephase aufgegriffen werden sollten, wenn sie sich stellen.

- Methodenfreiheit und -vielfalt: Methoden und Techniken sind im existenziellen Ansatz dazu da, die angeführten Prinzipien auf der Handlungsebene umzusetzen, um den Klienten in seiner existenziellen Basis zu erreichen. Daher wird ein großes Spektrum an Übungen, Kanälen und Interventionen ausgeschöpft: Imaginationsübungen, Arbeit mit Träumen, Achtsamkeitsübungen, Meditation oder auch Rollenspiele, um nur einige Beispiele zu nennen (Cooper 2012). Zu achten ist freilich darauf, dass die angewendeten Vorgangsweisen den Klienten gegenüber offengelegt werden.

7.2.3 Existenzielle Themen

Über die allgemeinen existenziellen Prinzipien hinaus sind, wie schon eingangs erwähnt, spezifische existenzielle Themen für die psychotherapeutische Praxis von besonderer Bedeutung: Freiheit, Grenzen, Sinn und Beziehung. Darauf soll nun praxisbezogen eingegangen werden.

Wahl, Entscheidung und Verantwortung

Eine existenzielle Haltung (wie im Übrigen auch eine personzentrierte) legt Wert darauf, die Freiräume und das Wollen von Klienten zu erkunden und Gründe dafür, warum das Potenzial für Selbstbestimmung nicht genutzt wird bzw. auf welche Weise dies geschieht, wie z.B. durch Delegieren (auch an höhere Mächte), Abhängigkeit und Unterwerfung, Fatalismus, Opferrolle, anhaltende Unentschlossenheit, Rebellion oder auch die Attribution auf innere Kräfte (Unbewusstes, impulsiver Charakter, unglückliche Kindheit).

Eine kleine Übung dazu: Für Klienten ist es zumeist überraschend, wenn sie feststellen, dass die in einem bestimmten Zeitraum (z.B. in den letzten zwei Stunden vor einer Therapiesitzung oder auch in den letzten 20 Minuten in einer Therapiesitzung) getroffenen eigenen Entscheidungen doch recht zahlreich waren; dies im Gegensatz dazu, was außerhalb des eigenen Einflussbereichs lag, also im Bereich des Faktischen: Die Zahl der Nennungen liegt hier durchwegs darunter. Damit kann ggf. illustriert werden, dass Klienten oft viel mehr Wahlmöglichkeiten und Entscheidungsoptionen haben, als sie selbst es annehmen bzw. umsetzen.

Dazu passt eine Auswertung von Rogers' Arbeitsstil (Brodley 2011): In mehr als 10% seiner verbalen Antworten sind Formulierungen enthalten, die den Klienten als proaktiven Gestalter ansprechen: „Sie wollen (nicht) …“, „Sie haben die Absicht …“, „Sie sind bestrebt …“, „Sie sind motiviert …“, „Sie versuchen …“.

Die Personale Existenzanalyse nach Längle (Längle/Holzhey-Kunz 2008) unterscheidet eine „innere Stellungnahme“ des Klienten („Was halten Sie davon?“) und eine antwortende Ausführung („Was wollen Sie tun?“). Der erste Schritt lässt sich in personzentrierter Terminologie wohl einer organismischen Wertung zuordnen, die letztlich auch einer Umsetzung des für gut Befundenen in ein Gewolltes sowie daraus resultierender Handlungen bedarf. Diesbezüglich sind personzentrierte Praktiker vielfach zurückhaltend, weil sie – vielleicht in überzogener Weise – der Eigensteuerung ihrer Klienten vertrauen.

Auch angesichts anzuerkennender Grenzen bestehen zumeist Wahlmöglichkeiten oder können Entscheidungen unterlassen werden. Eine nicht getroffene Wahl ist auch eine Wahl. Dazu kommt, dass jede Entscheidung andere Optionen ausschließt, womit wir beim Konzept der „existenziellen Schuld" angelangt sind. Demzufolge machen wir uns durch unsere Entscheidungen auch schuldig gegenüber dem Nichtgewählten, was nichts mit juristisch relevanter oder moralischer Schuld zu tun hat.

Es mag für Klienten, die an Schuldgefühlen leiden (z.B. wegen einer Scheidung), hilfreich sein, sich noch einmal dem zu stellen, was dazu geführt hat. Es eröffnet vielleicht ein Verständnis für die falsche Entscheidung und damit Raum für Reue und Bedauern, oder es verschafft eine Erleichterung, wenn dies angesichts der damaligen Ambivalenzen dazu beiträgt, sich nachträglich zur getroffenen Entscheidung zu bekennen.

An dieser Stelle komme ich noch einmal auf das an den Anfang gestellte Fallbeispiel zurück:

BEISPIEL

Der Klient Herr D. hat sich auch tapfer die Frage gestellt, inwieweit er sich der Gefahr ausgesetzt hat, andere und vor allem sich selbst zu verfehlen und so ein nicht erfülltes, inauthentisches, von trotziger Rigidität und sozialem Rückzug geprägtes Leben zu wählen. Es hat mich sehr berührt, dass er sich nicht dafür gegeißelt hat, sondern verständnisvoll für sich selbst seinen Lebensentwurf als folgerichtig für das Dort und Damals bezeichnet hat. Und er hat, ohne schönzufärben, was auch sehr charakteristisch für einen existenziellen Standort ist, hinzugefügt, dass er trotz der Freiräume, die sich ihm erschlossen haben, auch heute gar nicht allzu sehr davon abweichen wolle.

Die existenzielle Logik erweist sich hier als Feld, das vonseiten der Psychotherapeuten viel Fingerspitzengefühl verlangt. Weder Belehrung oder ein Schüren eines vordergründigen Voluntarismus, noch ein Ausweichen bzw. Konfliktvermeidung sind da hilfreich.

Grenzen, Vergänglichkeit und Tod

Unsere Existenz ist mit einer Fülle von Begrenzungen konfrontiert: unserer Geworfenheit, d. h. dem Umstand, dass wir uns und unsere frühen Lebensumstände nicht selbst geschaffen haben, unserem Ausgeliefertsein an Zufälle und Schicksalsschläge und den immanenten existenzbedingten Spannungen (z. B. Bedürfnis nach Autonomie einerseits und nach Zugehörigkeit und Bindung andererseits), für die es – grundsätzlich betrachtet – keinen Ausweg gibt, außer mit innerer Zustimmung das Beste daraus zu machen, d. h. authentisch zu wählen und zu leben. Angesichts von Grenzsituationen und unabänderlichen Problemen besteht die Herausforderung darin, „trotzdem ja zum Leben [zu] sagen", wie dies Viktor Frankl so treffend formuliert hat.

Grundsätzlich gilt für die Arbeit mit Grenzen, aber auch mit existenzbedingten Dilemmata, diese auszuloten: „Was ist so schwer daran auszuhalten?", „Was spricht für das eine, was für das andere?". Das An-Grenzen-Stoßen bietet als existenzielle Grenzerfahrung im Sinne eines Auf-sich-zurück-Geworfenseins die Chance zu einer realistischen Weltsicht und einer kongruenten Sicht auf sich selbst, beides ein Nährboden für Wandel und Entwicklung.

In Bezug auf eine abgewehrte existenzielle Angst, die sich in Form von Panikattacken manifestieren kann, ist z. B. folgende Intervention denkbar:

> T: Im Rahmen Ihrer Panikattacken haben wir ja viel von Ihren Trennungsängsten und deren Zusammenhang mit Ihrem Elternhaus gesprochen. Man könnte sich nun fragen, ob Ängste nicht einfach auch zum Leben gehören, also in gewisser Weise etwas Selbstverständliches sind, mit dem sich jeder auseinandersetzen muss. Können Sie mit diesem Gedanken etwas anfangen?

Zu beachten ist dabei, dass sich die Abwehr der existenziellen Angst aber auch in einem anderen Gewand als einer Verschiebung der Angst zeigen kann, wie sie etwa in verzerrter Form in Panikattacken zum Vorschein kommen kann. So ist neben Zwängen (siehe das vorhin erwähnte Fallbeispiel) auch an pseudosichere, narzisstische Personen zu denken, die ihre Grandiosität betonen, oder auch an depressive Personen, die den Sprung in die Ungewissheiten der Existenz nicht wagen.

Eine weitere existenzielle Thematik, die auch Grenzen und tragische Aspekte beinhaltet, ist die Vergänglichkeit bzw. der Umgang damit. Das Älterwerden und das Alter sind einerseits Vorboten des Todes, andererseits manifestieren sich darin auch – mitunter krisenhaft – die eigene Vergänglichkeit, vertane Chancen und Versäumtes bzw. nie mehr Mögliches. Jugendlichkeitswahn und die Illusion des unsterblichen Körpers sind mögliche Bollwerke, diese „Niederlagen" abzuwehren.

In der folgenden Sequenz nimmt die Therapeutin auf die Vergänglichkeit als mögliches Motiv für die Getriebenheit einer langjährigen Klientin pointiert Bezug:

BEISPIEL

K: Obwohl ich nun schon 66 Jahre alt bin, bin ich nach wie vor extrem sportlich. So wie ich zum Beispiel Tennis spiele, hat das aber was Getriebenes. Irgendwie unangemessen.
T: Klingt so, als ob Sie damit vor etwas entkommen wollen. Noch zu früh für ein Auslaufmodell?
K: Ja, es ist aber nicht der Tod, vor dem ich mich fürchte, sondern es wäre schrecklich für mich, wenn mich das Alter niederstreckt – hilflos und pflegebedürftig wie meine Mutter.

In anderen Fällen ist es explizit die Todesthematik, die Klienten in Bann halten kann. Den eigenen Tod in seiner Unvorhersehbarkeit und Unabwendbarkeit als Endpunkt des eigenen Lebens anzuerkennen, erfordert viel Mut. Es ist daher naheliegend, den Tod zu verleugnen, indem wir in einen „Alltagsmodus" schalten oder Abwehrformen anwenden, um ihn in seiner Bedrohung für all unsere Hoffnungen und Zukunftspläne zu relativieren und (vorübergehende) Erleichterung zu schaffen. Solche „Strategien" sind u. a.

- noch lange Zeit bis dahin,
- tröstlicher Umgang damit (Leben nach dem Tode, „Unsterblichkeit" durch Werke oder Kinder),
- Rückzug, um Erfahrungen zu vermeiden, die den Verlust des eigenen Lebens nahe legen,
- Zynismus oder Obsessionen, wie z. B. Sexualisierung.

Auch eine beabsichtigte Selbsttötung könnte in diesem Lichte reflektiert werden. Eine existenziell orientierte Psychotherapeutin wird daher versuchen, Klienten darin zu unterstützen, dass sie in einen „existenziellen Modus" treten können, um sich derart schwerwiegenden Fragen wie jener nach dem eigenen Tod zu stellen, ohne sie in diese Richtung zu drängen. Deswegen sollte sich der Therapeut immer fragen, ob der Klient belastbar genug ist, sich solchen Fragen zu stellen. Andernfalls wäre es sogar indiziert, in empathischer Weise diese

Thematik auszusparen, um die Abwehr nicht zu unterlaufen, oder sogar den Klienten davor zu schützen, sich damit zu überfordern.

Dieses Problem wird sich vielleicht dann wie von selbst stellen, wenn der Klient schwer erkrankt ist. Die therapeutische Aufgabe besteht hier darin, Perspektiven der Hoffnung anzusprechen („Was bleibt noch zu tun?"), aber auch das Gelebte retrospektiv mit Sinn zu füllen („Wenn Sie auf Ihr bisheriges Leben zurückblicken, was war wertvoll daran?"), um der eigenen Verzweiflung Inseln des Gelungenen als Schutzzonen anzubieten. Die Todesthematik kann unter Umständen auch in Form von Übungen bearbeitet werden:

- So kann der Klient auf einem Blatt Papier eine Zeitlinie zeichnen, die seine Lebensdauer symbolisiert, dann auf dieser Linie den Punkt markieren, der den aktuellen Zeitpunkt angeben soll, darüber meditieren und schließlich sein Erleben mitteilen.
- Auch könnte der Klient den Augenblick des Todes imaginieren, um diesem sozusagen unerschrocken ins Auge zu schauen. Was wäre nötig, um zufrieden sterben zu können? Was ist wirklich wichtig in meinem Leben?
- Oder der Klient kann seine eigene Todesanzeige oder auch den eigenen Grabstein ausgestalten. Hier bietet sich jeweils an, sich fern von jeglicher Konvention schonungslos den Schattenseiten der eigenen Existenz zuzuwenden: Auch dies kann bemerkenswerte Rückschlüsse im Hinblick darauf nach sich ziehen, was wirklich wichtig im gegenwärtigen Leben ist.

Solche konfrontierenden Einstiege können zu einer fruchtbaren Vertiefung beitragen, insbesondere im Hinblick auf eine authentische Lebens- und Zukunftsgestaltung, vorausgesetzt, dass diese in Absprache mit dem Klienten und prozessorientiert – d. h. nicht programmatisch, also losgelöst vom Erleben des Klienten – eingesetzt werden. Auch sollten Übungen, und erst recht so intensive, nur dann vorgeschlagen werden, wenn sie am eigenen Leib schon selbst erfahren wurden.

Sinn- und Zukunftsperspektive

Unter Sinn ist die jeweils wertvollste Möglichkeit für die Person in der jeweils gegebenen Situation zu verstehen. Dem Bedürfnis nach Selbstaktualisierung, wie es die humanistische Orientierung dominiert, kann aus existenzieller Sicht ein Sinnbedürfnis beigefügt werden. Psychotherapie hat dann die Aufgabe, Klienten dabei zu unterstützen, ihrem eigenen Sein und Handeln jene Bedeutungen und Werte zu geben, die das Leben für das jeweilige Individuum sinnvoll machen. Die Bandbreite ist unendlich, aber nicht beliebig. Zu messen sind Werte doch immer wieder daran, ob sich etwas stimmig anspürt und den existenziellen Gegebenheiten wie Freiheit, Grenzen und Bezogenheit auf andere Rechnung trägt.

Sinnfragen können auch retrospektiv gestellt werden, doch wird der Blick auf Zukünftiges zumeist im Zentrum stehen. Folgende Fragen können hier ggf. Anregungen liefern:

- Was sind meine „Top 3 " oder „Top 10", die ich noch verwirklichen möchte?
- Wo werde ich am meisten benötigt? Was wartet am dringlichsten auf mich?
- Welche Ziele möchte ich mithilfe der Psychotherapie verfolgen?
- Bei Zukunftsängsten: Was fürchte ich am meisten in der Zukunft?

Beziehungsperspektive

Die interpersonelle Perspektive steht gemäß der überragenden Bedeutung des mitmenschlichen Bezugs im existenziellen Ansatz auch im Zentrum existenziell orientierter Praxis. Die therapeutische Beziehung wird einerseits zum Schauplatz der Beziehungsmuster von Klienten und andererseits zum Medium für korrigierende Beziehungserfahrungen (van Kessel/Lietaer 1998). Dementsprechend wird das Augenmerk darauf gerichtet, die Beziehung zwischen Klient und Psychotherapeut zu thematisieren, u. a. durch folgende Fragen:

- „Welche Gefühle haben bzw. hatten Sie mir gegenüber?"
- „Wie ist bzw. war der Raum zwischen uns heute?"
- „Was war am schwierigsten in der heutigen Sitzung?"

Dies entspricht der Technik des Beziehungsklärens und einer Meta-Kommunikation, also einer Kommunikation über die therapeutische Interaktion, wie dies bei Beziehungsansprachen und Beziehungsanspielungen auch in der personzentrierten Praxis eingebracht werden sollte (Kap. 6.4). Der Unterschied ist hier graduell, zumal aus einem existenziellen Blickwinkel die Beziehungsdimension ein expliziter Bestandteil der therapeutischen Agenda ist.

7.2.4 Zur Integration existenzieller Aspekte in die personzentrierte Praxis: ein Resümee

Im psychotherapeutischen Kontext existenziell orientiert zu arbeiten, heißt zwar bestimmte Inhalte, nämlich die existenziellen Gegebenheiten im Blick zu haben, unter dem störungstheoretischen Aspekt bedeutet es aber auch, psychische Probleme nicht nur als durch Bewertungsbedingungen oder traumatische Erfahrungen verursacht anzusehen, sondern von einem grundlegenden „Leiden am Sein“ auszugehen. Die existenziellen Parameter haben eben nicht mit unserer biografischen Vergangenheit und interpersonalen Erfahrungen zu tun, sondern mit universellen Herausforderungen, die in der menschlichen Existenz wurzeln. Gleichwohl können sich biografische und existenzielle Einflüsse miteinander verbinden. Diese Ansicht weicht von der personzentrierten Theorie der Entstehung von Inkongruenz ab, kann aber gleichwohl als Inkongruenzdynamik eingeordnet werden, weil Abwehrprozesse dabei eine wesentliche Rolle spielen. Und zwar wird die vollständige Kenntnisnahme von existenziellen Grundgegebenheiten abgewehrt und diese werden somit von der Person nicht vollständig in ihrer Relevanz für sie symbolisiert und daher auch nicht Teil ihres Selbstkonzepts. Umgekehrt ist darauf zu achten, dass die genannten existenziellen Themen nicht voreilig forciert werden, sei es, weil damit aufgrund von Abwehrprozessen beim Klienten und/oder beim Psychotherapeuten andere Themen übergangen werden oder weil im Sinne theoretischer Vorannahmen dem Klienten etwas aufgestülpt wird, womit er letztlich nichts anfangen kann.

Eine existenzielle Perspektive kann vor allem dann ergänzend zur personzentrierten Theoriebildung erwogen werden, wenn sich der Zusammenhang von Problemen mit Bewertungsbedingungen nicht erschließen lässt. In der praktischen Umsetzung findet die spezifische Inhaltsebene zunächst dann ihren Niederschlag, wenn der Klient explizite Hinweise darauf gibt. Im Sinne einer dialogischen Beziehungsgestaltung wird aber ein Personzentrierter Psychotherapeut nicht davor zurückscheuen, in angemessener Weise den existenziellen Verständnishorizont einfließen zu lassen. Alle Wissensbestände in den Dienst seiner Klienten zu stellen, kann für den Therapeuten freilich eine Gratwanderung darstellen. Auf der einen Seite ist darauf zu achten, dass dem Klienten nichts auferlegt wird, was er als unstimmig empfindet. Dies ist in den allermeisten Fällen an den unmittelbaren Reaktionen, wie z. B. an der Körpersprache abzulesen. Auf der anderen Seite heißt unbedingte positive Beachtung auch, als professionelles Gegenüber Sorge zu tragen und dem Klienten nicht etwas schuldig zu bleiben, was ihm nützlich sein kann.

Ein ähnliches Spannungsfeld eröffnet sich ja auch bei Fragen, die der Psychotherapeut stellt. Während diese in der klientenzentrierten Phase des PZA verpönt waren, sind gemäß der personzentrierten Therapietheorie aber Techniken und Interventionskategorien dann ansatzkonform, wenn sie von einfühlendem Verstehen und unbedingter positiver Beachtung eines kongruenten Psychotherapeuten bzw. Beraters getragen sind. Dies schließt Einwürfe ein, die aus dem Bezugsrahmen des Therapeuten stammen wie Feedback, Selbsteinbringung, Interpretationsangebote oder eben auch eine existenziell gespeiste Anregung, solange dies nicht auf eine therapeutenzentrierte bzw. verhaltensorientierte Programmatik hinausläuft. Daher ist es von hohem Wert, wenn der Therapeut disziplinierte Spontaneität und ein entspanntes Engagement für den Klienten walten lassen kann. Dies wird eher dazu führen, dass Inputs vonseiten des Therapeuten klientengerecht, prozessorientiert und nicht schematisch oder intransparent strategisch erfolgen. Zusammenfassend lassen sich somit folgende Leitsätze für eine existenzielle Ausrichtung personzentrierter Praxis ableiten:

- Zentrieren Sie sich auf die phänomenale Welt des Klienten, aber auch auf Ihre eigene als Therapeut, und bringen Sie diese gegebenenfalls auch ein! Sie sind schließlich Experte für Ihr eigenes Erleben und Wissen.
- Regen Sie den Klienten so weit wie möglich an, sein (leibhaftiges) Erleben zu explorieren, um diese existenzielle Basis auszuschöpfen.
- Achten Sie auf die Bedeutung von existenziellen Gegebenheiten wie Grenzen, aber auch Möglichkeiten angesichts von Grenzen, das Bedürfnis nach Sinn und mitmenschlichem Bezug sowie die Bedeutung der Zukunft im Leben der Klienten.
- Verpflichten Sie Klienten aber keinesfalls darauf, sich einer experienziell-dialogischen Arbeitsweise oder den erwähnten Themen zu stellen. Bieten Sie die existenzielle Perspektive nur dann an, wenn Klienten dafür ansprechbar scheinen. Greifen Sie es nach personzentrierter Tradition allerdings immer auf, wenn Klienten sich dahingehend äußern.
- Versuchen Sie, den Klienten insofern in die Pflicht zu nehmen, als es um dessen Motivation und Potenziale geht, einschließlich der geistigen Fähigkeit, Sinn und Bedeutungen zu finden bzw. zu kreieren, was auch seiner Wahl und Verantwortung unterliegt. Ziehen Sie hierbei aber in Betracht, dass Wahlfreiheit nicht beliebig ist, sondern an äußere und innere Grenzen stößt. Dies bewahrt u.a. vor einem voluntaristischen Aktionismus, der die konservativ-bewahrenden Tendenzen des Klienten übergeht.
- Sollten existenzielle Gegebenheiten Thema werden, so achten Sie im Sinne dessen, dass der Mensch in seinen Entscheidungen immer zwischen

Polaritäten gestellt ist, darauf, dass der Klient seine Wahl im Bewusstsein dieser Polaritäten treffen muss. Folgende Kurzformeln dynamischer Balance können bezüglich der wichtigsten thematischen Ebenen unterstützend sein (Greening 1992):

- Leben, ohne den Tod und die Angst davor zu verleugnen,
- Beachten von Wahlmöglichkeiten im Angesicht des Risikos,
- Bereitschaft, sich für andere offen zu halten, ohne sich selbst zu verlieren und
- auch angesichts fehlender Sicherheit wertend wählen und sich engagieren.

8 Diagnostik, Indikation und Therapieziele

8.1 Die Diagnose in der Personzentrierten Psychotherapie

Innerhalb unseres Verfahrens gibt es, vor allem im anglo-amerikanischen Raum, Vertreter der PZT, die es ablehnen, sich vom Klienten ein fest umrissenes Bild zu machen (u. a. Brodley/Brody 1996; Mearns 1997). Es wird befürchtet, dass der Therapeut den Klienten dann nur noch in den Grenzen dieses Bildes sehen und ihn so nicht mehr unbefangen und voraussetzungslos verstehen kann. Schon Rogers (1951/1973a) selbst äußerte Vorbehalte gegenüber dem Gebrauch von „psychologischen Diagnosen“, die ja in der Tat ein möglichst detailliertes Bild der Persönlichkeit des Betreffenden erstellen sollen. Er deutete die Sorge an, dass der Therapeut als Diagnostiker dem Klienten in der Rolle des absolut Wissenden erscheinen würde und dadurch erstens den Klienten quasi entmündigen und so von sich abhängig machen und zweitens eine Kontroll- und Lenkungsfunktion gegenüber dem Klienten beanspruchen könnte. Dies sind in der Tat durchaus mögliche Fehlentwicklungen, die man ernsthaft beachten muss, ohne indes deshalb von vorneherein auf jede Diagnostik verzichten zu müssen. Da mit vielen Therapiekonzepten die Möglichkeit einer Fehlentwicklung verbunden ist, ist eine gewisse Achtsamkeit auf solche Entwicklungen wichtig, ohne das jeweilige Konzept immer von vorneherein schon aufzugeben.

Es kommt in diesem Falle auf den richtigen Gebrauch einer Diagnose an und auf das jeweilige Verständnis von „Diagnose“. Rogers scheint in seinem Vorbehalt an eine sehr umfassende persönlichkeitspsychologische Diagnostik mit verschiedensten psychologischen Erfassungsinstrumenten gedacht zu haben. Dem gegenüber ist eine einfache ICD- oder DSM-Diagnose hinsichtlich des Aussage-Umfanges ziemlich anspruchslos. Sie besagt eigentlich kaum mehr als eine Zusammenfassung der vom Klienten selbst zuvor beschriebenen Symptome. Wenn der Klient seine Ängste schildert und von seinen Panikattacken erzählt, wird dies eine „Angststörung“ genannt. Eine solche Art der Diagnose dürfte kaum die von Rogers gemeinten Bedenken rechtfertigen (Rogers kannte übrigens diese diagnostischen Systeme noch nicht, sie wurden in breiter Front erst nach seinem Tode etabliert). Wenn aber die Diagnose stärker zu einer Persönlichkeits-Diagnostik tendiert, kommt es auf den richtigen Gebrauch der Diagnose an. Man muss von der nur relativen Gültigkeit einer solchen Diagnose ausgehen, die nie die Einzigartigkeit einer Person voll erfassen kann. Man darf auch den Aussagewert einer Diagnose nie im Sinne einer dogmatischen Unabänderlichkeit verstehen, vielmehr muss man zu ihrer ständigen, zumindest partiellen Korrektur bereit sein. Eine so in ihrer Bedeutung relativierte Diagnostik sollte auch die Bedenken von Rogers relativieren.

8.1.1 Das innere Bezugssystem und personzentrierte Diagnostik

Außerdem ist zu bedenken, dass das Entsprechen bestimmter Postulate von Rogers quasi eine Diagnose voraussetzt. Rogers (1957) hält eine PZT dann für indiziert, wenn der Klient sich im Zustand der Inkongruenz befindet und er das Bemühen des Therapeuten um Zuwendung und empathisches Verstehen zumindest ansatzweise wahrnehmen kann. Im Rahmen der Eingangsdiagnostik ist also auch eine Diagnose bzw. Beurteilung der Inkongruenz und der psychosozialen Wahrnehmung des Klienten nötig. Auch fordert Rogers, den Klienten weitgehend aus seinem eigenen Bezugssystem heraus zu verstehen, also aus dem Bild, das der Klient von sich selbst hat. Dieses Bezugssystem ist aber nicht wie etwas Beobachtbares unmittelbar gegeben, man muss es aus vielen Hinweisen interpretierend erschließen. Dieses Erschließen aber bedeutet, dass sich der Therapeut ein Bild, eine Modellvorstellung von dem Bezugsystem bzw. von der „inneren Welt“ des Klienten macht (Sachse 1999). Man könnte dies auch eine diagnostische Urteilsbildung über das Bezugssystem des Klienten nennen. Bei dieser Urteilsbildung geht übrigens immer schon etwas vom Bezugssystem des Therapeuten bzw. von seinem „Vorverständnis“ ein, ein Vorverständnis, ein Vorwissen, das geprägt ist von den lebensweltlichen und beruflichen Erfahrungen des Therapeuten sowie von der Persönlichkeits- und Störungstheorie des von ihm vertretenen Verfahrens. Dieser Prozess des Erschließens braucht natürlich seine Zeit, so dass der Therapeut zu Beginn einer Therapie bzw. Beratung ohnehin auf eine Art Analogieschluss von seinem eigenen Bezugssystem auf das des Klienten angewiesen ist. Außerdem kann er natürlich sein durch die Diagnose vermitteltes Störungswissen zu Hilfe nehmen, um sich eine Vorstellung von der „inneren Welt“ des Klienten zu bilden. Dieser Aspekt ist besonders bei Klienten bedeutsam, deren Bezugssystem von dem des „Durchschnittsmenschen“, also wohl auch von dem der meisten Therapeuten, abweicht. Deshalb ist eine „Alltagsempathie“ bei diesen Klienten dem Einfühlenden Verstehen keine ausreichende Hilfe. Das Einfühlende Verstehen muss sich hier viel mehr zusätzlich auf psychopathologische Vorannahmen stützen (Binder 2011). Um zu zeigen, wie wichtig im therapeutischen Kontext ein solches durch die Diagnose vermitteltes „Vorverständnis" bzw. Vorwissen sein kann, folgendes Beispiel:

BEISPIEL

Ich bin in der zweiten Sitzung mit einem Klienten, der mir in der ersten Sitzung angemessen sachlich und ruhig von seinen Gründen, eine Therapie zu wünschen, erzählt hat. Nachdem ich ihn nun, also eine Sitzung später, frage, über was er heute mit mir sprechen möchte, beginnt er plötzlich mit überaus lauter Stimme und offensichtlich empört mich anzuklagen, dass ich doch gar nicht an ihm wirklich interessiert sei, ansonsten wüsste ich doch genau welches Thema jetzt angesagt sei. Ich würde ihn doch nur auf Abstand halten wollen mit dem ewigen Wiederholen seiner Äußerungen, ich würde mich doch nur hinter diesem Schablonen-Verhalten verstecken, würde mich gar nicht zeigen wollen, würde doch nur ein Rollenklischee „abziehen". Ich bin zunächst ebenso überrascht wie irritiert, will schon beginnen, mich zu rechtfertigen, mich, verweisend auf mein Konzept und unser Vorgespräch, zu verteidigen, da habe ich plötzlich die Idee: „eine Borderline-Störung". Durch diese diagnostische Idee und das dadurch vermittelte Vorwissen erschließt sich mir plötzlich die „innere Welt" des Klienten. Ich sehe jetzt einen Menschen, der aufgrund seiner Empathiestörung mein Verhalten falsch interpretiert, der die Aspekte, die er von mir wahrnimmt, auf dem Hintergrund früherer Beziehungserfahrungen von grober Zurückweisung und Missachtung umdeutet. Die Diagnose hat mir augenblicklich einen Weg zur Möglichkeit eines Einfühlens eröffnet, um den Klienten in seiner spezifischen Verletzlichkeit und Bedürftigkeit nach authentischer Zuwendung zu verstehen. Freilich wäre mir das bei geduldigem Bemühen eventuell auch ohne solch diagnostische Hilfe gelungen, aber ich hätte sehr viel mehr Zeit dazu gebraucht und hätte in meiner ersten Irritation vielleicht auch therapeutisch weniger positiv reagiert.

Hier zeigt sich die Nützlichkeit eines durch die Diagnose vermittelten störungsspezifischen Wissens insbesondere als Hilfestellung für ein empathisches Verstehen. Es sind allerdings zwei Einschränkungen angebracht. Erstens ist eine solch diagnostische Hilfestellung, wie schon gesagt, vor allem bei jenen Klienten zu erwarten, deren „innere Welt" stärker vom durchschnittlich zu Erwartenden abweicht, bei denen dem Therapeuten also der Analogieschluss von seiner eigenen „inneren Welt“ auf die des Klienten nicht mehr unmittelbar gelingt. Das heißt, dass hier die Einfühlung, das Sich-Hineinversetzen zunächst erschwert ist. Dies ist meist bei Klienten mit einer Persönlichkeitsstörung der Fall. Hier ist das mit der Diagnose vermittelte Störungswissen eine Hilfe, sich per wissensgestützter Imagination eine Modellvorstellung von der „inneren Welt“ des Klienten zu bilden. Eine zweite Einschränkung betrifft den Umstand, dass die anfängliche Diagnose mit dem Fortschreiten der Therapie ihre Bedeutung verliert, da ja nun der Therapeut den Klienten zunehmend in seiner „Einzigartigkeit“ kennenlernt. Aber auch im weiteren Therapieprozess braucht ein weiterführendes Verstehen die Orientierung an bestimmten, wenn auch eventuell immer wieder zu modifizierenden Modellvorstellungen (Binder/Binder 1991; Teusch 1995; Keil 1997; Sachse 1999; Mitterhuber/Wolschlager 2001). Solche Modellvorstellungen im Sinne von Persönlichkeits- und Inkongruenz-Diagnosen sollten besonders Hypothesen beinhalten, die Bezug nehmen auf Merkmale personzentrierter Störungstheorie. Das besagt, Antworten, die aber immer nur als vorläufig anzusehen sind, auf z. B. folgende Fragen zu finden:

- Wie ist die spezifische Inkongruenzkonstellation bei diesem Klienten zu formulieren? Welche Gefühle oder Bedürfnisse des organismischen Erlebens stehen mit dem Selbstkonzept des Klienten so im Widerspruch, dass sie nicht oder nur verzerrt symbolisiert werden?
- Wie ist dieses Selbstkonzept im Einzelnen, also hinsichtlich des Selbstideals und des Selbstbildes, so zu beschreiben, dass die Unvereinbarkeit mit bestimmten Gefühlen und Bedürfnissen plausibel erscheint?
- Wie ist eine „Verstehenshypothese“ (Keil/Stumm 2018b) zu formulieren als Antwort auf die Frage, wie die elterlichen Bewertungsbedingungen gewesen sein könnten, die zur Bildung dieses Selbstkonzeptes geführt haben?
- Wie könnte das Bedürfnis nach positiver Beachtung so konturiert gewesen sein, dass der Klient in seiner Kindheit und Jugend für die elterlichen Bewertungsbedingungen besonders empfänglich war?
- In welchem Verhältnis stehen die Symptome, über die der Klient klagt, zu seiner spezifischen Inkongruenz? Oder anders formuliert: Welches primäre Bedürfnis des Klienten wird in dem Symptom (z.B. Angst, Essstörung) verzerrt symbolisiert?

Vergleichbare Fragen müssen übrigens in Deutschland bei der Beantragung zur Gewährung von so genannter (kassenfinanzierter) Richtlinientherapie (zu denen die PZT bisher nicht gehört) vom Therapeuten ausführlich beantwortet werden. Aber auch völlig unabhängig hiervon kann hier eine jeweilige hypothetische Antwort für den Therapeuten eine wichtige Inspiration und Orientierung im Prozess des Einfühlenden Verstehens sein. Denn diese Antworten können helfen, eine umfassende Vorstellung von der „inneren Welt" des Klienten auch noch hinsichtlich jener Aspekte dieser inneren Welt zu haben, die für den Klienten außerhalb des Gewahrseins liegen, aber dennoch für sein Sich-Fühlen und Bewerten Bedeutung haben.

8.1.2 Formen und Funktionen der Diagnostik

Im Folgenden soll in einer stichwortartigen Zusammenstellung eine kurze Übersicht zu verschiedenen Formen von Diagnostik gegeben werden.

Zur *Eingangsdiagnostik* zu Beginn der Therapie gehört als Mindestanforderung eine ICD- bzw. DSM-Diagnose, schon weil diese von den Krankenkassen und oft auch für die interkollegiale Verständigung gefordert wird. Für die Indikationsstellung zur PZT ist sodann die Einschätzung der Motivation bzw. Änderungsbereitschaft, die psychosoziale Wahrnehmungsfähigkeit und die *Inkongruenzdiagnose*, eventuell auch das spontane Ansprechen auf das personzentrierte Gesprächsangebot als wichtiger Prädiktor für den Therapieerfolg, wichtig. Bald nach Beginn der Therapie können die ersten Hypothesenbildungen zur Art der vorliegenden Inkongruenzkonstellation bestätigt oder korrigiert werden und auch Hinweise für therapeutische Zielsetzungen geben. Diese verschiedenen diagnostischen Beurteilungen und das damit verbundene Störungswissen können den empathischen Zugang zur „inneren Welt" des Klienten und d.h. die Diagnostik seines inneren Bezugssystems erleichtern. Mit psychologischen Messinstrumenten kann das Ausmaß der Symptomatik (z.B. Depressionsskalen) besonders im Rahmen von wissenschaftlichen Fragestellungen festgestellt werden. Auch der Einsatz von Persönlichkeitsfragebögen wie FPI und MMPI kann nicht nur Hinweise zur Persönlichkeitsstruktur und damit Zielvorgaben für die Therapie geben, sondern bei Vorher-Nachher-Untersuchungen auch vielfache Änderungshinweise während einer Therapie liefern.

Eine *Verlaufsdiagnostik* liefert durch den Einsatz solcher Messinstrumente zu verschiedenen Zeitpunkten Hinweise zur Änderungsdynamik im Laufe einer Therapie.

Die *Ergebnisdiagnostik* mit einer möglichst breiten Auffächerung verschiedenster Ziel-Dimensionen spielt bekanntlich auch eine erhebliche gesundheitspolitische Rolle bei der Frage nach dem Wirkungsnachweis der einzelnen Verfahren. Allgemein dient diese Art der Diagnostik auch der Qualitätssicherung.

Die *Prozessuale Diagnostik* wird gegenüber den oben beschriebenen so genannten Statusdiagnosen als der PZT besonders angemessen angesehen (Keil/Stumm 2018c, 341–345). Es werden hier bestimmte Aspekte des Klienten und deren

Veränderungen, seiner Störung, seiner Persönlichkeit, der Art seiner Inkongruenz, seines Interaktionsverhaltens usw., nicht wie bei den Statusdiagnosen nur zu einem bestimmten Zeitpunkt, sondern über den ganzen Verlauf der Therapie zu erfassen versucht. Dies schließt oft auch ein, sich über die Lebensgeschichte des Klienten, ihrer Umbrüche, ihrer Krisen, ihrer kreativen Phasen, ein möglichst anschauliches Bild zu machen (S. 341), um den Klienten umfassend verstehen zu können, da ja auch diese biografischen Aspekte die „innere Welt" bzw. das „innere Bezugssystem" des Klienten mitbestimmen. Da eine umfassende Prozessuale Diagnostik aber auch eine fortlaufende *Interaktionsdiagnostik* impliziert, ist der Therapeut nicht nur der diagnostizierende Beobachter des Klienten, sondern auch seiner selbst. Der Therapeut ist bemüht, fortlaufend seine emotionale Resonanz auf den Klienten wie sein entsprechendes Interaktionsverhalten zu registrieren und das spontane Abgleichen gegenseitiger Beziehungserwartungen zu erfassen, um den eigenen Einfluss auf den Klienten, aber auch dessen Neigung, im Sinne des von den Psychoanalytikern Argelander (1970) und besonders Lorenzer (1976) konzeptualisierten „szenischen Verstehens" lebensgeschichtlich relevante Konfliktsituationen in der Therapie zu reinszenieren, beurteilen zu können (Kap. 4.3). Die Autoren sehen in diesen (unbewussten) szenischen Inszenierungen früh verinnerlichte Beziehungserfahrungen und die sich daraus ergebenden Beziehungserwartungen des Klienten, die sich z. B. in Form von Rollenzuschreibungen gegenüber dem Therapeuten äußern können. Das Verstehen dieser Inszenierungen eröffne die Möglichkeit, unterhalb der Ebene diskursiven Sprechens (in der „Begriffs-Sprache") vorsprachlich artikulierte Bedeutungsgehalte freizulegen. Unter personzentrierten Aspekten haben Sommer/Sauer (2001) dieses Konzept des szenischen Verstehens erörtert.

8.1.3 Kommunikation der Diagnose?

Bisher wurde von einer Diagnostik bzw. von diagnostischen Überlegungen „im Kopf" des Therapeuten gesprochen. Daraus ergibt sich die Frage, ob man solche Überlegungen dem Klienten auch ungefragt mitteilen sollte. Auf diese Frage kann es keine eindeutige Antwort geben, denn zu sehr hängt diese Entscheidung von der Persönlichkeit des Klienten, von der jeweiligen Situation und von der Art der Diagnose ab. Manches spricht dafür, diese Mitteilung nur zu machen, wenn der Klient danach fragt. Dafür spricht u. a., dass man ansonsten der Diagnose ein viel zu großes Gewicht geben würde. Wenn die Diagnose für den Klienten keine Bedeutung hat, so dass er danach nicht fragt, sollte der Therapeut in den meisten Fällen keinen Anlass sehen, sich diesbezüglich mitzuteilen, schon weil auch für ihn ja in vielen Fällen im Laufe des Therapieprozesses die Diagnose zunehmend an Bedeutung verliert. Wenn jedoch der Therapeut davon ausgehen muss, dass der Klient die Diagnose auf anderem Wege erfährt, etwa in Arztberichten, Überweisungs- oder Krankenkassenformularen, ist im Einzelfall zu erwägen, ob der Therapeut dem Klienten gegenüber spontan dazu Erläuterungen gibt.

Wenn der Klient aber nach der Diagnose fragt oder anderweitig zu erkennen gibt, dass ihn diese Frage bewegt, ist die Diagnose natürlich zu benennen, aber sie ist dabei immer auch in dem Sinne zu erläutern, dass sie für den Klienten erstens verständlich und zweitens nicht verstörend, nicht kränkend, sondern annehmbar ist. Für manche Klienten bedeutet das Nennen der Diagnose auch eine Erleichterung, insofern jetzt ihr Leiden einen Namen hat, einordbar und erklärbar ist und damit nicht etwas völlig Singuläres oder gar Rätselhaftes, Unverständliches ist, auch nicht etwas, was vielleicht gar nichts Krankhaftes, sondern nur „Anstellerei“ oder Ausdruck von „Sich-gehen-Lassen“ ist (Binder 2011).

8.2 Indikation im Kontext der Wirksamkeitserwartung

Die Frage der Indikation der GPT/PZT ist bezogen auf die verschiedenen Indikationskriterien wie folgt zu beantworten:

8.2.1 Die Störungsform

Das Indikationskriterium ist hier die Störung nach ICD-10. Es liegen inzwischen eine Reihe von empirischen Untersuchungen vor, wonach die GPT/PZT bei affektiven, d.h. vor allem „depressiven Störungen“ (F3.2 – F3.4), Angst-, Anpassungs- und somatoformen Störungen jeweils ein wirkungsvolles Verfahren ist (Frohburg 2009). Im Ansatz konnte diese Wirksamkeit auch für die Persönlichkeitsstörungen im Sinne der ICD-10 erwiesen werden (Biermann-Ratjen et al. 2003; Böhme et al. 1998; Teusch et al. 2001). Hierzu stellte auch Meyer (1991; Meyer/Wirth 1988) bei seinen Psychotherapie-Vergleichsuntersuchungen (psychoanalytische Kurztherapie gegen Gesprächspsychotherapie) fest, dass die Gesprächspsychotherapie vor allem bei den „frühen Störungen“, die in vielem den Persönlichkeitsstörungen nach ICD-10 entsprechen dürften, überlegen war. Eine Wirksamkeit konnte mit Einschränkungen auch für Abhängigkeit bzw. Missbrauch, vor allem für die Alkoholabhängigkeit und für Essstörungen bestätigt werden (Biermann-Ratjen/Eckert 2017). Dabei zeigte die GPT/PZT nicht nur bei der Symptomreduktion, sondern auch im Persönlichkeitsbereich (stabileres Selbstwertgefühl, mehr Erleben von Autonomie und Kompetenz, mehr interpersonale Flexibilität) gute Ergebnisse (Grawe et al. 1994).

8.2.2 Befindlichkeit und Persönlichkeitsstile

Verschiedene Untersuchungen (Tausch 1970; Minsel 1974; Zielke 1979; Bommert 1987) weisen darauf hin, dass von der Gesprächspsychotherapie in besonderem Maße Patienten mit folgenden Persönlichkeitsmerkmalen profitieren:

- Verstimmungsstörungen i.S. von Unausgeglichenheit und allgemeiner Lebensunlust,
- Selbstunsicherheit, verbunden mit inneren Spannungen und Ängsten,
- Neigung zu sozialem Rückzug und intrapunitiver Konfliktverarbeitung, Introvertiertheit und
- Selbstunzufriedenheit mit „internalen Blockierungen", Leistungs- und Kontakthemmungen.

Die hier aufgelisteten Merkmale weisen auf ein ausgeprägtes Inkongruenzerleben hin (und eine eher depressive Disposition), womit diese Befunde den störungs- und therapietheoretischen Vorgaben der PZT/GPT entsprechen, eine auf Inkongruenzerleben zielende und ein solches Erleben voraussetzende Therapieform zu sein.

8.2.3 Ansprechbarkeit auf das Therapieangebot

Ein ganz anderes, aber für die GPT/PZT bedeutsames Indikationskriterium ist das Ansprechen des Klienten auf die ersten Sitzungen. Die Reaktionen des Patienten auf die Angebote des Therapeuten, auch zu erfassen mit dem KEB, erwiesen sich als guter Prädikator für den Therapieerfolg (Zielke 1979; Biermann-Ratjen et al. 2003). Die im Sinne der Therapietheorie positiven Reaktionen des Klienten auf die therapeutischen Verstehensangebote (hohes Ausmaß an sog. Selbstexploration) in den ersten ein bis drei Sitzungen lassen ein gutes Therapieergebnis erwarten. Die entsprechenden Untersuchungen legen den Schluss nahe, dass das Indikationskriterium „Probetherapie" die höchste Vorhersagegenauigkeit hat. Diese Ansprechbarkeit des Patienten dürfte Ausdruck der Passung sein zwischen dem Klienten mit seiner Störung und Persönlichkeit einerseits und dem speziellen Therapieangebot andererseits. Auf die besondere Bedeutung dieser

Passung für das Therapieergebnis wird in der Psychotherapie allgemein hingewiesen (Orlinsky 1994).

In diesem Zusammenhang soll noch das adaptive Indikationsmodell erwähnt werden. Hier werden, wie im sogenannten selektiven Indikationsmodell, die Klienten nicht entsprechend ihrer Diagnose oder ihrer Ansprechbarkeit ausgewählt, sondern der Therapeut adaptiert sein Vorgehen an den Möglichkeiten bzw. der Ansprechbarkeit des Klienten. Genau dies ist das leitende Konzept bei einem störungsspezifischen Vorgehen (Kap. 9).

8.3 Therapieziele

Ausgehend vom Selbstverständnis der Personzentrierten Psychotherapie dürfte es mehr als naheliegend sein, dass sich der Therapeut mit dem Klienten über die Therapieziele des Klienten verständigt. Der Therapeut wird den Klienten also zunächst nach seinen Zielvorstellungen befragen. Die Klärung des Anliegens, das den Klienten zur Therapie führt, sollte gerade im klientenzentrierten Ansatz besonders wichtig sein. Als ein zentrales Therapieziel wird in der PZT oft die Persönlichkeitsentwicklung des Klienten in Richtung auf Autonomie, Selbstbestimmtheit, Selbstentfaltung und Selbstkongruenz angesehen. Das sind aber zunächst „therapeutenzentrierte" Zieldefinitionen. Denn das unmittelbare Anliegen vieler Klienten ist in der Regel nicht ein solcher Entwicklungsprozess, schon gar nicht ist es ihr primäres Ziel, eine tiefe korrigierende Beziehungserfahrung mit ihrem Therapeuten zu machen. Sondern ihr primäres Interesse ist meist sehr viel konkreter, lebenspraktischer. Sie wollen z. B. von fast ständigen Kopf- oder Rückenschmerzen, von Angstattacken oder depressiven Zuständen befreit werden. Sie wollen allerdings u. U. auch ihre Arbeits- und Konzentrationsstörungen oder ihre Selbstunsicherheit überwinden. Personzentriert bzw. klientenzentriert ist es deshalb, sich für das zu interessieren, was den Klienten unmittelbar in die Therapie führt, und das sind meist körperliche oder psychische „Beschwerden" bzw. „Probleme". Dass der Personzentrierte Therapeut diese Probleme stets auch auf dem Hintergrund der Person des Klienten zu sehen und zu verstehen sucht, sollte selbstverständlich sein. Ebenso selbstverständlich ist es, dass der Therapeut dem Klienten keine Ziele aufdrängt, sondern sich an den Zielvorgaben des Klienten orientiert, was aber nicht ausschließt, dass er manche dieser genannten Ziel auf ihre Realisierbarkeit hinterfragt und auch seinerseits dem Klienten gegebenenfalls ein Ziel vorschlägt:

T: Ja, dass Sie die Hoffnung haben, besser mit Ihren Rückenschmerzen zurechtkommen, ist sicher wichtig. Aber könnte es für Sie vielleicht außerdem ein Ziel sein, sich hier auch mit weiteren Hoffnungen, Wünschen und Erwartungen, die Sie an das Leben haben, zu beschäftigen?

Bei Zielvorgaben des Klienten, die in einer 30- bis 50-stündigen Therapie vermutlich kaum zu erreichen sind, sollte der Therapeut eine mehr realistische Zielsetzung andeuten (Klient nennt das Ziel, seine Rückenschmerzen „loszuwerden"):

T: Auch wenn die Schmerzen, mit denen Sie sich nun schon seit über 10 Jahren herumplagen, nicht ganz zurückgehen sollten, wollen wir auf jeden Fall versuchen, dass Sie mit ihnen besser umgehen können, so dass diese Schmerzen nicht mehr Ihr ganzes Leben bestimmen.

Der Therapeut sollte versuchen, die Vereinbarung hinsichtlich eines Therapieziels in möglichst konkreten Formulierungen zu treffen. Wenn ein Klient z. B. sagt, dass er seine Kontaktschwierigkeiten überwinden wolle, sollte der Therapeut klären, in welchen Situationen genau welche Schwierigkeiten vorwiegend auftreten, und mit welcher Art der Bewältigung dieser Schwierigkeiten als Therapieergebnis er zufrieden wäre. Damit würde dann ein Kriterium der Zielerreichung definiert. Um weitere Zielmarken zu haben, sollte der Therapeut für sich hier auch schon Hypothesen bilden über Art und Motiv eines möglichen Vermeidungsverhaltens. Der Therapeut könnte sich fragen, welche Aspekte des Selbstkonzeptes oder des organismischen Erlebens den Klienten an gelingenden Kontakten hindern. Möglicherweise hat der Klient ein sehr negatives Selbstkonzept und er fürchtet, bei einer näheren Begegnung seine „Schwächen" sichtbar werden zu lassen, nur lächerlich zu wirken und verachtet zu werden oder er befürchtet z. B. bei Realisierung von interpersonaler Nähe einen völligen Verlust von Autonomie und Identitätserleben. Aus diesen Überlegungen ergäbe sich z. B. das mittelbare Ziel einer intensiven Beschäftigung mit dem Selbstbild und dem Selbstideal des Klienten.

Zu einer Verständigung über die Therapieziele gehört auch eine Klärung des Krankheits- und des Therapiekonzeptes des Klienten. Wenn der (vielleicht von anderen „geschickte") Klient meint, dass seine Beschwerden rein körperlich bedingt seien, wird es ihm natürlich schwer fallen zu glauben, dass Gespräche ihm helfen können. Der Therapeut sollte das Krankheitskonzept des Klienten nicht absolut infrage stellen, sondern es nur relativieren, um so ein Motiv für Gespräche zu schaffen.

T: Auch wenn Ihre Schmerzen mehr eine körperliche Ursache haben sollten, könnten wir vielleicht erreichen, dass Sie mit diesen Schmerzen besser umgehen können und dass Sie davon nicht mehr ganz so gequält werden. Vielleicht testen Sie einfach mal, wie Sie unsere Gespräche in dieser Hinsicht erleben.

Dadurch, dass der Therapeut nicht auf einem Psychogenese-Konzept besteht, vermeidet er, beim Klienten Widerstand zu provozieren. Der Vorschlag „zu testen“ erlaubt dem Klienten, eine autonome, handlungsmächtige Position zu beziehen, die auch seine Schamgefühle, eventuell als „Simulant“ zu gelten, da man ihn zu den „Psychos“ schickte, mildern können. Natürlich wird der Therapeut im Rahmen einer solchen Verständigung über die Ziele der Therapie dem Klienten auch sein Therapiekonzept sowie die Art des personzentrierten Therapiegesprächs erläutern.

9 Personzentrierte Psychotherapie verschiedener Störungen

9.1 Die störungsbezogene Perspektive

Im Kapitel zur Diagnostik in der PZT (Kap. 8) wurden schon jene Angaben gemacht, die eine störungsbezogene Orientierung begründen. Bei dieser Orientierung wird eine gewisse Verschränkung der störungsspezifischen Symptomatik mit Aspekten der Persönlichkeit vorausgesetzt, sowie auch eine gewisse Strukturgebundenheit (Kap. 7.1), da die Ausbildung einer bestimmten Symptomatik einerseits auch persönlichkeitsabhängig ist und andererseits eine länger bestehende Symptomatik auch die Persönlichkeit beeinflusst. Diese Verschränkung zeigt sich deswegen manchmal weniger bei leichten, erst kurze Zeit bestehenden Störungen. Bei einer länger bestehenden Störung und so auch ausgeprägteren Verschränkung von Symptomatik (Beschwerden) und Lebensgefühl lässt sich eine nun auch störungsbezogene Lebensthematik in Form von „Schlüsselthemen" einer Störung abbilden.Diese Themen verweisen jeweils auf die Gefühle, Überzeugungen, Idealbilder und Erwartungen, also die verschiedenen Bedeutungsgehalte im Erleben depressiver Klienten oder von Klienten mit einer Angst- oder somatoformen bzw. anderen Störung. Sie bilden insofern auch bestimmte Aspekte des „inneren Bezugssystems" bzw. der „inneren Welt" des Klienten ab, als diese eben auch von der Auseinandersetzung mit der Störung beeinflusst ist. Das Herausstellen solcher Themen soll die therapeutische Empathie inspirieren und hellhöriger machen für Bedeutungen, die der Klient kaum anspricht, höchstens andeutet.

Gegen eine störungsbezogene Orientierung, bei der für Klienten einer bestimmten Störung thematische Gemeinsamkeiten angenommen werden, wird manchmal geltend gemacht, dass hier ja nicht die Thematik des individuellen Bezugssystems eines Klienten erfasst wird, sondern die vermutete Thematik einer Gruppe von Klienten, nämlich der Diagnose-Gruppe, denen eine Ähnlichkeit hinsichtlich bestimmter Themen zugeschrieben wird. Es würde also die Besonderheit bzw. Einmaligkeit des einzelnen Klienten nicht berücksichtigt. Sie würde gewissermaßen hinter dem diagnostischen Etikett verschwinden. Hier wird nun diese Gefahr nicht generell geleugnet, es wird jedoch vertreten, dass dies zur Ermöglichung des Verstehens eines zunächst Unverständlichen vorübergehend in Kauf zu nehmen ist. Denn dadurch, dass der Therapeut die anfängliche Unverständlichkeit des Klienten (z. B. seinen scheinbar unmotivierten Wutanfall, seine überängstliche Scheu oder seine verächtlich-arrogante Entwertung der Therapie) einem schon bekannten Ganzen zuordnet, hier der Diagnose-Gruppe und dem damit verbundenen Störungswissen, ist ihm ein erstes Verstehen und damit ein empathischer Zugang überhaupt möglich. Die Typologisierung, die mit diesem Vorgehen anfangs verbunden ist, wird durch ein Abgleichen mit dem Erscheinungsbild des einzelnen, konkreten Klienten im Laufe der Therapie Schritt um Schritt wieder zurückgenommen. Das vom Typischen geleitete therapeutische Verstehen ist noch ein unvollständiges, insofern es sich nur auf bestimmte Merkmale bezieht, eben jene, die der Klient mit anderen seiner Diagnose-Gruppe gemein hat. Im weiteren Fortgang der Therapie tritt die Bedeutung der diagnostischen Zuordnung zurück und so kann sich das therapeutische Verstehen auf immer mehr „Merkmale" beziehen, eben auch auf die Gesamtheit jener Merkmale, die schließlich die Einmaligkeit des Klienten ausmachen.

Es wird angenommen, dass die jeweilige Störung nicht nur das aktuelle Erleben und Verhalten des Klienten beeinflusst, sondern langfristig auch bestimmte Persönlichkeitszüge. Die Verschränkung von Störung und Persönlichkeit wird am Leitfaden des Inkongruenzmodells konzeptualisiert. Die störungsspezifische Perspektive legt nahe, die Art der nicht oder verzerrt symbolisierten Aspekte des organismischen Erlebens sowohl störungs- wie persönlichkeitsabhängig zu sehen. Bei depressiven Klienten werden idealtypisch andere Erlebensaspekte von der Symbolisierung ausgeschlossen sein als bei Angstkranken oder Klienten mit einer narzisstischen Störung. Hier ist es oft gerade das Störungswissen des Therapeuten, das ihm erlaubt, im hermeneutischen Entziffern des zunächst noch Unverständlichen, da nicht Symbolisierten, dem Klienten voraus zu sein und eben deshalb weiterführende Verstehensangebote machen zu können (Binder/Binder 1991; Keil 1997; Finke 1999, 2018). Damit ist hier das Vorverständnis bzw. das „Vorwissen" des therapeutischen Verstehens (Kap.3.2 und 5.3.1) auch störungsbezogen akzentuiert. Genau in diesem Sinne hatten Mitterhuber/Wolschlager (2001) von einem „wissenden Verstehen" gesprochen, das notwendig sei, um die Auswirkungen der Störung auf das Erleben des Klienten verstehen zu können. Andererseits muss es darum gehen, die Stimmigkeit dieses störungsbezogenen Vorverständnisses an den Reaktionen des Klienten immer wieder zu überprüfen. Denn es gilt zu beachten, dass auch eine störungsspezifische Perspektive die Einmaligkeit des Klienten nicht hinter dem diagnostischen Etikett verschwinden, vielmehr im Verlauf des Therapieprozesses zunehmend in Erscheinung treten lassen sollte.

Die Berücksichtigung der Individualität des Klienten sollte auch bei der Darstellung der Inkongruenz, insbesondere bei der hier und im Folgenden so genannten Inkongruenzkonstellation deutlich werden. Ohnehin handelt es sich bei dieser Darstellung natürlich nur zu einem Teil um Beschreibungen von beobachtbaren Phänomenen, zum anderen Teil um Interpretationen nicht direkt beobachtbarer Phänomene und ihrer vermuteten Zusammenhänge. Mit anderen Worten: Der Versuch, die „innere Welt" des Klienten aus bestimmten Gegebenheiten zu erschließen, bedeutet, dass das so Erschlossene hypothetischen Charakter hat, dessen Stimmigkeit immer wieder an der Realität des Klienten überprüft werden muss. Andererseits ist es eben nötig, sich ein „Bild" (und sei es auch noch so vorläufig) von der „inneren Welt" des Klienten und seinem Bezugsystem zu machen, weil man ihn nur so wirklich verstehen kann. Dieses „Bild" sollte, schon um der Einmaligkeit des Klienten zumindest ansatzweise gerecht zu werden, die Form einer Erzählung haben, die einen individuellen Lebenszusammenhang deutlich macht, durch den das Gewordensein des Klienten, sein Leiden, sein Sehnen, seine Konflikte, verstehbar wird. Dabei soll gezeigt werden, wie Ereignisse, Absichten und Handlungen, Beziehungserfahrungen und Beziehungserwartungen Sinn-generierend so verknüpft sind, dass der Klient diesen Zusammenhang als Basis seines Identitätgefühls erleben kann. Das bedeutet auch, das Hier und Jetzt und das Dort und Damals durch Sinnlinien verbunden zu sehen. Diese Identität stiftende Erzählung sollte, auch wenn sie vielleicht zunächst vom Therapeuten ausgeht, das Ergebnis einer Verständigung von Klient und Therapeut sein. Mit dem Begriff „Erzählung" soll auch auf den hypothetischen Charakter solcher Zusammenhangs-Annahmen und damit auch auf eine mögliche Änderung solchen „Erzählens" unter dem Eindruck neuer Einsichten im Laufe der Therapie hingewiesen werden. Aus einer solchen Erzählung, in der natürlich auch die Leiden des Klienten, seine Beschwerden, Symptome und sein Umgang mit eben diesem, aber auch seine Lebensentwürfe, seine Sinnkonzepte, also existenzielle Fragen (Kap. 7.2) erzählt werden, lassen sich für den Klienten zentrale Themen herauslesen, die hier *Schlüsselthemen* genannt werden. Die Schlüsselthemen und die sich aus ihnen ergebenden Unterthemen sollen nur die therapeutische Achtsamkeit für bestimmte thematische Aspekte sensibilisieren, sie sind keinesfalls eine verpflichtende Vorgabe für die Gesprächsführung. Wenn insofern der Therapeut auch ein „Inhaltsexperte" sein soll, so besagt das keinesfalls, dass er dem Klienten bestimmte Themen aufnötigen soll, sondern nur, dass er eine gewisse Feinfühligkeit dafür entwickeln sollte, welche Themen jeweils beim Klienten anstehen könnten. Es geht hier also keinesfalls um ein Manual-ähnliches Abarbeiten von Themen, sondern nur um Hinweise, welche Themen möglicherweise mit den vom Klienten angesprochenen in Verbindung stehen könnten.

Die störungsspezifische Perspektive ist als Fortführung von Konzepten einer differentiellen Personzentrierten Psychotherapie zu sehen, die schon seit den 1960er Jahren diskutiert wurden (Truax 1966; Bastine 1983; Tscheulin 1992).

Schon damals wurde geltend gemacht, dass der Therapeut die störungs- oder persönlichkeitsbedingten Besonderheiten eines Klienten nicht unberücksichtigt lassen dürfe (und dass diese bei erfahrenen Therapeuten, wie z. B. Rogers selbst, zumindest intuitiv auch berücksichtigt würden, Truax 1966). Das therapeutische Vorgehen müsse systematisch auf eben diese verschiedenen Klientenmerkmale hin konzeptualisiert werden. Diese frühen Überlegungen zu einer differentiellen Personzentrierten Psychotherapie wurden gerade seit den 1990er Jahren mit Nachdruck weiterentwickelt (Binder/Binder 1991; Finke 1994; Speierer 1994; Teusch/Finke 1995; Finke/Teusch 1999; Sachse 1999; Mitterhuber/Wolschlager 2001; Swildens 2015). So wurde auch auf die Bedeutung eines Störungswissens für die Verstehens-Kompetenz des Therapeuten hingewiesen. Es wurde geltend gemacht, dass ein wirklich einfühlendes Verstehen oft durch das Wissen um störungsbedingte Eigenarten des Klienten sehr erleichtert wird (u. a. Binder/Binder 1991; Binder 2011; Keil 1997; Finke 2018). Eine solch differenzielle Psychotherapie widerspricht auch jener Position von Rogers nicht, wonach die therapeutischen Kernmerkmale für alle „Kliententypen“ (Rogers 1957, 179) gleichermaßen bedeutsam seien, denn diese Merkmale sind ja auf der Ebene von Einstellungen bzw. Haltungen definiert. Die Differenzierung ergibt sich erst bei der Kommunikation dieser Haltungen, also bei ihrer Umsetzung auf der Handlungsebene. Hier erst kann es zu unterschiedlichen Akzentsetzungen kommen, hier erst werden die verschiedenen Facetten deutlich, die mit der Vermittlung einer Einstellung gegeben sind und die bei der Therapie unterschiedlicher Klienten bedeutsam sind.

9.2 Die Depression

9.2.1 Erscheinungsbild und Entstehungsbedingungen

Diagnostik

Depressive Zustände werden in dem von der WHO initiierten und für die meisten europäischen Länder verbindlichen Diagnoseinventar der ICD 10 (Dilling et al. 1991) unter verschiedenen Störungskategorien beschrieben. Dabei wird eine Störung u. a. definiert durch Ausprägung und Kombination verschiedener Symptome, durch den zeitlichen Verlauf dieser Symptome, vor allem des Leitsymptoms, und (teilweise) durch die vermutete Ursache (z. B. Anpassungsstörung). Es handelt sich bei „der Depression", richtiger den „affektiven Störungen", also nicht um ein einheitliches Krankheitsbild. Folgende Störungen, die sich hinsichtlich ihrer Ätiologie in der Gewichtung der beteiligten biologischen, psychologischen und sozialen Faktoren z. T. sehr unterscheiden, sind hinsichtlich der Frage einer Indikation der GPT/PZT zu nennen. Dabei besteht besonders eine Indikation für die GPT/PZT bei den durch Fettdruck herausgehobenen Störungen.

Tabelle 1: Die ICD-10 – Diagnose der „affektiven Störungen" und anderer depressiver Störungen

Bipolare affektive Störung (gegenwärtig depressiv)	F 31.3
Depressive Episode leicht mittel (schwer)	F 32 F 32.1 F 32.2 F 32.3
Rezidivierende depressive Störung (leicht, mittel, schwer)	F 33
Zyklothymie	F 34.0
Dystymie	F 34.1
Angst und Depression gemischt	F 41.2
Depressive Anpassungsstörung	F 43.2

Auf eine Erläuterung der einzelnen in der ICD 10 beschriebenen Störungsformen muss hier unter Verweis auf das genannte Diagnoseinventar verzichtet werden. In diesem Zusammenhang ist darauf zu verweisen, dass sich depressive Symptome auch bei fast allen anderen psychischen Störungen (meist als Reaktion auf diese Störung) finden können, besonders bei schweren, lange andauernden Störungen (Böhme et al. 1998). Hier jedoch sind solche Störungen gemeint, bei denen die Depressivität das Leitsymptom darstellt. Hauptsymptome einer depressiven Störung sind: Bedrückte Stimmung, Freudlosigkeit und Interessenverlust, Antriebsminderung, Schlaf- und Appetitstörungen. Oft finden sich auch vermindertes Selbstwertgefühl, Schuldgefühle, eine negative Zukunftsperspektive und Konzentrationsstörungen.

Symptomatik und Persönlichkeitsentwicklung

Der depressive Klient schildert sein Leiden wie unter „Leitsymptome der Depression" beschrieben. Hinsichtlich der lebensgeschichtlichen Einflüsse und Faktoren, die für die Neigung anfällig machen könnten, bei Belastungen mit Depressivität zu reagieren, können wir auf den Einfluss von Eltern verweisen, die durch Überfürsorglichkeit und Überängstlichkeit eine Entwicklung von Selbstständigkeit und Selbstsicherheit verhinderten. Die Bewertungsbedingungen liefen beispielsweise auf eine Anpassung an die Regeln eines „harmonischen", konfliktfreien Familienklimas hinaus. Öfter aber ist es ein Mangel an Zuwendung, an bedingungsfreier positiver Beachtung und Wertschätzung, der zu einem gering ausgebildeten Selbstvertrauen und Selbstwerterleben und dem permanenten, fast unstillbaren Wunsch nach Nähe und positiver Beachtung bei gleichzeitigem Erleben, beides nicht verdient zu haben, führt. Verlusterlebnisse verschiedenster Art können dann eine Aktivierung des Abhängigkeitserlebens, des Gefühls, ohne das Verlorene unvollständig und völlig wertlos zu sein, bewirken.

Personzentrierte Beiträge zu Forschung und Therapiekonzepten

Die Anwendung der GPT/PZT auf diesem Gebiet wurde so auch vielfach in Form von Konzept- und Falldarstellungen dargestellt, in denen z.T. auch die falltypische Inkongruenz beschrieben wurde (u.a. Raskin 1986; Binder/Binder 1991; Finke 1991, 1993, 1994, 2006, 2017; Char et al. 1996; Finke/Teusch 1999; Mitterhuber/Wolschlager 2001; Binder 2003; Swildens 2015; Behr et al. 2020).

Empirische Nachweise für die Wirksamkeit der GPT/PZT gerade in diesem Bereich wurden vorgelegt von Böhme/Finke 1993; Böhme et al. 1994; Speierer 1994; Böhme et al. 1998; Greenberg/Watson 1998; Watson/Greenberg 1996; Watson et al. 2003 (Übersicht bei Frohburg 2009). Es konnte in diesem Zusammenhang auch gezeigt werden, dass sich unter GPT/PZT ebenfalls negative Kognitionen, also das Zielkriterium der kognitiven Therapie, signifikant besserten (Böhme et al. 1994) und dass (bei leichten bis mittelschweren Depressionen) im stationären Setting durchgeführte PZT/GPT eine zusätzliche Pharmakotherapie (vorwiegend Antidepressiva) keine zusätzlichen Effekte erbrachte, ja, dass es unter der nicht pharmakotherapeutisch ergänzten GPT/PZT bei einigen Zielkriterien, wie etwa der Problemassimilation (Stiles 2001), sogar zu besseren Ergebnissen kam (Finke et al. 2000; Teusch et al. 2003).

Indikation

Bei den drei letztgenannten Störungen in Tab. 1 (F 34.1 – F 43.2) ist in der Regel eine Indikation zur GPT/PZT im engeren Sinne gegeben. Es sind dies vor allem jene Störungsformen, die früher unter den Begriffen „neurotische Depression" und „reaktive Depression" subsumiert wurden. Bei manchen der in Tab. 1 genannten

Störungen (z. B. F31.3) spielen vermutlich auch biologische Faktoren eine größere ursächliche Rolle, hier ist eine PZT nur bedingt indiziert (d. h. abhängig vom Einzelfall und einer Modifikation des therapeutischen Vorgehens).

Die depressive Symptomatik und ihre intrapsychischen Bedingungsfaktoren wie Verarbeitungsweisen, insbesondere die typische Inkongruenz zwischen Autonomie und Abhängigkeit sowie eine oft ausgeprägte Diskrepanz zwischen Selbstbild und Selbstideal mit dem geringen Selbstwerterleben und der Abwehr selbstbehauptender Bedürfnisse, lassen diese Störungsformen als eines der wichtigsten Indikationsgebiete der GPT/PZT erscheinen. Manche Positionen der gesprächspsychotherapeutischen Störungs- und Therapietheorie scheinen geradezu auf die Problematik des Depressiven zugeschnitten zu sein.

Inkongruenzkonstellation und Beziehungskonzept

Im Folgenden sollen zunächst idealtypische Merkmale herausgestellt werden, die sich bei vielen Klienten besonders während der depressiven Erkrankung finden, bei einigen, zumindest in diskreter Form, auch im symptomfreien Zustand.

Das Selbstkonzept: Der Depressive hat ein negatives Selbstbild, ist übertrieben selbstkritisch, fühlt sich minderwertig und scheint sich selbst stets auf dem Hintergrund eines strengen inneren Kritikers (Gendlin 1998a) und eines überhöhten Selbstideals zu bewerten. Dieses, meist unrealistisch hohe Selbstideal gibt seinem Denken und Entscheiden einen tiefen, aber oft auch düsteren Lebensernst. Die Neigung, sich selbst abzuwerten, wirkt wie ein verbissener Kampf gegen sich selbst. In den häufigen, fast vorwurfsvollen Klagen, dass die anderen ihn nicht verstehen, liegt aber auch Verbitterung und Ärger gegen die Bezugspersonen. Diesen Ärger kann sich der Depressive jedoch selten eingestehen. Wird er ihm deutlich, ruft der Ärger oft Schuldgefühle bei ihm hervor.

Das Beziehungskonzept: Depressive Klienten erleben sich oft sehr vom Zuspruch und der Anerkennung anderer abhängig. Sie sehen diese anderen oft als ihnen überlegen und scheinen ständige Kritik von ihnen zu erwarten. Aus Konfliktscheue und Harmoniestreben können sie sich nicht abgrenzen, nicht wenige sind in dieser Hinsicht auch recht strukturgebunden (Kap. 7.1; Korbei 2007). Um der befürchteten Kritik und Missachtung zu entgehen, versuchen sie, sich ständig anzupassen und sich den Beziehungserwartungen anderer unterzuordnen sowie ihre eigenen Erwartungen nur sehr indirekt zu äußern. Im Gegenüber rufen sie aufgrund ihrer drängenden Klagsamkeit manchmal Irritation und auch Ärger hervor. Diese typische Konstellation von „Demutsbereitschaft“ einerseits und abgewehrten Selbstbehauptungstendenzen andererseits legt schon die Vermutung nahe, dass diese Klienten in ihrer Bindung sehr ambivalent sind, dass sie also oft unsicher-ambivalent gebunden sind (Kap. 2.2.3).

Typik der therapeutischen Beziehung: Auf Grund der geschilderten typischen Beziehungserwartungen muss der Therapeut, zumindest bei einem Teil dieser Klienten, damit rechnen, dass sie auch von ihm ein besonderes Maß an Zuwendung, Anerkennung und Beachtung erhoffen. Dabei werden sie diese Hoffnung oft nur sehr indirekt zum Ausdruck bringen und doch dem Therapeuten nicht selten mit der versteckten Vorwurfshaltung begegnen, nicht genügend Tröstung und Anerkennung zu gewähren. Diese Klienten neigen dazu, den Therapeuten als übermächtig und sie insgeheim verachtend zu sehen. Der Therapeut kommt dabei leicht in die Versuchung, sich gegen die starke Zuwendungsforderung z.B. durch Bagatellisieren und Beschwichtigen zu wehren und so gerade den negativen Beziehungserwartungen dieser Klienten zu entsprechen. Es kann dann ein Teufelskreis entstehen, in dem der Klient auf den gespürten Rückzug des Therapeuten mit erhöhten (indirekten) Nähe-Forderungen oder mit dem Vorwurf reagiert, dass ja doch „alles nichts hilft“. Das Gefühl des Therapeuten, es nie recht machen zu können, macht ihn hilflos und ärgerlich.

Inkongruenz: Bei der Darstellung der Inkongruenz, insbesondere bei der hier und im Folgenden so genannten Inkongruenzkonstellation, handelt es sich natürlich nur zu einem Teil um Beschreibungen von beobachtbaren Phänomenen, zum anderen Teil um Interpretationen nicht direkt beobachtbarer Phänomene und ihrer vermuteten Zusammenhänge. Mit anderen Worten: Der Versuch, die „innere Welt“ des Klienten aus bestimmten Gegebenheiten zu erschließen, bedeutet, dass das so Erschlossene hypothetischen Charakter hat, dessen Stimmigkeit immer wieder an der Realität des Klienten überprüft werden muss. Andererseits ist es eben nötig, sich ein „Bild“ (und sei es auch noch so vorläufig) von der „inneren Welt“ des Klienten und seinem Bezugsystem zu machen, weil man ihn nur so wirklich verstehen kann.

Typischerweise besteht bei depressiven Klienten eine Inkongruenz zwischen einem negativen Selbstbild bei hohem Selbstideal und darauf beruhender Anpassungsbereitschaft einerseits und einem abgewehrten, nicht symbolisierten organismischen Bedürfnis nach Selbstbestimmung und Selbstdurchsetzung andererseits. Das Bedürfnis nach Autonomie und Selbstdurchsetzung wird abgewehrt, weil es dem Klienten Angst macht, da er bei Durchsetzung dieses Bedürfnisses seine Kontakte und wohlwollende Beachtung seitens anderer gefährdet sieht. Lebensereignisse, die solche Autonomietendenzen herausfordern und damit an den Rand der Gewahrwerdung bringen, wie etwa die Möglichkeit eines erheblichen beruflichen Aufstiegs oder die Erkrankung des Partners, führen dann zu akutem Spannungserleben oder als Ergebnis einer verzerrten Symbolisierung solcher Autonomiebedürfnisse zum Auftreten einer depressiven Symptomatik. Mit dieser Symptomatik verleugnet er nicht nur jeden Autonomie-Anspruch, sondern er zeigt sich als hilfsbedürftig somit einer wohlwollenden Zuwendung wert.

Bisher wurde ein idealtypisches Bild von „dem" Depressiven gezeichnet, in das sich natürlich nicht alle depressiv gestörten Klienten einfügen lassen. Vor allem können sich hier Unterschiede hinsichtlich der Weise, wie sich die beiden Pole der Inkongruenz beschreiben lassen, ergeben. Es kann z.B. hinsichtlich der Autonomie—Abhängigkeit-Polarität ein Gegenbild bestehen, insofern im Selbstkonzept das Autonomieerleben fest verankert scheint, der Klient sich also als selbstbestimmt und unabhängig erlebt. Vom Gewahrsein ausgeschlossen sind jedoch sein organismisches Erleben von Bedürfnissen nach Geborgenheit, warmherziger Zuwendung und Beachtung (so genannter aktiver Modus des Autonomie-Abhängigkeits-Konfliktes im Sinne der OPD; Arbeitskreis OPD 1998). So etwas wie personale Abhängigkeit wird also abgewehrt, um im Bewusstsein ein forciertes Autonomie- und Dominanzerleben in Partnerbeziehungen aufrecht erhalten zu können. Letzteres ist aber stets vom Zusammenbruch bedroht, sobald der Partner Anhänglichkeit und Gefolgschaft auch nur ansatzweise verweigert. Von einer solch „kontradepressiven" Position soll in der folgenden Fallschilderung die Rede sein. Diese Position wird beschrieben in der jeweiligen Inkongruenz-Konstellation, wobei man in Bezug auf den Lebenszusammenhang dieser Inkongruenz eine primäre von einer sekundären Inkongruenz unterscheiden kann.

Primäre und sekundäre Inkongruenz: Hier handelt es sich um eine von Swildens 1993 eingeführte Begrifflichkeit. Primäre Inkongruenz ist die lebensgeschichtlich entstandene Inkongruenz infolge mangelnder oder verzerrter Symbolisierung eines Bedürfnisses oder zentralen Gefühls. Sekundäre Inkongruenz entsteht durch eine situative Aktualisierung dieses Bedürfnisses/Gefühls, so dass es an den „Rand der Gewahrwerdung" (Rogers 1959/1987) drängt und durch erneute, massive Abwehr von der Symbolisierung ferngehalten werden muss. Versagt diese Abwehr, wird es also voll bewusst und „exakt symbolisiert", entsteht eine oft quälende und irritierende Ambivalenz. - Die Unterscheidung von primärer und sekundärer Inkongruenz könnte auch insofern wichtig sein, als in Deutschland bei einer kassenfinanzierten Psychotherapie gefordert wird, den Beginn der Krankheit, und d.h. der Leistungspflicht der Krankenkasse, anzugeben. Dieser Termin wäre mit dem Auftreten der sekundären Inkongruenz anzugeben. In diesem zuerst von Swildens (1993) beschriebenen Modell ist die sekundäre Inkongruenz der unmittelbare Grund für die Entstehung des Symptoms. In einem anderen Modell (Speierer 1994, Bensel 2003; 2012) wird diese als Folge des Symptoms definiert, nämlich als die voll symbolisierte Diskrepanz zwischen dem Erleben des Symptoms und dem Wunsch nach Gesundheit.

Fallskizze mit Inkongruenzkonstellation

Der Erörterung des therapeutischen Vorgehens bei einer Klientin mit der Diagnose „mittelgradige depressive Episode" (F 32.1) soll eine Fallskizze einschl. der Inkongruenz und ihrer Folgen vorangestellt werden:

BEISPIEL

Eine 35-jährige Fachärztin für Radiologie in guter beruflicher Stellung begibt sich wegen einer seit knapp zwei Monaten bestehenden mittelschweren depressiven Episode (F 32.1) in stationäre Behandlung. Sie ist deutlich bedrückt und sehr gequält und leidet darunter, dass ihr Freund (27 Jahre, Busfahrer von Beruf) sie wegen einer anderen Frau verlassen hat. Sie beschwört ihn wieder und wieder, doch zu ihr zurückzukommen. Dann verfällt sie wieder in Apathie und Resignation und macht sich Vorwürfe, vielleicht zu wenig „für die Beziehung getan zu haben". Sie hat das Gefühl, dass ihr Freund zu einer Art Teil ihres Selbst geworden ist, sie kann sich ein Leben ohne ihn gar nicht vorstellen, sie fühlt sich ohne ihn wie amputiert, völlig wertlos und lebensunfähig.
Die beiden Partner-Beziehungen, die die Klientin in früheren Jahren hatte, zeigten ähnliche Merkmale wie die jetzige: Die Freunde waren jeweils jünger und hatten ein geringeres Bildungsniveau als die Klientin. Die alleinerziehende Mutter, von ihrem Mann geschieden und berufstätig, wurde erlebt als eine emotional kühle, wenig positive Beachtung gewährende, Leistungen fordernde Frau, die sich auch mehr der jüngeren Schwester der Klientin zuwandte.

Inkongruenzkonstellation: Es besteht bei der Klientin eine (primäre) Inkongruenz zwischen dem auf Leistung und Autonomie ausgerichteten Selbstkonzept mit wenig „Urvertrauen" einerseits und dem abgewehrten und nur verzerrt symbolisierten Bedürfnis nach positiver Beachtung, Geborgenheit und Anlehnung andererseits. Die beruflich ziemlich belastete Mutter hatte Wert darauf gelegt, in der Klientin eine „pflegeleichte" Tochter zu haben, deren häufige Bekundungen eines Sehnens nach positiver Beachtung und zärtlicher Zuwendung sie als störend empfunden hätte. So hatte die Klientin frühzeitig die Vorstellung verinnerlicht, selbstständig und unabhängig sein zu müssen. Da das kindgemäße Bedürfnis nach Anlehnung und emotionaler Wärme weitgehend frustriert bzw. ihm höchstens unter der Bewertungsbedingung erbrachter Leistungen etwas entsprochen wurde, hat es die Klienten in ihrer Selbstwahrnehmung abgewehrt, indem sie sich in Verinnerlichung der mütterlichen Bewertungsbedingung einem Ideal von heroischer Autonomie und Leistung verschrieb und dieses Ideal beruflich auch verwirklichen konnte. Es war für sie die (natürlich nicht symbolisierte) Parole maßgebend geworden: „Nur wenn ich schulisch und auch in anderer Hinsicht gut funktioniere und mich von der Zuwendung meiner Mutter nicht abhängig zeige, kann ich wenigstens ein Mindestmaß an Achtung meiner Mutter erwarten“. Das führte zu einer Inkongruenz zwischen einem Autonomieideal und hoher Leistungsbereitschaft einerseits und in persönlichen Beziehungen einer Abwehr von Abhängigkeit und Hingabe andererseits. Ihre partnerschaftlichen Beziehungen hat sie dann so konstelliert, dass der jeweilige Freund jünger, im Sozial- und Bildungsstatus unterlegen und auch finanziell eher von ihr abhängig war. So glaubte sie, sich seiner steten positiven Beachtung und Anhänglichkeit sicher sein zu können und durch die Partnerschaft in ihrer (Pseudo-)Autonomie nicht bedroht zu sein. Denn sie konnte durch die Asymmetrie der Beziehung die Illusion aufrechterhalten, dass nur der Partner von ihr abhängig sei, ihre eigene „unterschwellige“ Abhängigkeit konnte sie so verleugnen. Umso erschütterter und verstörter war sie, als der Freund sie jetzt wegen einer anderen Frau verließ, und sie nun ihrer eigenen Abhängigkeit zunehmend schmerzhaft gewahr wurde (sekundäre Inkongruenz). Sie schwankte zwischen dem tief depressiven Gefühl, nur noch ein halber Mensch zu sein, und ohnmächtiger Wut über seine „Undankbarkeit“, denn schließlich verdanke er doch fast alles ihr, sie habe so viel in ihn investiert, erst durch sie habe er das eigentliche Leben und die Welt, auf die es ankomme, kennengelernt. In dieser Wut kann man auch ein Relikt ihres früheren (nicht symbolisierten) Enttäuschungszorns gegenüber der Mutter sehen.

9.2.2 Therapiepraxis

Aus den in Kap. 9.2.1 gemachten Darstellungen ergeben sich auch stichwortartig die „Schlüsselthemen“ der Depression, wobei allerdings im Folgenden überwiegend von einer „typischen“ Depression ausgegangen werden soll, bei der die Polarität von Autonomie und Abhängigkeit zu der Klientin aus dem Fallbeispiel gegensinnig ausgerichtet ist. Bei Depressiven werden typischerweise die Bedürfnisse nach Autonomie und Selbstbehauptung abgewehrt (und nicht die nach stützender Anerkennung) und die Klienten sind sehr anfällig für Schuld- und Minderwertigkeitsgefühle.

Schlüsselthemen der Depression

Verlusterleben:
- Sehnsucht nach Gemeinsamkeit und Geborgenheit
- Trennungsschmerz und Ratlosigkeit
- Angst vor Einsamkeit und neuer Rolle
- Verlustbewältigung, Neuorientierung
- Enttäuschungswut
- Ermutigung zur Selbstbehauptung

Schuldgefühle:
- Erleben, Verlust verschuldet zu haben
- Minderwertigkeitsgefühle
- Selbstaggression und Gewissensstrenge
- überhöhtes Selbstideal

Selbstbescheidung und Wünsche nach Anerkennung:
- Ideal von Bedürfnislosigkeit und Bescheidenheit
- Anpassungsbereitschaft und Altruismus
- negative Überzeugung von Nichtbeachtung
- verdeckte Vorwurfshaltung und Feindseligkeit
- Zuwendungserwartung und Schamgefühle

Depressives Erleben:
- Schuldgefühle
- Selbstverurteilung
- Verzweiflung
- Hoffnungslosigkeit
- Bedrücktheit
- Antriebsverlust
- emotionale Erstarrung

Suizidalität

Viele Schlüsselthemen der Depression finden sich auch in der kurzen Schilderung der Klientin aus dem Fallbeispiel: Depressivität, Verlusterleben, Neigung zur symbiotischen Beziehungsgestaltung (dies aber nur in Form von verzerrter Symbolisierung), Enttäuschungswut, Wünsche nach Anerkennung und Beachtung. Aber Merkmale wie Selbstabwertung und Altruismus mit Neigung zur Überanpassung sowie Schuldgefühle sind bei dieser Klientin wegen der Umkehr der beiden Pole der Inkongruenz nicht zu sehen. Man könnte deswegen sagen, dass die Klientin „kontradepressive" Züge aufweist.

Die angemessene Bearbeitung dieser Themen erfordert eine jeweils unterschiedliche Akzentuierung der Kernmerkmale und entsprechende Interventionsformen. Dies soll im Folgenden deutlich werden. Da bei der geschilderten Klientin das depressive Erleben bald nach Beginn der Behandlung keine zentrale Rolle mehr spielte, soll darauf erst im Anschluss an die therapiepraktische Erörterung der anderen Schüsselthemen eingegangen werden.

Verlusterleben

Da das schmerzhafte Erleben eines Verlustes bei der Klientin aus dem Fallbeispiel so eindrücklich im Vordergrund steht, ist damit auch die Möglichkeit gegeben, das bisher abgewehrte, nicht symbolisierte Thema ihrer Inkongruenz, die Abhängigkeit von personaler Nähe, Beachtung und Geborgenheit, unmittelbar anzusprechen. Hier wäre genauer zu klären, welche Beziehungserwartungen die Klientin im Einzelnen an ihren Freund hatte, wodurch er ihr das Gefühl von Gemeinsamkeit, positiver Beachtung und Geborgenheit gab, welche Signale und Verhaltensweisen des Partners ihr in dieser Hinsicht also wichtig sind. Auf der anderen Seite ist das Erleben von bedrohter Autonomie zu verstehen. Welches Verhalten, welche Einstellung eines Partners, der ihr prinzipiell „auf Augenhöhe" begegnen könnte, würde in ihr das Gefühl wecken, die Kontrolle und die Entscheidungsmacht zu verlieren? Wie würde sie dann reagieren? Würde sie sich dann schnell wie gelähmt und ohnmächtig fühlen, so dass sie sich gar nicht mehr wehren könne? Das wären Fragen, die mit dem Klären ihres Autonomiestrebens und der vermutlichen Angst vor Abhängigkeit bei gleichzeitiger Sehnsucht nach Geborgenheit und positiver Beachtung zu erörtern wären. Beim Thema „Verlust" können folgende Unterthemen bedeutsam sein:

Sehnsucht nach Gemeinsamkeit und Geborgenheit: Die oft verzehrende Sehnsucht nach Nähe, Gemeinsamkeit und Einssein mit einem anderen ist bei einem Verlusterlebnis oft das die Trauer bzw. die Depression zunächst beherrschende Thema, so auch bei der Klientin. Wenn dieser Verlust besonders schmerzlich ist, wird er zu verleugnen gesucht, die Gemeinsamkeit wird als weiter bestehend imaginiert. Es kommt darauf an, dieses Bedürfnis zunächst nicht zu hinterfragen, sondern es anerkennend und einfühlsam anzusprechen und es so auch zu verdeutlichen.

> T: Diese Beziehung war so wichtig und so erfüllend für Sie, dass Sie kaum glauben können, dass sie nicht doch irgendwie weiterbesteht.
> T: Sie erleben es oft so, als ob er noch ganz nah bei Ihnen wär.
> T: Sie hoffen noch, dass er es sich anders überlegt und wieder zu Ihnen zurückkommt.

Trennungsschmerz und Ratlosigkeit: Wenn in der Trauer bzw. der Depression der Verlust voll realisiert und nicht mehr verleugnet wird, muss sich die Klientin auch dem Schmerz des Verlustes stellen und sich auch mit der Ratlosigkeit und dem Gefühl, in der absoluten Unvollständigkeit als Einzelperson gar nicht existieren zu können, auseinandersetzen.

> T: Es ist, als sei ein Stück von Ihnen selbst herausgerissen, und Sie wissen noch gar nicht, wie Sie so weiterleben können.

So sehr in der PZT Wert gelegt wird auf ein Aktivieren der Ressourcen des Klienten, so muss es auch darum gehen, die Klienten mit einem Problemerleben zu konfrontieren. Die Klientin fühlte sich sehr verstanden, als der Therapeut ihr Erleben, sich durch die Trennung wie amputiert und völlig unvollständig zu fühlen, ansprach.

> T: Es bekümmert mich, dass Sie sich als eigenständige Person, die versucht, ganz aus sich selbst heraus zu leben, so unvollkommen fühlen.

Die Klientin konnte so angeregt werden, sich mit ihrer symbiotischen Neigung, sich nur in der absoluten Nähe zu einem anderen als „ganzer Mensch“ zu fühlen, auseinanderzusetzen.

Angst vor Einsamkeit und neuer Rolle: Viele depressive Klienten neigen dazu, Partnerbeziehungen nur im Sinne eines totalen Einssein zu erleben und nur in diesem Modus der Verschmelzung zu einem Erleben von Ganzheit fähig zu sein. Deshalb können sie das Alleinsein nur als totales Ausgestoßensein und fürchterliche Einsamkeit erleben. Die Ärztin aus dem Fallbeispiel hielt es z.B. für völlig unmöglich, weil überaus beschämend, als Einzelperson auf einer Party zu erscheinen.

T: Sie trauen sich noch gar nicht zu, auch ganz auf sich selbst gestellt zu leben.
T: Es fällt Ihnen schwer, sich auch ohne Ihren Freund als ein wirklich geachteter und wertvoller Mensch zu erleben.

Auch hier gilt es, die „organismischen" Erlebensweisen zu verstehen und eine Klärung ihrer Zusammenhänge mit Aspekten der Lebenssituation und der Lebensgeschichte einzuleiten. Über den Weg einer solchen Selbstverständigung kann eine Änderung dieser Erlebnis- und Beziehungsmuster erreicht werden. Therapietheoretisch kommt bei der folgenden Intervention ein produktives Verstehen ins Spiel, insofern der Therapeut einen Sinnzusammenhang zwischen dem gegenwärtigen Erleben der Klientin und dem ihrer Kindheit bzw. Jugendzeit herstellt. Andere der hier genannten therapeutischen Reaktionen bewegen sich oft auf der Grenze zwischen reproduktivem und produktivem Verstehen (Kap. 3.2). Immer aber sollte es dem Therapeuten dabei um eine Bereitschaft zur Verständigung gehen, d.h. um eine Konsensbildung zwischen Therapeut und Klient hinsichtlich einer angemessenen Verstehensweise.

T: Früher bei Ihrer Mutter war es oft schmerzhaft für Sie, nicht öfter einfach mal liebgehalten zu werden. Vielleicht haben Sie sich deshalb vorgenommen, von so was nicht abhängig sein zu wollen?

Viele depressive Klienten können schon durch einen befürchteten Verlust sehr beunruhigt werden. Sie brauchen die ständige Bestätigung, dass der Partner die Unbedingtheit der Nähe aufrechterhält. Dies kann sich auch in der therapeutischen Beziehung zeigen und ist dann per Beziehungsklären (s. Kap. 6.4) anzusprechen.

T: Dass ich unseren Termin verschoben habe, hat Sie sofort befürchten lassen, ich könnte nicht mehr so an Ihnen interessiert sein?

Das Reflektieren des Verlusterlebens in möglichst vielen Aspekten und andererseits ein Ermutigen und Fördern des Selbstwerterlebens haben zum Ziel, den Verlust nicht mehr so beunruhigend oder gar zerstörerisch zu erleben sowie Aspekte des eigenen Beziehungskonzeptes zu klären.

Verlustbewältigung und Neuorientierung: Im Laufe der Besserung des Verlustschmerzes wird der Therapeut auf zunächst nur vereinzelte, zaghafte Hinweise eines Autonomiebedürfnisses stoßen. Diese sollte er sofort aufgreifen.

T: Manchmal gibt es bei Ihnen schon das Gefühl, auch auf eigenen Füßen stehen zu wollen.

Bei der Klientin im Fallbeispiel ging es freilich auch darum, das gezeigte Autonomieerleben in seiner Abwehrfunktion zu verstehen. Da die Themen des Verlustes und das damit verbundene Erleben von Einsamkeit auch zentrale Themen in der existenziellen Orientierung und den entsprechenden Therapierichtungen sind (Kap. 7.2), eröffnet sich eine Möglichkeit, hier zumindest ansatzweise auch im Sinne der Thematik dieser Orientierung zu arbeiten.

Enttäuschungswut: Die Klientin hatte aufgrund ihrer Inkongruenzkonstellation eine sehr unmittelbare und lebendige Beziehung zu ihrer Wut und Empörung, die sie sehr nachdrücklich zum Ausdruck bringen konnte. Dass sie diese Wut nicht abwehren und gegen sich selbst wenden musste, etwa in Form von unerträglichen Schuldgefühlen (wie für viele Depressive typisch), war therapeutisch eher günstig. Hier ist es natürlich wichtig, die verschiedenen Facetten des Motivs hinter diesem Gefühl der Wut zu verstehen. Zwischen den Zeilen ihrer Tiraden über die Treulosigkeit ihres Partners schimmerte oft das Gefühl durch, von ihm getäuscht worden zu sein. Das hatte natürlich damit zu tun, dass sie ihn als eigenständige Persönlichkeit gar nicht richtig wahrgenommen, sondern als Teil von ihr selbst erlebt hatte. Auch das Erleben seiner vermeintlichen Undankbarkeit ihr gegenüber sprach sie öfter an. Die Bedeutung dieser Gefühle ist jeweils zu klären, um die Klientin anzuregen, die Dynamik dieser Beziehung mit der entsprechenden Rollenzuschreibung gegenüber dem Partner zu erkunden.

> T: Er, den Sie sonst immer als so anhänglich erlebt haben, ist für Sie ganz überraschend plötzlich eigene Wege gegangen. Da sehen Sie sich regelrecht von ihm getäuscht.

> T: Sie erleben ihn als sehr undankbar, schon weil Sie das Gefühl haben, immer vielmehr als er in die Beziehung investiert zu haben. Das war also immer eine sehr ungleiche Beziehung zwischen Ihnen?

Die Enttäuschungswut der Klientin hatte wohl auch zu tun mit einer Enttäuschung über sich selbst, durch die Trennung ihres Partners in diesem Ausmaß erschüttert werden zu können, sich also in einem solchen Maße abhängig fühlen zu müssen. Deswegen wurde daraufhin gearbeitet, dass die Klientin ihre Geborgenheits- und Anlehnungsbedürfnisse nicht mehr verleugnen muss, sondern sie vielmehr anerkennen und möglichst „exakt symbolisieren" kann. Damit war auch das Ziel vorgegeben, dass die Klientin ihre relative, bei einer festen Bindung nicht unbedingt „pathologische" Abhängigkeit von einem Partner und damit ihre grundsätzliche Verletzbarkeit durch Trennung sich zugestehen kann und nicht von vorneherein abwehren muss.

Ermutigung zur Selbstbehauptung: Anders als bei dieser Klientin mit ihrer schon erörterten Umkehr des Verhältnisses von Autonomie und Abhängigkeit bleiben Ärger und Wut als Reaktion auf das Verlassenwerden bei depressiven Klienten nicht selten völlig außerhalb des Gewahrseins. Denn eine exakte Symbolisierung (Rogers 1987/1959) dieser Gefühle ist mit dem Selbstkonzept des Depressiven unvereinbar und würde Schuldgefühle auslösen. Außerdem würde dadurch die oft noch bestehende Fantasie einer „eigentlich" immer noch heilen Beziehung gefährdet werden. Für die konstruktive Bewältigung des Verlusterlebens und für die Förderung der Autonomie dieser Klienten ist aber die Symbolisierung aggressiver Gefühle unumgänglich, denn das bewusste Erleben und Verbalisieren solcher Gefühle hat auch einen selbststärkenden und antidepressiven Effekt.

> T: Da spüren Sie bei sich schon auch eine Empörung und wohl sogar Ärger, dass man so mit Ihnen umgegangen ist.

Es ist aber hierbei zu beachten, ob der Klient schon belastbar genug ist, um mit den Schuldgefühlen, die durch die Vergegenwärtigung von Wut in ihm ausgelöst werden können, einigermaßen gefasst umgehen zu können. Besteht noch eine faktische Beziehung zum relevanten Partner, so könnte hier auch die Angst entstehen, durch eine allzu intensive Beschäftigung mit der Wut auf den Partner diese Beziehung zu gefährden. Deshalb kann es sinnvoll sein (natürlich nur bei entsprechender Konstellation der therapeutischen Beziehung), dass der Therapeut sich als „Projektionsfigur" anbietet und per Beziehungsklären interveniert, sofern die Klientin zumindest durch diskrete Beziehungsanspielungen dazu Anlass gibt.

> T: Vielleicht sind Sie manchmal von mir auch etwas enttäuscht und mit meinem Engagement nicht ganz zufrieden.

Das Therapieziel besteht hier darin, die Selbstdestruktivität in Form von Schuldgefühlen und Selbstvorwürfen gewissermaßen ein Stück weit in Fremdaggressivität zu überführen. Hierüber könnte sich der Klient dann von Zuspruch und Anerkennung der anderen unabhängiger machen und so zu mehr Autonomie finden. Das Verfolgen dieses Therapiezieles, also im Erspüren der Fremdaggressivität gewissermaßen die zerstörte Verbindung des Klienten zu seiner organismischen Erfahrung wiederherzustellen, kann aber auch durchaus problematisch werden. Depressive Klienten könnten, wie gesagt, das Äußern von Aggressionen gegenüber einer für sie wichtigen Bezugsperson als Zerstörung dieser Beziehung erleben und mit erneuten Selbstvorwürfen reagieren. Schon deshalb scheint es viel günstiger, wenn die Klienten Fremdaggressivität zunächst gegenüber der Person ihres Therapeuten erleben und verbalisieren können und hier die Erfahrung machen, dass das Äußern von Aggressivität nicht gleichbedeutend ist mit der Zerstörung einer Beziehung, sondern dass die Beziehung sogar hierdurch vertieft werden kann.

> T: Da gibt es dann auch so Momente, in denen Sie nicht nur etwas enttäuscht, sondern auch regelrecht ärgerlich auf mich sind.

Schuldgefühle

Eine Redensart sagt, bei Depressiven sei der Zeiger der Schuld immer auf sie selbst gerichtet. (Auch hier bilden Klienten mit einer Inkongruenzkonstellation wie die Klientin aus dem Fallbeispiel eine Ausnahme.) Besonders bei Klienten mit sehr ausgeprägter Depressivität ist das Thema der Schuld oft so zentral geworden, dass es das Thema des Verlustes, insbesondere auch des Verlustschmerzes, ganz an den Rand gedrängt hat (Finke 2023).

Erleben, den Verlust verschuldet zu haben: Das Schuldthema und das des Verlustes sind häufig in der Weise miteinander verwoben, dass der Klient wähnt, am Verlust des Partners selbst schuld zu sein. Etwa beim Tod dieses Partners ist es oft die Vorstellung, durch Unachtsamkeit die Verschlimmerung der zum Tode führenden Krankheit nicht erkannt und verhindert zu haben. Bei Verlust durch Trennung kann es der quälende Gedanke sein, durch das eigene Verhalten die Trennung verursacht zu haben.

> T: Immer wieder quälen Sie sich mit dem Gedanken, der Alleinschuldige zu sein.

Für Vertreter der PZT dürfte selbstverständlich sein, dass der Therapeut nicht versucht, dem Klienten seine Schuldgefühle „auszureden". Vielmehr ist der Therapeut aus einer Position des Einfühlenden Verstehens (und vor allem durch Aufgreifen selbstreflexiver Gefühle) geduldig darum bemüht, den Klienten anzuregen, die Bedeutung dieser Gefühle zu verstehen und sie über diesen Weg einer Selbstverständigung zu ändern, was hier auch eine Änderung des Selbstkonzeptes impliziert.

Minderwertigkeitsgefühle: Die Neigung zur schuldhaften Verarbeitung von Ereignissen, insbesondere von Beziehungskonflikten, ist meist auf ein negatives Selbstwerterleben zurückzuführen. Ein in diesem Sinne negatives Selbstkonzept ist charakteristisch für Personen, die dazu neigen, belastende Lebensereignisse depressiv zu verarbeiten. Wegen des mangelnden Selbstvertrauens und des mangelnden Glaubens an die Selbstwirksamkeit fühlen diese Personen sich anderen gegenüber hinsichtlich fast aller Fähigkeiten schnell unterlegen und hilflos. Dabei ist dieses Unterlegenheitsgefühl ambivalent, ihr organismisches Erleben sagt ihnen, dass sie auch ihre Stärken haben, nur wagen sie nicht, sich dazu zu bekennen, d.h. diese voll und konsequent zu symbolisieren. Der Therapeut muss diese gegenläufigen, nur vage symbolisierten Erlebnisaspekte aufgreifen.

T: Sie fühlen sich anderen stets unterlegen und wagen gar nicht mehr, zu zeigen, wer Sie wirklich sind.

Gewissensstrenge und Selbstaggression: Die Schuldgefühle des Depressiven sind Ausdruck überhöhter Gewissensforderungen. Es scheint dann fast so, als ob die Klienten Schuldgefühle haben und leiden müssten, um kein schlechtes Gewissen zu haben. Der Therapeut muss die gewissermaßen gegenläufigen, sehr verdeckten organismischen Tendenzen erahnen und die Klienten ermutigen, sie zu symbolisieren und anzuerkennen, dadurch dass er sie stellvertretend für die Klienten anspricht.

T: Sie quälen sich mit Gewissensbissen und lassen an sich kein gutes Haar, fast als ob Sie ständig befürchten, sonst zu hochmütig zu werden.

Schwerer depressiv Erkrankte erwecken manchmal den Eindruck, als ob sie sich gegen eine Gesundung wehren und verbissen auf ihrem schlechten Befinden insistieren würden, so dass die Interpretation naheliegt, als würde eine Gesundung, ein behagliches Wohlergehen mit ihrem Gewissen unvereinbar sein und ihnen unerträgliche Schuldgefühle bereiten (Binder/Binder 1991). Im Therapeuten mag dann spontan eher die Vorstellung entstehen, als wolle der Klient ihn an sich scheitern lassen. Zumindest könnte sich im Therapeuten dann sehr intensiv das Gefühl einstellen, alles, was er sagt und unternimmt, sei vergeblich, der Klient signalisiere ihm, dass nichts ihm bisher geholfen habe und auch in Zukunft nicht werde helfen können. Dies kann im Therapeuten ein tiefes Gefühl der Ohnmacht, der Nutzlosigkeit erzeugen, was dann ein Gefühl des Ärgers oder der Resignation mit sich bringen kann. So wichtig es nun ist, dem Klienten zu vergegenwärtigen, was er bei seinem Interaktionspartner bewirkt, so muss man doch sehr vorsichtig hierbei zu Werke gehen. Sehr problematisch kann es sein, wenn der Therapeut seinen Ärger direkt anspricht, weil der Klient hier mit starken Schuldgefühlen und darauf mit noch mehr Abwehr reagiert. Sinnvoller ist es deshalb, wenn der Therapeut zunächst seine eigene Ratlosigkeit anspricht. Der Therapeut nimmt dadurch gewissermaßen eine Rollenumkehr vor. Er stellt sich nicht als der machtvolle, alles beherrschende Heiler dar, gegenüber dem der Klient sich klein und minderwertig fühlen und gerade deswegen opponieren muss, und er weist so dem Klienten mehr Verantwortung zu.

> T: Ich fühl' mich jetzt etwas ratlos, bin ziemlich irritiert, weiß im Moment nicht, wie es mit uns weiter gehen soll.

Indem der Therapeut per Selbsteinbringen seine eigene Hilflosigkeit anspricht, ohne jeden Unterton des Vorwurfes, fordert er den Klienten gewissermaßen heraus, sich auf seine positiven Möglichkeiten und Kräfte zu besinnen. Zumindest gibt der Therapeut so zu erkennen, dass er sich nicht länger die Rolle des allein verantwortlichen Helfers zuschreiben lassen will. Diese Form der Intervention setzt ein fortgeschrittenes Stadium der Therapie voraus. Sie setzt auch voraus, dass der Therapeut eine genügende Belastbarkeit des Klienten, dessen Beziehungserwartungen und dessen Art, Beziehungen zu strukturieren, gut einschätzen kann.

Überhöhtes Selbstideal: Dem negativen Selbstbild depressiver Klienten steht ein unerreichbar positives Selbstideal gegenüber. Die große Diskrepanz zwischen Selbstbild und Selbstideal ist hier also typisch. Die Therapie muss von beiden Seiten ansetzen, Besserung des Selbstbildes bzw. des Selbstwerterlebens und Minderung bzw. Korrektur des Selbstideals. Hinsichtlich des letzteren wird der Therapeut versuchen, durch Aufgreifen selbstreflexiver Gefühle die realitätsferne Überhöhung des Selbstideals zu verdeutlichen.

> T: Auch menschliche Schwächen zu haben, das scheint für Sie unakzeptabel und beschämend zu sein.

Selbstbescheidung und Wunsch nach Anerkennung

Die Bescheidenheit und Abtretung eigener Interessen, die manche depressive Klienten sich auferlegen, kontrastiert mit einem manchmal maßlosen Wunsch nach Anerkennung. Dieser Wunsch ist mit dem Selbstkonzept dieser Klienten nicht vereinbar und ist entsprechend nur verzerrt oder gar nicht symbolisiert. Wo er doch ins Gewahrsein tritt, schämen sich die Klienten deswegen und versuchen, sich zu noch mehr Bescheidenheit zu verpflichten.

Ideal von Bedürfnislosigkeit und Bescheidenheit: Dieses Thema ist ein Teilaspekt des schon erörterten Themas „überhöhtes Selbstideal". Der Therapeut versucht auch hier, durch Aufgreifen selbstreflexiver Gefühle die Inadäquatheit dieser Idealbildung zu verdeutlichen und sie auf ihren Sinn hin zu verstehen. Dieser Sinn kann z.B. in Abwehr von mit dem Selbstkonzept unvereinbaren „Riesenansprüchen“ an positiver Beachtung bestehen.

> T: Es gehört zu Ihren Idealen, an Ihre Mitmenschen keinerlei Ansprüche zu stellen.
> P: Ja, man sollte nicht immer im Mittelpunkt stehen wollen.
> T: Solche Wünsche würden Sie immer bei sich entschieden bekämpfen?

Anpassungsbereitschaft und Altruismus: Es entspricht dem Ideal vieler depressiver Klienten, sich zur absoluten Anpassungsbereitschaft und Bedürfnislosigkeit verpflichtet zu fühlen. Diese Selbstverpflichtung führt den Klienten dazu, auch an sein Gegenüber ausdrücklich keinerlei Ansprüche zu stellen. Diese gezeigte Selbstverleugnung lässt sich gut über das Selbsteinbringen bearbeiten, weil hier das vordergründige Beziehungsangebot des Klienten durch die emotionale Resonanz des Therapeuten in seiner Zwiespältigkeit verdeutlicht werden kann.

> T: Es ist mir nicht ganz wohl dabei, dass Sie scheinbar immer mit mir zufrieden sind.

Negative Überzeugung von Nichtbeachtung: Gemäß ihrem negativen Selbstbild sind viele Depressive davon überzeugt, gerade das, was sie sich so sehr wünschen, nicht zu bekommen, Anerkennung und Beachtung. Der Zuwendung anderer Menschen, auch der des Therapeuten, misstrauen sie undbezweifeln deren Echtheit. Diese meist nur sehr indirekt geäußerte Grundüberzeugung ist erlebnisnah durch das Beziehungsklären anzusprechen, da so die negativen Beziehungserwartungen des Klienten ganz im Hier und Jetzt zu klären sind.

> T: Vielleicht dachten Sie, als ich Sie eben fast zehn Minuten warten ließ, dass auch ich wenig an Ihnen interessiert bin.

Zuwendungserwartungen und Schamgefühle: Das Gewahrwerden großer Erwartungen an positive Beachtung ist bei depressiven Klienten oft mit Scham- und Schuldgefühlen verbunden, da diese Erwartungen als selbstsüchtig empfunden werden und mit dem Selbstkonzept, namentlich dem Selbstideal nicht vereinbar sind. Solche Schamgefühle und Erwartungen lassen sich über das Aufgreifen selbstreflexiver Gefühle wie auch über das Beziehungsklären bearbeiten.

> T: Fast schämen Sie sich dafür, dass Sie manchmal wünschen, ich würde viel uneingeschränkter für Sie da sein.

Depressives Erleben

Bei einer schweren depressiven Episode steht auch im Erleben dieser Klienten das depressive Erleben ganz im Vordergrund. So muss sich auch der Therapeut zunächst ganz diesem Erleben selbst zuwenden, also der Bedrücktheit, dem Gefühl der Verzweiflung, der Freud- und Interesselosigkeit, der Hoffnungslosigkeit. Dabei kann das Ziel der therapeutischen Zuwendung noch nicht eine vertiefte Selbstreflexion, also eine Psychotherapie im engeren Sinne sein, sondern es kann zunächst nur um eine Stützung des Klienten, d. h. um ein Fördern der Bewältigung der Depressivität gehen. Hier sind folgende Schritte wichtig.

Anerkennen und aktive Zuwendung: Ganz im Sinne des Therapieprinzips Bedingungsfreies positives Beachten kommt es zunächst darauf an, den Patienten in seinem Leiden, in der Art seiner depressiven Vorstellungen und Befürchtungen anzunehmen und anzuhören, und nicht das Bedürfnis, angehört zu werden, durch voreiliges Beschwichtigen und Bagatellisieren zurückzuweisen. Da die Welt des Depressiven meist düster und oft auch erschreckend ist, kann der Therapeut versucht sein, schon aus Gründen des Selbstschutzes sich auf diese dunkle Welt nicht wirklich empathisch einlassen zu wollen und damit den Klienten in seinem Anliegen allein zu lassen.

Interessiertes Zuhören: Dem Depressiven hilft es schon, die Zuwendung und das Interesse seines Gegenübers zu spüren. Dabei ist es ihm wichtig zu erleben, dass der andere bereit ist, engagiert zuzuhören und so kundzugeben, dass das Leiden des Depressiven ihn wirklich interessiert und „angeht".

Anerkennen der depressiven Symptomatik: Wenn der Therapeut die düsteren Vorstellungen des Depressiven innerhalb eines gegebenen Kontextes zunächst als gültig anerkennt, ist er vor der Versuchung gefeit, diese zu bagatellisieren. Außerdem gibt er dem Klienten das Gefühl, ihn wirklich ernst zu nehmen und an seinem Leiden anteilnehmen zu wollen. Der Ausdruck solcher Anteilnahme wirkt schon ressourcenmobilisierend.

> T: Ich versuche mir vorzustellen, wie Ihnen zumute ist, wie hoffnungslos Sie jetzt alles empfinden.

Bestätigen: Der Therapeut wird auch das Ausmaß des Leidens und des Gequältseins anerkennen und insofern den Klienten in seiner Fähigkeit, Leid zu ertragen, bestätigen und anerkennen.

> T: Es ist sicher sehr schwer für Sie, diesen Zustand jetzt auszuhalten.

Sich-Solidarisieren: Der Therapeut sollte seine Solidarität und sein Interesse am Schicksal des Klienten auch ganz persönlich, d.h. in Form einer „Ich-Botschaft" zum Ausdruck bringen. Damit interveniert der Therapeut aus einer Position der Dialog-Beziehung bzw. des Therapieprinzips Echtheit bzw. des Handlungskonzepts Selbstöffnen. Diese Position ist oft angemessen, wenn es darum geht, Aspekte des Bedingungsfreien positiven Beachtens sehr unmittelbar und konkret zu realisieren.

> T: Es ist mir wichtig, Sie nicht mehr so leiden sehen zu müssen.

Ermutigen: Wenn die bisherigen Schritte vollzogen wurden, also wenn der Therapeut nacherlebend und mitfühlend den Klienten durch das Dunkle seiner inneren Welt begleitet hat, ist es gerade bei schwer Depressiven indiziert, den negativen Überzeugungen und der fatalistischen und pessimistischen Haltung eine andere Überzeugung und eine andere Haltung entgegenzusetzen. Diese Entgegensetzung dürfte aber nur auf dem Hintergrund der vorherigen Anteilnahme und Anerkennung überzeugend wirken. Der Therapeut wird sie wiederum vorwiegend in Form einer Ich-Botschaft, also des Selbsteinbringens vermitteln.

> T: Ich weiß, dass Sie sich selbst und Ihre Zukunft jetzt pessimistisch sehen, ich bin aber fest davon überzeugt, dass es Ihnen schon bald wieder deutlich besser gehen wird.

Einfühlen und Verstehen: Ein mit der Realisierung des Einfühlenden Verstehens verbundener Klärungsprozess kann, wenn auch nur sehr ansatzweise, selbst bei Klienten eingeleitet werden, die noch schwer depressiv sind. Aber dieses Vorgehen darf den Klienten schon wegen seiner eingeschränkten Konzentrationsfähigkeit nicht überfordern. Daher ist nach ca. zehn Minuten wieder eine Phase des Ermutigens und Tröstens angezeigt, um dann eventuell wieder kurzzeitig im Sinne des Einfühlenden Verstehens zu intervenieren. Etwa durch Aufgreifen des vorherrschenden Gefühls kann der Klient wenigstens probeweise angeregt werden, aus einer gewissen Distanz auf sich selbst und seine momentanen negativen Überzeugungen zu blicken, um so eben diese Überzeugungen zu relativieren.

> T: Im Augenblick erscheint Ihnen alles so trostlos, und Sie können sich noch gar nicht vorstellen, dass Sie sich je wieder über etwas freuen können.

Hier ist noch auf einige Schwierigkeiten und Gefahren im therapeutischen Umgang mit Depressiven hinzuweisen. Hinsichtlich der Forderung eines ebenso geduldigen wie einfühlsamen Spiegelns der düsteren Gedanken des Patienten ist zu sagen, dass manche Therapeuten hier die Befürchtung haben, dadurch den Klienten noch tiefer in seine Depressivität hineinzustoßen. Sie neigen dann dazu, dem Klienten das Unbegründete der Hoffnungslosigkeit nachzuweisen oder ihm auf eine andere Weise seine „trübe Stimmung" auszureden. Eine bestimmte Art des Trostes und des aufmunternden Zuspruches ist wichtig. Es ist aber darauf zu achten, dass der Klient dies nicht als ein Bagatellisieren, ein Nicht-ernst-nehmen seines Zustandes erlebt. Er wird sich sonst von seinem Therapeuten wenig verstanden und angenommen fühlen. Dieser Eindruck des Klienten dürfte häufig auch gar nicht so unrichtig sein. Denn es sind nicht selten die inneren Ängste und die dadurch bedingte Abwehr des Therapeuten selbst, die ihn zu einem solchen Verhalten veranlassen. Der Therapeut hat seinerseits möglicherweise eine untergründige Angst, in den Sog der depressiven Welt des Klienten hineingezogen zu werden, und kommt dann in die Gefahr, diese Ängste vor einer Gefühlsansteckung durch ein aufmunterndes Schulterklopfen abzuwehren. Wenn der Therapeut bei sich den Impuls zu solch bagatellisierender Aufmunterung verspürt, sollte er, wenn ihm unter dem Druck des Augenblicks keine andere Reaktion zu Verfügung steht, vielleicht einfach nur schweigend zuhören.

Suizidalität

Besonders bei den hier in Rede stehenden Krankheitsbildern ist die Suizidalität ein sehr bedeutsames Thema. Die meisten Klienten mit depressiven Störungen, vor allem mit schweren, haben mindestens gelegentliche Suizidgedanken. Ihre Suizidvorstellungen können motiviert sein durch ein phantasmatisch nur im Tod zu stillendes Bedürfnis nach grenzenloser Nähe oder auch durch das Bedürfnis, solchen quälenden Nähewünschen zu entfliehen oder auch, um den jeweiligen Partner zum Erfüllen von Nähewünschen zu bewegen. Schließlich kann die bilanzierende Resignation, solche drängenden Nähewünsche nie befriedigen zu können, den Tod als Ausweg erscheinen lassen.

Der Therapeut sollte bei depressiven Klienten routinemäßig nach Suizidvorstellungen fragen. Dass dies oft nicht geschieht, hat nicht selten damit zu tun, dass dem Therapeuten selbst das Thema „unangenehm" ist oder dass er befürchtet, durch solche Fragen den Klienten erst auf suizidale „Gedanken zu bringen". Letzteres trifft nicht zu, vielmehr wird gerade der empathische Mitvollzug suizidaler Gedanken beim Klienten das Erleben von Anteilnahme, Nähe und Verstandensein und damit eine Ermutigung und Stützung bewirken.

> T: Vielleicht hatten Sie auch schon mal den Gedanken, mit dem Leben einfach Schluss zu machen?

> T: Diese Gedanken an den Tod, die haben in solchen Augenblicken etwas Beruhigendes für Sie?

Ziel muss es hier sein, die Motive der Todeswünsche zu klären und konstruktivere Bewältigungsmöglichkeiten zu erarbeiten. Ein weiteres Anliegen muss es sein, sich ein genaues Bild von den Suizidvorstellungen des Klienten zu machen. Wie konkret sind diese, wie drängend, wie häufig, ist es früher schon zu Suizidversuchen gekommen? So kann der Therapeut das Suizidrisiko abschätzen und auch die Indikation einer evtl. notwendigen stationären Einweisung prüfen. Ist der Klient häufig mit Suizidgedanken beschäftigt, empfiehlt sich ein „Suizidvertrag", in dem der Therapeut seine auch telefonische Erreichbarkeit festlegt und der Klient sich zur Rückmeldung verpflichtet, wenn Suizidimpulse sehr drängend werden. Aus forensischen Gründen ist es wichtig, hierüber auch Protokoll zu führen.

Mittel und Ziele der Gesprächsführung bei Depressiven

Anerkennen und engagierte Zuwendung:

- durch interessiertes Zuhören Gefühl positiver Beachtung vermitteln
- durch Bestätigen und Ermutigen das Selbstwerterleben verbessern und Ressourcen aktivieren
- durch fachliche Hinweise und Sich-Solidarisieren von Schuld- und Schamgefühlen entlasten

Einfühlen und Verstehen:

- durch einfühlenden Mitvollzug der depressiven Gefühle und Gedanken deren Verstehbarkeit vermitteln und kognitive Bewältigung anbahnen
- durch Klären selbstreflexiver Gefühle (Schuld und Scham) negative Überzeugungen korrigieren und Selbstwerterleben stabilisieren
- durch Ansprechen und Klären verdeckter Gefühle und Wünsche (Wut und Zuwendungswünsche) deren Integration in das Selbstkonzept fördern

Beziehungsklären:

- durch empathisches Klären von Zuwendungserwartungen das Ausbalancieren von Forderungs- und Unterwerfungshaltung verbessern
- durch anerkennendes Ansprechen und Klären feindseliger Gefühle die Beziehungsfähigkeit verbessern
- durch Klären von widersprüchlichen Beziehungserwartungen das Autonomie- und Identitätserleben verbessern

Reales Zugegensein und Selbstöffnen:

- durch Kundgabe der authentischen Überzeugung von den Heilungschancen den Änderungsoptimismus mobilisieren
- durch (selektive) Kundgabe des Erlebens von Ähnlichkeit das Selbstwertgefühl stärken
- bei Kundgabe der persönlichen Sorge um den Klienten auch das Thema Suizidalität ansprechen
- durch Ansprechen eigener Ratlosigkeit an Selbstverantwortung appellieren

9.3 Angststörungen

9.3.1 Erscheinungsbild und Entstehungsbedingungen

Diagnostik

Die Angststörungen zählen neben den depressiven Erkrankungen zu den häufigsten psychischen Störungen. Die ICD-10 unterscheidet wiederum verschiedene Formen, so die phobische Störung (F40) mit den Untergruppen der Agoraphobie ohne (F40.00) und mit Panikstörung (F40.01), der sozialen Phobie (F 40.1) und den spezifischen Phobien (F40.2). Eine weitere Gruppe stellen die „anderen Angststörungen" (F 41) dar mit den Untergruppen der Panikstörung (F 41.0), der generalisierten Angststörung (F 41.1) und den gemischten Angststörungen, z. B. Angst und depressive Störung gemischt (F 41.2).

Im Folgenden soll von der Agoraphobie mit Panikstörung (F 40.01) die Rede sein, da diese Störungsform besonders häufig ist und die Persönlichkeitsstruktur und -problematik dieser Patienten Gemeinsamkeiten hat mit jener von Patienten mit phobischen Störungen einerseits und generalisierter Angststörung andererseits.

Die Symptomatik

Die Symptomatik ist charakteristischerweise dadurch gekennzeichnet, dass die Patienten auf freien, vor allem aber übervölkerten Plätzen und Straßen, in Kaufhäusern, Kinos etc. von anfallsweise auftretenden Ängsten überfallen werden. Diese gehen meist mit verschiedenen körperlichen Symptomen wie Zittern, Schwindel, Schweißausbrüchen, Herzrasen und Atemnot einher. Diese sind unmittelbarer Ausdruck der Angst, der Kranke interpretiert sie aber meist gegenläufig als Ursache der Angst, indem er seine Angst als Reaktion auf die körperlichen Dysregulationen erlebt. Er ist während der Angstattacke z. B. von der Vorstellung gequält, gleich ohnmächtig zu werden und umzufallen und sich so vor allen Umstehenden schrecklich zu blamieren oder auf der Stelle sterben zu müssen („das Herz bleibt gleich stehen"), ohne dass Hilfe kommt. Die Anfälle dauern meist nur wenige Minuten und werden in der Regel durch panisches Verlassen des geschilderten Ortes bzw. der damit verbundenen Situation beendet. Gerade hierdurch aber wird ein Vermeidungsverhalten konditioniert, das nicht selten zu extremer Einengung der Lebensführung beiträgt, da es oft zu einer Generalisierung der angstauslösenden Situationen kommt. Unbehandelt neigt die Erkrankung zur Chronifizierung.

Personzentrierte Beiträge zu Forschung und Therapie

Neben Erfahrungsberichten, Falldarstellungen und Konzeptbeschreibungen der GPT von Angststörungen (Hassebroek 1997; Teusch/Finke 1995, 1999; Finke 1995, 2004; Swildens 2015; Behr et al. 2020) gibt es eine Reihe von empirischen Studien und Untersuchungen, die die Wirksamkeit der GPT auch bei diesem Krankheitsbild nachweisen (Grawe 1988; Borkovec et al. 1987; Borkovec/Mathews 1988; Teusch/Böhme 1991; Shear et al. 1994; Teusch et al. 1997; Böhme et al. 1998). Dies ist auch deswegen beachtenswert, weil gemeinhin gerade diese Störung als eine Domäne der Verhaltenstherapie, namentlich der Expositionsbehandlung, angesehen wird. In seiner vielbeachteten Studie konnte Teusch (1995; Teusch/Böhme 1999; Teusch et al. 2001) jedoch zeigen, dass die (signifikant guten) Ergebnisse einer stationären GPT durch eine zusätzliche Expositionsbehandlung nicht verbessert werden konnten, dass also die „reine“ GPT (im stationären Setting) genauso erfolgreich war wie die Kombination mit Verhaltenstherapie. Dies betraf sowohl die Panik- wie die Agoraphobie-Symptome, hinsichtlich anderer Merkmale wie Zunahme von Selbstvertrauen und Autonomie-Erleben zeigte die „reine“ GPT sogar etwas bessere Werte.

Indikation

Bei Indikationsüberlegungen wird man vor allem unter ambulanten Bedingungen auch den Einsatz einer Verhaltenstherapie erwägen, dies besonders bei Patienten, die nur an einer Symptombesserung und gar nicht an so etwas wie vertiefter Selbstreflektion interessiert sind und sich so auch kaum zur Selbstexploration in den ersten Sitzungen anregen lassen. Auch wenn sich die Symptome in den ersten Monaten gar nicht bessern, sollte man als Alternative die Verhaltenstherapie, mindestens den zusätzlichen Einsatz einer Expositionsbehandlung, in Betracht ziehen. Auch eine zusätzliche medikamentöse Behandlung, vor allem mit Antidepressiva, ist in einem solchen Falle vor allem bei häufigen Panikattacken zu erwägen (aufgrund der Studienlage wird von manchen Autoren hier der Pharmakotherapie eine nahezu gleich gute Wirkung wie der Verhaltenstherapie zugeschrieben, Bandelow 2001; Kap. 13). Da bei vielen Klienten mit einer Angststörung aber auch eine ausgeprägte Inkongruenz besteht, die bald nach Abklingen der ersten Therapiephase auch für den Klienten an den Rand des Gewahrseins tritt, ist eine Personzentrierte Therapie indiziert und erfolgversprechend, zumal wenn ein zumindest ansatzweises Ansprechen auf die therapeutischen Verstehensangebote gegeben ist. In diesem Falle bietet es sich an, zumindest ansatzweise auch im Sinne einer existenziellen Perspektive zu arbeiten, da „Angst“ hier auch ein wichtiges Thema ist (Kap. 7.2).

Inkongruenzkonstellation und Beziehungskonzept

Die Inkongruenz ist hier bestimmt von der Diskrepanz zwischen einem im Selbstkonzept repräsentierten Bedürfnis nach Sicherheit und Geborgenheit einerseits und einem abgewehrten, also nicht symbolisierten „organismischen“ Wunsch nach Ungebundenheit, Autarkie und individueller Kreativität andererseits. Wenn dieser Wunsch nach Ungebundenheit und schrankenloser Freiheit am „Rande der Gewahrwerdung“ auftaucht, reagiert das Individuum mit Angst, da sich hierdurch eine Diskrepanz zum Selbstkonzept und dem inhärenten Geborgenheitsbedürfnis andeutet, wodurch letzteres bedroht wird.

> *„Angst ist dann die Antwort des Organismus auf die ‚unterschwellige Wahrnehmung‘, eine solche Diskrepanz könnte gewahr werden und würde in der Folge eine Veränderung des Selbstkonzeptes erzwingen“* (Rogers 1959/1987, 30).

Die Art der Inkongruenz zeigt sich auch in der typischen Ambivalenz dieser Patienten gegenüber der für sie relevanten Bezugsperson. Einerseits suchen sie Halt, Anlehnung und Geborgenheit, andererseits sehnen sie sich „unterschwellig“ nach unbegrenzter Freiheit und Unabhängigkeit, eine Sehnsucht, die allerdings nur sehr vage oder gar nicht symbolisiert wird.

Diese Inkongruenz kann das Ergebnis des Einflusses von ihrerseits beziehungsambivalenten, wenig kongruenten Eltern oder aber von überprotektiv-einengenden, ihrerseits ängstlichen, ständig vor den Gefahren des Lebens warnenden und so verunsichernd wirkenden Eltern sein. Unter diesen Bedingungen kann es auch zur Entwicklung eines labilen Selbst kommen (Kap.2) und zu einem unsicher-ambivalenten bzw. verstrickten Bindungsmuster (Kap. 2.2.3). Bei der ätiopathogenetischen Abschätzung solch lebensgeschichtlicher Bedingungsfaktoren einer Panikstörung ist aber auch die diskutierte Annahme von biologischen Anlagefaktoren als eine Komponente dieses Bedingungsgefüges zu berücksichtigen (Bandelow 2001).

Auslösend für das Auftreten der Angstsymptomatik wirken oft Trennungssituationen, reale wie in der Fantasie vorweggenommene oder befürchtete. Die fantasierte Trennung entspricht zwar einerseits dem „unterschwelligen" Wunsch nach Ungebundenheit, ist aber andererseits mit der Vorstellung von totaler und gefahrvoller Verlassenheit verbunden. So werden auch Situationen gefürchtet, die gewissermaßen in symbolischer Verkleidung Situationen des Fortgehens und der Unabhängigkeit repräsentieren, z. B. das Verlassen der Wohnung oder der Start zu einer Reise. Die Agoraphobie kann so in symbolischer Verkleidung (verzerrte Symbolisierung nach Rogers) die Angst vor Einsamkeit und Verlassenheit als die Kehrseite von Freiheit und Ungebundenheit darstellen. Dieser Zusammenhang leuchtet sehr prägnant in den Worten Kierkegaards (1848/1963, 57) auf: „Angst ist der Schwindel der Freiheit." Mit dieser letzten Aussage hat Kierkegaard bereits ein häufiges Begleit- oder Stellvertretersymptom der Angst angesprochen, das körpernah erlebte Schwindelgefühl. Im subjektiven Erleben mancher Patienten ist dieses Schwindelgefühl so stark, dass zunächst die Angst hinter diesem Schwindelgefühl kaum fassbar ist.

Die Klienten suchen auch im Therapeuten Sicherheit, Schutz und Halt und sie appellieren nicht selten an seine Bereitschaft zur unumschränkten Hilfestellung. Im Therapeuten kann dies Retterfantasien aktivieren. Wenn er der Versuchung erliegt, sich in der Rolle des allmächtigen Helfers bestätigt zu fühlen, kann dies den Patienten in der Position des Abhängigen fixieren. Der Therapeut kann aber auch schnell die Beziehungserwartung des Patienten als bedrängend erleben. Das dann aufkommende Bedürfnis, sich aus einer Umklammerung zu befreien, kann eine Haltung der Wertschätzung und Empathie sehr erschweren.

Der Angstkranke ist, meist ohne sich dessen vor Ausbruch der Symptomatik bewusst zu sein, in besonderer Weise abhängig von der Geborgenheit vermittelnden Gegenwart Anderer. Das negative Selbstbild des Angstpatienten äußert sich nicht wie beim Depressiven in einer Selbstanklage und Selbstverurteilung, sondern in einem (vor Ausbruch der Erkrankung häufig kaum symbolisierten) Mangel an Vertrauen in die eigenen Kräfte. Insofern erwartet der Angstpatient, im Unterschied zum Depressiven, auch nicht so sehr Anerkennung als vielmehr Schutz und Geborgenheit. Deshalb fürchtet der Angstpatient, anders als der Depressive, nicht so sehr die Entwertung durch die anderen, sondern das Verlassenwerden, das Verstoßenwerden in die Einsamkeit. Der Patient neigt so dazu, im anderen und besonders im Therapeuten, die Sicherheit gebende Macht zu sehen. Da er das Alleinsein und das Verlassenwerden fürchtet, ist er oft von dem untergründigen Misstrauen erfüllt, auch der Therapeut könne sich jederzeit entziehen. Der Angstpatient sieht für sich oft nur die Möglichkeit, durch Einschränkung, d.h. durch Vermeiden, seine Angst bewältigen zu können. Dabei erwartet er vom Therapeuten (und auch von seinen Angehörigen), dass dieser auf seine Vermeidungsstrategien Rücksicht nimmt, was dann oft zu einem Konflikt zwischen der Zielsetzung des Therapeuten und der seines Patienten führt.

Fallskizze mit Inkongruenzkonstellation

BEISPIEL

Eine 22-jährige Studentin der Pädagogik erleidet in einem Tapetengeschäft, in dem sie Materialien für die Einrichtung der gerade angemieteten Wohnung kaufen will, ihren ersten Anfall von Schwindel, Herzrasen und Schweißausbruch. In den Monaten danach stellen sich dann auf belebten Straßen oder in Geschäften immer häufigere Angst-Attacken ein, begleitet von einem heftigen Schwindelerleben und der angstvollen Vorstellung, wegen des starken Schwindels zu Boden zu stürzen und dort dann zum Gespött der Umstehenden völlig hilflos und bewegungsunfähig auf der Straße zu liegen. Gelegentlich spielt in letzter Zeit dabei auch die Vorstellung eines Herzversagens während der Attacken eine zusätzlich ängstigende Rolle.
Die Studentin lebt bisher in der Wohnung ihrer Eltern, sie wollte sich mit dem Bezug einer eigenen Wohnung selbstständig machen. Sie ist Einzelkind und bisher sehr an ihre in der Familie dominante Mutter gebunden, die für sie auch manche Aufgaben des alltäglichen Lebens regelt. Bei Beginn der Psychotherapie hat die Klientin den Versuch der Verselbstständigung aufgegeben und die kürzlich angemietete Wohnung wieder gekündigt. Wegen der immer häufigeren Panikattacken hat sie auch ihr Studium zumindest unterbrochen. Das Haus verlässt sie zu Therapiebeginn nur noch in Begleitung ihrer Mutter und dies auch nur zu kleineren Wegen. Sie hat also ihr „Freiheitsprojekt", die eigene Wohnung, aufgegeben.

Inkongruenzkonstellation: Es besteht eine (primäre) Inkongruenz zwischen einem Autonomiebedürfnis einerseits und dem Bedürfnis nach Geborgenheit, Sicherheit und Anlehnung andererseits. Mit dem Beginn des Studiums und wohl unter dem Eindruck ihrer Kommilitonen ist die Klientin sich ihrer Autonomiebedürfnisse gewahr geworden, was sich in dem Projekt, durch eine eigene Wohnung mehr Selbstständigkeit zu erlangen, äußerte. Beim Beginn der Realisierung dieses Projektes (Tapetengeschäft) jedoch wurde das abgewehrte Bedürfnis nach Sicherheit und Geborgenheit aktiviert und rückte an den Rand der Gewahrwerdung (sekundäre Inkongruenz). Die damit aufkommende Angst vor Verlust dieser Sicherheit wurde verzerrt symbolisiert in Form der Angst- und Schwindelattacken vor bzw. auf Straßen und in Geschäften. Die Klientin konnte durch diese Symptome das vor allem aus der vermeintlichen Perspektive ihrer Kommilitonen beschämende Motiv der Angst („infantiles" Bedürfnis nach Sicherheit und Geborgenheit) außerhalb der Gewahrwerdung halten. Die körperbezogene Symptomatik (Schwindel, Herzrasen, Schweißausbrüche) erlaubte es der Klientin, ohne „Gesichtsverlust" in die Geborgenheit des Elternhauses zurückzukehren.

Durch die überfürsorgliche Zuwendung seitens einer dominanten, aber auch ihrerseits ängstlichen Mutter, die oft vor den Gefahren des Lebens warnte, war es bei der Klientin zu einer defizitären Entwicklung von Autonomie und Selbstsicherheit gekommen (Finke 2004; Teusch 2017). So war sie sehr auf ihre Mutter als ihre „Lebensstütze" fixiert, einer Mutter, die offenbar auch ihrerseits das Gefühl brauchte, als eine solche Stütze gebraucht zu werden und die die zaghaften Autonomiebestrebungen ihrer Tochter eher behinderte. Denn die durchaus intensive „Beachtung" der Klientin seitens ihrer Mutter war eben nicht bedingungsfrei, sondern an die Bewertungsbedingung geknüpft, dass angesichts der Gefährlichkeit der Welt eine verantwortungsbewusste und auf Sicherheit bedachte Tochter die Geborgenheit ihres Elternhauses nicht leichtsinnig verlässt. In Verinnerlichung der vielen expliziten, vor allem aber impliziten Hinweise der Mutter könnte sich in der Klientin die (nicht symbolisierte) Grundüberzeugung gebildet haben „Ich bin nur dann eine gute Tochter/guter Mensch, wenn ich keine sinnlosen Risiken eingehe und die Geborgenheit meines Elternhauses nicht verlasse". Die Selbstständigkeitsregungen der Klientin wurden so stets durch Entmutigung unterdrückt. So ist es bei der Klientin zu einer Entwicklung eines „labilen Selbstkonzeptes" (Kap. 2.2) mit erhöhter Angstanfälligkeit, geringem Selbstvertrauen und daher übergroßem Sicherheitsbedürfnis gekommen.

9.3.2 Therapiepraxis

Das therapeutische Vorgehen soll wieder an den folgenden Schlüsselthemen orientiert beschrieben werden.

Schlüsselthemen der Angststörung (Agoraphobie mit Panik)

Angst vor Versagen der Körperfunktionen:
- körperliches Krankheitsgefühl
- Todesangst
- Angst vor Hilflosigkeit

Vermeidungsverhalten:
- Angst vor Beschämung
- Angst, als Simulant zu gelten
- Angst, als psychisch krank zu gelten

Angst vor dem Verlassensein
- Suche nach Sicherheit
- Enttäuschung durch Kontaktpersonen

Sehnsucht nach Autonomie

Angst vor Versagen der Körperfunktionen

Die Angstattacke, die die Klientin im Tapetengeschäft überfiel und typischerweise u. a. in überfüllten Kaufhäusern überfällt, ist oft mit heftigen Körpersensationen verbunden, die ein Gefühl unmittelbaren vitalen Bedrohtseins bzw. eines totalen Verlustes an Kontrolle über die Körperfunktionen entstehen lässt. Dieses Thema wird in der Regel zu Beginn der Therapie (und oft auch noch lange nach diesem Beginn) ganz im Vordergrund stehen.

Körperliches Krankheitsgefühl: Da die Klientin und überhaupt Klienten mit dieser Störung Körpersensationen wie Herzrasen, Schwindel und Schweißausbruch genauso stark und nicht selten sogar stärker erleben, als das eigentliche Angstgefühl, fühlen sie sich unmittelbar körperlich bedroht und nehmen in ihrem Krankheitskonzept eine Vertauschung von Ursache und Wirkung vor, sie sehen die körperlichen Dysfunktionen als das Primäre und die Angst als das Sekundäre, also als die Folge. Sie fühlen sich körperlich krank. Für den Aufbau einer vertrauensvollen Beziehung kommt es darauf an, dieses Krankheitserleben als die subjektive Wirklichkeit der Patienten zunächst anzuerkennen, damit sie sich in ihrem unmittelbar leidvollen Erleben verstanden fühlen. Es soll dabei auch das Verhältnis zur eigenen Körperlichkeit thematisiert werden.

BEISPIEL

T: Ja, so einen plötzlichen Schwindelanfall stelle ich mir sehr unangenehm vor, so das plötzliche Gefühl, jeden Kontakt mit dem Boden zu verlieren.
T: Es ist dann für Sie die qualvolle Angst, jeden Moment könnte das Herz stehen bleiben?
T: Es überfällt Sie dann also ein totales Vernichtungsgefühl und Sie haben in diesem Augenblick jedes Vertrauen in Ihren Körper verloren, obwohl Sie eigentlich wissen, dass Sie körperlich gesund sind.

Die Aufgabe von Einfühlen und Verstehen ist es auch, die Klienten die mit der Angst verbundenen bzw. ihr vorausgehenden Körperempfindungen zunehmend präziser wahrnehmen und differenzieren zu lassen, damit sie so erleben, dass sie diesen bisher eine falsche, meist katastrophierende Bedeutung zugeschrieben haben. Im Sinne des Mitteilens von Anteilnahme und Sorge wird der Therapeut deutlich machen, dass er Verständnis hat für das Sicherungsbedürfnis und Vermeidungsverhalten. Bei sehr von Angst getriebenen Patienten muss der Therapeut auch aktiv zu beruhigen versuchen, z. B. indem er bei Herzängsten nachdrücklich auf die körperliche Gesundheit des Patienten hinweist. Die Beruhigung und Ermutigung, die die verunsicherten Angstpatienten brauchen, sollte in der zuverlässigen, akzeptierenden Zuwendung und im Bekunden von Solidarität bestehen.

T: Ich glaube Ihnen, dass das sehr schlimm ist, dieses Gefühl, ganz die Kontrolle über sich zu verlieren. Aber ich weiß genau, dass Ihnen nicht wirklich etwas passieren kann.

So wichtig bei Klienten mit einem fragilen Selbst ein Beruhigen und Ermutigen ist, so kann ein überdauerndes Stützen und Bestätigen die Gefahr mit sich bringen, die Klienten in ihrem Anklammerungsbedürfnis und auch in ihrem Vermeidungsverhalten zu bestärken. Eine überdauernde Fixierung (über die ersten 10 bis 20 Therapiestunden hinaus) der Klienten auf ihre Körperfunktionen kann auch eine Abwehr gegen das Gewahrwerden von Beziehungskonflikten darstellen. Hier ist dann eine behutsame Abwehrbearbeitung durch Ansprechen der Konsequenzen der Abwehr einzuleiten.

T: Die Sorge um Ihre körperliche Gesundheit füllt Sie jetzt so aus, dass andere Probleme gar keinen Raum mehr haben.

Todesangst: Die Angstattacken gehen häufig mit unmittelbarer Todesangst einher. Ein Vergegenwärtigen der hiermit verbundenen Vorstellungen eröffnet die Möglichkeit, über ein Besprechen der Körpersymptome hinauszugehen. Über das Thema Tod – Sterben – Abschied kann der Therapeut in ein Klären von Bindungserleben und Beziehungserwartungen einsteigen (hier können auch zentrale Aspekte der existenziellen Perspektive thematisiert werden, Kap. 7.2). Zunächst gilt es zu verstehen, welche Fantasien die Patienten mit Tod und Sterben verbinden und welche Rolle hier andere Menschen, ihre Nähe oder Ferne, spielen. Ein Verstehen der Sehnsüchte und Erwartungen an „das Leben" kann zu einem Klären von zentralen Sinnkonzepten des Betroffenen überleiten.

> T: Die Vorstellung zu sterben – das ist für Sie mit dem Gefühl totaler Verlassenheit verbunden?

> T: Wenn in diesem Augenblick jemand in Ihrer Nähe ist, das ist dann beruhigend für Sie?

Angst vor Hilflosigkeit: Das Erleben von Ausgeliefertsein an die Angstattacken, das scheinbare Versagen aller Bewältigungs- und Kontrollmöglichkeiten gibt den Patienten das Gefühl einer drastisch verminderten Selbstwirksamkeit und untergräbt ihr Selbstvertrauen. Beim Aufbau dieses Selbstvertrauens kann neben Interventionen des Ermutigens und ausdrücklichen Wertschätzens tatsächlich erbrachter Leistungen auch die therapeutische Beziehung eine bedeutsame Rolle spielen. Besonders über das Selbsteinbringen, etwa in Form des Mitteilens von Ähnlichkeit, kann der Therapeut sich als „gutes Modell" anbieten. Da die Identifikation ein starker Antrieb des menschlichen Handelns ist, liegt es nahe, unter bestimmter Indikation diese Identifikationsneigung auch therapeutisch zu berücksichtigen. Vermutlich spielt die Identifikation mit dem Therapeuten, auch wenn sie nicht beabsichtigt wird, bei vielen Klienten eine wichtige Rolle. In der Gegenwart und durch das „Bild" des sich als reale Person zeigenden Therapeuten lernt der Patient, sich mit ängstigenden und beunruhigenden Erlebnissen und Gefühlen auseinanderzusetzen. Allerdings ist es hier wichtig, dass der Therapeut nicht überdauernd als übermächtige, alles beherrschende und in seiner unerschütterlichen Souveränität unerreichbare Gestalt erlebt wird. Denn dann würde diese überragende Therapeutengestalt eher resignierend und einschüchternd wirken, es bestünde keine Möglichkeit zur Identifikation. Wenn dagegen der Therapeut zu erkennen gibt, dass auch er in manchen therapeutischen Situationen unsicher, ratlos und irritiert ist, bietet er sich eher als Identifikationsfigur an. An dieser Figur können die Patienten erleben, dass momentane Unsicherheit und Ratlosigkeit durchaus mit Gelassenheit und Zuversicht gepaart sein kann. Darüber hinaus kann der Therapeut über „Ich-Botschaften", etwa im Sinne des Mitteilens alternativer Erlebnisweisen sowie des Mitteilens von Ähnlichkeit, sowohl ein Sich-Solidarisieren wie sein Vertrauen in die Selbstentfaltungsmöglichkeiten des Patienten zum Ausdruck bringen.

> T: Ich an Ihrer Stelle wäre da aber schon etwas stolz auf mich.

> T: Ich kann Ihre Panik gut nachempfinden, ich habe Ähnliches bei einem Autounfall erlebt.

Vermeidungsverhalten

Da Agoraphobiker durch Vermeiden der kritischen Situation eben auch ihre Angst vermeiden können, machen sie nie die Erfahrung, dass die Ängste auch beim Ausharren in der kritischen Situation nach anfänglichem Anstieg schließlich nachlassen, dass sie sich gewissermaßen selbst erschöpfen. Der Therapeut muss seine Klienten genau über diesen Umstand informieren und sie, zwar direktiv, aber auch einfühlsam und warmherzig, zum Aushalten der Angst in solchen Situationen ermutigen. Damit verlässt der Therapeut zwar die Alter-Ego-Position und nimmt eher die Rolle eines informationsvermittelnden Ratgebers und Experten ein, der wie ein Verhaltenstherapeut zur Angst-Exposition rät. Aber gerade bei Klienten mit dieser Störung ist auch diese Rolle wichtig. Danach kann er wieder einen Rollenwechsel vornehmen und die Reaktion des Patienten auf diesen Hinweis einfühlsam verstehend aufgreifen.

> T: Ich kann gut verstehen, dass es für Sie eine große Versuchung ist, doch wieder zu fliehen. Aber Sie können durch Standhalten die Erfahrung machen, dass die Angst und all die anderen unangenehmen Erscheinungen von selbst wieder abklingen.

T: Es fällt Ihnen sicher noch schwer, darauf zu vertrauen, dass trotz der schlimmen Angst nichts Gefährliches passieren kann.

Der Therapeut sollte zumindest in den ersten Monaten der Behandlung sich auch öfter nach dem Ausmaß der Versuche, angstbesetzte Situationen aufzusuchen bzw. ihnen nicht immer auszuweichen, erkundigen. Wenn keinerlei Besserung der Angstbewältigung eintritt, ist eine systematische Expositionstherapie als Parallelbehandlung zu erwägen.

Der Klient sollte auch angeregt werden, sich an die möglichen Fantasien, Gedanken und Gefühle, die ihn kurz vor der Angstattacke beschäftigt haben, zu erinnern. Hier können sich Hinweise auf die auslösenden Momente dieser Attacken ergeben, z. B. enttäuschte Beziehungserwartungen, Kränkungen oder Einsamkeitsgefühle. Dadurch kann sich dann die Möglichkeit einer tieferen Selbstexploration ergeben. Viele Klienten haben auch eine große, das Vermeidungsverhalten verstärkende Angst vor der Angst, d. h. vor den Qualen der nächsten Panikattacke. Hier könnte der Therapeut anbieten, mittels einer geführten Imagination (Finke 2020) sich eine solche Attacke imaginativ zu vergegenwärtigen, um unter den beruhigenden Worten des Therapeuten den Klienten die Angstgefühle und die damit verbundenen körperlichen Empfindungen in einer entschärften Weise erleben zu lassen. Es ist so die Bereitschaft und besonders die Fähigkeit des Klienten zu verbessern, seiner Angst mit ein wenig mehr Gelassenheit zu begegnen.

Angst vor Beschämung: Schamgefühle spielen bei Angstpatienten häufig eine zentrale Rolle. Wenn der Therapeut diese aufmerksam beachtet und sie ebenso behutsam wie empathisch anspricht, eröffnet ihm dies schnell einen Zugang zum inneren Bezugssystem, namentlich zum Selbstkonzept des Patienten. Schamgefühle können ein Grund für die Abwehr des Patienten sein, sein körperbezogenes Krankheitskonzept aufzugeben. Das Klären dieser Gefühle ist dann auch eine Form der Abwehrbearbeitung.

Angst, als Simulant zu gelten: Der zuweisende Arzt habe, so berichten Angstpatienten nicht selten irritiert, ratlos und manchmal auch empört, ihnen gesagt: „Sie haben nichts". Ob der Arzt sich wirklich dieser verkürzenden Redeweise bedient hat, oder ob die Patienten ihn nur so verstanden haben, sei dahingestellt. Gemeint war natürlich, dass kein pathologischer Organbefund bestand, der die Symptome erklären könnte. Da meist auch schon die Angehörigen des Patienten die in ihrer Dramatik beeindruckenden Angstanfälle miterlebt haben (evtl. wurde der Patient auch schon mehrmals „mit Blaulicht" wegen des Verdachts auf

Herzinfarkt in die nächste Klinik gefahren, ohne dass jeweils ein pathologischer Befund erhoben werden konnte), ist es für die Patienten nach der organmedizinischen Diagnose äußerst peinlich, „nichts vorweisen" zu können. Sie fürchten das Belächelt-werden oder gar die Verachtung seitens aller „Umstehenden" und auch der Ärzte. Der Therapeut sollte bei entsprechender Situation diese Schamgefühle behutsam thematisieren, um so dem Klienten zu helfen, sie zu bewältigen.

BEISPIEL

T: Sie schämen sich fast, keine organische Krankheit zu haben, die alles viel leichter erklären könnte?
P: Schämen will ich nicht sagen, aber das Ganze ist schwer für mich zu verstehen. Und erst recht werden es die anderen nicht verstehen können. Die denken dann leicht „Simulant" oder so etwas.
T: Vielleicht befürchten Sie manchmal, auch ich könnte Sie insgeheim für einen Simulanten halten?

Das Aufgreifen von Schamgefühlen kann dazu dienen, sowohl das Selbstkonzept, insbesondere das Selbstideal, wie das „Fremdkonzept", d.h. das Bild von den anderen, also die Beziehungserwartungen des Klienten, zu klären. Sofern von diesen Schamgefühlen auch Erwartungen und Befürchtungen gegenüber dem Therapeuten berührt werden, lassen sich per Beziehungsklären solche Gefühle besonders erlebnisnah, also ganz im Hier und Jetzt, bearbeiten. Auch weil es in der Therapie von Angstkranken um die oft schwierige Konsensbildung hinsichtlich des gemeinsamen Krankheitskonzeptes geht, ist das Beziehungsklären hier eine wichtige Interventionsform.

Angst, als psychisch krank zu gelten: Gerade weil Angstpatienten ihre Beschwerden als so körpernah erleben und weil sie oft, zumindest unausdrücklich, so intensiv die Hilfe ihrer Umgebung anfordern, ist es mit ihrem Selbstkonzept wenig vereinbar, als psychisch krank zu gelten. Sie reagieren dem zufolge oft mit tiefer Scham gegenüber der Einsicht in diesen Sachverhalt. Die Änderung des Selbstkonzeptes in dieser Hinsicht ist natürlich eine Voraussetzung für die Möglichkeit des Patienten, sich auf eine Psychotherapie einlassen zu können. Diese Änderung erfordert eine einfühlsame Bearbeitung der Abwehr. Letztere kann übrigens für den Therapeuten sehr frustrierend sein, z.B. wenn in der 30. Stunde der Therapeut das Gefühl hat, dass der Klient nun doch zunehmend intensiv einer Selbstexploration nachgeht, dann aber plötzlich darauf dringt, doch noch einmal eine körperliche Untersuchung, etwa ein EKG, zu veranlassen, da die Herzbeschwerden wieder zugenommen hätten.

BEISPIEL

T: Innerlich wehren Sie sich regelrecht gegen die Vorstellung, dass alles seelische Gründe haben soll.
P: Na, ich hab' halt immer die Angst, dass man bei den Untersuchungen vielleicht doch was übersehen hat.
T: Fast wünschten Sie sich, es würde sich doch noch eine körperliche Ursache finden, da Sie die Vorstellung, dass hier seelische Gründe eine Rolle spielen könnten, wie einen Makel empfinden.

Bei sehr selbstunsicheren, leicht irritierbaren Patienten empfiehlt es sich, diese Abwehrbearbeitung in noch kleinere Teilschritte aufzugliedern und darauf zu achten, dass der Patient durch dieses Vorgehen nicht geängstigt wird.

Angst vor dem Verlassensein

Die Angst vor dem Verlassensein oder Verlassenwerden, auch als Trennungsangst zu bezeichnen, ist in ihren verschiedenen Varianten das zentrale Schlüsselthema der Angstkranken. Mit diesem Thema erschließt sich die „innere Welt" dieser Patienten, ihre grundlegenden Erlebensmuster und ihre Persönlichkeitsproblematik. Vor allem zwei Aspekte dieses Themas sind zu unterscheiden, die „Suche nach Sicherheit" und die „Enttäuschung durch Kontaktpersonen".

Suche nach Sicherheit: Das Bedürfnis nach scheinbar absoluter Sicherheit ist charakteristisch für viele Angstpatienten und auf dem Hintergrund eines ständigen Erlebens von Bedrohtsein zu verstehen. So bemühen sie sich ständig um Rückversicherung, Geborgenheit und Schutz, versichern sich der Nähe von möglichen Hilfspersonen, Ärzten, der nächsten Klinik. Wie bei der in der Fallskizze genannten Studentin kommt es meist schon relativ früh in der Lebensgeschichte zur Ausbildung eines zunächst kaum symbolisierten Erlebens, ohne eine starke Bezugsperson hilflos zu sein. Bei der Studentin wurde dieses Erleben auch durch das (nicht symbolisierte) Konzept verstärkt, sich der Mutter allzeit als pflegebedürftiges Kind anbieten zu müssen, um dieser das Gefühl von Gebrauchtwerden zu vermitteln. Auf Selbstständigkeitsbestrebungen, wie dem Etablieren einer eigenen Wohnung, reagierte die Studentin mit (nicht symbolisierten) Schuldgefühlen, der Mutter gewissermaßen die Existenzberechtigung zu entziehen. Dies verdeutlicht, wie die Symptomatik auch durch komplizierte und sehr verborgenen Erlebenszusammenhänge unterhalten werden kann.

BEISPIEL

T: Wenn Ihre Mutter bei Ihnen ist, fühlen Sie sich sicher.
P: Ja, dann hab' ich weniger Angst vor der nächsten Angstattacke.
T: Irgendwie ist dann die Welt für Sie und wohl auch für Ihre Mutter in Ordnung.
P: Ich bin halt im Moment sehr auf meine Mutter angewiesen, und die akzeptiert das auch.
T: Da fühlen Sie sich von Ihrer Mutter sehr verstanden und das gibt Ihnen Geborgenheit.

Es kommt hier zunächst darauf an, Aspekte des wahrgenommenen Erlebens, also die verschiedenen Erlebnisweisen des Sicherheitsgefühls oder den Wunsch danach herauszuarbeiten, nämlich das Erleben von Geborgenheit, Ruhe, Nicht-einsam-sein, mit sich und den anderen in Übereinstimmung sein. Das darauffolgende Verdeutlichen des lebensgeschichtlichen Kontextes des Sicherheits- und Geborgenheitsbedürfnisses wie der genannten Schuld- bzw. Gewissensangst hilft der Patientin, diese Bedürfnisse und Gefühle in ihrer Entwicklung zu verstehen und sie dadurch zu modifizieren.

Enttäuschung durch Kontaktpersonen: Wenn, wie zuletzt geschildert, den Patienten Gelegenheit gegeben wird, diesen Aspekten aufmerksam und detailliert nachzugehen, werden sie oft selbst auf Brüche und Widersprüche dieser Wunschwelt aufmerksam bzw. ist es nur ein kleiner Schritt, diese Aufmerksamkeit vom Therapeuten anzuregen.

BEISPIEL

T: Erleben Sie das Verhältnis zu Ihrer Mutter jetzt eigentlich als recht harmonisch?
P: Würd' ich schon sagen, ja.
T: Sie sind da also sehr zufrieden mit dieser Situation.
P: Nun ja, manchmal nervt es mich etwas, dass es immer nach dem Kopf meiner Mutter gehen muss.
T: Da fühlen Sie sich manchmal eingeengt in Ihren Wünschen und Plänen.

Angstpatienten fällt es schwer, ihre Unzufriedenheit mit nahen Kontaktpersonen exakt zu symbolisieren, da sie das Gefühl haben, dadurch die entsprechende Beziehung infrage zu stellen und dies ihr Sicherheitsbedürfnis bedroht. Der Therapeut im Fallbeispiel hat in seiner zweiten Intervention die Abwehr nicht angesprochen, also die Patientin damit nicht konfrontiert, sondern gewissermaßen die Bewegung der Abwehr mitgemacht. Gerade dadurch wurde es wohl der Patientin möglich, diese aufzugeben und ihre Ambivalenz in der Beziehung zu ihrer Mutter anzusprechen und sich gerade dadurch auf das zu besinnen, was nicht in der absoluten Entsprechung mit den Wünschen der Mutter aufgeht. Wenn die Patientin hier doch stärker abwehren würde, wäre, unter der Voraussetzung genügender Belastbarkeit, konfrontativer zu intervenieren, etwa durch Mitteilen alternativer Erlebnisweisen im Sinne des „Ich an Ihrer Stelle …".

T: Wenn ich mich so in Ihre Lage versetze, also ich glaube, mich hätte das geärgert, wenn meine Mutter mir immer vorschreiben will, dass …

Auch über das Beziehungsklären ist die ambivalente Einstellung vieler Angstkranker gegenüber den haltgebenden Personen, so auch gegenüber dem Therapeuten, zu verdeutlichen. So können über das aktuelle Beziehungserleben des Patienten tief verwurzelte Einstellungen bearbeitet werden. Die Erwartung, der Therapeut möge ständig zur Verfügung stehen, müsste zunächst in ihren vielen, zum Teil auch für den Patienten positiv erlebten Aspekten vergegenwärtigt werden. Dabei wird dann zunehmend deutlich werden, dass der Patient diese Erwartung selbst auch zwiespältig erlebt und bewertet, da dieses starke Angewiesensein demütigende Aspekte hat. Wenn es um die therapeutische Beziehung geht, kann der Therapeut dann als Quelle von Scham empfunden und eben deswegen nicht nur positiv erlebt werden. Wenn der Patient diese negativen Gefühle seinem Therapeuten gegenüber sogar noch mit dessen Unterstützung und Billigung aussprechen kann, ist dies ein wichtiger Schritt. Das Geltenlassen solcher Gefühle, ohne dass der Therapeut seine Zuwendung entzieht, ermutigt vielleicht den Patienten, seine Unabhängigkeitsbedürfnisse nachdrücklicher zu artikulieren. Da die Beziehung des Klienten zu den wichtigsten Hilfspersonen wegen der gespürten Abhängigkeit „unterschwellig" häufig sehr ambivalent ist, kommt es für den Klienten drauf an, das Erleben dieser Abhängigkeit in ihren verschiedenen Aspekten zu vergegenwärtigen. Durch eine so erreichte entspanntere Beziehung des Klienten zu diesen Hilfspersonen nimmt auch die untergründige Angst des Klienten ab, jene könnten ihr Hilfsangebot abrupt entziehen. Genau das kann sich im Sinne einer Verminderung der erlebten Abhängigkeit auswirken.

Sehnsucht nach Autonomie

Die Angst vor dem Verlassenwerden bzw. die Trennungsangst ist oft nur die Kehrseite des Wunsches nach Autonomie und Ungebundenheit. Trennungsängste sind dann auch als (nicht symbolisierte) Trennungswünsche zu verstehen, die aber die Person gleichwohl ängstigen können. Deshalb sind sie zunächst meist weit außerhalb des Gewahrseins.

Wenn die ambivalente Haltung gegenüber nahen Bezugspersonen so symbolisiert werden kann, dass positive und negative Beziehungserfahrungen verglichen und nebeneinander gestellt werden können, werden die Patienten auch Angst und Ärger gegenüber einer zu großen Abhängigkeit verbalisieren können. Damit rückt auch die Sehnsucht nach Selbstständigkeit und Unabhängigkeit in das Gewahrsein. Die Vergegenwärtigung dieses bisher nicht symbolisierten organismischen Erlebens muss nun vom Therapeuten angeregt werden. Geheime Fantasien nach unbegrenzter Freiheit, nach grandioser Selbstentfaltung und absoluter Unabhängigkeit können sich die Patienten in der therapeutischen Situation vielleicht erstmalig gegenüber einem anderen eingestehen, dies vor allem dann, wenn sie sich auch in der Widersprüchlichkeit dieses Wunsches vom Therapeuten akzeptiert und verstanden fühlen können.

BEISPIEL

T: Dass Sie sich in Vielem so nach anderen richten müssen, ärgert Sie dann schon.
K: Ja, die Angst hat mich eben total abhängig gemacht.
T: Sie träumen dann auch schon mal davon, alles hinter sich zu lassen und nur auf sich selbst hören zu müssen.
K: Ich möchte schon, traue es mir aber nicht zu.
T: Als Sie sich damals eine eigene Wohnung nehmen wollten, trauten Sie es sich zu.
K: Ja, damals hatte ich keine Zweifel, hab' mich auf die Wohnung gefreut.
T: Sie waren da voller Tatendrang. Aber hatten Sie vielleicht doch so ein komisches Gefühl dabei, vielleicht so eine Art schlechtes Gewissen?

Es könnte jetzt noch einmal darum gehen zu verstehen, welche äußeren oder inneren Ereignisse, also z. B. welche Vorstellungen oder Bedürfnisse, an der Auslösung der Angstanfälle beteiligt waren. Bei der Studentin war dies vor allem die Angst vor dem Auf-sich-selbst-gestellt-sein. Eine genauere Erörterung der ambivalenten Beziehung zu ihrer Mutter in den folgenden Sitzungen ergab, dass hier auch Schuldgefühle gegenüber der Mutter eine Rolle spielten, nämlich das Gefühl, mit dem Bezug der eigenen Wohnung der Mutter nicht mehr als Partner und Pflegeobjekt so uneingeschränkt zur Verfügung zu stehen und ihr damit einen Lebenssinn zu nehmen. Die Angst der Klientin war so auch eine Gewissensangst, die Angst, sich schuldig zu machen. Im Verlauf der weiteren Therapie war hier die Beziehung der Klientin zu ihrer Mutter zu klären. Es kamen dabei auch die besondere Art ihres Bindungserlebens an die Mutter und jene Parolen und Gebote, die während einer lebenslangen Interaktionsgeschichte in das Selbstkonzept der Patientin eingeschrieben wurden und bisher die Autonomieentwicklung behinderten, zur Sprache. Eine Korrektur dieser Aspekte des Selbstkonzeptes durch die per Einfühlen und Verstehen ermöglichte Selbstverständigung der Klientin wird eine wesentliche Voraussetzung für ein angst- und schuldgefühlfreies Verwirklichen von Autonomietendenzen sein. Übrigens nahm die Klientin bald nach Beendigung der Therapie ihr Studium wieder auf, sie wohnte zu dieser Zeit aber noch bei ihren Eltern.

Mittel und Ziele der Gesprächsführung bei Angstkranken

Einfühlen und Verstehen:

- in der Rolle des Alter-Ego Halt und Stützung vermitteln
- durch Verdeutlichen der Verlassenheits- und Todesängste die Beziehungserwartungen und -erfahrungen klären
- durch Aufgreifen selbstreflexiver Gefühle (Scham und Schuld) das Selbstkonzept ändern
- durch Verstehen der Beziehungskonflikte anregen, Autonomiewünsche zu symbolisieren

Beziehungsklären:

- Sicherheitsbedürfnisse anerkennen und klären
- durch Ansprechen von Schamgefühlen gegenüber dem Therapeuten Beziehungserwartungen korrigieren
- durch Aufgreifen widersprüchlicher Beziehungsgefühle Ziele und Bedürfnisse klären

Reales Zugegensein und Selbsteinbringen:

- durch Mitteilen von Anteilnahme beruhigen und ermutigen
- durch Mitteilen von Ähnlichkeit dem Patienten ein Modell für Selbstvertrauen sein
- durch Mitteilen alternativer Erlebensweisen Ambivalenzen gegenüber Bezugspersonen verdeutlichen

9.3.3 Besonderheiten des Störungsbildes und der therapeutischen Aufgabe

Im Folgenden sollen noch einmal charakteristische Merkmale der hier behandelten Störung sowie das entsprechend jeweils notwendige Therapeutenverhalten zusammengefasst werden:

- Klienten mit einer Agoraphobie oder/und mit Panikattacken haben häufig ein fragiles Selbst und auf diesem Hintergrund auch ein negatives Selbstkonzept (Wakolbinger 1996). Das negative Selbstbild dieser Klienten äußert sich nicht wie beim Depressiven in einer Selbstanklage und Selbstverurteilung, sondern in einem (vor Ausbruch der Erkrankung häufig kaum symbolisierten) Mangel an Vertrauen in die eigenen Kräfte und die eigene Selbstwirksamkeit. Sie sind abhängig von der Geborgenheit vermittelnden Gegenwart anderer. Insofern erwarten sie, im Unterschied zum Depressiven, auch nicht so sehr Anerkennung und Wertschätzung als vielmehr die Geborgenheit vermittelnde Anwesenheit anderer. Deshalb fürchten sie, anders als der Depressive, nicht so sehr die Entwertung durch die anderen, sondern das Verlassenwerden, das Verstoßenwerden in die Einsamkeit. Sie neigen so dazu, im anderen und besonders im Therapeuten, die Sicherheit gebende Macht zu sehen. Da sie das Alleinsein und das Verlassenwerden fürchten, sind sie von dem untergründigen Misstrauen erfüllt, auch der Therapeut könne sich jederzeit entziehen.
- Als therapeutische Konsequenz aus dem vorangegangenen Punkt ergibt sich die Notwendigkeit einer besonderen Verlässlichkeit des Therapeuten. Damit könnte auch den aus einem unsicher-ambivalenten Bindungsmuster resultierenden Beziehungserwartungen dieser Klienten entgegengewirkt werden. Der Therapeut sollte zu vereinbarten Terminen immer pünktlich erscheinen und möglichst keine Termine verschieben. In besonderen Fällen könnte er auch seine stete telefonische Erreichbarkeit anbieten. Seine Aufgabe besteht zunächst darin, den Klienten zu beruhigen, indem er immer wieder dessen körperliche Gesundheit glaubhaft versichert, und sodann durch Ermutigen das Selbstwerterleben zu stützen, das Gefühl von Selbstwirksamkeit zu bestärken und im Erleben des Klienten eine „Kontrollüberzeugung“ zu vermitteln.
- Klienten mit Angststörungen sehen ihre Symptome, besonders die Angst, oft als etwas Fremdes, nicht zu ihnen Gehörendes. Wenn die Ängste sich z. B. auf die Herzfunktion zentrieren (hier ggf. Differentialdiagnostik zur somatoformen autonomen Funktionsstörung, F 45.3, und zur hypochondrischen Störung, F 45.2), wird diese Angst oft als Furcht vor körperlicher Erkrankung

wahrgenommen. Von ihrer Umgebung und so auch vom Therapeuten erwarten die Klienten dann die Zuwendung wie zu einem körperlich Kranken. Hier befindet sich der Therapeut nicht selten in einer schwierigen Situation, wenn die Klienten wieder und wieder ein erneutes EKG verlangen oder auf andere Weise körperlich untersucht werden möchten, weil sie nicht glauben wollen, körperlich gesund zu sein. Einerseits ist es für die Selbststärkung der Klienten wichtig, ihnen Urteilsfähigkeit zuzusprechen und insofern ihr Verlangen zu respektieren. Andererseits könnte hier ein ständiges Nachgeben im Klienten den Eindruck entstehen lassen, dass der Therapeut den ärztlichen Untersuchungen auch nicht ganz traut. Insofern sollte der Therapeut ab einem bestimmten Punkt zumindest seine Unterstützung solcher Untersuchungen verweigern bzw. seine Skepsis ihnen gegenüber anmelden.

- Der Angstpatient sieht für sich oft nur die Möglichkeit, durch Einschränkung, d.h. durch Vermeiden, seine Angst bewältigen zu können. Dabei erwartet er vom Therapeuten und auch von seinen Angehörigen, dass diese auf seine Vermeidungsstrategien Rücksicht nehmen, was dann oft zu einem Konflikt zwischen der Zielsetzung des Therapeuten und seines Klienten führt. Aber da durch die zunehmende Reizgeneralisierung solche Vermeidungsstrategien die Tendenz haben, sich immer weiter auszubreiten, muss der Therapeut den Klienten immer wieder ermutigen, in bestimmten Situationen solche Ängste auszuhalten, mit der immer erneuten Versicherung, dass ihm dabei körperlich nichts Schlimmes passieren könne.
- Auslösend für das Auftreten der Angstsymptomatik wirken oft Trennungssituationen, reale wie in der Fantasie vorweggenommene oder befürchtete. Die fantasierte Trennung entspricht zwar einerseits dem Wunsch nach Ungebundenheit, ist aber andererseits mit der Vorstellung von totaler und gefahrvoller Verlassenheit verbunden. So werden auch Situationen gefürchtet, die gewissermaßen in symbolischer Verkleidung Situationen des Fortgehens und der Unabhängigkeit repräsentieren, z.B. das Verlassen der Wohnung oder der Start zu einer Reise. Die Agoraphobie kann so in symbolischer Verkleidung (verzerrte Symbolisierung) die Angst vor Einsamkeit und Verlassenheit als die Kehrseite von Freiheit und Ungebundenheit darstellen. Der Therapeut sollte deshalb den Klienten öfter nach äußeren wie inneren Ereignissen fragen, die einem Angstanfall unmittelbar vorweg gegangen sind, ob er Kränkungen oder Frustrationen erlebt hatte oder ob er mit bestimmten Vorstellungen und Fantasiebildern beschäftigt war. Da die Klienten oft sehr auf ihre Überzeugung einer körperlichen Erkrankung fixiert sind, neigen sie wenig dazu, von sich aus ihren inneren Widersprüchen nachzusinnen und primär abgewehrte Bedürfnisse zu explorieren. Eine solche Selbstexploration zu ermöglichen, besteht auch in der Anregung, die Beziehung zu nahen

Kontaktpersonen in verschiedenster Hinsicht zu schildern, um über das Klären ambivalenter Beziehungserwartungen letztlich eine Auseinandersetzung mit den widerstreitenden Bedürfnissen möglich zu machen.

9.4 Somatoforme Schmerz-Störung

9.4.1 Erscheinungsbild und Entstehungsbedingungen

Diagnostik

Hier sollen Störungen besprochen werden, bei denen körperbezogene Symptome ganz im Vordergrund stehen, ohne dass sich für diese eine organpathologische Ursache finden lässt, die somatoformen Störungen. Als Beispiel einer solchen Störung soll im Folgenden von der sehr häufigen somatoformen Schmerzstörung (F 45.4) die Rede sein. Diese Klienten sind oft vom Hausarzt „geschickte Patienten", die von sich aus kaum eine Motivation zur Psychotherapie haben. Sie erleben die Intention des Hausarztes, sie zu einem Psychotherapeuten zu überweisen, oft als kränkend („Ich bin doch nicht irre"), denn sie verleugnen weitgehend eine psychische Einflussnahme auf ihre Beschwerden. Sehr oft „widersetzt sich der Patient den Versuchen, die Möglichkeit einer psychischen Ursache zu diskutieren" (ICD-10; Dilling et al. 1991, 170). Die Patienten halten also häufig mit einer gewissen Verbissenheit an der Überzeugung fest, eine körperliche Erkrankung zu haben. Es fehlt diesen Patienten so auch zunächst jede Motivation für eine Psychotherapie. Die Patienten haben typischerweise im Laufe ihrer Erkrankung schon viele Ärzte aufgesucht und eine umfangreiche organmedizinische Diagnostik hinter sich, in der ein hinreichender Grund für ihre Beschwerden nicht gefunden werden konnte.

Bei der Gruppe der somatoformen Störungen unterscheidet die ICD-10 verschiedene Untergruppen, so die:

- Somatisierungsstörung, F 45.0 und F45.1,
- Hypochondrische Störung, F 45.2 und Somatoforme autonome Funktionsstörung, F 45.3 und
- Somatoforme Schmerzstörung, F 45.4 (körperlich nicht erklärbare Schmerzzustände).

Im Folgenden soll überwiegend von letzterer die Rede sein.

Symptomatik und Persönlichkeitsentwicklung

Wenn die Klienten in eine Psychotherapie „geschickt“ werden, bestehen die geklagten Schmerzen, z.B. Kopf- oder Rückenschmerzen, oft schon jahrelang. Die Möglichkeiten ihrer „Bekämpfung“ sind dann für den Klienten fast zum einzigen Lebensthema geworden. Es ist so oft zu einer Einengung der gesamten Lebens- und Interessensperspektive gekommen. Diese Klienten haben meist ein sehr körperbezogenes Krankheitskonzept. Dabei wird der eigene Körper wie fremd und vom Selbst abgetrennt erlebt (Speierer 1994), er kann dann auch wie eine Art Peiniger erscheinen. Fast alle Klienten sind schon bei vielen Ärzten gewesen, und sie suchen von sich aus immer neue ärztliche Untersuchungen, weil sie hoffen, es lasse sich eine umschriebene körperliche Ursache finden, gegen die man dann gezielt „körpermedizinisch“ vorgehen könnte. Das Problem hierbei ist, dass geringe, eigentlich bedeutungslose Anomalien, die dabei manchmal gefunden werden, vom Klienten als eine Bestätigung seines körperbezogenen Krankheitskonzeptes erlebt werden, und dass dies auch eigentlich unnötige medizinische Eingriffe, z.B. Operationen, nach sich ziehen kann. Diese können dann zu einer Verschlimmerung des Krankheitszustandes führen. Insofern sollte auch der Psychotherapeut mit dem Hausarzt Kontakt aufnehmen, welcher oft in einer schwierigen Situation ist, als er vom Klienten nicht selten massiv bedrängt wird, weitere Untersuchungen zu veranlassen. Da kann ein Sich-Beraten mit dem Psychotherapeuten sehr willkommen sein.

Die Klienten sind primär kaum zu einer vertieften Selbstexploration fähig. Die Vergegenwärtigung ihres eigenen Erlebens scheinen sie nicht nur abzuwehren, sondern manchmal erwecken sie den Eindruck einer genuin mangelnden Fertigkeit zur Introspektion. Jedenfalls resultiert eine Alexithymie, also die Unfähigkeit, eigene Gefühle zu verbalisieren. Vermutlich haben sie (besonders angesichts der Konfrontation mit ihrem eigenen Erleben) eine verminderte Angst- und Schamtoleranz auf dem Boden eines fragilen Selbst. Sie wirken oft etwas verschlossen und in sich gekehrt, also im Ausdrucks- und Kontaktverhalten sehr zurückgenommen bis gehemmt und neigen bei ihrer Problemschilderung sehr zur Versachlichung eine von Rogers unter dem Begriff „Intensionalität“ beschriebene Form der Abwehr des Emotionalen (Finke 2023). Besonders hinsichtlich dieser letztgenannten Punkte zeigen sie eher ein Gegenbild zu den Personen mit Somatisierungsstörungen (F45.0 und F45.1). Letztere wirken weniger gefühlsabwehrend, weniger starr und „zwanghaft“, sondern eher „hysteriform“.

Es besteht ein hohes Konformitätsideal mit Neigung zur Überanpassung.

Tiefe Verletzungen und Kränkungen in der Lebensgeschichte, die mit starken Scham- und Demütigungserlebnissen sowie der Unterdrückung von Selbstbehauptung und jeglicher Opposition einhergingen, können solche Entwicklungen bewirken. Diese können aber auch schon durch ein autoritäres, formale Normbefolgungen rigide einforderndes, emotional kühles Elternhaus begünstigt werden.

Personzentrierte Beiträge zu Forschung und Therapie

Erfahrungsberichte und störungs- sowie therapietheoretische Konzeptbeschreibungen zu den verschiedenen Somatisierungsstörungen wurden von Seiten der PZT/GPT u. a. erstellt von Binder/Binder 1991; Ripke 1994; Speierer 1994; Sachse 1995; Reisch 1994, 2002; Swildens 2015; Leithner/Finke 2016. Effektivitätsstudien mit überwiegend guten Ergebnissen wurden hier z. B. vorgelegt von Sachse 1995; Sachse et al. 1999; Böhme et al. 1998; Meyer 1981; Meyer/Wirth 1988.

Indikation

Für die PZT/GPT bedeutet das o. g., dass mit einer geringen Selbstexploration zu rechnen ist. Andererseits weist die personzentrierte Therapietheorie Merkmale auf, die gerade für die Therapie dieser Patienten wichtig sind, etwa die Bereitschaft zur unvoreingenommenen Einfühlung in die innere Welt des anderen, in seine Überzeugungen und Erlebnisweisen und die Haltung eines respektvollen Akzeptierens der Person des anderen. Schon insofern ist eine Indikation gegeben.

Inkongruenzkonstellation und Beziehungskonzept

Nicht selten besteht ein Selbstkonzept mit negativem Selbstwerterleben, Selbstunsicherheit, Leistungsbezogenheit und einem auf Korrektheit, Konformität und Rationalität bezogenen Selbstideal. Dem steht ein abgewehrtes, verleugnetes Erleben von Enttäuschung, Enttäuschungswut und Aggression gegenüber. Generell werden Gefühle wenig exakt symbolisiert. Das Beziehungskonzept ist oft geprägt von kaum symbolisierter Angst vor Beziehungsverlust bzw. vor Verlust der zentralen Bezugsperson und von einem Misstrauen gegenüber den Absichten anderer. Es liegt oft ein unsicher-vermeidendes Bindungsmuster vor (Kap. 2.2.3).

Dabei wird intra- wie interpsychisch häufig vieles als bedrohlich erlebt, was das Idealselbst gefährden könnte, die eigene organismische Spontaneität und die eigenen Gefühle, vor allem solche aggressiver Art, sowie die Nähe zu anderen, die solche Spontaneität provozieren könnte. Dies führt eben dazu, dass auch die Wahrnehmung eigener Gefühle und damit auch die einer möglichen Diskrepanz dieser zum Selbstideal gefürchtet wird (Sachse 1995; Leithner/Finke 2016). Die Möglichkeit des Erlebens von Inkongruenz unterliegt also einem ausgeprägten Symbolisierungs-Tabu. Das Verhältnis des Selbst zum „kranken Körper" kann als Versuch einer Bewältigung der Inkongruenz durch ihre Verlagerung in einen quasi außerpersonalen Bereich verstanden werden. So könnte der Schmerz auch als eine Art Partnerersatz fungieren. Diese Patienten haben jedenfalls meist ein sehr körperbezogenes Krankheitskonzept.

Die Klienten erleben den Therapeuten zunächst als bedrohlich, da sie, natürlich im Prinzip nicht zu Unrecht, in ihm jemanden vermuten, der ihr Selbstverständnis als körperlich Kranke in Frage stellt und der, jedenfalls aus der Sicht der Klienten, insofern bereit ist, sie zu demütigen und zu beschämen. Außerdem befürchten sie, nun zu etwas gezwungen zu werden, was sie sehr scheuen, nämlich sich selbst, die eigenen Gefühle und Wünsche unverstellt wahrzunehmen. Der Therapeut andererseits kann sich durch das Beharren der Patienten, doch eigentlich körperlich krank zu sein, recht frustriert fühlen. Er mag sich ärgern, langweilen oder sich zunehmend ohnmächtig und hilflos fühlen und den Impuls spüren, den Patienten „einfach los zu werden". Wichtig ist natürlich, dass sich der Therapeut diese Gefühle vergegenwärtigt, ohne sie auszuleben. Er kann sie gerade durch konsequente Einfühlung in die innere Welt des Patienten bewältigen.

Fallskizze mit Inkongruenzkonstellation

BEISPIEL

Ein 43-jähriger Lehrer leidet seit über drei Jahren an gelegentlichen Kopf- und fast ständigen Rückenschmerzen. Er gibt auch häufigere Herzbeschwerden in Form von Herzschmerzen und Herzrasen an. Es besteht darüber hinaus eine mäßige Depressivität. Der sehr zurückhaltend und fast scheu wirkende Klient klagt, dass ihm der Schuldienst zunehmend schwerer falle, vor allem die Disziplin in der Klasse zu halten, sei ihm eine immer größere Mühe. Die Ehe sei harmonisch. Erst später wird deutlich, dass er unter der herrischen Kühle seiner Frau leidet, sich sehr zurückgezogen hat und das Thematisieren eigener Gefühle und Bedürfnisse in der ehelichen Interaktion fast völlig vermeidet. Die mehrfachen organmedizinischen Untersuchungen haben bis auf einen leichten essentiellen Bluthochdruck keinen pathologischen Befund erbracht. Der zuletzt behandelnde Internist hat zur Verwunderung des Klienten gemeint, dass die Erkrankung „seelische" Gründe haben müsse und eine Psychotherapie empfohlen, von der sich der Klient eine Hilfe „eigentlich nicht vorstellen kann".

Der Klient ist als Einzelkind aufgewachsen. Auch der Vater war Lehrer, Rektor an einer Realschule. Er war wohl recht pedantisch und kontrollierend, forderte vom Sohn Fleiß, Ordnung und Sauberkeit. Die Mutter versuchte sich sehr dem Vater anzupassen, war aber gewährender. Die geschilderten Beschwerden traten ca. fünf Monate, nachdem seine Frau als Journalistin eine Arbeit in verantwortlicherer Stellung bei einer Zeitung in einer Nachbarstadt aufgenommen hatte, auf.

Inkongruenzkonstellation: Es ist ein Selbstkonzept anzunehmen mit hohem Leistungs-, Selbstbeherrschungs- und Harmonie-Ideal (Konfliktscheu) und mit verstärkter Neigung zu Scham- und Verunsicherungsgefühlen, sobald der subjektive Eindruck entsteht, diesen Idealen nicht zu entsprechen. Gegenüber diesem Selbstkonzept besteht eine Inkongruenz zu einem mit diesem Selbstkonzept unvereinbaren und deshalb verzerrt symbolisierten Erleben von Kränkungszorn sowie dem Bedürfnis nach selbstvergessener Hingabe. Zur Entwicklung eines solchen Selbstkonzeptes und der damit verbundenen („primären") Inkongruenz war es unter dem Einfluss der väterlichen Bewertungsbedingungen gekommen, die keinen Raum ließen für kindliche Unmittelbarkeit und Unbekümmertheit, auch nicht für gelegentliches Aufbegehren. So hatte sich vermutlich schon in der Kindheit des Klienten implizit die Grundüberzeugung gebildet, dass er die väterliche Anerkennung nur dann erhält, wenn er jegliche Gefühle des Ärgers, des Trotzes, der Enttäuschung, aber auch der fröhlichen Ausgelassenheit unterdrückt. Aktualisiert wurde jetzt die (nun „sekundäre") Inkongruenz durch das verstärkte berufliche Engagement der Ehefrau im Rahmen ihrer neuen Stelle. Der Klient hatte dieses Engagement seiner Frau, vermutlich nicht ganz zu Unrecht, als ihren Rückzug aus der schon früher durch eine gewisse „Wortlosigkeit" gekennzeichneten ehelichen Gemeinschaft erlebt. Das Gewahrwerden des entsprechenden Kränkungserlebens hat der Klient abgewehrt und in Form der körperlichen Symptomatik verzerrt symbolisiert. Dies kann auch als Versuch einer Bewältigung der Inkongruenz durch die Verlagerung des „Seelenschmerzes" in einen quasi außerpersonalen Bereich, den Körper, verstanden werden. Möglich ist außerdem, dass der Klient „unterschwellig" hoffte, durch körperliches Leiden die Zuwendung seiner

Frau zurückzuerlangen. Andererseits könnte man im Schmerz als zunehmend einziges Lebensthema auch eine Partner-Ersatzfunktion sehen.

9.4.2 Therapiepraxis

Schlüsselthemen der somatoformen Schmerzstörung

Der Körper als Quälgeist:

- einfühlsames Begleiten des Schmerzerlebens
- das Krankheitskonzept des Patienten
- der Körper als Stressor

Die Scham vor dem Spiegelbild:

- der Therapeut als Bedrohung
- die Angst vor dem eigenen Selbst

Der verleugnete Beziehungskonflikt

Angst vor Nähe

Der Körper als Quälgeist

Einfühlsames Begleiten des Schmerzerlebens: Die Beschwerdeschilderung des Klienten aus dem Fallbeispiel lässt ebenso wie bei vielen anderen Klienten mit dieser Störung im Therapeuten den Eindruck eines verbissenen und leidvollen Kampfes gegen den eigenen Körper entstehen. Jedenfalls erleben die Klienten die Körperbezogenheit ihrer Beschwerden so unmittelbar, dass ihre Hilfserwartungen mit der Empfehlung einer Psychotherapie unvereinbar erscheinen. Sie erleben den Therapeuten zunächst als bedrohlich, da sie, nicht völlig zu Unrecht, in ihm jemanden vermuten, der ihr Selbstverständnis als körperlich Kranke infrage stellt und der insofern bereit ist, so ihre Furcht, sie zu demütigen und zu beschämen, indem er sie als psychisch krank erklärt. Der Therapeut andererseits kann sich durch das stete Beharren der Klienten darauf, doch eigentlich nur körperlich krank zu sein, recht frustriert und schließlich ohnmächtig und hilflos fühlen.

Hier ist es wichtig, sich auf das Prinzip der bedingungsfreien positiven Beachtung zu besinnen und sich anerkennend auf die Sprache des Klienten einzulassen, eben seine „Körpersprache", wozu nicht nur das nonverbale Ausdrucksverhalten, sondern vor allem sein „Beschäftigtsein" mit seinen körperlich erlebten Schmerzen gehört. Das bedeutet, dass sich der Therapeut, oft zunächst über eine längere Zeitspanne, dem Schmerz-Erleben der Klienten zuwenden muss, damit diese sich verstanden fühlen. Der Therapeut muss sich wieder und wieder das Schmerzerleben der Klienten schildern lassen und es zum Teil auch einfühlsam nachzeichnen. Dabei wird er empathisch fragen, wo genau der Schmerz zu lokalisieren ist, ob er in andere Körperregionen ausstrahlt, wie er sich anfühlt, etwa bohrend, reißend oder brennend, an welchen Tages- oder Nachtzeiten er besonders unerträglich ist, bei welchen Tätigkeiten oder in welchen Situationen er besonders quälend ist. Über die Antworten zu den letztgenannten Fragen kann sich der Therapeut dann auch einem behutsamen Klären situativer Auslösebedingungen der Schmerzen nähern. Es erhöht in der Regel aber nur die Abwehr des Klienten, wenn man ihn direkt nach Beziehungskonflikten fragt, die bei der Schmerzauslösung oder -verstärkung eine Rolle spielen könnten. Ungefragt bestand auch der Klient aus dem Fallbeispiel darauf, dass seine Ehe intakt sei. Deshalb ist es besser, nach den Bezugspersonen zu fragen, die der Klient in Bezug auf seine Beschwerden als besonders hilfreich erlebt und von denen er sich in seinem Schmerzerleben am ehesten verstanden fühlt.

Das Krankheitskonzept des Patienten: Der Klient ist in der Regel ein z.B. vom Hausarzt „geschickter" Patient, der selbst zu einer Psychotherapie nicht wirklich motiviert ist. Auch dem Klienten aus dem Fallbeispiel war von seinem Hausarzt die Vorstellung bei einem Psychotherapeuten dringend empfohlen worden. Der Klient äußerte dazu auch mit nur sehr angedeuteter Empörung seine Verwunderung, denn ein Neurologe hätte ihm doch einen beginnenden Bandscheibenvorfall attestiert. Das nimmt der Therapeut zum Anlass, den Klienten nach seinem Krankheitskonzept zu fragen. Dies ist ein Vorgehen, das man bei Klienten mit dieser Störung generell anwenden sollte, wobei der Therapeut dieses Krankheitskonzept nur sehr behutsam infrage stellen sollte.

BEISPIEL

T: Sie sehen also die Ursache Ihrer Rückenschmerzen in diesem möglichen Bandscheibenvorfall?

K: Ja, natürlich, was sollte es denn sonst sein?

T: Ja, Sie haben Recht, das scheint auch naheliegend. Aber Sie haben ja auch die Kopfschmerzen?

K: Die habe ich nur gelegentlich. Das kommt von einer ausgeprägten Wetterfühligkeit bei mir.

T: Das, was Sie hauptsächlich so quält, sind diese Rückenschmerzen?

K: Ja, und die habe ich praktisch jeden Tag, unausstehlich!

T: Ich kann nachempfinden, wie sehr belastend das für Sie sein muss. Deswegen wollen Sie sich auch unbedingt operieren lassen?

K: Ja, so ist es.

T: Ich will gar nicht bestreiten, dass die Bandscheibe da auch eine Rolle spielt, aber außerdem könnten hier ja auch noch andere Gründe beteiligt sein.

K: Das glaube ich nicht.

T: Vielleicht probieren Sie erst einmal, ob Sie unsere Gespräche nicht doch als hilfreich erleben. Die Operation haben Sie ja dann immer noch als letzte Möglichkeit. Und Sie haben ja sicher auch schon gehört, dass es gar nicht so selten ist, dass nach einer solchen Operation die Schmerzen fortbestehen.

Hier besteht ein typisches Problem. Da diese Klienten sich oft schon häufigen körperlichen Untersuchungen unterzogen haben und dabei irgendeine Anomalie entdeckt wurde, sehen die Klienten darin die Ursache ihrer Schmerzen. Der Therapeut sollte das in der Regel nicht grundsätzlich infrage stellen, sondern eher auf die Möglichkeit verweisen, darin nicht den einzigen Grund der Beschwerden zu sehen.

Der Körper als Stressor: Im Krankheitskonzept des Klienten drückt sich natürlich dessen Abwehr gegenüber dem Gewahrwerden des eigenen organismischen Erlebens aus. Der Therapeut sollte diese Abwehr zunächst akzeptieren und verstehen, indem er als das Alter-Ego des Klienten die Perspektive eines Abwehrenden übernimmt. Indem der Therapeut sich so bemüht, den Klienten aus dessen Bezugssystem zu verstehen, wird er auch die Vorstellung empathisch nachzeichnen, die körperliche Störung als das Primäre zu sehen, aus der sich dann erst sekundär auch eine seelische Belastung ergibt. Diese Belastung gilt es zu explizieren.

BEISPIEL

T: Ich versuche mir vorzustellen, welch ständiger Stress es für Sie sein muss, sich mit diesen Beschwerden herumzuquälen. Das setzt Ihnen sicher so zu, dass Sie oft ganz deprimiert sind.
K: Ja, das scheint mir oft ein ziemlich auswegloser Kampf, bei dem es keine Hilfe gibt.
T: Sie wünschen sich in solchen Augenblicken von Ihrer Umgebung besonders viel Verständnis und Wärme.
K: Nein, das brauche ich nicht, gerade dann komme ich besser allein klar.
T: Wenn es besonders schlimm ist, möchten Sie das also lieber mit sich allein ausmachen. Vielleicht weil Sie auf kein echtes Verständnis mehr zu hoffen wagen?

Über diesen Weg einer akzeptierenden Empathie hat der Therapeut den Klienten einen Schritt weit zur Selbstexploration angeregt. Der Therapeut hat nicht konfrontativ die Abwehr angesprochen, weil eine solch direkte Konfrontation vermutlich die Abwehr erhöht oder gar zum Therapieabbruch geführt hätte. Gerade diese Patienten sind zumindest anfänglich meist zu wenig belastbar, um zu sich selbst und ihrer Abwehr reflektierend Stellung nehmen zu können. Der Therapeut ist deshalb bemüht, die Abwehr aufzulösen, indem er sie zunächst einfühlsam akzeptiert und so die angstvollen Beziehungserwartungen des Patienten, der Therapeut könne nur das Ziel haben, ihn z. B. zu dem Geständnis drängen zu wollen, dass etwas in seiner Ehe nicht stimme, falsifiziert.

Die Scham vor dem Spiegelbild

Mit dem eben Thematisierten wurde schon angedeutet, mit welchen Ängsten es bei diesen Patienten verbunden ist, sich selbst in aller Unmittelbarkeit zu betrachten. Sie schämen sich gewissermaßen vor ihrem eigenen Spiegelbild.

Der Therapeut als Bedrohung: Auch wenn der Therapeut sich Mühe gibt, dem Klienten nicht zu vermitteln, dass er eine tiefe Selbstexploration erwartet, scheint der Klient oft genau dieses zu befürchten. Der Therapeut wird also als bedrohlich erlebt. Der Klient aus dem Fallbeispiel musste in der Anfangsphase der Therapie öfter die Sitzungen nach 20–30 Minuten abrupt abbrechen und fast fluchtartig den Behandlungsraum verlassen, da er die von ihm als Aufforderung zur Selbstbegegnung und Selbstexploration erlebte therapeutische Situation nicht aushielt. Natürlich ist eine solche Reaktion z. B. über das Beziehungsklären zu bearbeiten, aber dies setzt sehr viel Behutsamkeit voraus, da ja gerade die direkte Ansprache der therapeutischen Beziehung wiederum eine Nähe erzeugt, die als ängstigend erlebt wird. Die Bezugnahme auf den Therapeuten ist so auch zunächst eher indirekt zu verbalisieren.

T: Manchmal scheinen Sie sich hier noch etwas unter Druck zu fühlen.
T: Sie haben dann vielleicht die Angst, meinen Erwartungen nicht zu entsprechen?
T: Vielleicht erleben Sie mich als zu bedrängend?

Die Angst vor dem eigenen Erleben: Die Angst dieser Klienten, auch im Sinne geringer Angsttoleranz, vor dem eigenen organismischen Erleben wurde bereits angesprochen. Da diese Angst die Klienten an der Wahrnehmung und damit auch an der Realisation verschiedenster Bedürfnisse und Motive hindert, leben sie oft in einer permanenten „unterschwelligen" Frustration (Sachse 1995). Das vorsichtige Ansprechen dieser Angst und damit des Abwehrmotivs (durch Aufgreifen selbstreflexiver Gefühle) setzt neben der Etablierung der therapeutischen Beziehung viel Umsicht bei der Wortwahl voraus, kann aber dazu beitragen, dass das Selbstkonzept etwas weniger rigide und weniger konformitätsgebundenen wird.

T: Wenn Sie bei sich selbst auf Dinge stoßen, die nicht ganz Ihren Vorstellungen entsprechen, können Sie das nur schwer ertragen.
T: Es scheint Ihnen sehr wichtig zu sein, dass Sie Ihre Gefühle immer absolut bejahen können.

Da diese Klienten auch oft nur eine sehr geringe Ambivalenztoleranz haben, sollte man auch dies behutsam und im Sinne des Mitteilens von Ähnlichkeit mit dem Ziel des Vermittelns von Solidarisierung ansprechen:

T: Mir ist es manchmal etwas unangenehm, wenn ich in mir widerstreitende Gefühle entdecke. Das ist so etwas, was Sie bei sich selbst auch ganz und gar nicht leiden können?

Der verleugnete Beziehungskonflikt

Da konflikthafte Beziehungen zu nahen Bezugspersonen immer auch Selbstanteile implizieren bzw. auf Aspekte des eigenen Selbst zurückverweisen wie z. B. enttäuschte Erwartungen oder problematische Ansprüche, neigen diese Klienten dazu, solche Konflikte nur in Ansätzen zu symbolisieren. Darüber hinaus wird ihnen eine exakte Symbolisierung von Beziehungsschwierigkeiten auch wegen ihres mehr oder weniger ausgeprägten Konformismus und ihrer Harmonieerwartungen erschwert. Bei ihnen muss eben immer alles „in Ordnung" sein. Deshalb sollte der Therapeut sich auch hüten, z. B. einen vermuteten Ehekonflikt bereits in den ersten Sitzungen anzusprechen oder auch nur zu erfragen. Der Klient könnte dies als verletzende und herabsetzende Unterstellung empfinden, dass bei ihm nicht „alles in Ordnung" ist. Oder er könnte mit der nicht ausgesprochen Vorstellung reagieren: „Der Therapeut will mir nur einreden, dass meine Ehe kaputt ist und dass ich mich scheiden lasse".

Wie schon gezeigt, lässt sich das Beziehungserleben relativ unspezifisch bei der Erörterung der Konsequenzen und der Bewältigung von Beschwerden ansprechen im Sinne von „als die Beschwerden für Sie wieder so unerträglich wurden, hätten Sie sich gewünscht, dass jemand Ihnen zur Seite gestanden wäre". Der Therapeut muss aber immer damit rechnen, dass der Klient in diesem Zusammenhang negative Gefühle wie Enttäuschung und Ärger auch dann nicht nennt, wenn der situative Kontext sie eigentlich unmittelbar nahe zu legen scheint. Wenn sich ein hinreichend gutes Vertrauensverhältnis etabliert hat und der Klient schon wenigstens ansatzweise die Bedeutung von eigenen Gefühlen und Bedürfnissen anerkennen kann, könnte der Therapeut jedoch hier im Sinne des Selbsteinbringens, namentlich des Anbietens einer alternativen Erlebnisweise, intervenieren.

BEISPIEL

T: Dass Ihre Frau mit einer Freundin verreist ist, gerade als es Ihnen wieder so schlecht ging, hat Sie sicher ziemlich getroffen.

K: Nein, überhaupt nicht, das war ja lange abgesprochen, das war völlig in Ordnung.

T: Ich glaube, ich hätte in solch einer Situation nicht so rational reagieren können, ich wäre da sehr enttäuscht und verletzt gewesen.

K: Nein, für mich war das ganz in Ordnung.

T: Und wenn Ihre Frau die Reise mit der Freundin abgesagt hätte und bei Ihnen geblieben wäre, wie hätten Sie das erlebt?

Der Therapeut muss bei solchen Interventionen im Sinne des konfrontierenden „Ich an Ihrer Stelle“ (Kap. 6.5) natürlich sicher sein, dass der Klient bereits belastbar genug ist, um sich mit tiefgehenden Enttäuschungsgefühlen konfrontieren zu können. Auch ist abzuwägen, ob der Gewinn eines solchen Selbstverstehens den Preis einer u. U. völligen Erschütterung übersteigt. In manchen Fällen wird das Aufrechterhalten der Nicht-Symbolisierung einer problematischen Beziehungssituation wegen der zu großen Irritierbarkeit vielleicht das kleinere Übel sein. In anderen Fällen kann z. B. die Einsicht, dass der Klient im Beispiel vielleicht gerade mit seinen Symptomen seine Frau zum Bleiben bewegen wollte, positive Konsequenzen haben. Er kann sich nun bemühen, seine Bedürfnisse angemessener zu äußern und sich damit die Möglichkeit einer konstruktiven Beziehungsgestaltung eröffnen.

Angst vor Nähe

Da eine starke interaktionale Nähe mit der Evozierung von intensiven Gefühlen und Bedürfnissen, auch ambivalenter Art, verbunden ist, meiden diese Klienten solche Nähe und sie versuchen, ihre Partnerschaften weitgehend formalisiert zu gestalten und den Eindruck einer (vordergründigen) Harmonie aufrechtzuerhalten (Reisch 1994). Hieran kann natürlich der Beziehungspartner Anstoß nehmen, und er kann sich, wie etwa beim obigen Fallbeispiel, seinerseits weitgehend aus der Beziehung zurückziehen. So hat eine Bearbeitung dieser Näheängste zum Ziel, die Beziehungsfähigkeit des Patienten zu verbessern. Diese Bearbeitung kann, wie unter „Therapeut als Bedrohung“ schon gezeigt, auch durch das Beziehungsklären erfolgen. Der Patient kann dabei die Erfahrung machen, dass das Äußern von Bedürfnissen und Gefühlen, auch negativer Art, weder eine Beschämung noch eine Zurückweisung zur Folge hat. Er kann so Zutrauen zu seinen Gefühlen und Mut zur Nähe finden.

Mittel und Ziele der Gesprächsführung bei Patienten mit somatoformen Störungen

Einfühlen und Verstehen:
- durch Ausrichtung des Verstehens negative Therapieerwartungen des Klienten falsifizieren
- durch Explizieren der Symptomatik Interesse bekunden und Therapiemotivation wecken
- durch Verstehen der Krankheitstheorie des Patienten Zugang zu seiner inneren Welt eröffnen
- durch Aufgreifen selbstreflexiver Gefühle Abwehr auflösen

Beziehungsklären:
- durch Klären negativer Therapieerwartungen die Motivation fördern
- durch Thematisieren der therapeutischen Beziehung Nähe- und Beziehungsängste mindern

Reales Zugegensein und Selbsteinbringen:
- durch Mitteilen von Anteilnahme beruhigen und Therapieängste mindern
- durch Anbieten alternativer Erlebnisweisen ermutigen, eigene Bedürfnisse anzuerkennen

Gesprächsregeln bei somatoformen Störungen:
- Versuchen Sie, negative Therapieerwartungen des Patienten zu falsifizieren, indem Sie Ihr Interesse für seine körperlichen Beschwerden zeigen.
- Verzichten Sie auf den voreiligen Versuch, den Klienten davon zu überzeugen, dass „alles nur psychisch“ sei.
- Versuchen Sie, die Krankheitstheorie des Klienten in ihrer Entstehung zu verstehen und so Zugang zu seiner „inneren Welt“ zu finden.
- Greifen Sie behutsam und empathisch die Angst und die Scham des Patienten, „psychisch nicht in Ordnung“ zu sein, auf.
- Regen Sie den Patienten behutsam an, seine Gefühle exakter zu symbolisieren.
- Thematisieren Sie im Zusammenhang mit den Bewältigungsversuchen seiner Beschwerden seine Beziehungserwartungen.
- Bedenken Sie das Konformitätsbedürfnis des Patienten, wenn Sie Beziehungskonflikte ansprechen.

9.5 Persönlichkeitsstörungen

Die Ideengeschichte der Konstrukte „Persönlichkeit" und „Persönlichkeitsstörung" soll hier nicht erörtert werden. Es sei nur kurz darauf hingewiesen, dass Vorgänger des letztgenannten Begriffes die „Psychopathie" (im Sinne K. Schneiders) und die „Charakterneurose" (im Sinne der Psychoanalyse) waren. Auch auf Probleme dieser Begriffsbildungen vor dem Hintergrund der empirischen Persönlichkeitsforschung kann hier nicht eingegangen werden. Es wird hier die Definition der ICD-10 bzw. auch des DSM-IV übernommen.

> *Bei Personen mit Persönlichkeitsstörungen „findet man gegenüber der Mehrheit der betreffenden Bevölkerung deutliche Abweichungen im Wahrnehmen, Denken, Fühlen und in Beziehungen zu anderen. [...] Solche tief verwurzelten, anhaltenden Verhaltensmuster sind meistens stabil und beziehen sich auf vielfältige Bereiche von Verhalten und psychischen Funktionen" (ICD-10; Dilling et al. 1991, 211).*

Anders als bei den bisher besprochenen „neurotischen" Störungen sind die Beeinträchtigungen im Erleben und Verhalten also weitgehend überdauernd (state vs. trait), sie beginnen bereits in der Adoleszenz. Außerdem unterscheiden sich diese in qualitativer Hinsicht. Das bedeutet aber nicht, dass sie nicht durch Lebensereignisse bzw. -situationen und auch durch Psychotherapie beeinflussbar wären. Dies ist schon deshalb der Fall, weil die Übergänge von „Neurosen" zu Persönlichkeitsstörungen fließend sind.

In der ICD-10 werden Persönlichkeitsstörungen unter der Kategorie F6 erfasst. Es werden hier (neben kombinierten und anderen) allein neun spezifische Persönlichkeitsstörungen aufgelistet. In dem Diagnoseinventar DSM-V (Falkai/Wittchen 2015) werden diese verschiedenen Persönlichkeitsstörungen in drei Cluster zusammengefasst:

- *Cluster A* umfasst paranoide, schizoide und schizotype Persönlichkeitsstörungen,
- *Cluster B* die antisoziale, die Borderline-, die histrionische und die narzisstische Persönlichkeitsstörung und
- *Cluster C* die vermeidend-selbstunsichere, die abhängige und die zwanghafte Persönlichkeitsstörung.

Die Patienten mit Störungen eines Clusters weisen in Teilbereichen jeweils ähnliche Persönlichkeitszüge auf. Im Folgenden werden aus Cluster B die narzisstische und die Borderline-Störung, aus Cluster C die abhängige und aus Cluster A die paranoide Persönlichkeitsstörung vorgestellt.

Gemeinsame Merkmale aus personzentrierter Perspektive: Das Charakteristische der Klienten mit Persönlichkeitsstörungen aus einer personzentrierten Perspektive ist, dass sie unter einem labilen oder fragilen Selbstkonzept leiden (Kap. 2.2). Es besteht also bei ihnen, sehr pauschalierend gesagt, eine geringe Ambivalenz-, Angst- und Frustrationstoleranz. Sie leiden (in unterschiedlichem Ausmaß) auch unter einer Selbst-, Identitäts- und Beziehungsunsicherheit. Sie zeigen, je nach Art der Störung, im Kontaktverhalten oft eine Störung der Nähe-Distanz-Regulation, sind ängstlich, scheu und distanziert oder sie versuchen, eine unangemessene, „kumpelhafte“ Nähe herzustellen und zeigen sich dominant und fordernd. Sie erwarten von anderen nicht selten Verachtung und Beschämung, da sie auf dem Hintergrund einer starken Selbstentwertung befürchten, nichts anderes verdient zu haben. Deshalb sind sie in einem besonderen Maße abhängig von positiver Beachtung. Da sowohl ihre Selbst- wie ihre Fremdwahrnehmung eher diffus, inkohärent und inkonstant ist, neigen sie dazu, den jeweiligen Partner, auch den therapeutischen, häufig miss zu verstehen.

Die Bedingungen für die Entwicklung solcher Störungen sind, abgesehen von konstitutionellen Faktoren, vor allem in frühen Traumatisierungen im Sinne einer komplexen Traumafolgestörung zu sehen (Gahleitner 2005).

Therapeutische Folgerungen: Diese störungstheoretischen Überlegungen, vor allem aber die geschilderten Funktionsstörungen selber haben zur Konsequenz, die alleinige Wirksamkeit des Standardverfahrenes, d.h. des vorwiegenden Intervenierens aus einer Position der Alter-Ego-Beziehung, zu bezweifeln (so auch Speierer 1994; Sachse 1997; Swildens 2000; Eckert et al. 2000). Denn durch ein Vorgehen im Sinne eines Einfühlenden Verstehens wird der Patient so konsequent auf sich selbst zurückverwiesen, dass dies bei Patienten mit starker Verunsicherung des Identitätserlebens und Störung der Selbst- und Fremdwahrnehmung irritierend wirkt. Zwar wird der Patient durch das Aufgreifen von Gefühlen angeregt, diese bei sich besser wahrzunehmen, zu benennen und zu unterscheiden, eine wichtige Voraussetzung für ein verbessertes Identitätserleben. Andererseits ist dies bei vielen dieser Klienten, besonders bei solchen mit einer Borderline-Störung, eine zu geringe Hilfestellung, um sie gegen das Überflutet- und Überwältigt-werden von ihren Gefühlen zu schützen und eine Korrektur der Empathiestörung zu erreichen. Außerdem leiden sie dann aufgrund ihrer Empathiestörung leicht unter dem irritierenden Gefühl, dass der Therapeut sich dabei zu wenig als reale Person kenntlich macht. Die Verbesserung der Bewältigung negativer Emotionen wie Angst und Wut und der psychosozialen Wahrnehmung, das Erreichen der Fähigkeit zum Perspektivwechsel und die Korrektur von maladaptiven Interaktionsmustern verlangen eine Erweiterung des therapeutischen Vorgehens und auch des Beziehungsangebotes. Der Therapeut darf hier nicht nur als das „andere Selbst des Klienten, das sich zum Zweck der Therapie entpersonalisiert“ (Rogers 1951/1973a, 196) fungieren, also durch Einfühlen und Verstehen die Introspektion bzw. Selbstexploration anregen, sondern der Therapeut muss auch in einer Begegnung „von Person zu Person“ als der bedeutsame Andere ein „reales Zugegensein“ und Transparenz vollziehen (Rogers 1962/1977, 26, 170f). Besonders bei Patienten mit Persönlichkeitsstörungen muss das Angebot einer Alter-Ego-Beziehung um das einer Dialog-Beziehung ergänzt werden (Finke 1999). Das bedeutet, dass sich der Therapeut im Sinne des Therapieprinzips „Echtheit“ als Dialogpartner dem Patienten gegenüberstellt und sich als „reale Person“ einbringt, d. h. sich und sein Bezugssystem transparent macht (Rogers 1962/1977, 26). Der Therapeut wird also auch wertend, aber eben nicht entwertend, und seine eigene Sichtweise verdeutlichend intervenieren, wenn er z. B. zum Verhalten des Patienten Stellung nimmt, Anteilnahme bekundet, ermutigt und bejahend anerkennt, durch Informationen beruhigt, durch Fragen sein Interesse bekundet, Ratschläge bzw. Verhaltensanleitungen erteilt, Beurteilungen vornimmt, korrigierende Hinweise gibt oder seine emotionale Resonanz auf die therapeutische Situation mitteilt. Der Therapeut sollte dies jedoch immer in einer sehr „persönlichen“ Form machen, also mit einer „Ich-Botschaft“ verbinden, wie das im Kap. 3.4 unter Selbstöffnen bzw. Selbsteinbringen beschrieben wurde.

Personzentrierte Beiträge zu Forschung und Therapie: Die positive Wirkung der GPT/PZT bei Patienten mit Persönlichkeitsstörungen konnte durch mehrere Effektivitätsstudien belegt werden. Schon Meyer (1991) war bei seinen Hamburger Vergleichsstudien (GPT vs. psychoanalytische Kurztherapie) zu dem Ergebnis gekommen, dass vor allem bei Patienten mit „frühen Störungen“ (die sich weitgehend decken dürften mit den unter der ICD-10-Diagnose „Persönlichkeitsstörung“ erfassten) die GPT/PZT der psychoanalytischen Therapie überlegen war. Im Rahmen stationärer GPT/PZT konnte gezeigt werden, dass Patienten mit Persönlichkeitsstörungen von der Behandlung im gleichen hohen Ausmaß profitierten wie Patienten mit Angst-, depressiven oder somatoformen Störungen, und auch bei ihnen war ein Jahr nach Behandlungsabschluss noch eine „Nachbesserung“ zu beobachten (Böhme et al. 1998). In einer Studie mit Add-On-Design, bei der die eine Gruppe ausschließlich (stationäre) GPT/PZT, die andere zusätzlich Psychopharmaka (vorwiegend Antidepressiva) erhielt, ergab sich, dass die Patienten (vor allem mit Borderline- und narzisstischen Störungen) von der „reinen" GPT mindestens im gleichen Ausmaß profitierten wie von der Kombinationsbehandlung. Hinsichtlich bestimmter Merkmale, wie Problemassimilation (Stiles 2001) und Selbstexploration ergaben sich gegenüber der Kombinationsbehandlung sogar bessere Werte. Lediglich die Untergruppe der Patienten mit abhängiger Persönlichkeitsstörung zeigten unter der Kombinationsbehandlung bessere Ergebnisse (Teusch et al. 2001).

9.5.1 Borderline-Persönlichkeitsstörung

Erscheinungsbild und Entstehungsbedingungen

Diagnostik

Die beschriebenen Hinweise zu den verschiedenen beeinträchtigten Funktionsbereichen erlauben schon eine erste diagnostische Einschätzung, denn sie betreffen mehr als alle anderen Persönlichkeitsstörungen die Borderline-Persönlichkeitsstörung, die auch zu den häufigsten Persönlichkeitsstörungen gerechnet wird (Biermann-Ratjen/Eckert 2017). Zur eindeutigen Diagnose gibt das DSM hier präzisere Angaben als die ICD, es nennt insgesamt neun Kriterien (hier verkürzt formuliert), von denen für die Diagnose einer Borderline-Störung mindestens fünf erfüllt sein müssen:

1. verzweifeltes Bemühen, Verlassenwerden zu vermeiden
2. intensive, aber instabile zwischenmenschliche Beziehungen
3. Identitätsstörung: andauernde Instabilität des Selbstbildes
4. Impulsivität bei z.B. Geldausgeben, Sexualität, Substanzmissbrauch, Auto-Raserei
5. wiederholte Suiziddrohungen oder -versuche oder selbstverletzendes Verhalten
6. emotionale Instabilität, d.h. ausgeprägte Stimmungsänderungen zwischen Depression, Reizbarkeit und Angst
7. chronisches Gefühl der inneren Leere oder Langeweile
8. unangemessene, heftige Wut oder Schwierigkeiten, Wut zu kontrollieren
9. vorübergehende, durch Belastungen ausgelöste paranoide Vorstellungen

Es ist natürlich immer zu bedenken, dass, wenn im Folgenden etwa vereinfachend von „Borderline-Patienten“ gesprochen wird, unter einer Diagnosekategorie Persönlichkeiten subsumiert werden, die sich oft nur in einigen wenigen Merkmalen ähneln, sich aber in vielen anderen Merkmalen unterscheiden. Solche Differenzierungen können in einer auf schematisierende Systematik angelegten Darstellung kaum berücksichtigt werden.

Symptomatik und Persönlichkeitsentwicklung

Mit den im vorangegangenen Unterkapitel und auch in der Einleitung zu Kap. 9.5 gemachten Hinweisen wurde schon Wesentliches zu typischen Symptomen der Borderline-Störung gesagt. Als Symptome, die für die Klienten oft der unmittelbare Anlass sind, eine Therapie aufzusuchen, sind zu nennen Depressivität, das Gefühl von Rat- und Ausweglosigkeit und Angstzustände. Die Klienten leiden oft auch unter unkontrollierbaren Wutanfällen, bei denen es auch zu fremddestruktivem Verhalten kommen kann, während sich die Stimmungslabilität in schnell wechselnden, oft unbegründet erscheinenden Gefühlen, auch Gefühlen quälender Leere und Langeweile, äußert. Das Identitätserleben ist inkonsistent und inkonstant und es besteht bei diesen Klienten die Neigung, intensive Beziehungen einzugehen, die aber öfter nur von kurzer Dauer sind, da der Patient diese aus unbegründeter Eifersucht, aus Nähe-Ängsten oder durch die Neigung zu Exzessen (Alkohol, Drogen) bzw. zu emotionalen Ausbrüchen immer wieder zerstört. Selbstdestruktives Verhalten kommt in Form von Selbstverletzungen (z. B. sich Schnittwunden beibringen) aber auch Substanzmissbrauch und Suizidversuchen vor.

Zur Frage der Entstehung einer solchen Störung ist vor allem auf die Entwicklung eines sehr fragilen Selbst (Kap. 2.2) zu verweisen. Unter dem Einfluss von inkohärenten, oft grob widersprüchlichen Beziehungserfahrungen, wie sie in diesem Kapitel unter „Inkongruenzkonstellation“ beschrieben sind, ist es zur Bildung eines inkohärenten und inkonstanten Selbstkonzeptes gekommen. Solche widersprüchlichen Beziehungserfahrungen sind gerade wegen dieser Widersprüchlichkeit besonders gravierend, insofern die negativ erlebte Bezugsperson eben nicht nur „böse“ ist, sondern auch sehr „gut“, sehr liebevoll, sehr positiv zugewandt sein kann. Das macht es dem Kind fast unmöglich, sich gegenüber dieser Person innerlich konsequent abzugrenzen. Nicht selten wechselten hier unvorhersehbare „Strafen“ in Form von physischen Gewaltausbrüchen abrupt mit ebenso unverstehbaren Zuwendungsbekundungen ab. Bei sexuellem Missbrauch verschärft sich die Problematik hoch widersprüchlicher Beziehungserfahrungen, da die diesbezügliche Zuwendung in sich selbst äußerst widersprüchlich war. Die Verinnerlichung von Entwertung und widersprüchlicher Wertschätzung sowie die damit verbundenen Rollenzuweisungen führen so zu einem Erleben von „innerer Zerrissenheit“, d. h. zu einem fragilen, Selbstkonzept und Identitätserleben. Entsprechend gestört ist auch das Bindungserleben, die vorherrschenden Bindungsmuster sind unsicher ambivalent bzw. verstrickt bis desorganisiert (Kap. 2.2.3).

In Identifizierung mit dieser sich so widersprüchlich zeigenden Bezugsperson und in Verinnerlichung dieser Erfahrungen kommt es zur Bildung eines auch heterogenen, widersprüchlichen Selbstkonzeptes. Es ist aufgespalten in „gute“ und „böse“ Anteile. Ein so inkohärentes Selbst führt zu großer Verunsicherung im Identitätserleben und kann auch die eigenen Gefühle nicht kohärent bewerten und entsprechend regulieren. Die z. B. heftig aufschießende Wut wird zunächst als berechtigt, als „gut“, bewertet und entsprechend zugelassen, um kurze Zeit später als „böse“ bitter bereut zu werden. Aber nicht nur die Bewertung und Regulation von Emotionen ist durch dieses gespaltene Selbst gestört, auch das angemessene Beziehungserleben und -verhalten ist betroffen. So werden z. B. nahe Bezugspersonen, u. U. auch der Therapeut, zunächst als wundervoll gut, einfühlsam und wohlwollend erlebt und kurze Zeit später als bevormundend, manipulierend, gar gehässig und zerstörerisch. Es besteht demzufolge ein Mangel an Ambivalenztoleranz, d. h. ein Mangel an Fähigkeit, wechselnde Eindrücke vom Ausmaß positiver Beachtung durch eine Bezugsperson und das damit verbundene Erleben von Zwiespältigkeit dieser Person gegenüber, einigermaßen gefasst hinnehmen zu können. Um diese Ambivalenzspannung zu reduzieren, wird die relevante Person entweder als nur gut oder nur böse wahrgenommen.

Personzentrierte Beiträge zu Forschung und Therapie

Über die GPT/PZT bei Borderline-Störungen wurde anhand von Falldarstellungen, therapietheoretischen wie -praktischen Erörterungen und empirischen Studien seit den 1980er Jahren berichtet (u. a. Bohart 1990; Swildens 1994, 2015; Eckert 1994; Heinerth 1997; Sachse 1997; Warner 1998; Mitterhuber/Wolschlager 2001). In empirischen Studien konnten, sofern es Ergebnisstudien waren, signifikante Effekte der GPT/PZT nachgewiesen werden (Böhme et al. 1998; Eckert et al. 1999). In einer Studie mit Add-On-Design ergab sich, dass Borderline-Patienten von einer stationären GPT gegenüber einer Gruppe mit zusätzlicher Pharmakotherapie in hohem Maße profitierten, dass also die „reine“ GPT gegenüber der Kombinationsbehandlung mindestens ebenso gute, in Teilbereichen sogar bessere Ergebnisse zeigte (Teusch et al. 2001). Dies bedeutet aber nicht, dass in besonderen Fällen, z. B. bei gleichzeitig bestehender ausgeprägter

Depressivität, eine zusätzliche Gabe eines Pharmakons, hier eines Antidepressivums, nicht doch indiziert ist, bei Patienten mit hochgradiger Stimmungslabilität kann ein sogenanntes Phasenprophylaktikum (Kap. 13) angezeigt sein.

Indikation

Bei der Indikationsfrage ist besonders angesichts dieser Störungen auf das adaptive Indikationsmodell zu verweisen. Da Borderline-Patienten zwar oft einen hohen Leidensdruck haben, andererseits aber nur über geringe Möglichkeiten zur konstanten „Selbstaufmerksamkeit" und Selbstexploration verfügen, bedarf es meist eines Vorgehens, das deutlich über die „klassische" Position der PZT/GPT, also über ein Intervenieren auf der Ebene der Alter-Ego-Beziehung bzw. des Einfühlenden Verstehens, hinausgeht. Denn diese Klienten erleben ein systematisches Verwiesenwerden auf das eigene Selbst („Sie haben also das Gefühl, dass …") aufgrund ihrer Störung des Selbstkonzeptes als verstörend und beängstigend. Sie brauchen zur Selbstvergewisserung den Kontakt mit dem Therapeuten als realer Person. Durch frühzeitige Beziehungsanspielungen und -ansprachen drängen sie auch von sich aus oft darauf, dass sich der Therapeut als authentische Person kenntlich macht.

Hier soll in erster Linie von der ambulanten Psychotherapie von Borderline-Klienten die Rede sein. Das schließt in der Regel Klienten aus, die aktuell unter starken Suizid- und Selbstverletzungs-Impulsen leiden. Auch bei groben Fällen von Substanzmissbrauch empfiehlt sich zumindest initial eine stationäre Behandlung. Bei einer solchen ist aber Folgendes zu bedenken:

In einer stationären Therapie erleben die Klienten zunächst eine deutliche Entlastung, denn sie können sich sowohl in physischer wir in psychischer Hinsicht umsorgt und von empathischen und zugewandten Personen umgeben erleben. Diese von den „Realitäten des Daseins" gewissermaßen entkoppelte Welt („Zauberberg-Atmosphäre") kann für den in seinen Beziehungserwartungen einerseits sehr bedürftigen, andererseits widersprüchlichen, Nähe-ambivalenten und in seinem Identitäts- wie seinem Realitätserleben diffusen sowie in seiner Frustrations- und Ambivalenztoleranz reduzierten Klienten oft eine große Irritation darstellen. Dies kann zu Reaktionen führen, die wiederum für seine Umgebung, einschließlich der helfenden Personen, sehr irritierend sind (Lohner 2001). Die „Lerneffekte" einer stationären Therapie können so für den Klienten u. U. gering sein. Insofern sollte auch die Indikation zu einer stationären Therapie gut erwogen werden und nicht einfach nur als der letzte Ausweg erscheinen. Solche Erwägungen sollten auch zur Folge haben, vorher mit dem Klienten Vereinbarungen zu treffen, die für ihn auch das Einhalten mancher

Grenzen beinhalten. Das ist bei einer ambulanten Therapie weniger dringlich, aber bei gegebenem Anlass sollte der Klient auch hier zusichern, von Substanzmissbrauch und Suizid- sowie Selbstverletzungsimpulsen stets zu berichten. Auf der anderen Seite wird u. U. auch der Therapeut eine ungewöhnliche Verpflichtung eingehen, nämlich die, in besonderen Situationen auch außerhalb der Sprechstunden telefonisch erreichbar zu sein.

Inkongruenzkonstellation und Beziehungskonzept

Das Selbstkonzept der Borderline-Patienten ist inkonsistent und inkonstant. Sie schreiben sich oft widersprüchliche Eigenschaften zu und wechseln sehr schnell in der Selbstbeurteilung und auch im Selbstwerterleben. Die Selbstbeurteilung ist öfter auch diffus, die Selbstwahrnehmung (wie auch die Fremdwahrnehmung) wenig prägnant.

Das organismische Erleben ist von oft heftigen und abrupt wechselnden Emotionen bestimmt, die nur ungenügend symbolisiert werden, dies gilt nicht selten auch für den Wut-Affekt (Eckert 1994). Wenig im Selbstkonzept repräsentiert sind besonders starke Zuwendungs- bzw. Abhängigkeitswünsche bei gleichzeitigen Nähe-Ängsten und Angst vor Zurückweisung. So wird oft eine Art Pseudoautonomie gelebt. Die Inkongruenz zwischen Selbstkonzept und dem organismischen Erleben ist aber oft nicht so eindeutig wie bei den bisher besprochenen Störungen, da nicht nur das Selbst, sondern auch die von ihm ausgehende Abwehr fragil, also nicht so stabil und konstant ist (Swildens 2015), so dass Aspekte des organismischen Erlebens vorübergehend ins Gewahrsein rücken, dann aber wieder ausgeblendet werden.

Die angedeutete Art der Inkongruenz ist das Ergebnis von sehr widersprüchlichen und traumatischen Beziehungserfahrungen in der Kindheit, wie oben schon geschildert. Hier waren diese Klienten oft einem abrupten Wechsel in der Zuwendung, Akzeptanz und Wertschätzung und einem Mangel an Kongruenz ihrer Bezugspersonen ausgesetzt.

Die Konstellation der therapeutischen Beziehung wird idealtypischer Weise auf Seiten des Patienten von Ambivalenz bestimmt sein, der Suche nach Hilfe stehen Angst vor Nähe, Kritik und Enttäuschung gegenüber. Diese Ängste können interpretiert werden als Ängste vor einer Wiederholung der widersprüchlichen Beziehungserfahrungen in der Kindheit. Manche der provozierenden Verhaltensweisen von Borderline-Patienten können verstanden werden als ein (als solcher natürlich meist nicht symbolisierter) Beziehungstest, also als die besorgte Frage, ob der Therapeut in seiner gezeigten Wertschätzung es wirklich widerspruchsfrei völlig ernst meint, ob er wirklich kongruent ist. Die spontane Resonanz des Therapeuten auf dieses „schwierige" Beziehungsangebot des Patienten ist dann oft ebenfalls zwiespältig. Einerseits hat er vielleicht Mitleid mit dem Patienten und fühlt den tiefen Impuls in sich, an dem Patienten etwas gut zu machen, und durch das Beziehungsangebot von unbedingter Wertschätzung und Empathie den Patienten für all die negativen Vorerfahrungen endlich zu entschädigen. Andererseits wird er möglicherweise mit Ärger und Rückzugsimpulsen auf manche Aktionen des Patienten reagieren, wird er sich durch die Entwertungen des Patienten gekränkt und provoziert und etwa durch die Suizidversuche und Selbstverletzungen erpresst fühlen (Biermann-Ratjen/Eckert 2017). Hier ist wichtig, dass der Therapeut einerseits sich diese negativen Gefühle voll vergegenwärtigt, andererseits immer wieder zu verstehen sucht, welcher Wunsch, welches dringende Bedürfnis sich in diesen „Provokationen" und „therapieschädigenden" Verhaltensweisen ausdrücken könnte.

Fallskizze mit Inkongruenzkonstellation

BEISPIEL

Ein 34-jähriger Elektroinstallateur, verheiratet, zwei Kinder, kommt zur Aufnahme, weil er verzweifelt und depressiv ist und seine Lebenssituation als völlig verfahren erlebt. Zu seiner Ehefrau hat er ein ambivalentes Verhältnis, einerseits schätzt er ihre Fürsorglichkeit und eine gewisse Geborgenheit, die er bei ihr findet, andererseits fühlt er sich durch seine Frau oft gegängelt und manipuliert. Manchmal langweilt ihn auch die Gleichmäßigkeit und Ereignislosigkeit des Ehealltags. Auf ihre Vorhaltungen u.a. wegen seiner gelegentlichen Alkoholexzesse hat er, da er dies als Zugriff auf seine Autonomie empfand, mit Wutanfällen reagiert, bei denen er auch Mobiliar zerschlagen hat. Wegen Streitereien, z.T. auch mit Wutausbrüchen, ist ihm vor drei Monaten die Stelle gekündigt worden. Seit einem halben Jahr hat er eine Freundin. Die Begegnung mit ihr erlebt er als rauschhafte Entrückung und Steigerung von Lebensintensität. Er hatte mit ihr intensiv Zukunftspläne entworfen, wollte mit ihr eine Kneipe betreiben. Ihr zunehmender Rückzug in den letzten Wochen ist ein Grund für seine Depressivität.

Der Vater des Klienten, Schlosser von Beruf, war alkoholabhängig und neigte zu Wutanfällen, in denen er den Klienten und dessen zwei Jahre älteren Bruder wegen Nichtigkeiten oft heftig schlug. Andererseits konnte der Vater auch freundschaftlich zugewandt sein. Die Mutter war eine gegenüber dem Vater machtlose Frau, die zögerlich das Schlimmste zu verhindern suchte.

Inkongruenzkonstellation: Es besteht ein instabiles, wenig präzises, zum Teil widersprüchliches Selbstkonzept mit hoher Kränkbarkeit und einem auf Autonomie und Bevormundungsfreiheit ausgerichteten Selbstideal. Diesem Selbstkonzept steht ein organismisches Erleben mit dem starken Bedürfnis nach personaler Nähe, Anlehnung und Geborgenheit gegenüber. Dieses Nähe-Bedürfnis wurde bisher kaum symbolisiert (primäre Inkongruenz). Erst als seine Freundin sich trennte, rückte es an den Rand der Gewahrwerdung. Das Erleben von Nähe-Verlust und die damit gegebene (sekundäre) Inkongruenz zum Autonomie-Ideal wurde in Form der Depressivität verzerrt symbolisiert.

Die (primäre) Inkongruenz hat sich gebildet unter dem Einfluss eines jähzornigen, oft prügelnden, aber in der Art seiner Zuwendung auch sehr widersprüchlichen Vaters. Neben diesem „bösen" gab es für den jungen Klienten auch den „guten" Vater, der mit seinen Jungen freundschaftlich Fußball spielte und ihnen das Schwimmen beibrachte. Die Verinnerlichung dieses gespaltenen Vaterbildes führte zu einem gespaltenen Selbstkonzept, in dem ein negatives Selbstwerterleben unverbunden neben Größen- und Allmachtsfantasien stand. Der Versuch der Bewältigung dieses Zwiespaltes erfolgte durch die Abwehr der Nähe-Bedürfnisse gegenüber dem „guten" Vater. Diese Widersprüchlichkeit im Selbstbild führte auch zu einem konfusen Beziehungskonzept im Sinne widersprüchlicher Beziehungserwartungen und einer Verunsicherung bei der Beurteilung anderer mit der Neigung, auch diese anderen in ihren Absichten sehr widersprüchlich zu sehen, ihnen im Wechsel sowohl wohlmeinende wie manipulative Motive zu unterstellen. Die doppeldeutigen Bewertungsbedingungen des Vaters trugen zu einem widersprüchlichen Selbstkonzept bei. Neben der rabiaten Forderung des Vaters nach Unterwerfung stand die Botschaft, dass er vor einem jungen Mann, also auch seinen Söhnen, nur Achtung haben könne, wenn diese stählerne Härte und kompromisslosen Willen zur Autonomie zeigen. Die den Klienten in die Therapie führende Depressivität ist zum Teil auch als das Wirksamwerden der negativen Selbstanteile zu verstehen im Sinne der Identifikation mit den imaginären Zuschreibungen des (verinnerlichten) wütenden, „bösen" Vaters, dass „der schwächliche, minderwertige, verachtenswerte Sohn die Liebe der Freundin nicht verdient". Insgesamt ergibt sich hier der Eindruck eines „labilen Selbstkonzeptes".

Therapiepraxis

Schlüsselthemen von Borderline-Patienten

Ärger und Wut:
- Empörung bei erlebter Zurückweisung
- enttäuschte Idealisierung
- aggressive Getriebenheit

Identitätserleben:
- Mangel an Selbstwahrnehmung
- Mangel an Selbstkontakt

Beziehungserleben:
- starke Ambivalenz
- Angst vor Autonomieverlust
- Näheängste
- Neigung zu Missverstehen
- Mangel an Impulskontrolle bei Beziehungskonflikten

Selbstdestruktion:
- Selbstbestrafung
- unangemessene Autonomiebehauptung
- Suche nach Selbstkontakt durch Selbstverletzungen, Drogen, Risikoverhalten

Ärger und Wut

Diese Gefühle spielen im Erleben von vielen Borderline-Patienten eine große Rolle (Biermann-Ratjen/Eckert 2017; Finke/Teusch 2001), oft werden sie davon geradezu überschwemmt und sind ihnen fast wehrlos ausgeliefert. Zeitweise war dies auch bei dem Klienten aus dem Fallbeispiel so, z. B. bei Auseinandersetzungen mit seiner Ehefrau und seinem Chef, besonders kurz vor der erfolgten Kündigung. Zu einer Verbesserung der Integration dieser Gefühle und sodann auch ihrer Kontrolle ist es wichtig, dass der Klient den jeweiligen Anlass seiner Wut möglichst präzise wahrnimmt und die Zusammenhänge zwischen eigenen Beziehungserwartungen und Interaktionserfahrungen sowie möglichen Beziehungserwartungen des Partners versteht.

Empörung und Wut bei erlebter Zurückweisung: Borderline-Klienten reagieren, ähnlich wie narzisstisch gestörte Klienten, äußerst empfindlich auf eine nicht selten nur vermeintliche Zurückweisung ihrer oft ambivalenten Näheangebote. Da sie die eigene Ambivalenz aber nicht symbolisieren, und da sie sich auch wenig in die oft komplexe Situation ihres Gegenübers einfühlen können, reagieren sie mit äußerster Überraschung, Enttäuschung und Empörung auf eine von ihren Vorstellungen abweichende Reaktion des anderen. Denn sie neigen dazu, schnell eigene Gefühle, z. B. Unlust oder Unmut auf andere zu projizieren. Um das für Außenstehende scheinbar Anlasslose solcher Reaktionen zu klären, könnte der Therapeut sagen:

> T: Dass Ihre Frau gerade in dieser Sache nicht mehr auf Sie eingegangen ist, hat Sie sofort rasend gemacht. Was hatten Sie genau von ihr erwartet?

Der Therapeut interveniert hier auf der Ebene des Einfühlendes Verstehens und versucht, im Sinne des Konkretisierens den situativen Kontext zu klären. Es käme jetzt darauf an, dem Klienten zu helfen, seine Erwartungen an seine Frau in dieser Situation möglichst exakt zu symbolisieren und auch mögliche Widersprüche in dieser Erwartungshaltung zu klären. Sodann sollte versucht werden, dem Klienten zu helfen, sich in seine Frau einzufühlen und deren Reaktion zu verstehen, d. h. seine Empathiefähigkeit zu verbessern. Ist es nämlich bei „nur neurotisch" Gestörten ausreichend und entscheidend, dass sich der Patient an erster Stelle mit sich selbst auseinandersetzt, mit seinen inneren Bildern, Vorstellungen und Wünschen, also Selbstexploration betreibt, so ist bei Borderline-Patienten eine interpersonale Perspektive bedeutsam, also z. B. diese zu befähigen, bei einem Beziehungskonflikt jeweils auch die Perspektive des anderen einnehmen zu können. Diese Problematik kann weiterführend auf der Ebene der therapeutischen Beziehung durch ein Beziehungsklären bearbeitet werden.

> T: Sie sind mir gegenüber jetzt so zornig, weil Sie in meinem Verhalten nur eine Rücksichtslosigkeit sehen können?

Der Therapeut sollte jede Beziehungsanspielung des Klienten aufgreifen, in der sich eine ärgerliche oder enttäuschte Verstimmung des Klienten zeigt. Ganz im Hier und Jetzt kann so geklärt werden, was genau den Patienten so irritierte, worin er ein Zeichen der Zurückweisung sah und welche Erwartungen er hier im Einzelnen gegenüber dem anderen, hier der Person des Therapeuten, hat. Hierdurch wird dem Klienten manchmal schon die Unangemessenheit seiner Erwartungen deutlich. Der Therapeut kann schließlich auch Einblick in sein Erleben geben, also im Sinne von Selbstöffnen intervenieren, und so den Klienten einladen, die Umstände seiner Reaktion genauer zu explorieren.

> T: Ich versuche zu verstehen, dass Sie sich in dieser Situation von mir zurückgewiesen fühlen konnten, aber ich bin doch über das Ausmaß Ihrer Empörung überrascht und auch betroffen, wohl auch etwas verletzt. Was an meinem Verhalten hat Sie besonders empört?

Ein konstantes Vorgehen im Sinne eines empathischen Spiegelns („reflecting of feelings") löst bei manchen dieser Klienten auch Enttäuschung und Wut aus, da sie aufgrund ihrer eigenen Empathiestörung die Intention des Therapeuten verkennen und den Eindruck gewinnen, der Therapeut wolle sich als Person hinter einem Rollenverhalten verstecken. Sie brauchen stärker als andere Klienten das Erleben des „realen Zugegenseins" (Rogers 1962/1977) des Therapeuten, so dass hier häufigere Interventionen im Sinne des Selbstöffnens indiziert sind.

Enttäuschte Idealisierung: Wegen ihrer widersprüchlichen Beziehungserfahrungen fällt es Borderline-Patienten schwer, von den früheren Bezugspersonen ein konsistentes Bild zu verinnerlichen, in dem „Stärken und Schwächen" dieser Personen miteinander abgeglichen sind. Auch später haben diese Patienten deshalb Schwierigkeiten, sich von ihrem jeweiligen Gegenüber ein ausgewogenes und angemessenes Bild zu machen. Sie neigen schnell dazu, ihr Gegenüber entweder zu idealisieren oder zu dämonisieren. Der Therapeut sollte eine überzeichnende und d. h. verzerrende Idealisierung seiner Person möglichst bald per Beziehungsklären ansprechen.

> T: Sie scheinen in mir einen Menschen von fast übernatürlicher Güte zu sehen, weil Sie sich unbedingt einen solchen Menschen wünschen?

Wenn solche Idealisierungen mit bestimmten Wahrnehmungen nicht mehr vereinbar scheinen, können die Klienten schnell mit tiefer Enttäuschung reagieren, die in Gefühle von Hass und Verachtung umschlagen kann. Der Klient muss natürlich angeregt werden, sich auch hiermit auseinanderzusetzen, indem der

Therapeut zunächst die Reaktion selbst in ihrer Überproportionalität verdeutlicht, und sodann die hier wirksamen Bedürfnisse zu klären sucht.

> T: Dass ich für Ihr Empfinden diese Schwächen zeigte, wollen Sie mir offenbar nicht verzeihen. Sie scheinen jetzt nur noch mit Verachtung und Hass an mich denken zu können.
> T: Dass ich hier in Ihren Augen versagt habe, ärgert Sie so sehr, dass Sie mich kaum noch als Ihren Therapeuten akzeptieren können?

Für den Klienten ist es eine neue Beziehungserfahrung, solche negativen „Beziehungsgefühle“ direkt und konstruktiv mit der betroffenen Bezugsperson besprechen zu können. Gleichzeitig führt ihm dies auch die Unangemessenheit der Intensität seiner Gefühle vor Augen.

Die Kritik gegenüber dem Therapeuten wird oft auch von der unterschwelligen Angst geleitet, von diesem selbst kritisiert oder in anderer Form zurückgewiesen zu werden. Diese Ängste können interpretiert werden als Ängste vor einer Wiederholung der widersprüchlichen Beziehungserfahrungen in der Kindheit. Manche der provozierenden Verhaltensweisen von Borderline-Patienten können verstanden werden als ein (meist nicht symbolisierter) Beziehungstest, also als die besorgte Frage, ob der Therapeut in seiner gezeigten Wertschätzung es wirklich widerspruchsfrei völlig ernst meint, ob er wirklich kongruent ist. Die spontane Resonanz des Therapeuten auf diese Herausforderung des Klienten kann dann oft ebenfalls zwiespältig sein. Einerseits mag er Mitleid mit dem Klienten haben und den tiefen Impuls in sich fühlen, den Klienten durch das Beziehungsangebot von unbedingter Wertschätzung und Empathie für all die negativen Vorerfahrungen zu „entschädigen“. Andererseits kann er mit Ärger und Rückzugsimpulsen reagieren, wenn er sich durch die Entwertungen des Klienten gekränkt und provoziert oder gar durch dessen Suizidversuche und Selbstverletzungen erpresst fühlt. Mit diesem Rückzug würde er natürlich die negativen Beziehungserwartungen des Klienten bestätigen. Hier ist wichtig, dass der Therapeut einerseits die eigentlichen Erwartungen und Bedürfnisse des Klienten zu klären sucht und andererseits dem Klienten in einem Prozess dialogischer Verständigung deutlich macht, wo der Therapeut seine Grenzen sieht.

Aggressive Getriebenheit: Manche Borderline-Klienten, so auch der in der Fallskizze genannte, leiden öfter unter einer aggressiven Spannung, auch ohne, dass sie hierfür einen unmittelbaren Anlass benennen können. Hier muss es darum gehen, die psychosoziale Wahrnehmung für solche Anlässe zu verbessern, was oft auch bedeutet, die verzerrte Symbolisierung des Erlebens vieler Beziehungssituationen in eine exakte zu überführen. Sodann muss der Klient befähigt werden, Bewältigungsstrategien für solche Zustände zu entwickeln. Ein erster Schritt hierzu ist das Mobilisieren von Ressourcen durch Bekunden der therapeutischen Anteilnahme und Solidarität auf der Ebene der Dialog-Beziehung.

> T: Es bekümmert mich zu sehen, wie Sie da aus innerer Spannung mal gegen sich selbst und mal gegen die ganze Welt wüten.

Ein weiterer Schritt wäre das Anerkennen der zeitweiligen Ohnmacht des Patienten gegenüber diesen Gefühlen, um ihn von Schuldgefühlen zu entlasten und ihn zum Nachdenken über Bewältigungsstrategien anzuregen. Letzteres kann dadurch geschehen, dass zunächst nur das Erleben einer Ratlosigkeit gegenüber dem Gefühlssturm verbalisiert wird.

> T: Sie wissen dann oft gar nicht, wo Sie mit Ihrem Ärger und Ihrer Wut hinsollen.

Möglicherweise wird jetzt der Klient von sich aus über Bewältigungsversuche berichten. Andernfalls könnte der Therapeut z.B. über den Weg des Selbstöffnens Vorschläge machen.

> T: Ich war auch schon mal in einer Situation, wo ich mit mir schlecht zu recht kam, da hat mir körperliche Betätigung sehr geholfen, z.B. joggen. Welche Idee hätten Sie da für sich?

Wenn die hier genannte Symptomatik sehr ausgeprägt ist, wird der Therapeut systematisch den Klienten zu einem Training entsprechender Kontrollfertigkeiten anregen müssen.

Identitätserleben

Die Identitätsstörung als Unklarheit hinsichtlich des „Selbstbildes, der persönlichen Ziele und der inneren Präferenzen" (ICD 10; Dilling et al. 1991, 215) ist ein zentrales Symptom der Borderline-Störung.

Hier lassen sich wieder verschiedene Momente unterscheiden, u. a. das Selbstkonzept und die Selbstwahrnehmung sowie der Selbstkontakt.

Mangel an Selbstwahrnehmung: Ein klar konturiertes und stabiles Selbstkonzept ist ein wichtiges Moment von Identität. Es setzt eine konsistente und konstante Selbstwahrnehmung voraus. Das Identifizieren und Differenzieren der vorherrschenden Gefühle und Bedürfnisse ist ein erster Schritt, diese Selbstwahrnehmung zu verbessern.

> T: Neben der Wut hatten Sie in diesem Augenblick wohl auch noch andere Gefühle, vielleicht so einen Schmerz der Enttäuschung und auch gekränkten Stolz?

Durch Aufgreifen von selbstreflexiven Gefühlen wie Stolz, Scham, Schuld, Selbsthass soll der Patient die eigene emotionale Reaktion auf seine Gefühle und Bedürfnisse klären, um diese dann widerspruchsfreier in sein Selbstkonzept integrieren zu können.

> T: Bei diesem Zornesanfall hatten Sie ganz die Übersicht verloren und das ist Ihnen jetzt ziemlich peinlich. Sie haben deswegen sicher schon überlegt, wie Sie das in Zukunft verhindern können?

Das Selbstkonzept ist normalerweise auch durch die Perspektive der anderen mitgeprägt. Eine Person sieht sich auch so, wie sie glaubt, dass die anderen sie sehen. Genau dieses aber, sich selbst mit den Augen der anderen zu sehen, fällt Borderline-Klienten schwer. Das bedeutet auch, dass sie sich selbst nur schwer aus der Distanz, also aus einer Beobachterposition beurteilen können. Hier kann der Therapeut (per Selbstöffnen) seine Perspektive zur Verfügung stellen und so dem Patienten behutsam verdeutlichen, wie subjektiv seine Selbstsicht ist.

> T: Sie scheinen sich selbst als einen sehr kompromissbereiten, fast nachgiebigen Menschen zu sehen. Ich fühle mich aber von Ihnen oft regelrecht an die Wand gedrängt. Ist das für Sie irgendwie nachvollziehbar?

Eine solche natürlich auch konfrontative Intervention setzt eine tragfähige Beziehung und einen wohlwollenden Tonfall voraus.

Mangel an Selbstkontakt – Suche nach Erlebnisintensität: Das inkohärente und inkonstante Selbstkonzept der Klienten hat eine Störung des Identitätserlebens und des Erlebens eines sicheren „Bei-Sich-Selbst-Seins" zur Folge. Der Borderline-Klient kann nicht „in sich selbst ruhen" im Sinne eines vertrauten Umgangs mit sich selbst. Die Selbstbeziehung ist sehr fragmentiert. Daher rührt sein oft quälendes Erleben von innerer Leere oder Langeweile und sein starkes Bedürfnis, durch Risikoverhalten (z. B. mit 250 km/h über die Autobahn zu fahren) oder durch Selbstverletzungen sich selbst doch noch zu spüren.

> T: Wenn Sie sich so Hals über Kopf wieder in ein neues Liebesabenteuer stürzen, dann erst haben Sie das Gefühl, intensiv zu leben und sich selbst zu spüren.
> T: Erst wenn Sie sich eine Schnittwunde beibringen und den Schmerz spüren, dann sind Sie ganz bei sich selbst?

Es ist hier anzustreben, die Bedürfnisse, die hinter verschiedenen Formen eines Risikoverhaltens (wahllose Liebesabenteuer, Rasen auf der Autobahn, Glücksspiel, Drogen) stehen, genau zu klären und dem Patienten zu ermöglichen, ohne den Einsatz solcher Stimuli wieder Kontakt zu seinem Erleben zu finden. Wenn allerdings dieses Risikoverhalten massiv selbstdestruktive Züge hat, wird der Therapeut auch direktiv, d. h. in letzter Konsequenz seine Weiterbehandlung an Bedingungen knüpfend, eingreifen müssen.

Unsicheres Autonomieerleben

Borderline-Patienten haben oft ein unsicheres Erleben von Autonomie, dies galt z. B. auch für den im Fallbeispiel genannten Patienten. Sie spüren unmittelbar die eingeschränkte Selbstverfügbarkeit auf Grund ihrer mangelnden Impulskontrolle. Wegen ihrer Identitätsstörung fällt ihnen zudem in intensiven Beziehungen die Aufrechterhaltung der Ich-Andere-Unterscheidung schwer, sie denken dann z.B., dass der andere in einer Situation genau so fühlt und bewertet wie sie selbst. Dies geht aber in der Konsequenz ebenfalls mit einem Verlust an Autonomieerleben einher, da die Erstaunen oder Befremden zeigende Reaktion des jeweiligen Gesprächspartners die Selbstsicherheit untergräbt. Gewissermaßen überkompensatorisch reagieren sie andererseits sehr empfindlich gegenüber scheinbaren Autonomieverletzungen und antworten schon bei geringen interaktionellen Frustrationen mit einem ausgeprägten Ohnmachtserleben.

Mangel an Impulskontrolle: Die Klienten sind dem Ansturm ihrer eigenen Gefühle oft fast wehrlos ausgeliefert. Sie sind dadurch auch kaum in der Lage, konfliktträchtige und damit emotionsevozierende Beziehungssituationen konstruktiv zu gestalten. Bei dem Versuch, dem Patienten bei der Bewältigung dieses Gefühlsansturms zu helfen, kommt es zunächst darauf an, die Bedeutung dieser Gefühle und ihren Zusammenhang mit anderen Gefühlen und Bedürfnissen zu klären. Dabei wird besonders ein Intervenieren auf der Ebene des Einfühlenden Verstehens in Frage kommen.

BEISPIEL

T: Sie sind dann jedes Mal so außer sich vor Wut, dass Sie sich völlig in diesem Gefühl verlieren und auch hinterher schlecht dazu kommen, sich das mal in Ruhe anzusehen.
K: Das war doch auch wirklich empörend, wie der mich austricksen wollte.
T: Auf so etwas reagieren Sie ganz empfindlich, da können Sie nur noch rot sehen vor Wut.
K: Ja natürlich, da muss man doch auch reagieren.
T: Dass Sie dann vor lauter Wut völlig die Kontrolle verlieren und sich selbst schaden, das nehmen Sie in Kauf?

Für eine Bewältigung solcher Gefühlsausbrüche ist die Integration dieser Gefühle in das Selbstkonzept eine Voraussetzung, das bedeutet auch eine Auseinandersetzung mit dem Selbstideal und behandlungspraktisch das Aufgreifen von selbstreflexiven Gefühlen.

T: Und anschließend schämen Sie sich immer über diese Ausbrüche, und es ärgert Sie, nicht Herr über sich selbst zu sein.

Angst vor Nähe und Selbstverlust: Viele Borderline-Patienten, so auch der im Fallbeispiel genannte, suchen einerseits intensive Beziehungen zur Steigerung ihres Lebensgefühls, andererseits fürchten sie auch die in solchen Beziehungen entstehende starke Nähe. Die dabei entstehende Möglichkeit der „Verschmelzung" mit dem Partner hat für die Klienten etwas Faszinierendes, aber auch etwas Ängstigendes. Wegen ihres brüchigen Identitätserlebens leiden sie schnell unter dem ängstigenden Gefühl, sich, also ihr eigenes Selbst, im anderen völlig zu verlieren.

> T: Sie haben dann vielleicht das Gefühl, sich in der Beziehung zu verlieren und sich dadurch einem anderen total auszuliefern.

Die Angst vor Selbstverlust führt diese Klienten dann oft zu einem abrupten Behaupten von Autonomie, das wie eine schroffe Zurückweisung wirkt. Da dieses Verhalten aus dem interaktionellen Kontext nicht ohne Weiteres verständlich ist, wird es vom jeweiligen Partner als völlig unangemessen und sehr befremdlich erlebt und bewirkt so einen erneuten Beziehungskonflikt.

> T: Gerade wenn es so richtig schön zwischen Ihnen und Ihrer Freundin ist, überkommt Sie plötzlich der Drang, alles zu zerstören.
> T: Sie müssen gerade das, wonach Sie sich immer so gesehnt haben, wieder vernichten. In solch einer Situation können Sie aber offenbar nur so zu sich selbst kommen, können Sie sich selbst nur so wiedergewinnen.

Die gründliche Klärung des Selbsterlebens in Beziehungssituationen und der Beziehungserwartungen, einschließlich der Rollenzuschreibungen, die die Patienten in solchen Situationen gegenüber ihrem Partner vornehmen, ist dann in einem weiteren Schritt auch auf dem Hintergrund früherer Beziehungserfahrungen zu verstehen.

Ohnmachtserleben: Die Identitätsstörung und die beeinträchtigte Empathiefähigkeit führen dazu, dass diese Klienten schon bei minimalen Frustrationen ihrer Bedürfnisse durch den Interaktionspartner massiven Gefühlen von Ohnmacht und Demütigung unterliegen. Ihre Reaktion darauf, nicht selten aggressive Gereiztheit, ist dann für den Partner völlig überraschend und wenig verstehbar. Therapeutisch kommt es darauf an, dem Patienten die Unangemessenheit seines Erlebens zu verdeutlichen und sodann dieses Erleben in seinen Gründen verstehbar zu machen. Vor allem der erste Schritt ist am Wirksamsten im Hier und Jetzt der therapeutischen Beziehung, also durch das Beziehungsklären, zu vollziehen (falls der Patient eine entsprechende Beziehungsanspielung macht).

> T: Weil ich gestern Ihrem Wunsch nach häufigeren Sitzungen nicht entsprochen habe, fühlen Sie sich mir gegenüber total ohnmächtig?
> T: Sie haben jetzt das Gefühl, als wollte ich Sie nur demütigen.

Auch über das Selbstöffnen könnte der Patient auf diese Problematik und ihre Bedeutung für den jeweiligen Interaktionspartner hingewiesen werden.

> T: Manchmal ertappe ich mich bei dem Gefühl, Ihnen gegenüber ständig auf der Hut zu sein, um Sie nur ja nicht in Ihrem Souveränitätsbedürfnis zu verletzen.

Eine solche Intervention darf natürlich keinesfalls den Unterton eines Vorwurfs enthalten. Der Klient muss vielmehr den aufrechten Willen des Therapeuten spüren, ihm nur zum Zwecke des besseren Selbstverstehens die Widerspiegelung seines Verhaltens im Gegenüber zeigen zu wollen. In diesem Sinne brauchen auch gerade Borderline-Klienten den Spiegel eines anderen.

Selbstdestruktion

Zu den Formen selbstdestruktiven Verhaltens sind zu zählen Selbstverletzungen und Suizidversuche, auch Substanzmissbrauch, verschwenderisches Geldausgeben und anderes Risikoverhalten (z. B. extremes Rasen auf der Autobahn). Hier soll von jenen Selbstverletzungen die Rede sein, bei denen sich die Patienten mehr oder weniger tiefe Schnittwunden, gelegentlich auch Brandwunden, zufügen. Auch diesem Verhalten gegenüber gilt natürlich sowohl für den Therapeuten wie für den Patienten die Aufgabe des Verstehens, d. h. es sind die zugrundeliegenden, meist kaum symbolisierten Bedürfnisse und Gefühle zu klären. Die hier wirkenden Bedürfnisse und Motive sind aber unterschiedlich.

Selbstbestrafung: Das Bedürfnis, sich selbst zu bestrafen, entstammt oft einer verinnerlichenden Tendenz zur Identifizierung mit den oft extremen Entwertungen von Seiten naher Bezugspersonen, meistens der Eltern. Man könnte sagen, dass sich der Patient mit dem strafenden und entwertenden Elternteil identifiziert hat und nun in dessen Stellvertretung gegen sich selbst wütet. Die Selbstverletzung als Selbstbestrafung dient dann dazu, sich selbst von dem Druck des Selbsthasses und der Schuldgefühle zu entlasten.

> T: Nur wenn Sie sich Wunden und Schmerzen zufügen, können Sie sich selbst akzeptieren, nur dann sind Sie etwas im Frieden mit sich selbst.
> T: Sie gehen so lieblos mit sich um, fast als wollten Sie die frühere Lieblosigkeit Ihrer Mutter überbieten.

Die verstehende Bezugnahme auf biografische Zusammenhänge setzt eine längere Vorarbeit voraus, in der diese lebensgeschichtlichen Ereignisse schon in einem anderen Kontext besprochen worden sind, so dass hier ein gemeinsamer Wissenshintergrund besteht. Dann können solche Bezugnahmen wie beiläufig und zur aktuellen Situation gehörend vorgenommen werden. Sie sprengen dann nicht den Rahmen des Hier und Jetzt und werden nicht wie ein abrupter Themenwechsel erlebt. So kann ein erlebnisbezogenes Bearbeiten und Integrieren solcher Ereignisse ermöglicht werden.

Autonomiebehauptung: Für manche Borderline-Patienten hat das Symptom der Selbstverletzung auch die Funktion einer Identitätsabsicherung übernommen, über das sie ihre Identität und Autonomie gegenüber anderen zu behaupten suchen. Sie erleben dann das Symptom wie etwas Eigenes und Versuche, ihnen das Symptom „zu entreißen“, wie einen Angriff auf ihre Autonomie.

> T: Wenn Sie sich schneiden, erleben Sie das vielleicht auch als einen ganz besonderen Teil Ihrer selbst, den Sie sich von niemandem wegnehmen lassen wollen?

In einer von Wertschätzung und Empathie getragenen Beziehung kann der Patient lernen, Identitätsbildung zunehmend über andere Merkmale zu erreichen.

Suche nach Selbstkontakt: Dieses Thema wurde bereits unter „Identitätserleben" besprochen und soll auch in diesem Zusammenhang hier noch einmal erwähnt werden. Besonders für Patienten, die stark unter Selbstentfremdung und innerer Leere leiden, kann das Sich-Schmerz-Zufügen ein Mittel sein, mit sich selbst in Kontakt zu treten und sich selbst wieder zu spüren.

> T: Erst wenn Sie sich eine Schnittwunde beibringen und den Schmerz fühlen, können Sie sich selbst intensiv spüren?

Durch das geduldige, empathische Klären der Gefühle und Bedürfnisse, die mit dem selbstverletzenden Verhalten in Zusammenhang stehen, wird der Aufbau eines kongruenteren Selbsterlebens eingeleitet. Insbesondere im Falle von ernsthafteren Verletzungen wird der Therapeut aber nicht einfach auf ein solches Ergebnis in Ruhe hinarbeiten können, sondern vielmehr in direktiver Weise eine Symptomunterbindung anstreben müssen. Dabei muss er, besonders beim *Selbstöffnen*, andererseits mit besonderer Sensibilität vorgehen, um vom leicht irritierbaren Klienten nicht als „rachsüchtiger Feind" erlebt zu werden.

BEISPIEL

> T: Es enttäuscht mich und ärgert mich auch etwas, dass Sie sich einfach wieder geschnitten haben, ohne, wie vereinbart, mit mir vorher zu sprechen bzw. mich anzurufen.
> T: Ich bin in großer Sorge wegen der schweren Verletzungen, die Sie sich zufügen. Ich muss mit Ihnen vereinbaren, dass Sie alles unternehmen, damit aufzuhören. Wenn Sie unter starkem Druck stehen, sich wieder zu schneiden, sollten Sie mich anrufen. Wenn ich nicht erreichbar sein sollte, können Sie auch mit xxx sprechen. Auf jeden Fall setze ich die Behandlung auf die Dauer nur fort, wenn Sie sich nicht mehr so schwer verletzen.

Da die therapeutische Zuwendung sich als Verstärkung des Symptoms auswirken könnte, sollte der Therapeut mindestens eine deutliche Abnahme der Häufigkeit des Schneidens verlangen, bei schweren Verletzungen auch das völlige Sistieren.

Bei ausgeprägt selbstdestruktivem Verhalten und auch bei starker Depressivität ist, unter Berücksichtigung des bereits Ausgeführten, eine stationäre Behandlung zu erwägen. Bei diesen Symptomen, aber auch bei stärkerer innerer Spannung und aggressiver Getriebenheit empfiehlt sich eine zusätzliche medikamentöse Behandlung mit Antidepressiva und/oder Neuroleptika (Kap. 13), die man gegebenenfalls auch mit dem Hausarzt besprechen sollte. Dies bedeutet letztlich, dass der Therapeut bei diesen Klienten phasenweise auch direktiv vorgehen muss durch Stellen von Bedingungen, aber auch durch das Vermitteln von Ratschlägen, etwa zur akuten Bewältigung von innerer Unruhe und starker aggressiver Getriebenheit. Für manche Klienten kann es auch hilfreich sein, Informationen über Verlauf und Erscheinungsformen ihrer Störung zu erhalten, so dass sie sich selbst auch mit den Augen eines Fachmanns sehen können. Das Prinzip der bedingungsfreien positiven Beachtung gegenüber dem Erleben und der inneren Not der Klienten gilt hier in besonderem Maße, wobei oft ein Unterschied zwischen diesem Erleben und dem faktischen Verhalten zu machen ist. Wer sich eines Boderline-Klienten annimmt, sollte versuchen sicherzustellen, seinerseits auch die nötige Frustrationstoleranz aufzubringen, um nicht schon nach den ersten Krisen (häufige Anrufe außerhalb vereinbarter Termine, vorübergehende Therapieabbrüche, ernste Selbstverletzungen, Suiziddrohungen und -versuche) den Klienten wegzuschicken und ihm so eine entmutigende Beziehungserfahrung zu bereiten.

Mittel und Ziele der Gesprächsführung bei Borderline-Störungen

Einfühlen und Verstehen:

- durch empathisches Ansprechen der aktuellen Gefühle den Patienten befähigen, seine Gefühle besser zu identifizieren und zu differenzieren
- durch wiederholtes und intensives Vergegenwärtigen dieser Gefühle dem Patienten helfen, diese Gefühle besser zu tolerieren
- durch Aufgreifen und Klären von selbstreflexiven Gefühlen die Konturierung und Kohärenz des Selbstkonzeptes verbessern.

Beziehungsklären:

- durch Verdeutlichen stereotyper Beziehungserwartungen gegenüber dem Therapeuten eine Korrektur dieser Erwartungen einleiten und die Beziehungsfähigkeit verbessern
- durch Klären des Anlasses des Erlebens der therapeutischen Beziehung dem Patienten helfen, seine Beziehungswahrnehmungen zu präzisieren
- durch ein Aufgreifen von Beziehungserwartungen eine differenzierte Auseinandersetzung mit den Beziehungserfahrungen anregen

Reales Zugegensein und Selbsteinbringen:

- durch Mitteilen der emotionalen Resonanz des Therapeuten auf den Patienten eine Verbesserung der Fremdwahrnehmung und der Ich-Andere-Unterscheidung einleiten
- durch Konfrontieren mit dysfunktionalen Interaktionsmustern die Empathie- und die Beziehungsfähigkeit verbessern
- durch Verdeutlichen der Perspektive des Therapeuten (emotionale und kognitive Stellungnahmen gegenüber Beziehungskonflikten des Patienten) Empathiefähigkeit verbessern.

Gesprächsregeln bei Borderline-Persönlichkeitsstörung:

- Versuchen Sie, auch „befremdliche" Erlebnisweisen in ihrer Bedeutung einfühlend zu verstehen.
- Bemühen Sie sich um Ihr reales Zugegensein und um behutsame Transparenz.
- Achten Sie darauf, Konfrontationen stets mit dem Ausdruck von Wertschätzung zu vereinen.
- Klären Sie konsequent Probleme in der therapeutischen Beziehung.
- Beobachten Sie die eigene emotionale Resonanz auf den Klienten, gestehen Sie sich auch negative Gefühle ein.
- Versuchen Sie in Ihrem Beziehungs- und Rollenangebot klare Grenzen und Strukturen erkennbar machen.
- Fördern Sie Bewältigungsfertigkeiten gegenüber dysfunktionalem Verhalten.
- Greifen Sie bei aktuellem selbstdestruktivem Verhalten auch direktiv ein.

9.5.2 Narzisstische Persönlichkeitsstörung

Erscheinungsbild und Entstehungsbedingungen

Diagnostik

Die diagnostische Kategorie „narzisstische Persönlichkeitsstörung" ist in der ICD-10 nicht enthalten. Sie muss deshalb hier unter „andere Persönlichkeitsstörungen" (F 60.8) verschlüsselt werden. Anders im DSM-V, dort wird sie unter

F60.81 erfasst. Es werden dort neun Merkmale genannt, von denen für das Stellen der Diagnose wenigstens fünf erfüllt sein müssen (hier etwas verkürzte Wiedergabe):

1. grandioses Gefühl eigener Wichtigkeit
2. Fantasien grenzenlosen Erfolgs, Macht, Glanz und Schönheit
3. Glaube an eigene Einzigartigkeit, die nur von „besonderen" Personen verstanden wird
4. Verlangen nach übermäßiger Bewunderung
5. Anspruchsdenken: Erwartung an bevorzugte Behandlung
6. in zwischenmenschlichen Beziehungen ausbeuterisch
7. Mangel an Empathie: nicht willens, Gefühle und Bedürfnisse anderer zu erkennen
8. häufig neidisch auf andere oder glaubt sich beneidet
9. arrogante, überhebliche Verhaltensweisen oder Haltungen

Symptomatik und Persönlichkeitsentwicklung

Mit den genannten DSM-Kriterien werden auch schon wesentliche Stichworte zur Symptomatik vorgegeben. Bei dieser, eben rein phänomenologisch gemeinten Auflistung nicht berücksichtigt wurden gewissermaßen die Kehrseiten der Selbsterhöhung, d.h. jene Seiten, die durch die Selbsterhöhung abgewehrt werden sollen, vor allem die Selbstwertzweifel und Minderwertigkeitsgefühle, gegen die viele narzisstisch gestörte Menschen immer wieder ankämpfen (eben gerade durch die Behauptung der genannten Positionen). Dies zu berücksichtigen und hinter dem arrogant abweisenden und abwertenden Gestus dieser Klienten auch die innere Not zu sehen, ist für den Therapeuten wichtig, der sich durch das scheinbar hochmütige und das therapeutische Beziehungsangebot abschätzig zurückweisende Verhalten des Klienten gedemütigt und sehr verunsichert fühlen mag. Denn diese Einsicht ermöglicht es, die Bereitschaft zur Empathie aufrechtzuerhalten. In die Therapie führt diese Klienten oft (bei Zusammenbruch der Abwehr) die Phase einer radikalen Selbstentwertung bis hin zur Depression. Hier besteht die Symptomatik dann oft in Niedergeschlagenheit und Gefühlen des totalen Versagens, der Minderwertigkeit und Hoffnungslosigkeit. Dabei kann öfter ein reales Scheitern vorliegen, z.B. als Studienabbrecher, wie im Falle der u.g. Klientin. Es wird hier eine quälende und beschämende Diskrepanz erlebt zwischen fantasierter Einzigartigkeit und mangelnder Anspannungsbereitschaft bzw. mangelnder Bereitschaft, sich Leistungskontrollen zu unterwerfen. Das Erleben von Arbeitsstörungen oder depressiven Krisen ist dann oft der unmittelbare Grund, sich in eine Psychotherapie zu begeben. Manche narzisstischen Persönlichkeiten können ihr Grandiositätserleben mittels einer realitätsangepassten Ehrgeizhaltung insofern umsetzen, als sie eine beachtliche berufliche Karriere machen. Jedoch können sie, wenn sie beruflich „alles erreicht haben", in das Gefühl einer quälenden inneren Leere und Sinnlosigkeit fallen oder mit ihren schweren Beziehungsstörungen konfrontiert werden. Lebensgeschichtlich spielt bei der Entwicklung einer solchen Persönlichkeitsstörung ein Mangel an wirklich bedingungsfreier positiver Beachtung eine Rolle, eine Beachtung, die dem jungen Klienten zuverlässig deutlich machte, um seiner selbst Willen gemocht und geschätzt zu werden.

Indikation

Wegen der Ausrichtung auf die personzentrierten Kernmerkmale, namentlich der Betonung der bedingungsfreien positiven Beachtung und der bejahenden Grundhaltung als Basis des Einfühlenden Verstehens dürfte die GPT/PZT gerade bei narzisstischen Persönlichkeitsstörungen indiziert sein, da diese Klienten wegen der Eigenart ihres fragilen Selbst in besonderem Maße auf die unbeirrbare Realisierung dieser Kriterien angewiesen sind. Die narzisstischen Störungen unterscheiden sich etwa von den Borderline-Störungen durch eine intaktere affektive Steuerung. Intrapsychische Spannungen wirken sich bei ersteren nicht so unmittelbar im Verhalten aus. Auch ist ihre psychosoziale Wahrnehmung weniger grob verzerrt. Ebenfalls sind narzisstisch Gestörte in der Regel introspektionsfähiger als Borderline-Patienten, d.h., sie können Verstehensangebote des Therapeuten besser zu einer Selbstauseinandersetzung nutzen. Insofern sind auch weniger eingreifende Modifikationen des Verfahrens notwendig, als dies für die Gesprächspsychotherapie von Borderline-Patienten beschrieben wurde.

Personzentrierte Beiträge zu Forschung und Therapie

Störungs- sowie therapietheoretische Konzeptbeschreibungen und Erfahrungsberichte über die GPT bei narzisstischen Persönlichkeitsstörungen wurden erstellt von Swildens 2015; Humphreys/Finke 1994; Sprenger/Finke 1994; Sachse 2002.

Inkongruenzkonstellation und Beziehungskonzept

Die *Inkongruenz* besteht hier zwischen einem Selbstkonzept, dem das Erleben von Einzigartigkeit und das Ideal von Autarkie im Sinne absoluter Unabhängigkeit und grandioser Unerreichbarkeit eingeschrieben ist, einerseits. Auf der anderen Seite besteht eine nicht oder nur vage symbolisierte Angst vor Bedeutungslosigkeit und Missachtung. Um diese Angst abzuwehren, entsteht der Wunsch nach grenzenloser positiver Beachtung und Bewunderung. Diese Konstellation bedeutet einen ständigen Nähe-Distanz-Konflikt. Die Nähe, die insofern einerseits gewünscht wird, als sie die Abstützung des unsicheren Selbstwerterlebens sichern soll, wird andererseits als bedrohlich erlebt, da sie, innerhalb dieses Kontextes durchaus zu Recht, mit ohnmächtiger Abhängigkeit in Verbindung gebracht wird. Anders als der Depressive kann der narzisstisch Gestörte dieses Bedürfnis nach Anerkennung aber nur erschwert wahrnehmen. Eine solche Wahrnehmung würde die Illusion von grandioser Einzigartigkeit gefährden und wird deshalb z. B. durch eine Haltung der Verachtung und Entwertung gegenüber fast allen anderen abgewehrt. Andererseits werden nicht selten Personen idealisiert, die kritiklose Anerkennung zu geben scheinen.

Das Selbstkonzept der narzisstisch Gestörten ist wenig konsistent und äußerst brüchig, d. h. es besteht ein äußerst fragiles Selbst. Dabei ist eine Diskrepanz nicht nur zwischen Selbstideal und Selbstbild, sondern auch innerhalb des Selbstbildes selbst anzunehmen. Es besteht eine Art doppeltes Selbstbild oder ein „doppeltes Selbstschema“ (Sachse 2002, 170). Vordergründig besteht das Konzept des grandiosen Siegers, untergründig das des Versagers. Wie beim Vexierbild kann aber der Hintergrund auch zum Vordergrund werden und zwar nicht nur für den Beobachter, sondern vor allem für den Klienten selbst. Dann ist er von Minderwertigkeitsgefühlen wie überflutet und tief depressiv. Es scheint dann, als ob die Bewältigung des latenten Minderwertigkeitserlebens durch narzisstisches Auftrumpfen zusammengebrochen und in Selbsthass umgeschlagen wäre (Novak 2019). Das bedeutet, dass die Abwehr des negativen Selbsterlebens bei vielen dieser Klienten wenig stabil ist. So kann auch die Wahrnehmung sowohl des eigenen Erlebens wie des Erlebens der anderen sehr wechselhaft sein (Swildens 2015).

Das Interaktionsverhalten dieser Klienten besteht oft in der Botschaft, sich völlig selbst zu genügen. Die kann sich dann in der fast angstvollen Beschwörung zeigen, in heroischer Autarkie niemanden zu brauchen. Das Bindungsmuster ist hier oft unsicher vermeidend. Dies kann auch für den Therapeuten sehr frustrierend sein. Ihm wird das Gefühl vermittelt, völlig unnötig zu sein. In langen Monologen beginnt der Klient, sich selbst zu „explorieren“, ohne scheinbar die Verstehensangebote des Therapeuten zu beachten. Im weiteren Verlauf wird dann trotzdem oft die Erwartung einer bedingungslosen Zustimmung und Bewunderung durch den Therapeuten deutlich, um hierdurch das unsichere Selbstwertgefühl abzustützen. Da der Therapeut dieser Erwartung (im Kontext therapeutischer Überlegungen) auch entsprechen sollte, kann zunächst eine gewisse Idealisierung seiner Person die Folge sein. Wenn der Therapeut sich verführen lässt, dies seinerseits als narzisstische Gratifikation zu erleben, kann es für ihn schwer werden, mit der plötzlichen Wendung des Klienten in die Entwertung konstruktiv umzugehen. Der Therapeut kann sich nun gedemütigt und verachtet fühlen und mit Empörung und Ärger reagieren. Eine solche Wendung aber muss der Klient oft geradezu vornehmen, weil das Erleben von empathischer Nähe für ihn zu einer unerträglichen Bedrohung seiner elitären Einzigartigkeitsfantasien wird. Dem Therapeuten wird ein *Bedingungsfreies Akzeptieren* nur möglich sein, wenn er die scheinbar widersprüchlichen Gefühle und Bedürfnisse des Patienten in ihrem inneren Zusammenhang versteht.

Fallskizze mit Inkongruenzkonstellation

BEISPIEL

Eine 24-jährige Psychologie-Studentin begibt sich fünf Wochen nach dem unvermittelten Abbruch ihres Studiums in eine stationäre Psychotherapie. Unmittelbarer Anlass für diesen Entschluss war für die verbal sehr gewandte, zur Intellektualisierung neigende Klientin eine depressive Symptomatik mit häufigen Suizidgedanken. Sie leidet seit ihrem zwölften Lebensjahr unter heftigen Selbstwertzweifeln, verbunden mit depressiven Verstimmungen und Suizidfantasien. Sie ist kurz nach dem Studienabbruch wieder zu ihren Eltern zurückgezogen. Die Umstände dieses Abbruchs und besonders die damit verbundene schwere Kränkung ihrer Leistungsansprüche thematisiert sie zunächst gar nicht. Erst im Lauf der Therapie wird deutlich, dass die als Einzelkind aufgewachsene Klienten schon früh die Zuwendung und positive Beachtung ihrer Mutter vermisst hat. Die Mutter, studierte Kunsthistorikerin und beruflich gelegentlich in verschiedenen Galerien tätig, lebt innerhalb der kleinen Familie sehr zurückgezogen und hauptsächlich mit Fragen ihres Berufes beschäftig. Sie hat in letzter Zeit öfter davon gesprochen, die Familie verlassen und nach Berlin ziehen zu wollen, wo sie ein Haus geerbt hat. Der Vater, als Manager in einem Industrieunternehmen tätig, ist zwar der Klientin im Rahmen seiner Möglichkeiten zugetan und auch zugewandt, aber er ist beruflich viel außer Haus. Vor etwa drei Monaten zerbrach eine Freundschaft zu einem Kommilitonen.

Inkongruenzkonstellation: Es besteht eine (primäre) Inkongruenz zwischen einem Selbstkonzept von hoher Anspruchshaltung sich selbst und ihrer Umgebung gegenüber und nur zeitweilig vage symbolisierten Ängsten zu versagen und verachtet zu werden. Vor allem in ihren „gesunden“ Tagen sieht die Klientin sich anderen gegenüber intellektuell meist überlegen und hat schnell das Gefühl von Verachtung anderen gegenüber, aber auch das Erleben, von anderen nicht richtig gesehen und anerkannt zu werden. Diesem Selbstkonzept gegenüber steht die geheime und meist verdeckte Angst, ihren eigenen Ansprüchen an sich selbst nicht genügen zu können. Durch die vom Freund ausgehende Trennung wurde die Klientin dieser bisher verdeckten Ängste in massiver Weise gewahr (sekundäre Inkongruenz). Daraufhin wurde sie in so heftiger Weise von Selbstzweifeln, Insuffizienzgefühlen und entsprechenden Grübeleien überschwemmt, dass sie den Vorlesungen nicht mehr konzentriert folgen konnte und so völlig resigniert das Studium abbrach. Zu diesem „Zusammenbruch“ ihres Selbstkonzeptes könnten, trotz aller Ambivalenz, auch die Ankündigungen der Mutter beigetragen haben, die Familie verlassen zu wollen. Die Klientin hatte schon als Kind unter einer mangelnden positiven Beachtung der sehr in sich gekehrten Mutter gelitten. Sie hatte wohl lange Zeit die Mutter wegen ihrer besonderen Interessen und souveränen Intellektualität bewundert und sich mit ihr identifiziert. Durch die mangelnde mütterliche Beachtung wurde sie in dieser Identifikation zunehmend verunsichert. Das Erleben von Enttäuschung, es nicht wert zu sein, von der Mutter beachtet zu werden, führte schließlich zu einer eher hasserfüllten Einstellung gegenüber der Mutter. Sie hatte scheinbar zeitweise gehofft, sich mit dem Vater gegen die Mutter verbünden zu können, war aber dann wohl enttäuscht, dass der Vater so wenig bereit war, sich gegenüber der Mutter durchzusetzen. Die hoch ambivalente Einstellung der Klientin gegenüber ihrer Mutter als ersehnter weiblicher Identifikationsfigur dürfte sehr zur Fragilität ihres Selbst beigetragen haben.

Therapiepraxis

Schlüsselthemen der narzisstischen Störung

- Sehnsucht nach Einzigartigkeit
- Selbstwertzweifel und Kränkbarkeit
- Verachtung und Neid
- Mangel an Selbstempathie

Sehnsucht nach Einzigartigkeit

Es wurde schon ausgeführt, dass die Klienten ihre Fantasien von Einzigartigkeit auch brauchen, um Gefühle von Bedeutungslosigkeit zu bekämpfen, also um die Selbstwertzweifel abzuwehren. Dies war der Klientin aus dem Fallbeispiel, deren Narzissmus nicht „maligne“, also besonders extrem war, offenbar nur sehr bedingt gelungen, wie ihre häufigen depressiven Krisen zeigen. So ist es verständlich, dass narzisstisch gestörte Klienten sich von anderen die Bestätigung ihres überhöhten Selbstkonzeptes wünschen, ein Wunsch, der aber nicht voll symbolisiert werden darf, weil damit ja auch das Eingeständnis der Abhängigkeit von solcher Bestätigung verbunden wäre.

Das *Bedingungsfreie positive Beachten* ist zwar bei allen Persönlichkeitsstörungen ein wichtiges Behandlungsprinzip, dies gilt aber in einem ganz besonderen Sinn bei narzisstischen Störungen. Denn diese Klienten sind besonders auf die therapeutische Wertschätzung und Anerkennung angewiesen, um sich überhaupt auf einen Kontakt einlassen zu können. Schon die therapeutische Situation selbst enthält für sie ja ein Moment der Beschämung, bedeutet sie doch das „erniedrigende“ Eingeständnis, auf fremde Hilfe angewiesen zu sein. Erst die Gewissheit, nicht mit vorschneller Kritik oder subtiler Entwertung rechnen zu müssen, ermöglicht es ihnen, vorsichtig in einen Prozess zaghafter Selbstauseinandersetzung eintreten zu können. So sollte der Therapeut gelegentlich auch dem Bedürfnis nach Bewunderung entsprechen, dort wo er zumindest ansatzweise Stärken des Patienten entdeckt, sollte er diese auch anerkennend hervorheben. Dabei besteht für den Therapeuten die Schwierigkeit, nicht mit einer schnellen Belohnung für sein geduldiges Anerkennen rechnen zu dürfen, denn die Klienten müssen ja ihre Sehnsucht nach Bestätigung verleugnen und dem Therapeuten das Gefühl vermitteln, eigentlich seiner Hilfe nicht zu bedürfen. Ein Problem, das sich bei der genannten Klientin allerdings in dieser Deutlichkeit nicht stellte. In anderen Fällen muss der Therapeut seine Enttäuschung, selbst gelegentlich vom Klienten massiv entwertet zu werden, bewältigen, und zwar so, dass er sie, vor allem wenn sie in Ärger umschlägt, nicht allzu abrupt deutlich macht.

> T: Dass Sie sich in Vielem selbst helfen können, also andere eigentlich gar nicht nötig haben, das erst gibt Ihnen ein Gefühl der Unabhängigkeit?

Der Therapeut muss sich als anerkennender, bestätigender, „gütiger Spiegel“ der Klientin gebrauchen lassen, ohne allerdings diese Anerkennung zu direkt zu äußern, denn das würde Protest herausfordern, da diese Klienten „so etwas ganz und gar nicht nötig haben". Auch wäre ihnen natürlich langfristig nicht mit einem nur beschönigenden Spiegel gedient, denn sie müssen ja, gerade auch im Interesse einer späteren intakten Beziehungsfähigkeit, die Auseinandersetzung mit der Realität lernen. „Realität" meint hier die Begegnung mit einem bedeutsamen Anderen, der auch seinerseits Bedürfnisse nach Wertschätzung oder Geborgenheit hat und unbefangen, d. h. evtl. auch kritisch den Klienten gegenübertreten möchte. Der Klient muss also lernen zu akzeptieren, dass sein jeweiliger Beziehungspartner als ein anderer mit seiner ganzen Person wahrgenommen und geschätzt sein will. Deshalb muss in einer späteren Phase der Therapie das Prinzip Bedingungsfreies Akzeptieren und Einfühlendes Verstehen durch das Prinzip Echtheit ergänzt werden. Um diese hier fast antinomisch zueinander stehenden Prinzipien richtig, „dialektisch", auszubalancieren, muss der Therapeut etwa beim Versuch des Konfrontierens und Selbstöffnens ein besonderes Feingefühl für angemessene Formulierungen haben, ganz abgesehen von der grundsätzlichen Fähigkeit, mit kränkenden Zurückweisungen von Seiten des Klienten richtig umgehen zu können.

T: Ein bisschen tut es mir schon weh, wenn Sie mir immer signalisieren, mich eigentlich gar nicht nötig zu haben.

Um das Gesagte genauer zu veranschaulichen, soll eine etwas längere Gesprächspassage mit der Klientin aus dem Fallbeispiel wiedergegeben werden.

BEISPIEL

K 1: Das war wieder so ein fades und überflüssiges Wochenende. Meine Mutter war wieder mal kaum ansprechbar und in ihre Kunstkataloge vergraben, mein Vater lief so hilflos zwischen alledem herum. Es war einfach zum Grausen langweilig.

T 1: Niemand war für Sie so richtig da und Sie fühlten sich total überflüssig.

K 2: Es war wie fast immer. Jeder nur idiotisch in sich selbst befangen und nur darauf aus, es sich in seiner kleinen Welt gemütlich einzurichten. Also ich kann gar nicht sagen, wie mich das genervt hat.

T 2: Dass sich jeder nur um sich selbst kümmerte, das war für Sie ganz schwer auszuhalten.

K 3: Also, meine Mutter, die grenzt sich halt total ab, geht eiskalt ihren Weg. Ob sie sich aber richtig wohlfühlt, weiß ich nicht. Sie äußert manchmal, weggehen zu wollen, nach Berlin ziehen zu wollen, da hat sie ein Haus geerbt.

T 3: Dass Ihre Mutter da möglicherweise so gar keine Bindung hat, auch zu Ihnen nicht, das tut Ihnen weh.

K 4: Ach, die sind selbstverständlich für ihr Leben selbst verantwortlich. Mein Vater tut mir leid, der rudert so hilflos herum und merkt doch nicht richtig, was vor sich geht. Er versucht dann manchmal, ganz emsig das Klima zu verbessern.

T 4: Ich kann gut nachempfinden, wenn Sie sich da manchmal sehr einsam fühlen, aber ich denke, wenn Sie so fast verächtlich von Ihrem Vater sprechen, dass Sie sich von ihm auch nicht erreichen lassen wollen.

K 5: Der versteht eben immer das Entscheidende nicht, ist halt sehr beschränkt. Er kommt dann daher, um mich so ganz simpel zu trösten, versucht mir so ganz bieder guten Mut zu machen.

T 5: Wenn ich jetzt so in mich hineinhöre, mich so frage, wie das bei mir ankommt, spüre ich, wie ich da nicht richtig einverstanden mit Ihnen bin. Es ist wohl Ihr Hochmut, den ich da spüre.

K 6: Ja, das habe ich schon oft gehört. Das sagen mir auch andere, das ist eben halt so.

T 6: Es klingt jetzt für mich so, als wollten Sie mir sagen, dass Sie auch ein Recht auf Ihren Hochmut hätten.

K 7: Wenn ich sehe, wie einfach es sich die anderen machen, wie simpel die sich über die Sinnlosigkeit hinwegschwindeln.

T 7: Das klingt ganz schön elitär. Aber gerade kam mir auch so der Gedanke: ‚Vielleicht hat sie ja auch einen Grund, sich so überlegen zu fühlen', aber (kurze Pause) was mich so beschäftigt, ist, dass Sie sich andererseits so einsam fühlen. Und das wäre vielleicht schon etwas anders, wenn Sie die Zuwendung Ihres Vaters richtig schätzen könnten.

K 8: Ja, ich sehe ja, er gibt sich schon Mühe. Im Gegensatz zu meiner Mutter sogar viel Mühe.

T 8: Wie Sie das so sagen, klingt das für mich jetzt sehr traurig und auch nachdenklich.

K 9: (Klientin wirkt sichtlich bewegt) Ja, vielleicht auch traurig, ja traurig schon etwas.

An diesem Gesprächsausschnitt fällt zunächst auf, dass die Klientin auf die Äußerungen des Therapeuten (T1 bis T3), der versucht, durch Einfühlendes Wiederholen und Aufgreifen von selbstreflexiven Gefühlen (Selbstkonzeptbezogenes Verstehen) die Befindlichkeit der Klientin zu vergegenwärtigen, gar nicht eingeht. Dies ist typisch für narzisstisch gestörte Klienten. Wenn dieses Verhalten über längere Zeit auftritt, muss es natürlich, etwa im Sinne des Konfrontierens, angesprochen werden. Bevor der Therapeut in diesem Falle dazu kommt, antwortet die Patientin dann doch auf die Intervention des Therapeuten (K5). Dieser versucht nun (T4 bis T8), der Klientin die interaktionelle Wirkung ihrer „Arroganz", andererseits aber auch den Widerspruch zwischen Kontaktwunsch und Distanzierungsbedürfnis zu verdeutlichen. Der Therapeut bietet sich dabei als möglicher sich einfühlender Partner an, d. h. als jemand, der sich potenziell genauso verletzt fühlen könnte, wie vielleicht der Vater verletzt ist. Der Therapeut vermeidet es aber, an dieser Stelle direkt die therapeutische Beziehung in Sinne des Beziehungsklärens zu thematisieren, weil er glaubt, dass dies die Klientin zu sehr verunsichern und sie dementsprechend mit Ausweichen reagieren würde. Er bietet stattdessen eine Identifizierung mit der Klientin an, um sodann aus dieser Identifizierung heraus die Diskrepanz zwischen Nähe- und Distanzbedürfnis anzusprechen (T7).

Selbstwertzweifel und Kränkbarkeit

Aufgrund ihres unsicheren und leicht irritierbaren Selbstwertgefühls sind Klienten mit einer narzisstischen Störung auch sehr leicht kränkbar. Wenn der Klient aber von Beziehungsepisoden erzählt, in denen der Klient nach Eindruck des Therapeuten deutlich gekränkt reagiert hat, sollte dies nicht direkt angesprochen werden, denn dies könnte ja den Klienten ein weiteres Mal kränken. Die damit erlebte Zuschreibung einer „vermehrten Kränkbarkeit" würde er als Makel empfinden. Um sein Selbstwertgefühl aufrechtzuhalten, müsste er es abweisen, in der jeweiligen Beziehungssituation „gekränkt" worden zu sein. Deshalb sollte man eher eine selbstbehauptende Reaktion auf die Kränkung thematisieren, wie Empörung, Ärger, Unverständnis, etwa im Sinne von:

> T: Das empfanden Sie einfach als taktlos und ärgerlich. (nicht aber: Das hat Sie gekränkt.)

Um die Beziehungsfähigkeit des Klienten zu verbessern, ist es letztlich natürlich unerlässlich, auch behutsam direkt die erhöhte Verletzlichkeit des Klienten zu thematisieren. Dieses Problem kann, bei belastbarer therapeutischer Beziehung, auch über das *Selbsteinbringen* bearbeitet werden, wenn der Klient sich in der therapeutischen Beziehung seinerseits kränkend verhält. Dabei ist es wichtig, dass der Klient im Therapeuten eine Person erlebt, die ebenfalls ihre Kränkbarkeiten und berechtigten Bedürfnisse nach Anerkennung hat und bereit ist, diese auch als solche zu verbalisieren. So kann in der Therapie modellhaft eine konstruktive, auf

Gegenseitigkeit beruhende Beziehung zunehmend verwirklicht werden. Andererseits kann aber gerade der narzisstisch Gestörte die Nähe des anderen schlecht aushalten, er erlebt sie schnell als ängstigend, bedrängend, kontrollierend oder in anderer Form bedrohlich. Deshalb ist es wichtig, dass der Therapeut seine „Realität" dosiert, d.h., dass er das *Selbsteinbringen*, z.B. die *Mitteilung seiner Resonanz* auf die Patientin, behutsam und jeweils gewissermaßen in kleinen Schritten vornimmt. Sofern der Klient diese Rückmeldungen des Therapeuten zunehmend in sein Beziehungskonzept integrieren kann, wird er in angemessenen Lernschritten seine interaktionelle Kompetenz erhöhen und seine Dialogfähigkeit verbessern.

Verachtung und Neid

Narzisstisch Gestörte äußern sich, wie im Fallbeispiel gezeigt wurde, über viele Menschen ihrer Umgebung verächtlich und entwertend. Sie versuchen hiermit, ihr unterschwellig gespürtes starkes Angewiesensein auf den anerkennenden Zuspruch anderer abzuwehren. Hinzu kommt oft auch das Bedürfnis, mit der Geste einer alles in seiner Nichtigkeit durchschauenden Souveränität den jeweiligen Gesprächspartner zu beeindrucken. Auch weist diese Haltung auf latente Neidgefühle hin und auf das Erleben, ständig mit anderen rivalisieren zu müssen. Letzteres wurde auch in dem Gesprächsausschnitt deutlich, und zwar in dem von Rivalität und Bewunderung geprägten Verhältnis zur Mutter. Als die Klientin sich schließlich auf der Basis einer zunehmend von Vertrauen geprägten therapeutischen Beziehung auch Rivalitäts- und Neidgefühle als Motive ihres entwertenden Verhaltens eingestehen konnte, war ein wichtiger Schritt zur Erweiterung ihres Selbst- und Beziehungskonzeptes getan, der ihr ermöglichte, maladaptive Interaktionsmuster zu korrigieren. Um das zu erreichen, kann es auch angebracht sein, in dem Sinne über das Selbsteinbringen zu intervenieren, dass der Therapeut sich gewissermaßen als Partner-Substitut bzw. in Rollenidentifikation mit der Mutter, quasi als deren Alter-Ego, äußert:

> T: Wenn ich mich jetzt so richtig in die Lage Ihrer Mutter hineinversetzte, würde ich auch ganz schön irritiert sein, wenn Sie mir sagen, dass ich sehr kaltschnäuzig bin.

Durch dieses Dazwischenschalten seiner eigenen möglichen Erlebnisweise trägt der Therapeut dazu bei, die besprochene Situation für die Klientin aus der Perspektive ihrer Mutter erfahrbar zu machen, was für die Fähigkeit eines Sich-

Hineinversetzens in die Erlebenswelt anderer und damit für die Beziehungsfähigkeit natürlich wichtig ist. Da diese gewissermaßen indirekte Anleitung zum Perspektivwechsel bzw. zur Empathie ohne jedes Moment einer Kritik von „objektiver Warte“ oder einer Belehrung „von oben herab“ geschieht, wird eine abweisende Reaktion der hier übersensiblen Klienten vermieden.

Natürlich muss im Verlauf einer Therapie auch der Therapeut mit Neidgefühlen seines Klienten rechnen, die sich darin äußern können, dass sich der Klient dem Therapeuten gegenüber abweisend oder kränkend verhält, ihn durch Überhören ignoriert, ihm verächtlich widerspricht. Das Ansprechen dieses Verhaltens per Selbsteinbringen und in diesem Falle durch Mitteilen der eigenen Resonanz wurde schon unter dem ersten Schlüsselthema dargestellt. Es lässt sich hier auch per Beziehungsklären intervenieren.

BEISPIEL

T: Sie scheinen im Augenblick nur Verachtung für mich zu empfinden.
K: Was heißt Verachtung, ich hatte gedacht, dass man hier einfach mehr Impulse erhält.
T: Sie sind enttäuscht, dass ich mich nicht mehr ins Zeug lege.
K: Ja, das kann man wohl so sagen.
T: Sie befürchten vielleicht, dass Sie mir im Grunde gleichgültig sind.
K: Ich glaub' schon. Ja, ich frage mich, ob Sie sich wirklich für mich interessieren.
T: Was an meinem Verhalten ist es, dass Sie diesen Eindruck haben?

Die zum Ausdruck gebrachte Verachtung ist bei narzisstisch Gestörten oft nur der verzweifelte Versuch, die Angst, ihrerseits nicht geachtet, nicht anerkannt, für uninteressant befunden zu werden, zu bewältigen oder eben Rivalitäts- und Neidgefühle abzuwehren. Wenn der Klient sich hierin selbst verstehen, d. h. auch seine Abwehr selbstreflexiv durchschauen kann, und wenn er hier auch von einem relevanten Anderen verstanden und anerkannt wird, kann er diese Angst auch bei sich selbst anerkennen und so angemessen und konstruktiv bewältigen.

Mangel an „Selbstempathie“ und Selbstexploration

Narzisstisch gestörte Klienten verfügen oft nur über eine diffuse, wenig präzise Selbstwahrnehmung. Sie haben oft Schwierigkeiten, ihre Gefühle richtig zu identifizieren. Sie symbolisieren diese nur im Sinne einer strikten Vereinbarkeit mit ihrem Selbstwertanspruch, was bedeutet, dass „negative“ Gefühle entsprechend umgedeutet werden. Sie sprechen dann z.B. von Ärger, wenn tatsächlich eine Traurigkeit oder ein Gekränktsein das beherrschende Gefühl ist. Beim Thema „Kränkbarkeit“ wurde in diesem Zusammenhang dargestellt, wie hierauf zu Beginn der Therapie Rücksicht zu nehmen ist, um die Patienten nicht zu überfordern bzw. ihre Abwehr nicht zu erhöhen. Auch sind die Klienten oft nur schwer in der Lage, ihre Gefühle mit situativen Anlässen, die für sie beschämend waren, in Zusammenhang zu bringen. Hier mögen sehr unempathische und auch wenig akzeptierende und das Kind schon früh überfordernde Eltern zu diesem Mangel an Selbstreflexion beigetragen haben. Das Ausblenden von Gefühlen wie Enttäuschung, Scham und Traurigkeit aber auch Neid war dann ein lebensnotwendiger Bewältigungsmechanismus. Durch ein sehr von Wohlwollen, Anerkennung und Bejahung getragenes *Einfühlendes Verstehen* kann der Klient lernen, seine Gefühle zutreffend anzusprechen, sie zu unterscheiden, ihren Kontext zu klären und sich der eigenen Stellungnahme und Bewertung und damit seiner Identität zu vergewissern. Auf die Bedeutung der Empathie für die Behandlung narzisstisch Gestörter hat übrigens von Seiten der Psychoanalyse vor allem Kohut (1989) mit Nachdruck hingewiesen.

Klienten mit narzisstischer Persönlichkeitsstörung fällt eine exakte Symbolisierung ihrer Gefühle, d.h. deren genaue Identifizierung und Differenzierung, besonders schwer. Dies ist zum großen Teil auch so, weil eine genaue Identifizierung ihrer Gefühle bzw. deren „exakte Symbolisierung“ oft mit ihrem Selbstkonzept nicht vereinbar und so Scham auslösend ist. Deshalb empfiehlt es sich, hier äußerst behutsam vorzugehen.

BEISPIEL

K: Das war doch einfach ärgerlich.

T: Sie waren empört, dass Ihr Freund Sie verließ, ohne vorher mit Ihnen darüber zu sprechen oder zumindest einen Abschiedsbrief zu hinterlassen.

K: Ja natürlich, das wäre das Mindeste gewesen.

T: Es war auch enttäuschend für Sie, dass solch klärende Worte gänzlich ausblieben.

K: Ja natürlich, das tut man doch schon einfach aus Anstand nicht so.

T: Diese Schnoddrigkeit hat Sie auch etwas verletzt.

Hier hat sich der Therapeut behutsam über zunächst möglichst wenig mit Beschämung verbundene Gefühle wie „Empörung“, „Enttäuschung“ und schließlich „Verletzung“ an das Kränkungserleben „herangetastet“, das sich einzugestehen Klienten mit einer narzisstischen Persönlichkeitsstörung wegen der ohnehin großen Labilität ihres Selbstwerterlebens besonders schwerfällt.

Durch ein *Konfrontieren* kann der Klient auf Diskrepanzen von nonverbalem und verbalem Verhalten oder widersprüchlichen Stellungnahmen hingewiesen werden, um ihm die Wahrnehmung divergierender Gefühle und der eigenen Abwehr zu ermöglichen. Allerdings ist es leicht möglich, dass gerade diese Klienten mit ihrem empfindsamen und fragilen Selbstwertgefühl dieses *Konfrontieren* als übermäßige Kritik empfinden. Dieses bedrohliche Moment einer für sie beschämenden Selbstenthüllung kann abgemildert werden, wenn man diese Interventionen mit „Ich-Botschaften" verbindet, also Interventionsformen wählt, die dem Selbsteinbringen entsprechen.

K: Das lässt mich doch ganz kalt.

T: Mich irritiert jetzt etwas, dass Sie eben noch sagten, sich doch ziemlich geärgert zu haben.

Mittel und Ziele der Gesprächsführung bei narzisstischer Störung

Einfühlen und Verstehen:

- durch behutsames Aufgreifen und empathisches Klären von Scham- und Ohnmachtsgefühlen dem Patienten helfen, sich mit gefürchteten Aspekten seines Erlebens zu versöhnen
- das überhöhte Selbstideal anerkennen und als Ausdruck von Wünschen nach positiver Beachtung verstehen und so dem Patienten ermöglichen, dieses Bedürfnis zu akzeptieren

Beziehungsklären:

- das Interaktionsverhalten von Arroganz und Verachtung als Angst vor Zurückweisung verstehen und so dem Patienten eine konstruktive Beziehungserfahrung vermitteln und die Bewältigung dieser Angst ermöglichen

Reales Zugegensein und Selbsteinbringen:

- durch Mitteilen von Interesse und positiver Bewertung Selbstwertzweifel und Ängste vor Missachtung mildern
- durch Mitteilen der Kränkbarkeit des Therapeuten positives Modell für Selbstexploration geben und Empathiefähigkeit des Patienten verbessern

9.5.3 Abhängige (asthenische) Persönlichkeitsstörung

Erscheinungsbild und Entstehungsbedingungen

Diagnostik

In der ICD-10 wird die abhängige Persönlichkeitsstörung unter F 60.7 klassifiziert. Gemäß DSM-V gehört diese Persönlichkeitsstörung zusammen mit der zwanghaften und der vermeidend-selbstunsicheren (ängstlichen) Persönlichkeitsstörung zum Cluster C. Besonders zur letztgenannten Störung bestehen viele Gemeinsamkeiten. Dies trifft auch für die depressiven Störungen, insbesondere für die Dysthymie zu, so dass manches, was zu den depressiven Stimmungen schon ausgeführt wurde, auch hier Gültigkeit hat.

Abhängige Persönlichkeiten haben eine Scheu vor Verantwortung, Selbstständigkeit und dem Äußern eigener Bedürfnisse, sie zeigen eine starke Anpassungs- bis Unterwerfungsbereitschaft und sehen sich selbst hilflos und nur in der Anlehnung an eine andere Person lebensfähig.

Der Grund zum Aufsuchen einer Behandlung ist oft eine depressive Dekompensation und das Erleben innerer Zerstörtheit bei befürchteter oder tatsächlicher Trennung des Partners.

Symptomatik und Persönlichkeitsentwicklung

Die ICD-10 zählt sieben Diagnosekriterien auf, mit denen auch die Symptomatik geschildert wird:

1. Überlassung von Verantwortung für wichtige Bereiche des eigenen Lebens
2. Unterordnung eigener Bedürfnisse unter die anderer Personen
3. mangelnde Bereitschaft zur Äußerung angemessener Ansprüche
4. Selbstwahrnehmung als hilflos, inkompetent und schwach
5. häufige Ängste vor Verlassenwerden; Alleinsein wird als belastend erlebt
6. Erleben von Zerstörtheit und Hilflosigkeit bei Beendigung einer engen Beziehung
7. bei Missgeschick Zuschreibung der Verantwortung an andere

Das DSM-5 nennt insgesamt acht weitgehend ähnliche Kriterien, von denen für die Diagnosestellung mindestens fünf gegeben sein müssen.

Die Therapie wird häufig wegen einer Angst- oder depressiven Symptomatik aufgesucht. Diese wird häufig durch Änderung situativer Gegebenheiten ausgelöst, durch die der Klient sich plötzlich vor die Notwendigkeit gestellt sieht, selbst Entscheidungen zu treffen und Verantwortung zu übernehmen.

Die für die Diagnose relevanten Symptome zeigen sich mit Beginn des frühen Erwachsenenalters, vor allem wenn es gilt, für das eigene Leben Entscheidungen zu treffen und Verantwortung zu übernehmen. Häufig wurden diesen Klienten solche Entscheidungen bisher in einem überbehütenden Elternhaus abgenommen. Die Klienten wurden hier oft auch eher entmutigt, eigenständig Verantwortung zu übernehmen.

Indikation

Eine Indikation für die GPT/PZT besteht schon insofern, als dieses Verfahren von seinem nicht-direktiven Ansatz her großen Wert auf die aktive Selbstexploration und Selbstdeutung des Klienten legt und dadurch indirekt diesen zur Selbstständigkeit anregt. Der verfahrenstypische Verzicht auf Ratschläge, erklärende Zuordnungen, auf Beurteilungen des Erlebens und Verhaltens des Klienten gibt diesem Raum für Selbstdefinitionen, Selbstbestimmung und Selbstverantwortung (Swildens 2000). Die bei diesen Klienten nötige Förderung von Autonomie in und durch die Therapie war ja auch das Anliegen von Rogers (1973a).

Inkongruenzkonstellation und Beziehungskonzept

Anders als bei depressiven Patienten ohne eine abhängige Persönlichkeitsstörung besteht meist keine ausgeprägte Diskrepanz zwischen Selbstbild und Selbstideal. Der Klient sieht sich als hilflos, unselbstständig und auf die Unterstützung anderer angewiesen und hadert, solange er einen starken Partner zum Anlehnen hat, nicht mit seinem Schicksal. Dieses Selbstkonzept steht insofern im Widerspruch zum organismischen Erleben, als der Patient es anderen immer recht machen will, um sich deren Zuneigung zu erhalten, und der bei so viel Unterwerfung und Verzicht auf Aktualisierung eigener organismischer Bedürfnisse entstehende Verdruss nicht symbolisiert wird. Es besteht meist ein unsicher ambivalentes bzw. verstricktes Bindungsmuster, wobei die Ambivalenz auch durch die Abhängigkeit verstärkt wird, da die Anpassungs- und

Unterwerfungsbereitschaft aggressive Gefühle gegenüber dem Partner bedingt, die allerdings außerhalb des vollen Gewahrseins bleiben.

Der Klient will es auch seinem Therapeuten recht machen, er geht zunächst durchaus scheinbar selbstexplorativ auf die Verstehensangebote seines Therapeuten ein und versucht, auch sonst den therapeutischen Zielsetzungen, sich in den Therapeuten einfühlend, zu entsprechen. (Swildens 2000, 2015) Er will ein guter Klient sein und gibt so seinem Gegenüber das Gefühl, ein geschätzter und kompetenter Therapeut zu sein. Wenn dann die Abhängigkeitsbedürfnisse des Klienten immer deutlicher werden, und er trotz seines Eingehens auf die Verstehensangebote des Therapeuten in seinem drängenden Bitten um Ratschläge und auch in der Bewältigung anstehender Lebensaufgaben keine Fortschritte macht, kann der Therapeut zunehmend ein Gefühl der Enttäuschung, Ungeduld, vielleicht auch Ärger empfinden. Er mag sich auch durch das anklammernde, Abhängigkeit signalisierende Verhalten des Klienten zunehmend eingeengt und bedrängt fühlen. Es kann in ihm dann das Bedürfnis entstehen, den Klienten zurückzuweisen, wegzuschicken und es stellt sich vielleicht ein Gefühl von Verdruss und Verachtung ein, so dass er große Mühe aufwenden muss, eine empathische Haltung aufrechtzuhalten.

Fallskizze mit Inkongruenzkonstellation

BEISPIEL

Die 45-jährige Ehefrau leidet seit fünf Wochen, seit sie erfahren hat, dass ihr Mann eine Freundin hat, unter einer erheblichen depressiven Symptomatik mit gelegentlichen Panikattacken. Ihren Beruf als Erzieherin hat sie schon bald nach der Eheschließung nicht mehr ausgeübt. Sie hat sich „in jeder Hinsicht ganz auf ihren Mann verlassen", hat ihre Lebensführung ganz auf ihn ausgerichtet, hat keinen eigenen Bekanntenkreis. Sie befürchtet die Trennung, hat das Gefühl, dann „überhaupt nicht mehr lebensfähig" zu sein. Da ihr Mann seit vielen Jahren schon vermehrt Alkohol trinkt und sie im Alkoholrausch auch schon öfter beschimpft und auch geschlagen und gedemütigt hat, hatte sie gelegentlich auch schon einmal den flüchtigen Gedanken gehabt, ihren Mann zu verlassen. Diesen Gedanken hat sie dann aber jedes Mal schnell wieder verworfen, da die Vorstellung, dann allein zu leben, für sie sehr ängstigend war.

Inkongruenzkonstellation: Es besteht ein Selbstkonzept, das geprägt ist von einem Erleben von Hilflosigkeit, Unselbstständigkeit und starker Angewiesenheit auf die Unterstützung anderer. Dem stehen Bedürfnisse nach Autonomie, Autarkie und Selbstbehauptung gegenüber, die nicht symbolisiert werden (primäre Inkongruenz), weil diese Bedürfnisse, sofern sie gelegentlich am Rande der Gewahrwerdung auftauchten, für die Klientin extrem ängstigend sind, denn solche Symbolisierungen würden sofort mit Vorstellungen totaler, trostloser Einsamkeit und Ausgesetztheit verbunden. Jetzt, bei der Nachricht über die Freundin ihres Mannes, wurden solche Vorstellungen übermächtig und führten zu Depression und Panikattacken (sekundäre Inkongruenz). Die Klientin ist zusammen mit einer drei Jahre älteren Schwester in einem sehr behütenden Elternhaus aufgewachsen. Der Vater, Buchhalter von Beruf, hatte die traditionelle Rolle eines alles bestimmenden Familienoberhauptes, dem sich die Mutter wie selbstverständlich fügte. Auf Empfehlung des Vaters und eines Lehrers unterzog sich die Klientin einer Ausbildung zur „Kindergärtnerin“ (Erzieherin). Sie wohnte bis zu ihrer Eheschließung mit 23 Jahren im Elternhaus.

Therapiepraxis

Schlüsselthemen der abhängigen Persönlichkeitsstörung

- Unterwerfungsbereitschaft
- Passivität und Umsorgungsbedürfnis
- Angst vor Autonomie

Unterwerfungsbereitschaft

Dieses Thema wurde schon bei den depressiven Störungen behandelt, es hat hier aber noch größere Bedeutung, es ist hier das herausragende Symptom. Die Klienten versuchen, wie auch im Fallbeispiel geschehen, sich ganz auf ihren als stark erlebten Partner einzustellen, ihm „jeden Wunsch von den Augen abzulesen“, um sich die Zuwendung des vermeintlich unentbehrlichen Beschützers zu erhalten. In der Therapie kommt es darauf an, sie anzuregen, die Kosten dieser Haltung deutlich zu machen.

> T: Da gibt es dann wohl auch Augenblicke, wo Sie schon ein wenig unzufrieden damit sind, dass Ihr Mann all Ihr Entgegenkommen immer als selbstverständlich ansieht.

Durch das Beziehungsklären lässt sich sehr problemaktivierend das Motiv dieser Selbstverleugnung herausarbeiten, vorausgesetzt, die Klientin zeigt diese Haltung wenigstens ansatzweise auch in der therapeutischen Situation.

> T: Vielleicht befürchten Sie, dass ich mich weniger für Sie interessieren würde, wenn Sie mir nicht mehr in allem zustimmen würden.

Gerade in der therapeutischen Beziehung soll die Klientin Erfahrungen machen, die ihre bisherigen negativen Beziehungserwartungen falsifizieren und so korrigieren. Dies ist z. B. die Erfahrung, dass angemessene Selbstbehauptung und Selbstabgrenzung nicht den Rückzug des bedeutsamen Anderen zur Folge hat. Dessen Reaktion kann zwar auch eine kritische, aber dennoch grundsätzlich wertschätzende und kommunikationssuchende sein. Bei der Behandlung der depressiven Störungen wurde schon gezeigt, wie dies auch gut über das Selbsteinbringen zu verdeutlichen ist.

Passivität und Umsorgungsbedürfnis

Die Neigung der Klienten, viele Aufgaben der alltäglichen Daseinsbewältigung und damit auch Verantwortung an den Partner zu delegieren, führt zu einer Vertiefung der Unselbstständigkeit. Es ist ein Vermeidungsverhalten, das zu immer geringerem Erleben von Selbstwirksamkeit führt. Diese Zusammenhänge sind zunächst zu verdeutlichen, und sodann sind die Gefühle und Bedürfnisse zu klären, die hier als Motive der Vermeidung eine Rolle spielen.

> T: Dieses Problem mit der Stromrechnung einfach selbst mit den Stadtwerken zu klären, davor scheuen Sie zurück.
> T: Obwohl Sie dadurch immer abhängiger werden von Ihrem Mann.
> T: Vielleicht können Sie die Angst nicht aushalten, eventuell eine falsche Entscheidung zu treffen?

Der Therapeut muss gelegentlich aber auch die Passivität und Verantwortungsscheu direktiv begrenzen, z. B. indem er ermutigend eine Verhaltensalternative aufzeigt. Er kann hier über das Mitteilen von Anteilnahme intervenieren.

> T: Ich mache mir Sorge, dass Sie immer unselbstständiger werden. Vielleicht sollten Sie zunächst wenigstens versuchen, bei der Stadt einfach mal anzurufen und nur nachzufragen. Antwort können Sie ja dann später geben.

Das Erteilen von Ratschlägen ist bei diesen Klienten aber nicht unproblematisch, bei machen drückt sich die Abhängigkeit gerade durch die ständige Bitte um Ratschläge aus. Hier sollte sich der Therapeut natürlich „nicht-direktiv" verhalten.

> T: Nur wenn Sie von mir hören, was gut und richtig ist, haben Sie Mut, die Dinge auch anzupacken.
> T: Ich finde, dies ist wirklich eine schwierige Frage und ich kann Ihr Zögern verstehen. Aber ich bin fest davon überzeugt, dass die richtige Antwort nur aus Ihrem Inneren kommen kann, ich will Ihnen helfen, sie zu finden.

Wenn der Therapeut über das Selbsteinbringen Verständnis für die Unsicherheit und die „Frage-Not" der Klientin zeigt, kann er sie überzeugen und ermutigen, selbst nach einer Antwort zu suchen.

Angst vor Autonomie

Die Angst davor, selbst Entscheidungen zu treffen und Verantwortung zu übernehmen, wurde schon kurz angesprochen. Der Therapeut sollte bei der einfühlenden Klärung dieser Ängste länger verweilen und auf ein Verstehen lebenssituativer und lebensgeschichtlicher Zusammenhänge hinarbeiten. Der Therapeut sollte dann aber auch anstreben, dass die Klientin diese Ängste und Unsicherheiten besser ertragen kann. Für diese schrittweise Erhöhung der Angsttoleranz ist die Klientin am ehesten über das Selbsteinbringen zu motivieren.

> T: Ich weiß, wie quälend Ängste meist sind, und doch möchte ich Ihnen sagen, dass Sie versuchen sollten, dieses Gefühl von Spannung und Unsicherheit bis zu unserem nächsten Termin durchzustehen.
> T: Sie hatten sicher einige Angst vor diesem Telefonat, aber dass Sie diese Angst ausgehalten haben, beeindruckt mich.

Durch die *Mitteilung von positiven Bewertungen*, wie im letztgenannten Bespiel, kann das Selbstwertgefühl und die Überzeugung der Selbstwirksamkeit verbessert und insofern eine Ermutigung bewirkt werden. Dies kann besonders dann bedeutungsvoll sein, wenn die Klientin die durch anderweitige Beziehungserfahrungen geprägte Vorstellung haben sollte, dass der Therapeut ihr nicht mehr wohlwollend gegenüber stünde, sobald sie sich auch nur halbwegs selbstsicher zeigen würde. Die Befürchtung, von der jeweiligen Bezugsperson nur bei einer deutlichen Unterwerfungsbereitschaft positiv beachtet zu werden, dürfte gerade bei diesen Klienten nicht selten sein. Dem ist durch Anerkennen von auch nur kleinen Schritten in Richtung Selbstständigkeit entgegenzuwirken.

Bei vielen dieser Klienten ist die Vorstellung von Autonomie auch mit Fantasien von Einsamkeit und Verlassenwerden verbunden. Hier kommt es darauf an, die Beziehungserwartungen und das Erleben in Interaktionssituationen, in denen solche Befürchtungen geweckt werden könnten, detailliert zu klären. Auch kann es die Selbstexploration vertiefen, wenn man die Klienten anregt, Situationen von Einsamkeit und Verlassenheit imaginativ „ausfantasieren" zu lassen (Finke 2020). Die entsprechenden Ängste und ihre Auslösesituationen können so präzise erkundet werden.

Das Vorangegangene mag in mancher Hinsicht recht direktiv und lösungsorientiert erscheinen. Dies ist in der Tat eine zweischneidige Angelegenheit. Einerseits muss man das Vermeidungsverhalten der Klienten begrenzen, andererseits kann der Therapeut sich so auch leicht zum allzeit „hilfreich" stützenden Rat- und Hinweisgeber verführen lassen. Im Fallbeispiel könnte sich der Therapeut sogar dazu verführen lassen, als „Retter" der Klientin dieser aus der für sie doch destruktiven Ehebeziehung „herauszuhelfen". Für den Personzentrierten Therapeuten kommt es hier darauf an, die diesbezüglichen Prinzipien seines Ansatzes zwar nicht rigide zu handhaben, aber auch nicht völlig aufzugeben.

Mittel und Ziele der Gesprächsführung bei abhängiger Persönlichkeitsstörung

Einfühlen und Verstehen:

- durch Aufgreifen von Gefühlen in Beziehungssituationen die Klienten anregen, Anpassungsbereitschaft und Selbstverzicht zu hinterfragen
- durch Verstehen der Ängste vor Verantwortung und Autonomie die Motive der Passivität klären
- durch ein Verstehen, d.h. zunächst einer differenzierenden Vergegenwärtigung dieser Ängste im Kontext von Lebensereignissen deren Integration in das Selbst fördern

Beziehungsklären:

- durch Verstehen von Beziehungserwartungen die Motive für die Suche nach Ratschlägen und andere Hilfen klären

Reales Zugegensein und Selbsteinbringen:

- durch Anerkennung und Lob die Selbstsicherheit fördern
- durch Ermutigen zu mehr Angsttoleranz die Voraussetzung zu mehr Selbstständigkeit und Eigenverantwortlichkeit schaffen
- durch verständnisvolle Hinweise die Bewältigungskompetenz fördern

Gesprächsregeln bei abhängiger Persönlichkeitsstörung:

- Versuchen Sie, aus der Perspektive der Klienten Ängste vor Eigenverantwortlichkeit und Autonomie zu verstehen.
- Vergegenwärtigen Sie Ihre emotionale Resonanz auf den Klienten im Laufe der Therapie und versuchen Sie, hiervon konstruktive Interventionen abzuleiten.
- Greifen Sie die Gefühle der Klienten in verschiedenen Beziehungssituationen auf und stellen Sie einen Zusammenhang mit den Beziehungserwartungen her.
- Klären Sie die Erwartungen des Klienten an Sie bei seinen Bitten um Rat.
- Fördern Sie durch Anerkennung und Ermutigung die Bewältigungskompetenz der Klienten.

9.5.4 Paranoide Persönlichkeitsstörung

Erscheinungsbild und Entstehungsbedingungen

Diagnostik

Der paranoiden Persönlichkeitsstörung (F 60.0) werden in der ICD-10 folgende Merkmale zugeschrieben:

1 Überempfindlichkeit bei Zurückweisung,
2 nachtragende Gefühle (Groll) bei Kränkungen,
3 starkes Misstrauen,
4 streitsüchtige Ressentimenthaltung,
5 Neigung zu pathologischer Eifersucht,
6 Selbstbezogenheit,
7 Neigung zu Verschwörungstheorien.

Von diesen sieben Merkmalen sollen mindestens drei vorliegen, wenn die Diagnose gestellt wird.

Symptomatik und Persönlichkeitsentwicklung

Die Patienten neigen dazu, neutrale oder gar freundliche Handlungen anderer als eigentlich feindselig zu erleben. Ein tiefer Argwohn gibt ihnen das Gefühl, häufig der Missgunst, Heimtücke und rivalisierenden Aggressivität ausgesetzt zu sein. Diese Haltung eines allgemeinen Misstrauens, Verdächtigens und argwöhnischen Umdeutens der Handlungen anderer kann ansatzweise wahnhafte Züge zeigen. Die Patienten tendieren nicht selten zu sozialem Rückzug. Es gibt in ihrer Umgebung meist nur wenige Menschen, denen sie vertrauen, und von denen sie dann erwarten, mit ihnen ihre argwöhnische Weltsicht zu teilen und sie in ihrem manchmal querulatorischen Verhalten zu unterstützen. Im Kontaktverhalten wirken sie oft kühl und distanziert.

Die Klienten stammen nicht selten aus einer Familie, in der ebenfalls eine wenig vertrauensvolle und auf persönliche Distanz bedachte Atmosphäre herrschte. Auch scheinen diese Klienten häufiger tatsächliche Zurückweisungen erfahren zu haben. Allerdings können solche Beziehungserfahrungen schon wieder ihre Begründung in der Reaktion auf das wenig zugewandte Kontaktverhalten dieser Klienten haben.

Indikation

Diese Klienten sind oft kaum für eine Psychotherapie zu gewinnen, einmal, weil sie primär natürlich auch dem Therapeuten misstrauen, vor allem aber, weil sie meist keinerlei Inkongruenzdruck empfinden und keine Änderungsmotivation haben, da sie ihren Leidensdruck ja ausschließlich aus der feindseligen Umwelt herleiten. Wenn sich überhaupt ein Ansatz für eine Psychotherapie bietet, dann ist die GPT/PZT wegen ihrer Nicht-Direktivität und Klientenzentrierung besonders indiziert, da der hiermit verbundene Respekt vor dem Bezugssystem des Patienten die Möglichkeit eines psychotherapeutischen Zuganges am ehesten eröffnet. Denn dass dieses Bezugssystem und die damit verbundenen Vorstellungen von der vermeintlichen Missgunst und Feindseligkeit der anderen nicht zu schnell infrage gestellt werden, ist eine wichtige Vorbedingung für die Bereitschaft dieser Klienten, sich auf eine Therapie einzulassen.

Inkongruenzkonstellation und Beziehungskonzept

Im Selbstkonzept ist eine Opferrolle repräsentiert, in der sich der Klient als von anderen feindselig und missgünstig beobachtet, beneidet und auch attackiert wähnt. Die Umwelt muss deshalb ständig auf zu erwartende Feindseligkeiten anderer hin kontrolliert werden. Der Klient erlebt sich in starker Anspannung, um gegen die Attacken anderer gewappnet zu sein. Abgewehrt und von der Symbolisierung weitgehend ausgeschlossen sind dagegen aggressive Gefühle und das Bedürfnis nach „Täterschaft", nach Vergeltung und Bestrafung. Die Projektion dieser Bedürfnisse auf die anderen steht im Dienste der Abwehr und man kann sie dementsprechend als verzerrte Symbolisierung von Aspekten der eigenen Person ansehen.

Ein wesentlicher Faktor für die Entwicklung einer solchen Konstellation ist in negativen Beziehungserfahrungen zu sehen. Hier ist vor allem das negative Modell von Eltern zu nennen, die ihrerseits misstrauisch, rechthaberisch, kontrollierend und neidanfällig waren.

Das Beziehungsangebot der Klienten ist nicht selten durch eine Ambivalenz geprägt. Überwiegend zeigt sich die Seite einer scheuen, aber manchmal auch kalt wirkenden Distanzierung und eines feindseligen Misstrauens. Im Gegenüber kann dies Ärger und auch Unsicherheit hervorrufen, bis dann die innere Not und Angst des Patienten deutlich wird, die Angst, sich im Gegenüber völlig zu verlieren, sich auszuliefern. Hinter der gezeigten Distanziertheit im Kontaktverhalten kann eine Ambivalenz zwischen Nähe- und Distanzwunsch bestehen. Die Neigung der Klienten, ihre Sicht der Realität mit Nachdruck zu behaupten, kann im Therapeuten ein Gefühl der Hilflosigkeit und Ohnmacht erzeugen und den Impuls, seinerseits „rechthaberisch" zu argumentieren und den Klienten mit „zwingenden Beweisen" von der Verkehrtheit seiner Sicht zu überzeugen.

Fallskizze mit Inkongruenzkonstellation

BEISPIEL

Ein 33-jähriger Automechaniker kommt wegen einer stärkeren depressiven Verstimmung zur Therapie. Seine Frau habe ihn vor kurzem verlassen. Grund für ihre Trennung war, wie sich erst nach längerem Gespräch herausstellte, das in den letzten Jahren für sie unerträgliche Bedürfnis ihres Mannes, die Familie (einschl. 7-jähriger Tochter) als eine Art streng zu behütende Festung anzusehen, da er sich von allen Nachbarn ständig in feindseliger Absicht beobachtet, gedemütigt und auf vielerlei Art geschädigt fühlte. Ihr Mann sei, so berichtete sie später in seiner Gegenwart, immer ein misstrauischer Mensch gewesen, dies habe sich aber nach Abbruch einer Freundschaft zu einem der Nachbarn vor drei Jahren sehr verstärkt.

Inkongruenzkonstellation: Der Klient sieht sich als friedfertig, harmoniebedürftig, jedem Streit nach Möglichkeit aus dem Wege gehend. Viele der Nachbarn versuchten jedoch ständig, ihn durch merkwürdige Blicke, Grimassenschneiden und durch ein ironisches Lächeln oder andere vielsagenden Gesten zu provozieren. Oft merke er, wie sie sich hinter seinem Rücken über ihn lustig machten. Das sei besonders schlimm geworden, seit vor drei Jahren ein neuer Nachbar in die Siedlung gezogen sei, der wohl neidisch auf ihn, seine Familie und sein Haus sei.

Es besteht eine Inkongruenz zwischen einem Selbstkonzept, das von Überzeugungen eigener Leistungsfähigkeit und friedfertiger Kontaktbereitschaft bestimmt ist, und einem abgewehrten, verzerrt symbolisierten Erleben von Selbstwertzweifeln, Neid und Rivalitätsaggression (primäre Inkongruenz). Diese letztgenannten Erlebensgehalte werden abgewehrt durch Projektion auf Personen seiner Umgebung. Die Vorstellung, dass sich die anderen auch öfter über ihn lustig machen, spiegelt sein negatives Selbstwerterleben, gegen dessen volle Symbolisierung er sich wehrt. Durch die Trennung der Frau wurden die Selbstwertzweifel als Depression verzerrt symbolisiert (sekundäre Inkongruenz). Der Klient ist als Einzelkind aufgewachsen in einer Familie, in der der Vater, Polizist von Beruf, strikte Unterordnung, „Ordnung und Sauberkeit“ verlangte. Vater und Mutter achteten sehr darauf, dass der Sohn nicht zu viel Zeit am Fernseher und PC verbrachte. Filme, in denen Aggression und Gewalt eine Rolle spielten, waren ihm strikt verboten und er fühlte sich von den Eltern fast ständig auf die Einhaltung dieses Verbotes sowie der anderen Bewertungsbedingungen wie Fleiß, Ordnung und Sauberkeit hin beobachtet und kontorolliert. So ist die Entwicklung von Selbstunsicherheit und einem negativen, von Argwohn und Rivalitätsängsten geprägten Beziehungskonzept sehr verständlich.

Therapiepraxis

Schlüsselthemen paranoide Persönlichkeitsstörung

- Misstrauen und Weltangst
- die Opfer-Perspektive
- Scham bei der Korrektur negativer Überzeugungen

Misstrauen und Weltangst

Die fast wahnhaften Überzeugungen der Patienten, von anderen in feindseliger Absicht beobachtet, gar überwacht zu werden, ständig mit irgendwelchen Attacken oder Gemeinheiten rechnen zu müssen, sollte der Therapeut als ein für den Patienten gültiges Erleben zunächst akzeptieren und einfühlsam begleiten. Bei einem zu schnellen Hinterfragen dieser Vorstellungen droht die Möglichkeit, dass auch der Therapeut vom Patienten schnell in die Front der Feinde gerückt würde. Der empathische Mitvollzug dieses Erlebens dagegen wird dem Patienten helfen, ein erstes zögerliches Vertrauen zu fassen und bereit zu sein, dem Therapeuten mehr Einblick in seine innere Welt zu gewähren. Der Therapeut sollte den Fokus seines Intervenierens auf die emotionalen Reaktionen legen, die durch die scheinbaren Beobachtungen im Klienten ausgelöst werden.

> T: Diese Entdeckung war sicher sehr beunruhigend für Sie.
> K: Na ja, ich hab mich gefragt, was fangen die noch alles mit dir an, wohin soll das gehen.
> T: Ich könnte mir denken, dass Sie da manchmal vor lauter Besorgnis die ganze Nacht kein Auge mehr zugekriegt haben.

Hierdurch lenkt der Therapeut den Brennpunkt der Aufmerksamkeit auf das „innere Schlachtfeld“, auf die Gefühle und Bedürfnisse des Klienten und dessen Strategien, mit diesen umzugehen. Der Klient wird so angeregt, sich mehr mit sich selbst als mit seiner Umgebung zu beschäftigen.

Im weiteren Fortgang käme es darauf an, zu verdeutlichen, welche emotionalen Reaktionen der Klient in ganz anderen und vor allem auch früheren Situationen zeigte.

> T: Neigten Sie vielleicht immer schon etwas dazu, sich leicht beunruhigen zu lassen, wenn Sie auf etwas stießen, was Ihnen irgendwie rätselhaft vorkam?

So kann man langsam daraufhin arbeiten, dem Patienten zu ermöglichen, sein Erleben von Attackiertwerden zu hinterfragen und das interpersonale Problem zu einem intrapersonalen werden zu lassen. Ein weiterer Schritt wäre dann, den Patienten zu der Einsicht zu führen, dass er mit seinem Interaktionsverhalten in anderen komplementäre Einstellungen auslöst, dass also das Verhalten der anderen oft nur eine Reaktion auf sein Beziehungsangebot ist. Dies ist am überzeugendsten über das Selbsteinbringen zu vollziehen.

> T: Sie sind mir jetzt schon sehr vertraut geworden und ich kann fast immer gut verstehen, was Sie bewegt, aber anfangs war ich doch öfter verunsichert, weil Sie auf mich so abweisend wirkten. Vielleicht geht das auch denen so, die Sie noch gar nicht näher kennen.

Insgesamt wird es darum gehen müssen, in den Klienten ein Grundvertrauen sich selbst, den nächsten anderen und überhaupt zur Welt gegenüber aufzubauen. Das berührt natürlich eine allgemein existenzielle Thematik (Kap. 7.2).

Die Opfer-Perspektive

Mit dem letzten Absatz wurde schon darauf hingewiesen, dass es darum geht, den Klienten dazu anzuregen, seine Sichtweise, immer nur das Opfer von grundsätzlich feindseligen anderen zu sein, zu korrigieren. Zwar muss zunächst der Therapeut im Vollzug des Einfühlenden Verstehens diese Perspektive übernehmen, um überhaupt Zugang zum Erleben des Klienten zu finden. Aber dann wird er behutsam den Klienten zu einem Perspektivwechsel inspirieren. Er kann ihn dadurch anregen, seine eigene Sichtweise zu überprüfen, indem er immer wieder auf die stellungnehmende, beurteilende Instanz im Klienten selbst verweist und versucht, dessen Selbstkritik anzuregen.

BEISPIEL

T: Haben Sie immer sofort den Eindruck, dass Sie so komisch auf der Straße angesehen werden, oder stellt sich dieses Gefühl meist hinterher ein?
K: Nein, das merke ich sofort.
T: Und dann ist das für Sie so, als ob Sie die ganze Welt gegen sich hätten?
K: Nein, aber eben die Leute in unserer Siedlung.
T: Da sind Sie felsenfest davon überzeugt, dass fast alle Nachbarn Ihnen gegenüber feindselig gesonnen sind, und es scheint für Sie jetzt ausgeschlossen, daran je zu zweifeln.
K: Ja, ich sehe keinen Grund, daran zu zweifeln.
T: Wenn es da mal jemand gäbe, wo Sie nicht das Gefühl haben, dass der Ihnen gegenüber feindselig ist, dann würden Sie das schon anerkennen, vielleicht sogar mit Freude anerkennen?
K: Ja, das würde ich, sehr sogar.
T: So dieses Gefühl, mal nicht Opfer von allen zu sein, sondern dass da auch jemand ist, der zu Ihnen hält, das wäre richtig schön für Sie?

Hiermit macht der Therapeut deutlich, dass es sich um die subjektive Sicht des Patienten handelt, und er fordert diesen indirekt auf, diese Sicht zu überprüfen. Der Therapeut wird dabei in den ersten Kontakten die (paranoide) Sicht des Patienten nur andeutungsweise direkt infrage stellen. Für ein direkteres Konfrontieren muss sich zunächst eine vertrauensvolle Beziehung entwickeln. Er könnte dann über das Selbstöffnen intervenieren.

T: Ich kann noch nicht richtig einsehen, dass die es alle so auf Sie abgesehen haben sollen, da Sie auf mich eigentlich recht sympathisch wirken.

Wenn sich eine halbwegs vertrauensvolle therapeutische Beziehung etabliert hat und die Klienten schon vorsichtig beginnen, sich von ihren Überzeugungen zu distanzieren, käme es jedoch darauf an, die möglichen Bedeutungen solcher Überzeugungen behutsam anzusprechen. Der Therapeut wird deutlich machen, dass er solche Vorstellungen als Ausdruck der „inneren Welt" des Klienten versteht. Ziel ist dann die „Verinnerlichung" von wahnhaften Beschuldigungen, also die Rücknahme von Projektionen: Nicht die äußere Welt macht etwas mit mir, sondern ich selbst bin Ursprung und Zentrum meines Denkens, Fühlens und Wollens.

T: Das alles beunruhigt Sie sehr. Aber es ist, als ob Sie vor allem in sich selbst keine Ruhe finden können.

Scham bei der Korrektur negativer Überzeugungen

Wenn der Patient beginnt, seine bisherigen wahnhaften Überzeugungen zögernd infrage zu stellen, ist das für ihn auch eine Situation, die mit tiefer Scham verbunden sein kann, und es ist dann auch manchmal Schamabwehr, die es dem Patienten erschwert, dem Therapeuten seinen „Irrtum" einzugestehen. Auch Nähe-Ängste können ihm ein solches Geständnis schwer machen. Denn gerade, wenn der Patient sich in seinen eigentlichen Gefühlen und Bedürfnissen tief verstanden fühlt, kann hierdurch eine für ihn bedrohliche Nähe entstehen. So ist es wichtig, dass der Therapeut auch die Zurückweisung durch den Patienten akzeptiert und als Versuch zur Selbstabgrenzung versteht. Der Therapeut sollte aus diesen Gründen auch das Bekunden seiner Anteilnahme und seiner Sorge so dosieren, dass es für den Patienten in seiner Nähe-Angst nicht bedrohlich wird. So gilt es, dem Patienten einerseits Anteilnahme und Wertschätzung deutlich zu machen, andererseits aber auch für sein Bedürfnis nach Distanz sehr sensibel zu sein und es zu respektieren. Durch Mitteilen von Anteilnahme könnte man indirekt auf diese Kontaktabwehr hinweisen und gleichzeitig dafür Verständnis äußern.

BEISPIEL

T: Mich würde das wohl auch ärgern, wenn alle mich so bedrängen würden und mir immer beweisen wollten, dass ich es falsch sehe.
K: Ja, das ärgert mich dann schon, wenn man mir immer einreden will, dass ich meinen Wahrnehmungen nicht trauen darf.
T: Da fühlen Sie sich in Ihrem Urteil oft gar nicht ernst genommen.
K: Ja, genau so ist es.
T: Ich nehme Sie ernst. Und trotzdem glaube ich, dass auch Sie sich manchmal irren können.

Patienten mit paranoider Persönlichkeitsstörung können wegen ihrer oft ressentimentgeladenen Haltung für den Dialogpartner auf den ersten Blick ein Ärgernis sein. Wenn der Therapeut sich aber in das Bezugssystem dieser Patienten wirklich hineinversetzt, kann er auch für diese Patienten nicht nur Verständnis, sondern auch Sympathie empfinden.

Ziele und Mittel bei der Gesprächsführung mit Klienten mit paranoider Persönlichkeitsstörung

Einfühlen und Verstehen:

- durch Übernahme der Klienten-Perspektive Vertrauen schaffen und Zugang zu seiner inneren Welt herstellen
- durch Zentrieren auf Bedürfnisse und Ziele des Patienten Auseinandersetzung mit seinem Selbstkonzept fördern
- durch Anregen kritischer Selbstbeurteilung wahnhafte Überzeugungen korrigieren

Beziehungsklären:

Diese Interventionsform setzt eine besondere Nähe-Toleranz voraus und ist deshalb bei diesen Patienten nur bei sehr stabiler Beziehung und Persönlichkeit anzuwenden.

Reales Zugegensein und Selbsteinbringen:

- durch Mitteilen der emotionalen Resonanz des Therapeuten auf die „Täterschaft“ des Patienten verweisen und so die Opferperspektive hinterfragen
- durch Mitteilen von Anteilnahme Verständnis für Kontaktabwehr zeigen und Solidarität zum Ausdruck bringen

Gesprächsregeln bei paranoider Persönlichkeitsstörung:

- Vollziehen Sie aus der Alter-Ego-Position die wahnhaften Überzeugungen Ihres Patienten empathisch nach und erschließen Sie so seine „innere Welt“.
- Zentrieren Sie dabei auf die Gefühle, die das Erleben von Argwohn begleiten.
- Vergleichen Sie mit dem Patienten andere Lebenssituationen, in denen dieser ähnlich misstrauisch reagierte.

- Korrigieren Sie behutsam die Opferperspektive des Patienten, indem sie diesen anregen, sich empathisch gegenüber seinen Konfliktpartnern einzustellen.
- Respektieren Sie die Scham des Patienten im Zusammenhang mit seinem Erleben, aber sprechen Sie diese auch empathisch an.

9.6 Paranoide Schizophrenie

9.6.1 Erscheinungsbild und Entstehungsbedingungen

Diagnostik

In der ICD-10 werden neun Formen der Schizophrenie beschrieben, von denen die paranoide Schizophrenie (F 20.0) die weitaus häufigste ist. Diese Form ist hinsichtlich der für die Psychotherapie relevanten Schlüsselthemen vergleichbar mit der paranoiden Persönlichkeitsstörung, so dass für die Behandlungspraxis in Vielem auf das dort Gesagte zu verweisen ist.

Neben der Wahnsymptomatik (Verfolgungswahn, Beziehungswahn, Sendungswahn, Eifersuchtswahn) können auch Halluzinationen, vor allem akustischer Art (besonders Stimmen, die bedrohen oder befehlen, aber auch nicht verbale Laute wie Brummen oder Pfeifen) oder auch Geruchs- und Geschmackshalluzinationen bestehen. So genannte formale Denkstörungen in Form einer Auflösung der gedanklich-logischen Kohärenz sowie Störungen des Antriebs (gesteigert oder vermindert) und der Stimmung kommen besonders im akuten Zustand vor.

Symptomatik und Persönlichkeitsentwicklung

Das Gemeinsame zwischen der besprochenen paranoiden Persönlichkeitsstörung und dieser Form der Schizophrenie besteht in der fast unkorrigierbaren Überzeugung von der feindseligen, verfolgenden Motivation anderer. Darüber hinaus ist aber phänomenologisch wie hinsichtlich des Erkrankungsverlaufs auf Unterschiede hinzuweisen. Anders als bei Patienten mit einer paranoiden Persönlichkeitsstörung ist bei Schizophrenen diese Überzeugung mit einer mehr oder weniger detaillierten Vorstellung über die Art der Pläne und Aktionen verbunden, mit denen der Andere seine feindselige Einstellung realisieren will. Hierbei werden neutrale Gegebenheiten als geheime Botschaft umgedeutet, Zufälliges wird mit einer nur dem Betroffenen verstehbaren Bedeutung aufgeladen. Das Thema eines solchen Wahns ist nicht immer die Verfolgung, es kann auch das einer besonderen Beziehung oder Sendung sein. Der Kranke wähnt, von einer anderen Person in einer nur durch verschlüsselte Botschaften bekundeten Weise geliebt zu werden oder zu einer besonderen, z.B. welterlösenden Aufgabe berufen zu sein.

Neben dieser Wahnsymptomatik bestehen, wie gesagt, bei Patienten mit einer paranoiden Schizophrenie oft auch Störungen der sinnlichen Wahrnehmung wie akustische, optische und olfaktorische Halluzinationen sowie formale Denkstörungen. Typisch sind auch Symptome wie Gedankeneingebung oder Gedankenentzug bzw. das starke Erleben, bestimmte andere Personen könnten die eigenen Gedanken unmittelbar „lesen". In diesen Symptomen wird eine Störung der Ich-Grenze gesehen (Oberreiter 2019). Wenn jedoch einerseits diese Auflistung von spezifischen Symptomen den Unterschied zur paranoiden Persönlichkeitsstörung deutlich macht, so könnten andererseits hinsichtlich mancher biologisch-ätiologischer Faktoren Gemeinsamkeiten bestehen, jedenfalls konnte ein gehäuftes Vorkommen der paranoiden Persönlichkeitsstörung bei Angehörigen von chronisch Schizophrenen beobachtet werden (Kendler et al. 1984).

Unterschiede gibt es allerdings auch auf der Ebene der Beschreibung der Persönlichkeit. Anders als bei den Patienten mit einer paranoiden Persönlichkeitsstörung lässt sich bei den Schizophrenen auch idealtypisch keine einheitliche Persönlichkeitsstruktur beschreiben. Es lässt sich lediglich sagen, dass diese Patienten gegenüber den persönlichkeitsgestörten Klienten hinsichtlich ihres Identitätserlebens meist irritierbarer, eher von der Auflösung ihrer Ich-Grenzen und von krisenhafter Desorganisation bedroht sind. Daraus ergeben sich auch die Unterschiede in der Therapie, die bei Schizophrenen umfassender im Sinne einer regelhaften Kombinationsbehandlung mit Psychopharmaka (Neuroleptika) und zumindest zeitweise in Krisensituationen mit soziotherapeutisch-stabilisierenden bzw. auch verhaltenstherapeutischen Elementen ausgerichtet sein muss.

Personzentrierte Beiträge zu Forschung und Therapie

Gerade die Behandlung der Schizophrenie ist mit frühen Forschungsbemühungen der Gesprächspsychotherapie verbunden. Gemeint ist die breit angelegte Wisconsin-Studie, in der Rogers et al. (1967) die Wirkung der Gesprächspsychotherapie bei langfristig hospitalisierten und z.T. schwer chronifizierten Schizophrenen untersuchten. Immerhin ergab sich hier, dass die Patienten, die sich überhaupt zu einer Selbstauseinandersetzung stimulieren ließen, langfristig (Neun-Jahres-Katamnese) von der Behandlung profitierten (geringere Rehospitalisierungsrate).

In der Folgezeit beschäftigten sich auch andere Gesprächspsychotherapeuten mit der Behandlung dieser Patienten (Gendlin 1964; Rank et al. 1986; Teusch et al. 1987; Prouty 1990; Prouty 1998; Binder/Binder 1991; Teusch 1990, 1994; Mitterhuber/Wolschlager 2001; Finke 2004; Knienider 2014; Oberreiter 2018, 2019). Abgesehen von der Wisconsin-Studie wurden auch in anderen Untersuchungen positive Effekte der GPT nachgewiesen (Truax 1970; Coons/Peacock 1970; Teusch et al. 1983; Teusch 1994; Tarrier et al. 2000). Teusch (o. a. O.) hatte vor allem positive Effekte bei Patienten nachweisen können, die zwar erkennbare psychopathologische Auffälligkeiten zeigten, aber nicht zu unkritisch-flach-euphorisch oder nicht zu autistisch antriebsgemindert waren. Es waren dies überwiegend Patienten, die nach Abklingen einer paranoid-halluzinatorischen Episode zwar noch eine deutliche Minussymptomatik hatten, aber allenfalls nur noch diskret wahngestimmt waren oder/und noch geringfügige Denkstörungen hatten.

Indikation

Diese Angaben lassen die Frage nach der Indikation stellen. Es dürfte deutlich geworden sein, dass diese (unter der Voraussetzung einer Motivation zur Psychotherapie und mit Ausnahme von akut oder chronisch schwerst Gestörten) bei vielen Schizophrenen dann gegeben ist, wenn im Sinne einer adaptiven Indikation eine erhebliche Modifizierung des Verfahrens vorgenommen wird, wie das besonders Prouty (o. a. O.) mit seiner „Prätherapie“ deutlich gemacht hat. Bedeutsam für die meisten Schizophrenen sind auch die klientenzentrierte Psychoedukation (Luderer et al. 1994) sowie verhaltenstherapeutische Techniken wie das Trainieren sozialer Kompetenz.

Für schwerer gestörte Klienten, z. B. mutistische, Kontakt verweigernde, stärker denk- und antriebsgestörte, ist die Prätherapie von Prouty indiziert. Eine nur geringfügig modifizierte PZT bietet sich aber bei Klienten an, die nach Abklingen der akuten Symptomatik in ihrem Ausdrucks- und Kontaktverhalten wie in ihrem formalen Denken schon wieder recht geordnet sind, aber noch unter Wahnsymptomen und eventuell auch unter Halluzinationen leiden. Das Therapieziel besteht dann in der Wahnauflösung durch konstruktive Bewältigung von Beziehungskonflikten, in der Überwindung von Selbstwertkrisen und der Festigung des Identitätserlebens, verbunden mit der Fähigkeit, die durchgemachte Erkrankung nicht verleugnen zu müssen. Es kommt dabei darauf an, den Klienten erleben zu lassen, dass er in der Welt des Wahns nicht allein ist, dass der Therapeut in dieser Welt an seiner Seite ist, ohne mit ihm die Inhalte des Wahns zu teilen (Oberreiter 2018). Zumindest ansatzweise sollte es dem Klienten dabei auch ermöglicht werden, die Abwehrfunktion seiner Wahnvorstellungen zu erleben und zu erkennen.

Inkongruenzkonstellation und Beziehungskonzept

Da sich bei schizophrenen Patienten keine Persönlichkeitsstruktur bestimmen lässt, die auch nur als halbwegs typisch angesehen werden kann, kann auch keine typische Inkongruenzkonstellation angegeben werden. Nicht ganz unbegründet mutmaßen lässt sich jedoch, dass viele Inhalte des Wahns sowohl der Abwehr von unerträglichen Gefühlen und Bedürfnissen wie ihrer verzerrt symbolisierten Erfüllung dienen. Beim sehr häufigen Phänomen des Verfolgungswahns könnten dies Bedürfnisse nach Beachtung und Kontakt des faktisch vereinsamt lebenden Klienten sein. Das Erleben, verfolgt und überwacht zu werden, also im Mittelpunkt der Aufmerksamkeit von Vielen zu stehen, u. U. sogar von sehr machtvollen Organisationen, kann ein Ersatz für ersehnte Zuwendung sein. Es würde hier eine Inkongruenz bestehen zwischen einem radikal auf Autonomie und Unabhängigkeit ausgerichteten Selbstkonzept einerseits und den nur in Form des Wahns verzerrt symbolisierten Bedürfnissen nach positiver Beachtung und Zuwendung andererseits. Dementsprechend ist auch das Beziehungskonzept dieser Klienten oft zwiespältig, vor allem ihre Beziehungserwartungen sind ambivalent, zwischen Nähe-Wunsch und Nähe-Angst schwankend.

Fallskizze mit Inkongruenzkonstellation

BEISPIEL

Der 21-jährige Patient hat vor einem halben Jahr eine Heilpraktikerausbildung abgebrochen, da er unter dem Einfluss von wahnhaften Gedanken und Befürchtungen sowie Konzentrationsstörungen nicht ausbildungsfähig war. Er wähnte, dass ein von ihm bewunderter Mitschüler, dessen Freundschaft er gesucht hatte, seine geheimsten Gedanken erraten und diese auch irgendwie steuern könne, ihn ständig auf verschiedenste Proben stelle und sich darüber auch insgeheim mit den Lehrern austausche. Diese Vorstellungen hatten ihn äußerst beunruhigt und umgetrieben, er konnte kaum noch einen anderen Gedanken fassen und dem Unterricht nicht mehr folgen. Als der Patient in die Psychotherapie kommt, ist er schon medikamentös (Neuroleptika) vorbehandelt. Er ist emotional und kognitiv nicht mehr so desorganisiert und kann sich ansatzweise auch schon von seinen Wahnvorstellungen distanzieren. Es bedrängt ihn aber noch die Frage, ob nicht an seinen Erlebnissen „doch etwas Wahres dran" sei. Er ist auf einer esoterischen Ebene stark mit philosophischen Problemen beschäftigt und wirkt in der Strukturierung des Gedankenablaufs noch leicht beeinträchtigt („assoziativ gelockert").

Inkongruenzkonstellation: Vermutlich hat der Klient stärker die Freundschaft seines Mitschülers gesucht als dieser zu ihm. Das entsprechende Erleben von Enttäuschung und Kränkung über dessen zumindest diskrete Zurückweisung hat er abgewehrt in Form eines Wahnes, in dem der bewunderte Mitschüler sich gedanklich sehr mit ihm beschäftigt und seine Nähe sucht durch das intensive Bemühen, seine Gedanken zu lesen und diese Gedanken auch zu beeinflussen und zu steuern. Das Erleben der Kränkung des Selbstwertgefühls wird also wahnhaft umgedeutet, indem aus dem diskreten Rückzug des Mitschülers eine besonders intensive Zuwendung wird. Dass die Verzerrung der Symbolisierung des Kränkungserlebens in wahnhafter Weise erfolgt (und nicht etwa in einer der Formen wie sie vorangegangen schon beschrieben wurden), dürfte eher biologisch als psychologisch zu begründen sein. Das bedeutet, dass die Inhalte eines Wahns oft psychologisch verstehbar sind, die Form, in der diese Inhalte sich darstellen, eben die des Wahns, aber eher neurophysiologisch und -chemisch zu erklären sind.

9.6.2 Therapiepraxis

Schlüsselthemen der paranoiden Schizophrenie

Der Wahn:

- die Wahnerzählung
- die Wahnstimmung
- die Wahnbedürfnisse
- die Wahnwahrnehmung

Handlungsoptionen

Formale Denkstörungen

Hinsichtlich der Schlüsselthemen und ihrer therapeutischen Bearbeitung ist auch auf die Ausführungen zur paranoiden Persönlichkeitsstörung zu verweisen. Dies gilt besonders für die therapeutische Arbeit an der Lebenssituation des Klienten. Das dort Beschriebene hat auch hier weitgehend Gültigkeit, allerdings ist das Kontaktabweisende bei vielen Schizophrenen weniger ausgeprägt, sie wirken meist nicht so feindselig distanziert. Aber andere Themen haben hier eine zusätzliche Bedeutung, es sollen der Wahn und die Denkstörungen besonders erörtert werden. Die Aufgabe des Therapeuten besteht hier darin, dem Klienten ein verlässlicher Begleiter zu sein, indem er gegenüber dem Wahn eine „Paraposition“ einnimmt (Oberreiter 2018). Einerseits versucht der Therapeut dabei im Sinne eines vornehmlich reproduktiven *Einfühlenden Verstehens* (Kap. 3.2) das Wahnerleben des Klienten nachzuvollziehen. Andererseits aber wird er im Sinne des *Selbstöffnens* den Klienten respektvoll damit konfrontieren, dass er das Wahnhafte in der Sichtweise des Klienten nicht teilen kann. Ansatzweise wird der Therapeut im Sinne eines produktiven Verstehens auch darauf hinarbeiten, dass der Klient zunehmend Zusammenhänge zwischen den Inhalten seines Wahns und seinen eigentlichen Bedürfnissen, Gefühlen und verschiedenen Umständen seiner Lebenssituation sehen kann.

Der Wahn

Bei der Bearbeitung der Wahnsymptomatik sind unterschiedliche Aspekte zu nennen, die für den Therapeuten mit unterschiedlichen Aufgabenstellungen verbunden sind.

Die Wahnerzählung

Wenn der Klient, oft erst nach anfänglicher Scheu, von seinen (wahnhaften) Erlebnissen erzählt, dann tut er dies in der Hoffnung, einen Anteilnehmenden und Zeugen für das zu finden, was ihm widerfahren ist, jemanden also, der mit ihm das Bedrängende dieses Erlebens teilt. Diese Erwartung darf der Therapeut nicht zurückweisen, indem er sich sofort kritisch einstellt und unmittelbar auf eine Realitätsprüfung drängt. Vielmehr muss er zunächst den Erzähler im Sinne eines reproduktiven Verstehens empathisch durch das erzählte Geschehen begleiten, etwa durch das *Umakzentuierende Wiederholen* der Patientenäußerungen. Durch diese einfühlsame Teilnahme am Erleben des Patienten kann seine wahnbedingte Isolation ein wenig durchbrochen werden. Indem der Therapeut „hinter dem Vorhang aus Schweigen, Halluzinationen, seltsamen Reden, Feindseligkeit und Gleichgültigkeit" (Rogers 1962/1977, 177) versucht, die Person zu sehen und sich mit ihr (nicht mit dem Wahn) zu solidarisieren, schafft er einen Zugang zu dem Patienten und damit die Möglichkeit eines Ausgangs aus dem Wahn. In Bezug auf das Fallbeispiel könnte der Therapeut sagen:

> T: Es war Ihnen dann, als seien Sie für Ihren Freund völlig durchsichtig, als sei er wie ein zweites Ich von Ihnen.

Bei diesem empathischen Begleiten des Patienten greift der Therapeut das Erzählte so auf, dass der Patient sich einerseits in seinen Sorgen verstanden fühlt, und andererseits bei der Wahnbildung beteiligte Motive dem Patienten zunehmend verstehbar werden. Mit dem Konjunktiv „als seien Sie ..." betont der Therapeut zugleich das Subjektive des Erlebens.

Die Wahnstimmung

Die Patienten erzählen ihre (wahnhaften) Erlebnisse meist so, dass darin nur scheinbar äußere Ereignisse vorkommen, eben das, was ihnen „zugestoßen" ist. Wenn der Therapeut nun die Gefühle aufgreift, die diese „Ereignisse" in ihnen ausgelöst haben, so betont er damit den subjektiven Aspekt dieses Ereignisses, die Bedeutung der „inneren Welt" und versucht so, die Aufmerksamkeit des Patienten auf diesen Aspekt zu lenken und ihn so zu einem Perspektivwechsel anzuregen (wodurch schon ein Übergang zum produktiven Verstehen gegeben ist): Nicht die äußere, sondern die innere Welt ist das Entscheidende.

> T: Dieses Gefühl, völlig unter der Kontrolle eines anderen zu stehen, hat Sie so beunruhigt.
> K: Ja, ich habe ständig denken müssen, „was passiert da gerade?"
> T: Dieses Erleben, „da ist einer, der mich sehr gut kennt", war einerseits vielleicht auch schön, andererseits fühlten Sie sich wohl auch bedrängt und überwältigt?

Der Patient soll so lernen, seine Gefühle, auch in ihrer Widersprüchlichkeit, zunehmend exakter zu symbolisieren und zu differenzieren und schließlich diese Widersprüchlichkeit zu verstehen.

Die Wahnbedürfnisse: Der ambivalente Wunsch in der Wahnerzählung

Aus personzentrierter, ganzheitlicher Perspektive ist der Wahninhalt nicht als ein rein zufälliges, höchstens biologisch erklärbares Phänomen zu sehen, sondern aus dem Erleben der Person heraus zu verstehen. Er stellt unter dieser Perspektive die verzerrte Symbolisierung von Wünschen und Bedürfnissen, natürlich auch tiefen Befürchtungen des Patienten dar. Beim Sendungswahn ist ein Bedürfnis nach Grandiosität offensichtlich. Es klingt oft aber auch im Verfolgungswahn an, wenn etwa der Patient sich als einsamer Protagonist im Fadenkreuz der Geheimdienste der ganzen Welt wähnt. Der Therapeut wird behutsam auf eine exakte Symbolisierung dieser Bedürfnisse hinarbeiten.

> T: Wenn Sie den Eindruck haben, dass so viele es auf Sie abgesehen haben, ist das sicher sehr ängstigend, aber Sie sind damit auch über die meisten Menschen hinausgehoben.

Die Wahnwahrnehmung

Hier soll der Weg nachgezeichnet werden von der Wahrnehmung bestimmter Ereignisse oder Gegebenheit bis zu ihrer Umdeutung. Dabei soll der Patient dafür sensibilisiert werden, zwischen Beobachtung und Deutung zu unterscheiden sowie sich die unterschiedlichen Deutungsmöglichkeiten eines Phänomens zu vergegenwärtigen.

> T: Sie hatten beobachtet, dass Ihr Freund lächelte, dass es ein wissendes Lächeln gewesen sei, das hat erst Ihr Gefühl Ihnen gesagt.

Der Patient soll so lernen zu differenzieren, welche Wahrnehmungsverfälschungen gegenüber der äußeren Situation er durch seine eigenen Erwartungen vornimmt. Dabei muss er angeregt werden, solche Erwartungen präzise wahrzunehmen und zu beschreiben. So wird er fähiger, zunächst verwirrende gegensätzliche Gefühle und Bedürfnisse zu differenzieren. Diese insgesamt strukturierende Arbeit trägt sehr zur Festigung des Identitätserlebens bei. Der Therapeut muss gewissermaßen das Defizit an Klarheit und Struktur des Patienten ausgleichen (Binder/Binder 1991). Durch dieses viel stärker strukturierende Vorgehen unterscheidet sich natürlich die Arbeit mit ausgeprägt gestörten Schizophrenen deutlich von der Therapie neurotisch Kranker.

Die therapeutische Bezugnahme auf die stellungnehmende und bewertende Instanz im Patienten soll in besonderer Weise dazu dienen, das Identitätserleben zu stabilisieren und die Selbstdemarkation zu fördern. Es muss die Aufmerksamkeit auf den Beurteilungs- und Bewertungsprozess im Patienten gerichtet werden, um dadurch die Konsistenz des Selbstkonzeptes wiederherzustellen, bis in einem späteren Therapiestadium vielleicht sehr vorsichtig die Ausblendungen der organismischen Erfahrung angesprochen und aufgehoben werden können. Ein zu frühes Ansprechen von mit dem Selbstkonzept noch völlig unvereinbaren organismischen Erfahrungen allerdings, etwa von Hingabewünschen, kann das Therapieziel der Stabilität und Selbstabgrenzung gefährden.

Indem der Therapeut immer wieder auf die stellungnehmende Urteilsfähigkeit des Patienten verweist, versucht er die Selbstkritik des Patienten und seine Einsicht anzuregen, dass nicht die äußere Welt, sondern er selbst Ursprung seines Denkens und Fühlens ist.

BEISPIEL

T: Sie sind im Moment felsenfest davon überzeugt, dass diese Bemerkung Ihres Freundes nur in diesem Sinne zu verstehen ist und absolut nur Ihnen gegolten hat?

K: Ja, da bin ich sehr sicher.

T: Im Augenblick scheint es Ihnen ausgeschlossen, daran zweifeln zu können.

Indirekt fordert der Therapeut den Patienten so auf, seine subjektive Sicht zu überprüfen. Wenn sich eine vertrauensvolle Beziehung entwickelt hat, wird er durch Konfrontieren und Selbsteinbringen diese auch direkter infrage stellen.

T: Ich sehe, dass Sie weiterhin fest an diesen Zusammenhang glauben. Mir will das aber überhaupt nicht einleuchten.

Handlungsoptionen

Schizophrene Patienten berichten oft nur aus der Opferperspektive und kaum von durchgeführten oder geplanten Gegenmaßnahmen. Sie scheinen solche auch nie wirklich intendiert zu haben. Der Therapeut sollte nach solchen Intentionen fragen und natürlich auch nach den Gründen ihres Ausbleibens. Es kommt hier auch auf das Erörtern von Handlungsoptionen an. Wenn sich der Patient mit Möglichkeiten des Handelns auseinandersetzt, gewinnt er nicht nur eine Position als Akteur gegenüber dem Verbleiben im Opfer-Status zurück, sondern es wird ihm eventuell auch das Irreale, das Absurde seiner Gedanken deutlich.

BEISPIEL

T: Sie haben ihm also bisher noch nichts von Ihren Vermutungen mitgeteilt. Vielleicht sprechen Sie ihn einfach mal auf diese Dinge an und teilen ihm Ihre Befürchtungen mit.
K: Er wird ja sowieso alles abstreiten.
T: Was sollten Sie in dieser Lage tun? Haben Sie schon überlegt, die Polizei einzuschalten?

Formale Denkstörungen

Hier sind nicht inhaltliche Denkstörungen, z. B. Wahngedanken, sondern formale Denkstörungen gemeint. Wenn die Patienten Schwierigkeiten haben, eine logische Struktur in ihrem Erzählen einzuhalten, wenn sie von einem Gedanken zum anderen springen, in ihrem Denken fahrig und unkonzentriert wirken, die jeweiligen Aussagen nicht „auf den Punkt bringen" können, muss der Therapeut zunächst die Strukturierung stellvertretend übernehmen. Dies kann er tun durch Herausstellen des logischen Aussagesinns, durch Bündelung der Leitgedanken (Teusch 1994), Einordnung des Erzählten unter ein zentrales Thema. Oft lässt sich hier die Interventionsform des *Umakzentuierenden Wiederholens* einsetzen im Sinne von „Sie meinen also, dass …" oder „Sie sind also der Überzeugung, dass …" oder „Was Sie sagen wollen, ist also einmal, dass …, und andererseits, dass …".

Abschließend soll noch auf Risiken und Gefahren der Therapie bzw. auf unerwünschte „Nebenwirkungen“ hingewiesen werden (Teusch 1986a, b). Der Therapeut muss bei den verschiedenen Interventionen, die sich aus dem *Einfühlenden Verstehen* ableiten, bedenken, dass ein sehr tiefes Einfühlen und Verstehen für Schizophrene sehr irritierend und ängstigend sein kann. Insbesondere wenn sie noch in einem stärker gestörten Zustand sind, können sie schnell das Gefühl bekommen, der Therapeut könne ihre geheimsten Gedanken lesen. Es dürfte gut vorstellbar sein, dass sich dieses Problem auch bei dem o.g. Patienten ergeben könnte. Das würde das Ziel, seine Ich-Grenzen zu festigen, infrage stellen. Der Therapeut muss also hier seine Empathie bzw. das, was er davon dem Patienten mitteilt, behutsam dosieren (Oberreiter 2019). Darüber hinaus gilt auch hier uneingeschränkt die Bedeutung des *Bedingungsfreien Akzeptierens*. Die Realisierung dieses Prinzips, dieser tiefen bejahenden, den Patienten in seinem Sosein anerkennenden Grundhaltung, ist der erste Schritt, ihn aus seiner Isolation zu befreien.

Mittel und Ziele der Gesprächsführung bei schizophren Erkrankten

Einfühlen und Verstehen:

- durch empathisches Nachvollziehen des Wahnerlebens dem Patienten in seiner Einsamkeit beiseitestehen
- durch Aufgreifen von Gefühlen und Bedürfnissen die im Wahnerleben wirksamen Motive klären
- durch Konkretisierendes Verstehen die psychosoziale Wahrnehmung präzisieren
- durch Umakzentuierendes Wiederholen Strukturierungshilfen geben (u.a. Bündelung der Leitgedanken)

Beziehungsklären:

- durch Aufgreifen der Beziehungserwartungen Misstrauen gegenüber dem Therapeuten klären

Reales Zugegensein und Selbsteinbringen:

- durch Anbieten alternativer Erlebnisweisen wahnkorrigierende Interpretationsalternativen aufzeigen
- durch Mitteilen von Beurteilungen und Hinweisen Handlungsalternativen aufzeigen
- durch Mitteilen der emotionalen Resonanz des Therapeuten Wahngewissheit infrage stellen

Gesprächsregeln bei Schizophrenie:

- Geben Sie dem Klienten das Gefühl, dass Sie seine Gedanken, auch die wahnhafter Art, anerkennen. Bekunden Sie Ihr Bemühen, diese zu verstehen, ohne sich mit ihnen in allen Aspekten zu identifizieren.
- Zeigen Sie ihm, dass Sie sein Bedürfnis nach Distanz akzeptieren. Lassen Sie sich durch seine eventuelle Zurückweisung nicht irritieren.
- Helfen Sie dem Klienten, seine Gedanken und sein Erleben präzise zu benennen.
- Beziehen Sie die Äußerungen des Klienten nachdrücklich auf die wertende und stellungnehmende Instanz in ihm selbst und vermitteln Sie ihm, dass er selbst das Zentrum seines Denkens und Erlebens ist.

9.7 Alkoholabhängigkeit

9.7.1 Erscheinungsbild und Entstehungsbedingungen

Diagnostik

Um die Diagnose einer Alkoholabhängigkeit (F10.2) stellen zu können, müssen nach ICD-10 von den folgenden Kriterien wenigstens drei erfüllt sein:

1. starker, zwanghafter Wunsch, Alkohol zu konsumieren,
2. verminderte Fähigkeit, Alkoholgebrauch hinsichtlich Menge und Zeitpunkt zu kontrollieren,
3. Entzugssymptome und der Versuch, diese mit Alkohol zu mindern,
4. Toleranzentwicklung (zunehmende Dosissteigerung, um gleichen Effekt zu erzielen),
5. Fixierung des Gesamtverhaltens auf Alkoholeinnahme,
6. Vernachlässigung von Interessen und zwischenmenschlichen Beziehungen,
7. Alkoholkonsum trotz des Wissens um schädliche Wirkung.

Symptomatik und Persönlichkeitsentwicklung

Da es „den Süchtigen" bzw. „den Alkoholiker" nicht gibt und alle Versuche, eine Grundstruktur des Süchtigen herauszustellen, empirisch nicht belegt werden konnten (Mann/Günthner 1999), kann hier auch keine typische Persönlichkeitsentwicklung beschrieben werden. Jedenfalls gilt dies für die Lebensphase vor Beginn der eigentlichen Suchtsymptomatik. Unter dem chronischen übermäßigen Gebrauch von Alkohol kann es dann allerdings zu einer Nivellierung der Persönlichkeit und schließlich einer Depravation (Verfall der Persönlichkeit) mit typischen, interindividuell vergleichbaren Mustern kommen. Im hier gemeinten Zusammenhang soll aber nur von der prämorbiden Persönlichkeit die Rede sein. Und diese ist eben nicht einheitlich. So haben nicht alle Alkoholiker auch eine Persönlichkeitsstörung, aber viele scheinen insofern ein „labiles Selbst" zu haben, als sie eine verminderte Ambivalenz-, Frustrations- und Angsttoleranz zeigen. Die damit verbundenen Spannungszustände bekämpfen sie schnell mit Alkohol (Bensel 2012).

Nach dem Beginn der eigentlichen Symptomentwicklung, also des regelmäßigen Missbrauchs, jedoch bewirkt der kurzfristige wie besonders der längerfristige Einfluss der Droge, also des Alkohols, dass entsprechende Besonderheiten zu beachten sind. Diese sind in dem Umstand begründet, dass im Unterschied zu fast allen anderen Störungen das störungstypische Symptom, also die Alkoholeinnahme, eine unmittelbar positive (belohnende) Wirkung hat, so dass die Motivation des Patienten zur Symptombeseitigung zunächst viel weniger eindeutig ist, als bei vielen anderen Störungen. Daraus ergeben sich natürlich Schwierigkeiten für die Therapie, die hier nur hinsichtlich weniger Aspekte angedeutet werden können.

Personzentrierte Beiträge zu Forschung und Therapie

Für die GPT/PZT liegen bei diesem Störungsbild eine Reihe von Erfahrungsberichten sowie störungs- und therapietheoretische Konzeptbeschreibungen vor, so z. B. von Swildens 2015; Tasseit 1999; Mitterhuber/Wolschlager 2001; Finke/Teusch 2001, 2002; Keil 2002; Bensel 2003; Bensel/Fiedler 2012; Tecklenburg 2018. Empirische Studien zur Effektivität der GPT ergaben recht zufriedenstellende Ergebnisse hinsichtlich der Abstinenz als auch der Minderung von Angst und Depressivität, der Zunahme an Selbstvertrauen und dem Erleben von sozialer Kompetenz (Ends/Page 1957, 1959; Böhme et al. 1998; Speierer 1998, 2000).

Indikation

Eine GPT/PZT ist natürlich besonders dann indiziert, wenn die Suchtkrankheit noch nicht zu weit fortgeschritten ist und eine gute Änderungsmotivation besteht. Ein weiteres positives Indikationskriterium wäre das Vorliegen einer umschreibbaren Inkongruenz sowie die Fähigkeit und Bereitschaft zu einer Selbstexploration, die eine Klärung des nicht oder verzerrt symbolisierten Pols dieser Inkongruenz möglich macht. Das besagt natürlich vor allem auch, dass die Persönlichkeit durch den Alkohol noch nicht geschädigt sein sollte (etwa im Sinne einer „Persönlichkeitsnivellierung").

Im Zusammenhang des hier vorliegenden Textes können nur wenige Aspekte der komplexen Überlegungen zu den Therapiestrategien erörtert werden. In der Regel empfiehlt sich für die Behandlung von Alkoholkranken ein multimodaler Ansatz, im dem das klärungsorientierte Verfahren mit einem bewältigungs- bzw. lösungsorientierten und die sozialen Fertigkeiten trainierenden Vorgehen kombiniert ist. Dies ist unter stationären Bedingungen auch fast immer gegeben und insofern ist es günstig, wenn bei schwereren Verläufen eine solche Behandlung der ambulanten vorgeschaltet wird. Für die ambulante GPT/PZT ist zumindest der zusätzliche Besuch einer Selbsthilfegruppe zu fordern. Selbstverständlich ist das Einhalten der Abstinenz (gelegentliche, kurzfristige Rückfälle ausgenommen) eine wichtige Voraussetzung für eine GPT.

Inkongruenzkonstellation und Beziehungskonzept

Es kann angenommen werden, dass viele Alkoholkranke schon wegen der sozialen Diskreditierung dieser Erkrankung ein negatives Selbstkonzept sowie Schuld- und Schamgefühle haben. Diese Gefühle sind aber für den Abhängigen nur schwer zu ertragen und werden heftig abgewehrt, zum Teil durch erneutes Trinken, andererseits werden sie auch nur vage symbolisiert. Hier könnte eine Inkongruenz bestehen zwischen einem negativen Selbstkonzept einerseits und einem geheimen, kaum symbolisierten Bedürfnis nach dem Erleben von Stärke, Macht und emotionaler Unbeschwertheit (Mitterhuber/Wolschlager 2012). Diese Konstellation würde auch die häufig zu findende Verleugnung der Abhängigkeit und Therapiebedürftigkeit verstehbar machen, sowie den Versuch vieler Klienten, gegen die untergründigen Zweifel die Überzeugung hartnäckig aufrecht zu halten, es „allein schaffen zu können" (nämlich vom Alkohol los zu kommen). Bei Patienten, die sich zu einer Psychotherapie entschlossen haben bzw. dazu motiviert werden konnten, ist diese Verleugnung zwar zurückgenommen, Ansätze dazu finden sich aber auch hier nicht selten noch.

Eine Folge davon ist, dass Suchtpatienten oft in ihrem Beziehungsangebot ambivalent bleiben, dass sie teilweise angstvoll darum bemüht sind, den Therapeuten, z.B. durch Reden über externale Belanglosigkeiten, evtl. sogar durch Falschdarstellungen ihrer Suchtgeschichte (die berühmte Unwahrhaftigkeit des Süchtigen) auf Distanz zu halten. Diese spürbare Kontaktabwehr kann den Therapeuten erst verunsichern und dann verärgern und misstrauisch machen, so dass es ihm schwer wird, seinerseits sein Beziehungsangebot von empathischer Zuwendung aufrechtzuerhalten und das geschilderte Verhalten konsequent und einfühlsam als angstvolle Flucht vor der therapeutischen Begegnung und damit auch vor der Begegnung mit sich selbst zu verstehen. Wichtig ist hier, dass der Therapeut seine negative emotionale Resonanz auf den Patienten seinerseits nicht verleugnet, sondern sich diese deutlich vergegenwärtigt, um sie so konstruktiv bewältigen zu können.

9.7.2 Therapiepraxis

Schlüsselthemen der Alkoholabhängigkeit

- Trink- und Abstinenzmotivation
- der doppelte Blick des Therapeuten
- Rauscherleben und Suche nach Erfüllung
- Rückfallprävention und Rückfallbearbeitung
- Bewältigung negativer Emotionen: Scham- und Schuldgefühle, Angst, Ärger

Auf eine Fallskizze wird hier verzichtet, weil diese suggerieren könnte, dass es doch den Prototyp des Süchtigen gäbe. Bei Süchtigen finden sich jedoch, wie schon gesagt, unterschiedliche Persönlichkeitsstrukturen bzw., im pathologischen Falle, unterschiedliche Persönlichkeitsstörungen. Die Alkoholabhängigkeit geht häufig mit einer Komorbidität, z.B. einer depressiven oder einer Angststörung oder/und eben einer Persönlichkeitsstörung einher. Ein entscheidender Bereich der für eine Psychotherapie des Alkoholabhängigen wichtigen Thematik wird durch diese Komorbidität bestimmt und ist hier in den schon behandelten Kapiteln nachzusehen. Im Folgenden sollen nur die von der Suchtproblematik selbst unmittelbar vorgegebenen Schlüsselthemen behandelt werden.

Trink- und Abstinenzmotivation

Es gehört gewissermaßen zu den Urerfahrungen eines „Alkoholikers", von seiner Umgebung (Partner, Kinder, Freunde, Vorgesetzte) zur Aufgabe seines Suchtverhaltens überredet, durch Androhungen von negativen Konsequenzen „überzeugt" oder sonst wie bedrängt zu werden. Es dürfte einsichtig sein, dass es schon deshalb wenig konstruktiv wäre, würde der Therapeut aus einem analogen Rollenmuster intervenieren. Vielmehr sollte der Therapeut eher deutlich werden lassen, dass nicht er etwas vom Klienten will, sondern der Klient von ihm. „Wie kann ich Ihnen helfen?", „Was erwarten Sie von mir?", „Was möchten Sie mit der Therapie erreichen?", „Wie müsste eine Therapie aussehen, um für Sie hilfreich zu sein?" – im Sinne solcher Fragen sollten die Eingangsinterventionen des Therapeuten sein. So würde (etwa auch im Sinne des „Umlenken des Widerstandes" in der motivierenden Gesprächsführung von Miller/Rollnick 2004) nicht sofort durch ein Sich-Bedrängt-Fühlen eine Abwehrhaltung im Klienten mobilisiert. Vielmehr könnte sich der Klient so herausgefordert fühlen, seine eigenen Vorstellungen von Veränderung zu entwickeln. Mit der Frage „Warum eigentlich wollen Sie aufhören zu trinken?" macht der Therapeut deutlich, dass die Änderung des Trinkverhaltens nicht primär sein Anliegen ist, sondern dass es das Anliegen des Klienten sein sollte. Nicht die Aufgabe des Therapeuten ist es nun, sondern die des Klienten, die negativen Folgen des Missbrauchs zu benennen. Aber mit der Frage „Was leistet der Alkohol für Sie?" fordert der Therapeut den Klienten auch heraus, über sein Erleben der positiven Folgen zu berichten, d.h. über die entspannende, euphorisierende, Kontakte besser ermöglichende, das Selbstbewusstsein stärkende Wirkung des Alkohols zu berichten. So soll der Klient zu einem ausdrücklichen Abwägen von positiven und negativen Folgen seines Trinkverhaltens herausgefordert werden und sich über diesen Weg auch noch einmal mit seiner Therapiemotivation auseinandersetzen. Der Therapeut wird dabei natürlich auch zu einer Urteilsbildung über die Therapiemotivation des Klienten kommen und auch darüber, wie weit die Lebenssituation und das soziale Umfeld des Klienten für das Aufrechterhalten und die Umsetzung dieser Motivation förderlich oder hinderlich sein werden.

Der doppelte Blick des Therapeuten

> *„Der klientenzentrierte Therapeut strebt in mancherlei Hinsicht geradezu eine ‚leichtgläubige' Haltung an, bei der der Klient so akzeptiert wird, wie er sich mitteilt, ohne dass der Therapeut insgeheim den Verdacht hegt, der Klient sei im Grunde ganz anders" (Rogers 1962/1977, 24).*

Dass hier ein wichtiger therapeutischer Grundsatz formuliert wird, leuchtet unmittelbar ein, wenn man sich vor Augen hält, dass es therapeutisch sehr destruktiv sein kann, wenn der Klient stets eine misstrauisch lauernde Haltung im Sinne eines „entlarvenden Verstehens" (Kap. 3.2) seitens des Therapeuten zu spüren glaubt. Dies dürfte besonders bei Klienten mit einer Suchtsymptomatik zutreffen, da diese Klienten sich ohnehin, nicht ganz zu Unrecht, von der übrigen Gesellschaft leicht verachtet und ausgegrenzt fühlen. Aber dies ist nur die eine Seite der Wahrheit. Um auch hier eine „Vereinseitigung" zu vermeiden, ist zunächst daran zu erinnern, dass die personzentrierte Störungstheorie mit ihrem Inkongruenz-Modell ja die Selbsttäuschung des Klienten nahelegt (Kap. 2), so dass „der Verdacht, der Klient sei im Grunde ganz anders" (als „er sich mitteilt") nicht generell immer unberechtigt ist. Bei substanzabhängigen Klienten kommt noch hinzu, dass aufgrund der gesellschaftlichen Missachtung süchtigen Verhaltens und der entsprechenden Anfälligkeit für Schuldgefühle dieser Klienten diese nicht selten zu einer bewussten, schambesetzten Verschleierung ihres Suchtverhaltens neigen. So dürfte es keinesfalls extrem selten sein, dass Klienten schon viele Stunden in einer Psychotherapie sind und dabei heimlich weiter trinken, ohne sich ihrem Therapeuten in dieser Hinsicht zu offenbaren.

Bei einem Klienten mit einer Alkoholabhängigkeit, der sich zu einer Psychotherapie entschlossen hat, kann das therapeutische Gespräch schon bald um Themen kreisen, wie sie auch in der Psychotherapie von Patienten mit anderen Störungen üblich sind, z. B. Beziehungskonflikte, Schwierigkeiten beim Finden von Lebenszielen und Wertentscheidungen, Selbstklärungen und Auseinandersetzungen mit eigenen Gefühlen und Bedürfnissen. Dann kann es scheinen, als würde das Alkoholproblem gar keine Rolle mehr spielen. Hier mag die Abwehr des Klienten eine Rolle spielen, der nur allzu gern sein schambesetztes Problem vergessen machen möchte. In dieser Abwehr kann er aber unwillentlich vom Therapeuten unterstützt werden, wenn auch dieser das „unappetitliche" und mit dem Bild des recht sympathischen Patienten doch eigentlich gar nicht vereinbare Symptom der Alkoholsucht als längst überwunden betrachten möchte.

Besonders beim Umgang mit Klienten dieser Störung kommt es darauf an, dass der Therapeut seine eigene, zunächst meist nicht exakt symbolisierte Resonanz auf die Person des Patienten wie auf die Störung als solche reflektiert. Denn natürlich sind auch Therapeuten nicht davor gefeit, entgegen ihrer angestrebten professionellen Haltung gesellschaftlich vorgegebenen Bewertungsstereotypien zu unterliegen. So muss der Therapeut in verschiedener Hinsicht gegenüber sich selbst wachsam sein und auch die Suchtthematik im Fokus seiner Aufmerksamkeit behalten und im Laufe der Therapie immer wieder einmal ansprechen. Dabei wird er einerseits die Abstinenzmotivation überprüfen und andererseits die verschiedenen Situationen, Schwierigkeiten und Probleme des Patienten auf dem Hintergrund der Alkoholabhängigkeit zu verstehen suchen. So kommt es darauf an, mit einem gewissermaßen doppelten Blick auf den Klienten zu schauen. Das bedeutet, einerseits das Prinzip der Empathie zu beachten, andererseits aber auch die mögliche „Durchsetzungskraft" des Suchtverhaltens nicht ganz aus den Augen zu verlieren und nicht immer leichtgläubig zu sein. (Ein Aspekt dieses „doppelten Blicks" wurde schon unter dem Stichwort „Oszillieren zwischen Teilnehmer- und Beobachterbeziehung" in Kap. 4.3 beschrieben.)

Um in diesem Sinne den Klienten anzuregen, den Alkoholmissbrauch im Fokus der Aufmerksamkeit zu halten, wird der Therapeut das Missbrauchsthema immer wieder einmal an passender Stelle in das Gespräch einführen und dabei z. B. auf die Problemlösungsfunktion des Alkohols zentrieren (Bensel 2012).

> T: Nur unter Alkohol konnten Sie sich in dieser Situation stark fühlen und sich selbst besser akzeptieren.
> T: Diese Unsicherheit im Kontakt hatten Sie früher nicht, es fiel Ihnen unter Alkohol eben viel leichter, mit anderen ins Gespräch zu kommen.

Wenn der Patient dieser Bezugnahme auf seinen Alkoholmissbrauch ausweicht, wird der Therapeut gelegentlich in entsprechenden Situationen die therapeutische Beziehung thematisieren, denn er muss damit rechnen, dass der Patient ihm eine Haltung von Angst und Skepsis entgegenbringt, ob der Therapeut ihn nicht insgeheim verurteilt und verachtet.

> T: Vielleicht weichen Sie manchmal dem Thema Alkohol aus, weil Sie zweifeln, ob ich Sie da wirklich verstehe und nicht verurteile.

Der Patient soll sich immer wieder erneut vergegenwärtigen, welche Schwierigkeiten in welchen Situationen er mit Alkohol zu bewältigen suchte und unter welchen Bedingungen er heute seine Abstinenz aufrechterhalten könnte und was diese ihm wert ist.

> T: Unter Alkohol konnten Sie anderen gegenüber viel ausgeglichener sein, so dass das Trinken in manchen Situationen vielleicht immer noch eine Versuchung für Sie ist.
> T: Ohne Alkohol sind solche Situationen also viel schwieriger für Sie.

Hierbei ergibt sich dann meist auch der Zugang zum verstehenden Erhellen einer spezifischen Persönlichkeitsproblematik bzw. zu dem einer bestimmten Persönlichkeitsstörung.

Rauscherleben und Suche nach Erfüllung

Bisher wurde eine eher kritische und Änderung einfordernde Sichtweise gegenüber dem Phänomen Alkoholismus beschrieben. Für ein Verstehen dieses Phänomens ist aber auch eine anerkennende und nicht sofort um Korrektur bemühte Perspektive insofern nötig, als nur so voll in den Blick gerät, was der Patient im Alkoholrausch sucht. Dies können beglückende Gefühle im Zustand der Selbstentgrenzung sein oder ein Erleben tiefer Erfülltheit in rauschhafter Ergriffenheit und extatischer Verausgabung. Diese Bedürfnisse und Sehnsüchte sind zunächst auf dem Hintergrund einer anerkennenden Haltung hinsichtlich ihrer (scheinbar) positiven Funktion zu klären.

> T: Im Rausch fühlen Sie sich dann wie befreit, auch befreit von sich selbst und von aller Banalität des Alltäglichen.

Diese Anerkennung muss freilich dem Patienten selbst oft erst abgerungen werden, da er schuldhaft solche Bedürfnisse verurteilt und sie sich so kaum eingestehen kann. Das Bedingungsfreie Akzeptieren des Therapeuten ermöglicht hier dem Patienten oft erst die Selbstakzeptanz. Eine exakte Symbolisierung dieser Bedürfnisse ist aber wichtig, schon um sich mit ihnen gelassen auseinandersetzen und ggf. andere Wege zu ihrer Befriedigung suchen zu können.

Rückfallprävention und Rückfallbearbeitung

Mit den letztgenannten Interventionsbeispielen wurde natürlich auch schon im Sinne einer Rückfallprävention gearbeitet. Da nicht wenige Abhängige in der ersten Zeit der Abstinenz die Möglichkeit eines Rückfalls stark verleugnen, ist es Aufgabe des Therapeuten, diesen präventiv z. B. über das *Mitteilen von Anteilnahme und Sorge* zu thematisieren.

T: Ich sorge mich, dass Sie zu wenig auf die Gefahr achtgeben könnten, in einer schwierigen Situation doch wieder zum Alkohol zu greifen.

Hier ist zunächst ein Hinweis auf das Problem der Rückfalldefinition angebracht: Es kann darunter ein einmaliges oder höchstens wenige Tage anhaltendes Trinken verstanden werden. In diesem Falle wäre ein solcher Rückfall, auch wenn er sich gelegentlich noch einmal wiederholen sollte, nicht als das Scheitern der vorangegangenen Therapie zu werten. Anders ist dies natürlich zu beurteilen, wenn der Rückfall als Rückkehr zum ursprünglichen Trinkverhalten definiert wird. Im Zusammenhang mit dem nun zu Erörternden soll hier „Rückfall" im ersteren Sinne, also als ein zeitlich sehr befristetes Trinken verstanden werden.

Die ausführliche und geduldige Auseinandersetzung mit dem Symptomverhalten steht bei Abhängigen auch im Dienste einer Rückfallprophylaxe. Hier geht es darum, gerade die individuellen Risikofaktoren ebenso detailliert wie erlebensaktivierend zu erarbeiten (Körkel 1999). In diesem Sinne soll der Patient die verschiedenen Situationen und Stimmungen, die für ihn mit einer Rückfallgefährdung einhergehen könnten, intensiv imaginieren. Oft scheuen sich die Patienten, sich hier ihr mögliches Erleben detailliert vorzustellen. Der Therapeut wird in diesem Falle stellvertretend für den Patienten entsprechende Angebote machen:

T: Dann ist es wieder diese quälende Unruhe, die Sie immer noch an Alkohol denken lässt.
T: Sie haben dann das Gefühl, dass irgendetwas Großartiges passieren müsste und dass Sie mit dem Griff zur Flasche dem Gefühl der Einförmigkeit und der Leere entfliehen könnten.

Mit dem Verdeutlichen der potenziell rückfallauslösenden Situation spricht der Therapeut dann meist auch schon eine wichtige Persönlichkeitsproblematik oder einen bedeutsamen Beziehungskonflikt an.

Ebenso wichtig wie das vielschichtige Klären und Verdeutlichen der rückfallauslösenden Situation ist das Vergegenwärtigen jener Erlebnisweisen, die unmittelbar einem Rückfall folgen. Denn hier geht es darum, einen entscheidenden Circulus vitiosus zu unterbrechen, nämlich einen weiteren Rückfall zur Bewältigung der Scham- und Schuldgefühle aufgrund des ersten Rückfalls.

> T: Eigentlich hatten Sie sich dann über Ihren Mann furchtbar geärgert, aber es schien Ihnen ungefährlicher zu sein, diesen Ärger im Alkohol zu ersticken. Und nun zermartern Sie sich mit Schuldgefühlen und Ärger über sich selbst, schon weil Ihr Mann so wieder Recht behalten hat.

Die unmittelbare Reaktion des Patienten auf das erneute Trinken sind nach einem sehr anfänglichen Gefühl der Spannungslösung und Erleichterung häufig schwere Schuld- und Schamgefühle. Diese veranlassen ihn dann nicht selten zum Weitertrinken, um dem belastenden Gefühlsdruck zu entgehen. Es kommt deshalb darauf an, den Patienten von solch dysfunktionalen Schuldgefühlen zu entlasten. Dies kann nicht dadurch geschehen, dass der Therapeut solche Gefühle bagatellisiert und einfach nur auf ihre Unsinnigkeit bzw. Dysfunktionalität hinweist, sondern dass er dem Erleben solcher Gefühle zusammen mit dem Patienten geduldig nachgeht, um den Zusammenhang mit anderen Emotionen, Motivationen und Kognitionen einfühlsam zu erkunden (wie etwa bei den depressiven Störungen erörtert). Diese wiederholte und erlebnisaktivierende Vergegenwärtigung solcher Zusammenhänge trägt wesentlich zur Änderung der entscheidenden Erlebnismuster bei (Bensel 2012).

Zur Rückfallprophylaxe wie zur Rückfallbearbeitung gehören natürlich auch Hinweise und Erörterungen, die die Verhaltensebene betreffen. Hier geht es darum, zusammen mit dem Patienten zu klären, was er unmittelbar tun soll, wenn er deutlichen Trinkdruck spürt oder wenn es doch zu einem Rückfall gekommen ist, ob er Freunde anrufen soll oder sich am Tag darauf zumindest telefonisch mit seinem Therapeuten in Verbindung setzt.

Bewältigung negativer Emotionen

Alkoholabhängen fällt es schwer, negative Emotionen zu ertragen, schon weil sie darin wenig „Übung" haben, da sie solche Unlustgefühle immer mit Alkohol „zugeschüttet" haben. Deshalb können sie solche Gefühle nur sehr ungenau wahrnehmen und von anderen Gefühlen unterscheiden. So kommt es darauf an, die Toleranz für solche Gefühle wie die Fähigkeit, sie exakt zu symbolisieren, zu erhöhen. Ein erster Schritt dazu besteht darin, sich solche Gefühle überhaupt einzugestehen, sie sodann möglichst detailliert in ihren verschiedenen Facetten zu vergegenwärtigen und sie schließlich in ihrem Zusammenhang mit anderen Gefühlen und Bedürfnissen sowie verschiedenen Lebenssituationen zu verstehen.

Scham- und Schuldgefühle

Scham- und Schuldgefühle sind sowohl die Folge des Alkoholmissbrauchs wie oft auch dessen Ursache, da sie den Patienten zum Weitertrinken bewegen, um sich so dieser für ihn unerträglichen Gefühle zu entledigen. Der Therapeut muss taktvoll diese Gefühle ansprechen, um so dem Patienten zu helfen, sie möglichst deutlich wahrzunehmen und sich mit ihnen auseinanderzusetzen.

> T: Es ist schwer für Sie, diese Scham zu ertragen, wenn Sie wieder einmal getrunken haben.
> T: Sie empfinden diese Peinlichkeit dann als schier unerträglich, und das zwingt Sie oft zum Weitertrinken?

Um eine konstruktive Bewältigung dieser Gefühle zu ermöglichen, sollte der Therapeut auch im Rahmen der Dialogbeziehung korrigierende Hinweise geben.

> T: Ich kann gut nachempfinden, wie elend Ihnen da dann zumute ist, aber Sie könnten mal regelrecht üben, dieses miese Gefühl einfach auszuhalten. Wie könnten Sie das schaffen? Würde Ihnen das erleichtert, vielleicht wenn Sie jemanden anrufen oder aufsuchen oder was käme sonst noch in Frage?

Auch der Zusammenhang solcher Gefühle mit Merkmalen der eigenen Persönlichkeit wie mit bestimmten Beziehungskonflikten ist verstehend herauszuarbeiten.

> T: Sie sind dann so tief beschämt, weil Sie wieder mal Ihre eigenen Ansprüche und auch die Erwartungen Ihrer Frau nicht erfüllt haben.

Angst

Auch die Angst spielt beim Alkoholismus eine mehrfache Rolle, sie kann sowohl Folge wie Ursache der Alkoholabhängigkeit sein. Hinsichtlich der erstgenannten Möglichkeit ist sie oft ihrerseits eine Reaktion auf die befürchteten Folgen der Sucht, nämlich den Verlust an Anerkennung und Zuwendung, aber auch den Verlust von Einfluss, beruflicher Stellung und sozialem Eingebundensein (z. B. Ehe). Diese Angst bedingt dann wieder andere Verhaltensweisen wie das Verheimlichen und das „Lügen" der Alkoholiker, die dann ihrerseits wiederum den Verlust von Anerkennung und Zuneigung beschleunigen. In einem verstehenden Zugang zu der Angst müssen diese Zusammenhänge verdeutlicht werden. Von hier aus ergibt sich ein solcher Zugang auch zu den Beziehungserwartungen und Beziehungskonflikten des Patienten, etwa zu der Beziehung zum Ehepartner, der möglicherweise in der Rolle des Co-Abhängigen fungiert.

> T: Ihre Angst vor Zurückweisung und Kritik war so groß, dass Sie lieber all die quälenden Heimlichkeiten in Kauf genommen haben.

Vor allem bei Patienten mit Angststörungen kann die Angst aber auch Ursache des Alkoholmissbrauchs, aus dem sich dann oft eine Abhängigkeit entwickelt, sein. Die Alkoholeinnahme ist dann als eine Art Selbstmedikation zu verstehen, da der Patient nur unter Alkohol sich z. B. wieder traut, das Haus zu verlassen oder Geselligkeiten aufzusuchen.

> T: Nur unter Alkohol konnten Sie die Angst und die Unsicherheit, die Sie unter all den Menschen überfiel, aushalten.

Es kommt hier darauf an, die Bewältigungsfunktion der Alkoholwirkung herauszuarbeiten, um dann gemeinsam nach anderen Bewältigungshilfen zu suchen. Darüber hinaus ergeben sich hier natürlich Parallelen zum schon genannten Vorgehen bei den Angststörungen.

Ärger

Auch Ärger kann zum Alkoholmissbrauch führen, wenn dieses Gefühl für den Betreffenden unerträglich wird. Dies ist vor allem der Fall bei Personen, die z. B. wegen Kontakthemmungen und Selbstunsicherheit ihren Ärger nicht ausdrücken können. Sie können sich dann nur noch durch Alkoholeinnahme von der zunehmenden inneren Spannung, in die sie durch den „heruntergeschluckten" Ärger geraten, erlösen.

> T: Wenn Sie es wagen würden, Ihrer Frau bei diesem Thema auch einmal zu widersprechen, würden Sie vielleicht weniger zum Alkohol greifen.

Hinsichtlich bedeutsamer Schlüsselthemen und des therapeutischen Vorgehens ergeben sich hier Parallelen zu den Ausführungen über die depressiven Störungen. Dieser Verweis macht aber auch deutlich, dass natürlich keineswegs alle Personen, die mit dem Problem der Äußerungshemmung von Ärger zu tun haben, Alkohol (oder eine andere Droge) als Bewältigungsinstrument benutzen. Deshalb ergibt sich für die Alkoholabhängigen die Notwendigkeit auch spezifischer Strategien zur Entwicklung sowohl von mehr Ärgertoleranz wie von konstruktiverer Ärgerbewältigung.

Dies trifft auch auf solche Personen zu, die ihren Ärger nur in einer unangemessenen, d. h. beziehungszerstörerischen Weise äußern können. Sie nehmen Alkohol, um ihre unerträgliche Wutspannung zu mildern, aber auch, um Wutausbrüchen durch Dämpfung zuvorzukommen. Da es sich hierbei meist um Patienten handelt, bei denen man auch eine instabile Persönlichkeitsstörung bzw. eine Borderline-Störung annehmen muss oder, wenn Kränkungswut eine Rolle spielt, evtl. auch eine narzisstische Störung, ergeben sich bei diesen Themen behandlungstechnisch viele Gemeinsamkeiten mit dem beschriebenen Vorgehen bei diesen Störungen.

Mittel und Ziele der Gesprächsführung mit Alkoholabhängigen

Einfühlen und Verstehen:

- durch Hinweise auf Alkohol als Bewältigungsmittel für die auch künftige Gefahr dieses Mittels sensibilisieren und so Rückfallprävention betreiben
- durch Aufgreifen von Gefühlen der Scham, Schuld, Angst und des Ärgers die Wahrnehmung und das (alkoholfreie) Ertragen dieser Gefühle fördern
- durch Ansprechen von Beziehungskonflikten die maladaptive Rolle des Alkohols bei der Regulierung dieser Konflikte verdeutlichen

Beziehungsklären:

- durch Thematisieren der therapeutischen Beziehung die möglichen Ängste und Vorbehalte des Patienten gegenüber dem Therapeuten klären

Reales Zugegensein und Selbsteinbringen:

- durch Mitteilen von Anteilnahme und Sorge unkritischen Änderungsoptimismus hinterfragen und damit Rückfallprävention betreiben
- nach Rückfall durch Mitteilen von Anteilnahme und Anbieten einer alternativen Erlebnisweise von dysfunktionalen Schuldgefühlen entlasten und Selbstgefühl stabilisieren
- durch Mitteilen von Beurteilungen und Ratschlägen die Toleranzfähigkeit für negative Emotionen verbessern

Gesprächsregeln bei Alkoholabhängigkeit:

- Versuchen Sie, den Alkoholkranken auch in seinem Verleugnen und Beschönigen zu akzeptieren, aber klären Sie auch verstehend die Motive dieses Verhaltens.
- Sprechen Sie die Rolle des Alkohols in seinem bisherigen Leben, bei der Bewältigung seiner Emotionen und seiner Beziehungskonflikte, einfühlsam an.
- Thematisieren Sie die therapeutische Beziehung, wenn der Patient dieser Ansprache ausweicht.
- Helfen Sie durch Mitteilen von Anteilnahme, Hinweisen und Ratschlägen, die Kompetenz für Emotions- und Konfliktbewältigung zu verbessern.
- Geben sie dem Patienten Gelegenheit, sich intensiv mit den Möglichkeiten eines Rückfalls auseinanderzusetzen.
- Klären Sie insbesondere die Bedeutung von Scham-, Schuld-, Angst- und Ärger-Gefühlen für das Trinkverhalten.

9.8 Essstörungen: Bulimie, F50.2

In der ICD-10 werden drei bzw. (mit Unterformen) fünf Formen von Essstörungen unterschieden:

- Anorexia nervosa (Magersucht) F50.0
- atypische Anorexia nervosa (nicht alle Kriterien sind erfüllt) F50.1
- Bulimia nervosa (Bulimie) F 50.2
- atypische Bulimia nervosa (nicht alle Kriterien sind erfüllt) F50.3
- Essattacken bei anderen psychischen Störungen (Esssucht mit Übergewicht) F 50.4

9.8.1 Erscheinungsbild und Entstehungsbedingungen

Hier soll die Bulimie (F 50.2) erörtert werden, da sie einerseits ein besonders markantes Störungsbild darstellt sowie auch etwa gegenüber der Anorexie viel häufiger ist (Erkrankungshäufigkeit von ca. 5% gegenüber 0,8–1%) und sich auch eher rein ambulant behandeln lässt.

Diagnostik und Indikation

Nach ICD-10 sind vier Kriterien für das Stellen der Diagnose „Bulimie" erforderlich:

1. häufiges Denken an Essen, Gier nach Nahrungsmitteln, Essattacken
2. Entgegensteuern durch Erbrechen, Missbrauch von Abführmitteln und Appetitzüglern
3. ständige Furcht, zu dick zu werden bei normalem oder leichtem Untergewicht
4. in der Vorgeschichte Anorexie oder zumindest Diät- und Fastenkuren

Symptomatik und Persönlichkeitsentwicklung

Die Patienten kommen, im Gegensatz zu Magersucht-Patienten, meist von sich aus in die Behandlung, obwohl das erstmalige Sprechen über die Symptomatik mit großen Schamgefühlen verbunden ist. Zu Beginn und z. T. auch noch während der Therapie ist eine körperliche Diagnostik nötig, da vor allem durch das häufige selbstinduzierte Erbrechen sich körperliche Folgeschäden eingestellt haben können. Hier sind besonders zu nennen ein erniedrigter Kaliumspiegel im Blut, der zu Störungen der Herztätigkeit führen kann, Schädigungen der Zähne durch den häufigen Kontakt mit der Magensalzsäure beim Erbrechen. In psychischer Hinsicht besteht oft auch eine Depressivität.

Diese Depressivität ist meist der Ausdruck eines sehr negativen Selbstwerterlebens, das die Auseinandersetzung mit dem Symptom spiegelt. Es geht hier meist um die Enttäuschung über sich selbst, wieder einmal der „Fressgier" mit dem anschließenden selbstinduzierten Erbrechen erlegen zu sein. Dabei besteht eine große Diskrepanz zwischen diesem negativen Selbstbild und einem hohen Selbstideal, wie das hier auch schon bei der Depression beschrieben wurde. So sind auch manche Schlüsselthemen, die dort erörtert wurden (Kap. 9.2), bei der Therapie dieser Klienten von Belang. Eine hohe Komorbidität zwischen Bulimie und Depression konnte auch nachgewiesen werden (Schützmann et al. 2006). Mit den Depressiven teilen Bulimie-Klienten auch das große und oft enttäuschte Bedürfnis nach positiver Beachtung und Geborgenheit in menschlicher Nähe. Dabei kann es manchmal so scheinen, als sei die gierig verschlungene Nahrung ein Ersatz für diese Nähe. Jedenfalls ist die Gefahr, wieder einem Essanfall zu erliegen, besonders groß in Zeiten von Beziehungskrisen oder des Alleinseins.

Personzentrierte Beiträge zu Forschung und Therapie

Falldarstellungen und Konzeptbeschreibungen für die GPT bei Essstörungen liegen bisher nur in geringerer Zahl vor, z. B. Uhde 1986; Bettermann et al. 1996; Petersen 1997; Finke 2004; Schützmann et al. 2006; Swildens 2015; Draxl 2018; Behr et al. 2020. In empirischen Untersuchungen konnte eine deutliche Besserung des Essverhaltens, eine Abnahme von Depressivität und eine Verbesserung des Selbstwerterlebens und des Autonomieerlebens unter einer PZT/GPT festgestellt werden (Bettermann et al. 1996; Böhme et al. 1998).

Indikation

Die Indikation für eine PZT/GPT ist vor allem bei den keineswegs seltenen Patienten gegeben, die ein hohes, spontanes Bedürfnis nach Selbstexploration haben. Es wird trotzdem bei Essstörungen öfter ein multimodales Vorgehen empfohlen, d. h. dass neben einer klärungsorientierten Therapie auch verhaltenstherapeutische, lösungsorientierte und das Essverhalten betreffende, aber auch körpertherapeutische Maßnahmen zum Einsatz kommen. Bei einer ambulanten Therapie ist dies nicht immer leicht zu organisieren, wenigstens sollte der Patient aber neben der PZT/GPT eine symptomorientiert arbeitende Selbsthilfegruppe aufsuchen. Dies hat auch den Vorteil, dass der Therapeut weitgehend konzeptkonform vorgehen kann, d. h. seine Suchhaltung auf die „innere Welt" des Patienten ausrichten kann und sich nicht ständig um das Essverhalten des Patienten sorgen muss. Auf Seiten des Patienten kann gerade dies die Bereitschaft zur Selbsterkundung erhöhen. Allerdings sollte der Therapeut nachdenklich werden, wenn trotz scheinbar guter Selbstexploration das Ess- und Brechverhalten sich nicht bessert. Dann spätestens ergibt sich, wie bei dem vorangegangenen Kapitel über die Alkoholsucht beschrieben, die Notwendigkeit einer ausdrücklichen therapeutischen Fokussierung auf das „Symptomverhalten". Dies könnte z. B. auch einschließen, den Klienten zu bitten, regelmäßig ein Esstagbuch zu führen, dessen Eintragungen dann regelmäßig auch ein Thema in der Therapiestunde sein sollten (Draxl 2018).

Inkongruenzkonstellation und Beziehungskonzept

Von Anorexie und Bulimie sind ganz überwiegend Frauen betroffen. Dies deutet darauf hin, dass eine Ursache dieser Störungen, wohl stärker als bei jeder anderen, im sozio-kulturellen Kontext zu suchen ist. Hier ist vor allem die Überbetonung des Schlankheitsideals in den westlichen Industriegesellschaften bestimmend, dessen Geltung in den einschlägigen Medien unmittelbar mit sozialer Anerkennung und fraulicher Attraktivität verbunden wird. Auch von Seiten der Medizin wurde z. T. ein „Idealgewicht" propagiert, das deutlich unter dem Durchschnittsgewicht liegt. So spielen auch in der Vorgeschichte von Bulimikerinnen häufig Mütter eine Rolle, deren Bewertungsbedingungen eben auch dieses Schlankheitsideal beinhalteten, die also schon früh der Tochter bedeuteten, dass diese zu „pummelig", bzw. körperlich nicht ganz akzeptabel sei.

Die Inkongruenz der Bulimie-Patienten besteht in dem Widerspruch zwischen einem auf das Ideal von körperlicher Schlankheit, Attraktivität und absoluter Selbstkontrolle festgelegten Selbstkonzept bzw. Selbstideal und einem organismischen Erleben, das partiell von dem Bedürfnis nach rauschhafter Selbstentgrenzung, vor allem aber auch vom Bedürfnis nach Hingabe an Geborgenheit und emotionale Wärme und Nähe bestimmt ist. Die Essgier kann als eine verzerrte Symbolisierung dieser Hingabe- und Verschmelzungssehnsüchte gesehen werden. So hat das Essen auch die Funktion, jene Gefühle zu vermeiden, die mit der Frustrierung dieser Sehnsüchte verbunden sind: Einsamkeit, innere Leere oder Langeweile.

Der Fixierung auf ein Ideal von absoluter Selbstkontrolle steht wegen des Scheiterns am Erreichen dieses Ideals ein negatives Selbstbild gegenüber. Weil die Schamgefühle wegen dieses Scheiterns unerträglich sind, versuchen die Patienten durch rabiate Hungeraskese das Ideal doch noch zu erreichen. Die Durchbrüche von Essattacken können dann gewissermaßen als die Gegenwehr des Organismus verstanden werden.

In der Entwicklungsgeschichte von Bulimie-Patienten findet sich oft eine in ihrer Wertschätzung und Zuwendung sehr ambivalente Mutter (Schützmann 2006), die aber über das Induzieren von Schuldgefühlen die Tochter an sich zu binden suchte und die auf der Ebene physischer Attraktivität subtil mit der Tochter rivalisierte (wie die Mutter Schneewittchens, die vor Schreck und Wut erstarrte, als ihr Zauberspiegel ihr sagte, dass nicht mehr sie, sondern ihre Tochter die Schönste im Lande sei; Finke 2020). Dieses Rivalisieren kann sich in „spitzen“ Kommentaren zu der hier und da doch nicht so ganz „glücklichen“ Figur der pubertierenden Tochter äußern. So werden im Selbstkonzept dieser Patientinnen ein negatives Selbstbild, vor allem auch ein negatives Körperbild, sowie die Neigung zur Selbstentwertung und damit zu Insuffizienzgefühlen verankert. Auch das Erleben von Nahrungsaufnahme erlag meist schon während der Pubertät einseitigen Bewertungsbedingungen, insofern es (oft angeregt durch entsprechende Anspielungen der Mutter) mit dem Odium des Unstatthaften und Verpönten umgeben und gerade dadurch in seiner organismischen Dynamik aktiviert und in der Selbstwahrnehmung überbetont wurde. Der Wunsch nach kompensierender Anerkennung seitens des Vaters wird oft enttäuscht. Es entwickelt sich so bei diesen Klienten ein ambivalent-unsicheres Bindungsmuster (Kap. 2.2.3) und nicht selten auch ein „fragiles Selbst“.

Die Beziehungserwartungen von Bulimie-Patienten sind zwar häufig sehr von dem Wunsch nach Anerkennung, Zuneigung und Geborgenheit geprägt. Da sie aber wegen ihrer Beziehungserfahrungen mit der Mutter auch Kritik und Entwertung fürchten, sind sie in ihren Beziehungserwartungen nicht selten zwiespältig, dem Wunsch nach Nähe steht die Angst vor Nähe gegenüber. Von dieser Zwiespältigkeit könnte der Therapeut in seiner Resonanz und dem entsprechend in seinem Beziehungsangebot „angesteckt“ werden: Einerseits bewundert er die tatsächlich nicht selten attraktiven, scheinbar autonomen und beruflich erfolgreichen Patienten, andererseits ist er in Gefahr, bei der Schilderung ihrer Ess- und Brechpraktiken den gleichen Ekel und die gleiche Verachtung zu spüren, die die Klienten gegenüber sich selbst empfinden, einerseits möchte er ihnen einen wirklich bedingungslosen Freiraum der Entfaltung geben, andererseits hat er das Bedürfnis nach Kontrolle des Essverhaltens.

Fallskizze mit Inkongruenzkonstellation

BEISPIEL

Eine 25-jährige, schlank und grazil wirkende, sportlich-modisch gekleidete Balletttänzerin leidet seit fast vier Jahren zunehmend unter unbeherrschbaren täglichen Heißhungeranfällen, bei denen sie vor allem große Mengen von Süßigkeiten verschlingt, der befürchteten Gewichtszunahme steuert sie durch Erbrechen entgegen. Hinter dem vordergründig selbstsicher und gewandt wirkenden Auftreten zeigt sich bald eine depressive Stimmungslage. Die Depression mit gehäuften Essattacken begannen einige Wochen nach der Trennung von einem wesentlich älteren Partner, von dem sie sich in ihrem Bedürfnis nach zärtlicher Zuwendung und Geborgenheit enttäuscht fühlte. Gegenüber der schon seit vielen Jahren vom Vater geschiedenen Mutter hat sie Schuldgefühle, weil sie nicht immer täglich anruft, wie diese das von ihr erwarte.
Die Mutter war Prima Ballerina an einem Opernhaus. Sie wurde das Idol ihrer heranwachsenden Tochter, die auch Tänzerin werden wollte, was von der Mutter, die schließlich ihre inoffizielle Trainerin war, sehr unterstützt wurde. Die Mutter erwies sich als strenge Trainerin, die weder bei den Tanzübungen noch bei der Vorliebe ihrer Tochter für Schokolade mit Kritik sparte. Wegen eines Engagements an einem entfernteren Opernhaus verließ die Klientin ihre Mutter vor sechs Jahren. An dieser neuen Stelle befreundete sich die Klientin mit einem Cellisten aus dem dortigen Orchester, der sich als ein sehr in sich gekehrter, fast eigenbrötlerischer, kaum Beachtung gewährender Partner erwies, so dass die Klientin sich nach ca. eineinhalb Jahren von ihm trennte.

Inkongruenzkonstellation: Die vordergründig durchaus selbstbewusst auftretende Klientin zeigt sich leistungsbetont und auch selbstkritisch bis hin zur Selbstentwertung. Sie hat ein negatives Selbstbild bei hohem Selbstideal. Um diesem Ideal zu entsprechen, werden alle Wünsche nach Hingabe, entspanntem „Sich-Gehenlassen" und Genießen abgewehrt. Es besteht also eine primäre Inkongruenz zwischen einem auf Leistung und Askese ausgerichteten Selbstkonzept einerseits und dem nur verzerrt symbolisierten Bedürfnis ekstatischer Hingabe, Verwöhnung und Geborgenheit andererseits. In den Essanfällen zeigt sich dieses Bedürfnis in verzerrter Gestalt. Als Kind und Jugendliche hat sich die Klientin mit den Leistungs- und Disziplinidealen ihrer Mutter identifiziert, zumal die Bewertungsbedingungen der Mutter solche Identifizierung, auch hinsichtlich der Essgewohnheiten, auch einforderten. Schon als Kind wurde für die Klientin die Grundüberzeugung leitend, nur dann die Achtung und Anerkennung der Mutter erhoffen zu können, wenn sie zielstrebig und besonders körperbezogen „an sich arbeitet". Das „gesunde" Bedürfnis nach kindlicher Verspieltheit und Verwöhnung wurde also schon früh frustriert. Das in der so entstandenen primären Inkongruenz abgewehrte Bedürfnis nach Hingabe, Verwöhnung und Geborgenheit wurde durch die Trennung vom Partner und die damit verbundene Situation als „Alleinlebende" aktiviert (= sekundäre Inkongruenz) und in Form verstärkter Essattacken und darauf folgender Depressivität mit Selbsthass verzerrt symbolisiert. In einem etwas weiteren Sinne könnte in den Nahrungsmitteln eine Art Partnerersatz gesehen werden.

9.8.2 Therapiepraxis

Schlüsselthemen der Bulimie

- Scham und Schuld
- Ess-Gier
- negatives Körperkonzept
- Bedürfnis nach Zuneigung und Geborgenheit
- Angst vor Einsamkeit und vor Nähe
- „Abstinenz"-Motivation

Scham und Schuld

Da die Symptomatik für die Klienten mit großer Scham verbunden ist, fällt es ihnen schwer, offen darüber zu berichten. Sie sprechen dann vorwiegend z. B. von der Depression und deuten die Essproblematik nur sehr vage an. Der Therapeut muss diese Anspielungen verstehen und so aufgreifen, dass darin die gelassene und erfahrene Selbstverständlichkeit zum Ausdruck kommt, die Scham- und Außenseitergefühle unbegründet erscheinen lässt. Will er sich ein Bild über die Symptomatik machen, könnte er z. B. in Form von „Üblichkeitsfragen" formulieren (zit. nach Hölzl 1986):

> T: Es kommt ja häufig vor, dass Frauen bis zu 30 Mal am Tag Fressattacken haben, wie oft essen und erbrechen Sie?

Da die Esssymptomatik mit ihren starken Drangzuständen Suchtcharakter hat, sind für die Therapie der Bulimie-Patienten auch viele Schlüsselthemen der Alkoholabhängigkeit relevant. Soweit die Bulimie-Patienten aber oft auch depressive Symptome haben und auch in ihrer Persönlichkeitsproblematik nicht selten Depressiven ähneln, sind hier auch einige der Schlüsselthemen der Depression zu beachten (Kap. 9.2).

Es ist vor allem das Erleben von Kontroll- und Autonomieverlust, das sich bei den Patienten durch das Ausgeliefertsein an das dranghafte Essverhalten einstellt, und das so viel Scham und Peinlichkeit bei ihnen auslöst. Sie leiden unter dem Gefühl, einer tief verpönten Leidenschaft ausgeliefert zu sein. Hierzu trägt auch ihr meist hohes Ideal von absoluter Selbstkontrolle bei. Die Klienten sollten diese Scham voll vergegenwärtigen, um so im Anschluss ihr Selbstideal infrage zu stellen und damit auch erste Schritte zur Auflösung der Inkongruenz zu machen.

> T: Es scheint mir so, als seien Sie selbst es, vor der Sie sich schämen. Sie sehen sich selbst mit ganz unerbittlichen Augen an.

Die große Diskrepanz zwischen dem suchtartigen Verhalten und dem Selbstkonzept bzw. dem Selbstideal führt zu Selbstentwertung und Selbsthass (Novak 2019). Schuldgefühle haben die Patienten auch wegen der Heimlichkeit, mit der sie ihre Symptomatik umgeben.

> T: Vor lauter Scham versuchten Sie, das alles vor Ihrem Partner zu verbergen. Und diese Heimlichkeit machte Ihnen dann wieder Schuldgefühle. Da sitzen Sie regelrecht in einem Teufelskreis.

Die Klientin wird so angeregt, die Folgeprobleme des Umgangs mit ihrer Erkrankung konstruktiver zu lösen, sich also aus dem „Teufelskreis" zu befreien. Therapieziel muss dabei auch die Förderung eines positiven Selbstwerterlebens sein.

Ess-Gier

Wenn die Patienten die Nahrung herunterschlingen, ist dies oft nur anfänglich mit einem wohligen, Befriedigung und Entspannung vermittelnden Gefühl verbunden. Es stellt sich während des Essaktes dann zunehmend eine gierige

Aggressivität ein, mit der die Patienten wie gegen sich selbst wüten. Die Patienten scheuen davor zurück, diese Vorgänge im Einzelnen exakt zu symbolisieren. Genau dies zu tun ist aber wichtig, schon um der Ess-Gier so ihre „dämonische" Macht zu nehmen. Die Klientin soll sich ihre Ess-Gefühle ohne Angst und Scham vergegenwärtigen, um sie, zumindest partiell, auch als die „Sprache ihres Organismus" zu akzeptieren.

> T: Zuerst ist es für Sie unheimlich wohltuend, erfüllend und Wärme spendend, wenn Sie von der Schokolade und dem Kuchen mehr und mehr in sich hineinschlucken. Es ist dann fast so ein Gefühl totaler Verzückung.

Die Klientin soll auch das quasi erotische Erleben bei ihren Ess-Orgien wahrnehmen und anerkennen, denn indem sie es als solches versteht und bejaht, kann sie sich auch davon lösen. Ein weiterer Schritt ist der Versuch, die Klientin das Essen als eine genussvolle Handlung ohne hohen Erregungspegel erleben zu lassen, ihr also wieder ganz normales Essen zu ermöglichen. Hierzu gehört auch, die Patientin zu regelmäßigen und eher häufigen Mahlzeiten (natürlich ohne anschließendes Erbrechen) anzuhalten.

Negatives Körperkonzept

Bulimikerinnen haben ein ambivalentes Verhältnis zu ihrem Körper. Sie sind sehr auf körperliche Attraktivität bedacht, zweifeln hieran aber ständig. Während eines Essanfalls, während sie schon viel Nahrung aufgenommen haben und die Spannung im Körper zunimmt, dieser gewissermaßen mehr und mehr aufquillt, erfasst sie zunehmend ein Gefühl von Ekel und Wut gegenüber ihrem eigenen Leib. Sie fühlen sich dann, so vollgestopft, wie beschmutzt, und sie erleben das anschließende Erbrechen wie ein Reinigungsritual, das begleitet wird von einem Gefühl der Entspannung.

> T: Sie haben dann, wenn Sie all das süße Zeug in ihrem Bauch spüren, regelrecht einen Ekel vor sich selbst. Dann auch mal auf das anschließende Erbrechen zu verzichten, scheint Ihnen jetzt noch ganz unmöglich?
> T: Sie fühlen sich mit dem vollen Bauch einfach abstoßend, wie beschmutzt und „zum Kotzen". Nur wenn Sie frei und rein von Nahrung sind, können Sie sich wieder etwas mögen.

Es kommt darauf an, zunehmend genau die Bedingungen zu explizieren, unter denen die Patientin sich selbst körperlich akzeptieren kann, um diese Bedingungen dann zu verändern. Hier kann auch der Einsatz von Körpertherapie (Korbei/Teichmann-Wirth 2002, Kern 2015) sinnvoll sein.

Bedürfnis nach Zuneigung und Geborgenheit

Bulimikerinnen haben, in etwa vergleichbar mit vielen „Depressiven" (Kap. 9.2), ein starkes Bedürfnis nach Geborgenheit, Anerkennung und Anlehnung. Dieses Bedürfnis wurde meist schon in der Kindheit so frustriert, dass eine „Unersättlichkeit" entstand, deren Befriedigung heute schwerfällt. Für viele Patientinnen ist es ein wichtiger Schritt, wenn sie dieses Bedürfnis anerkennen und verstehen können und ihnen deutlich wird, wie sehr die Nahrungsaufnahme als Ersatz für Geborgenheit und partnerschaftliche Wärme fungiert.

> T: Wenn das Gefühl der Einsamkeit stark ist, dann überkommt Sie besonders der Drang, sich zu sättigen, sich zu füllen, etwas in sich aufzunehmen.

Es gilt dann, die verschiedenen Situationen, in denen die Patientin besonders stark Einsamkeit, Verlassensein und innere Leere empfindet, ausführlich zu klären.

Angst vor Einsamkeit und Nähe

Die Klienten können nur schlecht das Gefühl von Einsamkeit ertragen und sie sehnen sich nicht nur nach Nähe, sondern sie fürchten andererseits auch die Nähe. Denn wegen der schon genannten „Unersättlichkeit" dieses Bedürfnisses ist es auch schnell zu enttäuschen. Die hiermit verbundenen Beziehungserwartungen sind im Einzelnen zu verdeutlichen und in ihrem Sinn zu verstehen. Manchmal wird sich solch eine Enttäuschung andeutungsweise auch in der therapeutischen Beziehung äußern, dann ist diese mittels des Beziehungsklärens aufzugreifen.

> T: Sie haben vielleicht das Gefühl, dass ich nicht so an Ihnen interessiert bin, weil Sie von mir mehr Engagement erwartet haben.

Es käme jetzt zunächst darauf an, präzise zu klären, was die Patientin erwartet hätte, und an welchem Punkt genau ihre Enttäuschung einsetzte. So können Schritt für Schritt die mehr oder weniger stereotypen und unangemessenen Beziehungserwartungen korrigiert werden.

„Abstinenz"-Motivation

Es ist damit zu rechnen, dass es bei einer schon lange bestehenden Störung zu einer Eigengesetzlichkeit der Symptomatik gekommen ist, und dass deshalb trotz guter Selbstexploration und Einsicht der Patientin die Symptomatik noch weiter fortbesteht oder, wenn diese sich schon deutlich gebessert hat, es noch zu Rückfällen kommt. Hier wird der Therapeut auch konkret und als „reale Person" Stellung nehmen müssen.

> T: Ich sorge mich, dass Sie nicht mehr ganz so entschlossen zu Ihren Vorsätzen stehen, dem Bedürfnis nach Essorgien nicht nachzugeben und stattdessen öfter kleine Mahlzeiten einzunehmen, damit gar nicht erst ein Hungergefühl entsteht.

Über das Selbsteinbringen kann der Therapeut auch in einer persönlichen und engagierten Form das Führen eines Essprotokolls und das Durchführen von Selbstkontrolltechniken vereinbaren. Bei letzterem ist allerdings zu beachten, dass dies bei Patienten, die von sich aus schon ein sehr hohes Selbstkontrollideal haben, zu einer unerwünschten Verschärfung der Persönlichkeitsproblematik führen kann (Draxl 2018). Insgesamt sind hier auch jene Aspekte zu beachten, wie sie im vorstehenden Kap. 9.7 (Alkoholabhängigkeit) unter dem Thema „Rückfallprävention und -bearbeitung" erörtert wurden.

Mittel und Ziele der Gesprächsführung bei Bulimie

Einfühlen und Verstehen:

- durch Aufgreifen von selbstreflexiven Gefühlen Klären und Korrigieren des Selbstkonzeptes anregen
- durch Verdeutlichen der die Essattacken begleitenden Gefühle zur positiven Beachtung und exakten Symbolisierung des Ess-Erlebens anregen
- durch Verdeutlichen der Selbstentwertung (Ekel und Selbsthass) eine Umbewertung des organismischen Erlebens einleiten

Beziehungsklären:

- durch Aufgreifen der enttäuschten Beziehungserwartungen gegenüber dem Therapeuten das „Unersättliche" der Zuwendungswünsche und ggf. auch das Widersprüchliche dieser Wünsche klären

Reales Zugegensein und Selbsteinbringen:

- durch Mitteilen von Anteilnahme und Sorge die „Abstinenz"-Motivation klären und stärken
- durch Mitteilen von Beurteilungen und Ratschlägen den Aufbau eines normalen Essverhaltens fördern

Gesprächsregeln bei Bulimie:

- Mindern Sie die Schamgefühle der Patientin, indem Sie eher auf das Übliche bzw. die Häufigkeit von Essstörungen hinweisen.
- Regen Sie eine Auseinandersetzung der Patientin mit ihrem von Selbstkontroll- und Perfektionismusidealen geprägten Selbstkonzept an.
- Ermutigen Sie die Patientin, mit ihren nächsten Bezugspersonen offen über ihre Symptome zu sprechen, um sich vom Druck der Heimlichkeit (Schuldgefühle) zu befreien.
- Vermitteln Sie eine positive Beachtung und Wahrnehmung des Ess-Erlebens und regen Sie eine Auseinandersetzung der Patientin mit ihrem Körperkonzept an.
- Regen Sie die Patientin zu Einsichten in den Zusammenhang von Ess-Gier und der Sehnsucht nach Geborgenheit und partnerschaftlicher Nähe an und klären Sie mit der Patientin ihre Nähe-Ambivalenz.

10 Gruppen-Psychotherapie

Da die Gruppentherapie in der GPT/PZT mittlerweile weit verbreitet ist, sollen hier auch einige Hinweise zum Konzept und zur Anwendungsweise gegeben werden. Diese können natürlich nur einen sehr groben Überblick über Theorie und Praxis dieser Methode vermitteln.

10.1 Grundmerkmale von Gruppenpsychotherapie

10.1.1 Historische Entwicklung

Bereits ab 1946, so berichtet Rogers (1970/1984), habe er am Counseling Center der Universität von Chicago Selbsterfahrungsgruppen für Berater der Kriegsopferversorgung durchgeführt. In den folgenden Jahren widmete er sich jedoch zunehmend der Ausarbeitung der Gesprächspsychotherapie als Einzelpsychotherapie, um sich dann erst später wieder sehr intensiv der Gruppenbehandlung zuzuwenden. Erst 1970 erschien sein hier wichtigstes Buch, „Encounter-Gruppen" (dt. 1984). Inzwischen hatten sich aber schon Mitglieder aus dem engeren und weiteren Schülerkreis von Rogers intensiv mit Gruppenpsychotherapie beschäftigt. 1951 erschien die erste grundlegende, methodische Darstellung (von N. Hobbs; hier in: Rogers 1951/1972), und in den 1960er Jahren wurden dann in größerer Zahl Berichte über Gruppen-Gesprächspsychotherapie bei unterschiedlichsten Klienten publiziert, so bei hospitalisierten, schizophrenen Patienten (Truax et al. 1966; Truax/Carkhuff 1965) sowie bei schweren Persönlichkeitsstörungen (Truax et al. 1966). Gleichzeitig wurden auch empirische Studien durchgeführt und hier z. B. der Einfluss unterschiedlichen Therapeutenverhaltens erkundet. Bei den folgenden Ausführungen sind übrigens „Patienten"-Gruppen, also Therapiegruppen, nicht Encounter-Gruppen gemeint. Unterschiede ergeben sich hier in der Regel schon durch die Dauer des Zusammentreffens, Encounter-Gruppen treffen sich ja in der jeweiligen Zusammensetzung oft nur für ein einziges Wochenende. Was natürlich auch schon zu sehr unterschiedlichen Zielsetzungen gegenüber einer Gruppentherapie führt. Außerdem ist die Verantwortlichkeit des Therapeuten, dies auch in juristischer Hinsicht, in einer Therapiegruppe eine andere.

10.1.2 Personzentrierte Beiträge zu Forschung und Therapie

Im deutschen Sprachraum wurden die ersten Gruppen-Gesprächspsychotherapien auf breiterer Front ab Ende der 1960er Jahre durchgeführt (Franke 1978). Bereits bis Ende der 1970er Jahre erschien über die gesprächspsychotherapeutische Arbeit in Gruppen bei Patienten mit unterschiedlichen Störungen eine Fülle von Publikationen, auch im Sinne von empirischen Studien (Überblick bei Franke 1978). Auch in den späteren Jahren lief die Auseinandersetzung mit der Gruppentherapie natürlich weiter und zwar sowohl auf konzeptueller Ebene (u.a. Mente/Spittler 1980; Spittler 1986; Esser/Rosen 1988; Teusch 1990; Thomas 1991; Finke 1994; Schmid 1996, Lietaer/Keil 2002; Page et al. 2002; Eckert 2006; Snijders/Lietaer 2018) wie auf der Ebene der empirischen Ergebnis- und Prozessforschung (u.a. Westermann et al. 1983; Eckert/Biermann-Ratjen 1985; Figge/Schwab 1997). Inzwischen dürfte die Gruppen-Gesprächspsychotherapie fast genauso häufig angewendet werden wie die personzentrierte Einzelpsychotherapie.

10.1.3 Therapie- versus Encounter-Gruppen

Wie schon aus den genannten Angaben deutlich geworden sein dürfte, ist hier bisher von der gesprächspsychotherapeutischen Gruppenarbeit mit Kranken die Rede gewesen. Die von Rogers initiierten Encounter-Gruppen hatten ursprünglich nur teilweise auch eine therapeutische Zielsetzung, überwiegend waren es Selbsterfahrungsgruppen (Eckert 2006). Durch die späteren Aktivitäten von Rogers entwickelte sich eine Bewegung, die sich vorwiegend an Gesunde verschiedenster Berufsgruppen mit dem Versprechen wandte, sowohl Selbstverwirklichungsmöglichkeiten bereitzustellen als auch ursprüngliche Gemeinschaftserfahrungen zu vermitteln. Zwar ist die Förderung von Gruppen- bzw. Gemeinschaftserleben und einer gewissen Kultur der Selbstbesinnung keinesfalls zu kritisieren. Jedoch waren die Zielsetzungen bei manchen Extremformen der Encounter-Bewegung mit Glücksverheißungen verbunden, wie sie typisch sind für Erweckungsbewegungen unterschiedlichster Provenienz.

Bei der personzentrierten Gruppenpsychotherapie handelt es sich dagegen um die Behandlung von Kranken, was auch Rückwirkungen auf die Definition der Rolle des Gruppenleiters bzw. Gruppentherapeuten hat (Teusch 1990). Diese Rolle ist u.a. dadurch zu kennzeichnen, dass mit ihr ein ganz anderes Maß an Verantwortung verbunden ist, als dies bei der Leitung der Gruppenarbeit mit Gesunden der Fall ist. Der Gruppenpsychotherapeut wird u.U. massiv in den Gruppenprozess eingreifen, wenn dies zum Schutze eines einzelnen Patienten dringend erforderlich erscheint. Der Gruppenpsychotherapeut wird auch grundsätzlich bereit sein, sich nach der Gruppensitzung einem einzelnen Mitglied noch einmal intensiv zuzuwenden, um etwa eine beginnende Suizidalität abzufangen. Der Therapeut wird seine Gruppe nach Möglichkeit so zusammenstellen, dass sich die beiden genannten Situationen möglichst nicht ergeben, er wird jedoch andererseits, und dies zeichnet seine besondere Verantwortungsbereitschaft aus, mit solchen Situationen rechnen.

Rogers (1970/1984) postulierte eine positive Entwicklungstendenz, die jedem Gruppenprozess inhärent sei, so dass der Therapeut, ohne viel einzugreifen, auf diesen Prozess vertrauen könne. Wie schon mehrfach beschrieben wurde, sind mit jeder therapietheoretischen Position Risiken einer Fehlentwicklung bei der konkreten Anwendung verbunden. Die mit der o. g. Position verbundenen sind gegensätzlicher Art. Einerseits: Wenn sich doch ein destruktiver Prozess entwickeln sollte, etwa im Sinne der Sündenbock-Suche oder der Gruppen-Fragmentierung in sich bekämpfende Untergruppen (Snijders/Lietaer 2018), könnte hier der auf eine konstruktive Selbststeuerung der Gruppe vertrauende Therapeut für eine umsichtig-kompetente Verhinderung einer weiteren destruktiven Eskalation eventuell nicht vorbereitet sein. Oder (schlimmer noch) er fühlt sich dafür gar nicht verantwortlich, weil er vermeintlich ohnehin nicht „lenkend“ eingreifen dürfe (Wöber 2018). Hier liegt natürlich ein Missverständnis des Prinzips des Nicht-Direktiven und Nicht-Verantwortlichen vor (Wöber 2018), ein Missverständnis, das allerdings auch einer manchmal etwas einseitigen Darstellung dieses Prinzips in der personzentrierten Literatur geschuldet sein mag. Andererseits: Eine mögliche weitere Fehlentwicklung besteht in dem „unterschwelligen“ überbesorgten Bemühen des Gruppenleiters, allzu „heftige“, konfliktträchtige oder gar „irrationale“ Äußerungen der Teilnehmer gar nicht erst aufkommen zu lassen. Es kann dann ein sehr von einem impliziten Harmonie- und Freundlichkeitsgebot bestimmtes Gruppenklima entstehen, in dem jeder spontane Ausdruck interaktiver Spannungen erstickt wird und insofern Vieles gar nicht erst zur Sprache kommt und so unbearbeitet bleibt.

10.2 Stellung der personzentrierten Gruppenpsychotherapie innerhalb zentraler Gruppentherapie-Konzepte

Wirkfaktoren personzentrierter Gruppenpsychotherapie

- Getragensein von einer Gemeinschaft der Leidensgefährten („Universalität des Leidens")
- Anerkennung der Selbstexploration durch die empathische Gruppengemeinschaft
- Mitpatienten als Co-Therapeuten, dadurch Vielfalt der Verstehensangebote
- Korrektur von dysfunktionalen Interaktionsmustern durch konstruktive Beziehungsangebote
- Erleben und Verstehen der eigenen Interaktionsmuster im Spiegel der anderen
- Klären und Korrigieren von irrealen Beziehungserwartungen durch die vielfältige Resonanz der anderen
- Verbesserung der Problemlösungs- und Interaktionskompetenz durch Auseinandersetzung mit den Problemlösungsmustern der anderen

Sozialpsychologische und gruppendynamische Überlegungen führen zu differenten Konzepten über Funktion und Arbeitsweise von Gruppen. Nicht nur innerhalb der psychoanalytisch ausgerichteten Gruppenpsychotherapie ist es zu unterschiedlichen Konzepten hinsichtlich der Bedeutung und Berücksichtigung gruppendynamischer Prozesse in der psychotherapeutischen Arbeit gekommen. Entlang der Polarität „Individuum versus Gruppe" lassen sich drei unterschiedliche Konzepte ausmachen (Foulkes 1971; Anthony 1968; Heigel-Evers 1972; Franke 1978): Psychotherapie in der Gruppe, Psychotherapie durch die Gruppe sowie Psychotherapie der Gruppe.

10.2.1 Psychotherapie in der Gruppe

Hier erfolgt die psychotherapeutische Zentrierung fast ausschließlich auf das jeweilige Gruppenmitglied. Der einzelne Patient wird in seinem Erleben und Verhalten relativ unabhängig von den anderen Gruppenmitgliedern gesehen. Die letzteren nehmen die Rolle von Anregern, Helfern oder sogar auch Ko-Therapeuten ein. Es handelt sich hier also um eine Einzeltherapie in der Gruppe. Der Hintergrund der Gruppe jedoch, also das Umgebensein von den Gruppenmitgliedern, wird durchaus als bedeutsam angesehen. Der Gruppe kommt als Gemeinschaft der Gleichgesinnten und der Leidensgefährten die Funktion eines konstruktiven, anerkennenden und solidaritätsversprechenden Hintergrundes zu, der eine stark ressourcenmobilisierende und auch (da die Selbstexplorationen der anderen immer Beispiele für gute oder schlechte Lösungen sind) eine bewältigungsfördernde Wirkung haben dürfte. Das klärende Arbeiten mit einer Gruppendynamik im engeren Sinne ist jedoch nicht vorgesehen. Es wird vielmehr sehr die Individualität und Einmaligkeit jedes einzelnen Gruppenmitgliedes betont. Wichtigster Vertreter dieses Konzeptes ist Rogers (1974/1970), während Hobbs (in Rogers 1951/1972) eher eine Position zwischen diesem und dem im folgenden Kapitel beschriebenen Ansatz einnimmt. Von psychoanalytischer Seite sind Slavson (1956) und Wolf (1971) zu dieser Position zu rechnen.

10.2.2 Psychotherapie durch die Gruppe

Hier wird eine interaktionelle Sichtweise und damit der wechselseitige Einfluss von Gruppendynamik und dem einzelnen Gruppenmitglied hervorgehoben. Jedes einzelne Mitglied beeinflusst mit seinen Beziehungserwartungen und Interaktionsmustern das Gesamt der Gruppe, wird aber umgekehrt auch durch diese in seinem Erleben und Verhalten mitbestimmt. Diese Beeinflussung lässt die spezifische Persönlichkeitsproblematik und Inkongruenzkonstellation des jeweiligen Teilnehmers durch die Gruppe zum Ausdruck kommen. Denn die intensive Interaktion zwischen den einzelnen Mitgliedern ist mit gegenseitigen Rollenzuweisungen verbunden, die ihrerseits wieder das Ergebnis von früheren Beziehungserfahrungen und stereotypen Beziehungserwartungen (Beziehungsschemata) des je einzelnen Mitglieds sind. Der Patient delegiert bestimmte, gerade auch widersprüchlich erlebte Bedürfnisse an die Gruppenteilnehmer. Das bedeutet, dass er mit seinem Beziehungsangebot diesen Teilnehmern auch bestimmte Rollen anträgt, die seine Erwartungshaltung bestätigen bzw. seinen Bedürfnissen (etwa nach Anlehnung oder Anerkennung) entsprechen sollen.

Therapeutisch kann deshalb das einzelne Gruppenmitglied nicht nur „für sich“ gesehen werden, sondern sein Erleben und Verhalten muss auch als Ergebnis der Interaktion mit den anderen verstanden werden, wie es andererseits auch das Verhalten der anderen beeinflusst. Die Rede und das Verhalten des Patienten sind, mit anderen Worten, auf dem Hintergrund sowohl der individuellen Inkongruenzkonstellation als auch von gruppendynamischen Prozessen zu verstehen. Fast alle Gruppentherapeuten der PZT/GPT ab den späteren 1970er Jahren vertreten mehr oder weniger diese Position (Franke 1978; Mente/Spittler 1980; Eckert/Biermann-Ratjen 1985; Esser/Rosen 1988; Thomas 1991; Schmid 1994,1996, 2001; Lietaer/Keil 2002; Snijders/Lietaer 2018; Vertreter dieser Position von Seiten der Psychoanalyse sind z. B.: Anthony 1968; Foulkes 1971; Heigl-Evers 1972.)

10.2.3 Psychotherapie der Gruppe

Hier wird die Gruppe als eine Einheit konzipiert, und diese Gruppeneinheit wird analog zum Individuum gesehen, d. h. der Patient ist die Gruppe. Das einzelne Gruppenmitglied ist also lediglich ein Element des Gruppenindividuums, es wird nur als Teil einer Gruppenganzheit gedacht. Es wird angenommen, dass sich durch die gleichsinnige Erwartung aller Mitglieder in einer bestimmten Anforderungssituation eine jeweils vorherrschende Gruppenstimmung konstelliert, die alle Mitglieder umfasst und miteinander verbindet. In den Äußerungen eines Patienten drücken sich die Gefühle und Bedürfnisse aller anderen aus. Die Rede und das Verhalten des einzelnen Patienten wird also jeweils als Ausdruck einer vorherrschenden Gruppenstimmung oder eines vorherrschenden Gruppenbedürfnisses interpretiert. Diese Sichtweise ist mit personzentrierten Positionen, die die Einzigartigkeit und Einmaligkeit eines jeden Patienten und seine unverwechselbare Individualität betonen, nur bedingt vereinbar. Eine partielle Vereinbarkeit ergibt sich insofern, als in bestimmten Phasen auch einer kürzeren Therapie solche Gruppenphänomene kurzzeitig auftreten können, und es dann auch angezeigt sein kann, sie als solche aufzugreifen. Aus personzentrierter Sicht bergen „Gruppendeutungen“, vor allem wenn sie häufig erfolgen, allerdings die Gefahr in sich, dass der einzelne in eine Identifikation mit den anderen hineingezwungen und in seinen persönlichen Bedürfnissen nicht wahrgenommen wird. Abgesehen hiervon ist zu sagen, dass dieses Verfahren eine langdauernde Therapie (nach Argelander vier bis fünf Jahre) bei einer streng geschlossen arbeitenden Gruppe voraussetzt. (Wichtigste Vertreter seitens der Psychoanalyse sind: Bion 1961; Argelander 1972).

10.2.4 Die Perspektive verschiedener Therapiephasen

Die Art der Interaktion zwischen den Gruppenmitgliedern ändert sich natürlich im Laufe der Therapie. Die Intensität gerade der nicht symbolisierten, unwillkürlichen Austauschprozesse wird im Laufe der Therapie zunehmen. Mit zunehmender Vertrautheit werden die Gruppenteilnehmer sich eher mit z. T. „irrationalen“ Beziehungserwartungen und „unangemessenen“ (bezogen auf eine alltagsweltliche Situation) Beziehungsangeboten begegnen. Im anfänglichen Stadium einer Therapie herrscht eher eine versachlichende Arbeit an den Konflikten einzelner Gruppenmitglieder vor und spezifische Beziehungserwartungen zeigen sich oft nur indirekt, spontane und „unkontrollierte“ Interaktionen treten zurück. Die Gruppenmitglieder verhalten sich auf dieser Ebene eher wie Co-Therapeuten, was für das im Zentrum stehende Mitglied durchaus förderlich sein kann. Sieht man in den genannten drei Gruppenkonzepten Beschreibungsebenen für das jeweilige Gruppenstadium, so könnte man sagen, dass hier die Gruppe auf der Ebene (1) – Psychotherapie in der Gruppe – arbeitet.

Wenn die wechselseitigen Interaktionen intensiver, spontaner, emotionsgeleiteter und „irrationaler“ werden, bewegt sich die Gruppe auf eine Ebene zu, die am ehesten durch das Konzept (2) – Psychotherapie durch die Gruppe – erfasst wird. Hier sind dann viel deutlicher gruppendynamisch zu beschreibende Situationen zu beobachten wie Rivalität, Kämpfe um Machtpositionen, Schuldprojektionen usw. Gruppenphänomene dagegen, die adäquat durch das Konzept (3) – Psychotherapie der Gruppe – abgebildet werden, dürften in einer nicht streng geschlossenen Gruppe mittlerer Therapiedauer (ca. 50 Sitzungen) eher selten und dann auch meist flüchtig auftreten.

Diese Sicht des Gruppengeschehens impliziert also die Annahme, dass je nach Stadium des Gruppenprozesses besonders Konzept (1) wie Konzept (2) ihre Berechtigung haben. Beide Konzepte bilden jeweils ein typisches Stadium des Geschehens in einer personzentrierter Gruppe ab. Vor allem bei bereits länger bestehender Gruppenarbeit können unter einem bestimmten Situationsdruck kurzfristig auch Phänomene auftreten, wie unter (3) beschrieben. Da der personzentriert arbeitende Therapeut in den meisten Fällen bemüht sein wird, Interaktionen unter den Gruppenmitgliedern und damit auch eine gewisse Gruppendynamik anzuregen, wird sich bald eine Gruppenarbeit im Sinne von Konzept (2) ergeben.

Yalom (1974) hat in seinem berühmten Handbuch der Gruppenpsychotherapie elf allgemeine Wirkfaktoren dieser Therapieform beschrieben wie Vermittlung von Hoffnung, Universalität des Leidens, Mitteilen von Informationen, Altruismus und Entwicklung von konstruktiven Interaktionsmustern. Unter einem etwas spezifischeren Aspekt sollen hier einige der genannten Faktoren zusammengestellt werden.

10.3 Therapiepraxis

Aufgaben des Gruppentherapeuten

- Fördern gegenseitiger Empathie und der Co-Therapeutenrolle der Patienten (Therapeut als gutes Modell) und damit der Gruppenkohäsion
- Fördern der Selbstexploration im gegenseitigen Austausch der Patienten
- Klären von Beziehungskonflikten und gegenseitigen Beziehungserwartungen
- Klären von verinnerlichten Beziehungserfahrungen und ihre Projektion auf Mitpatienten
- Beachten und Klären gruppendynamischer Prozesse wie Sündenbocksuche, Fraktionsbildungen, kollektives Vermeiden, Hierarchiebildungen
- Fördern der gegenseitigen Korrektur dysfunktionaler Interaktionsmuster

Die Basisfunktion des Gesprächspsychotherapeuten ist die eines „Facilitators", der versucht, die Austauschprozesse in der Gruppe zu erleichtern und anzuregen. Dies bedeutet, dass er etwa bei anfänglichem Schweigen bemüht ist, den Gruppenmitgliedern über ihre Anfangsängste (und d.h. auch über ihre Abwehr) hinwegzuhelfen, indem er etwa in das anfängliche Schweigen hineinformuliert:

> T: Ich überlege mir, was jetzt wohl in jedem von Ihnen vorgehen mag, welchen Gedanken Sie jetzt so nachhängen.
> T: Ich versuche, Ihr Schweigen zu verstehen, und frage mich, ob es jetzt ein angstvolles Schweigen oder eher ein gelassenes, wohliges Schweigen ist.

Der Gruppentherapeut muss seine Aufmerksamkeit und seine Empathie vierfach spalten: Er muss sie ausrichten auf den Protagonisten (so soll hier in Anlehnung an einen Begriff aus dem Psychodrama jenes Gruppenmitglied genannt werden, das gerade über sich berichtet), auf die gerade mit dem Protagonisten interagierenden Gruppenmitglieder, auf die Gruppe als ganze und auf sich selbst. Für den Therapeuten werden also verschiedene thematische Brennpunkte bedeutsam. Diese Themen betreffen das jeweilige Ziel der therapeutischen Suchhaltung bzw. des therapeutischen Verstehens.

10.3.1 Thema: Der Protagonist

Meistens beginnt zu Anfang einer Gruppenstunde bald ein Patient (hier der Protagonist genannt) zu berichten und sich zu explorieren, und der Therapeut wendet sich ihm augenblicklich in einer Weise zu, wie das in Kap. 3.2 (*Einfühlendes Verstehen)* beschrieben wurde. Der Therapeut ist jetzt also mit seiner Aufmerksamkeit und Empathie auf den Protagonisten zentriert. Er achtet aber darauf, dass das sich jetzt ergebende Zwiegespräch nicht zu lang wird. Sobald er merkt, dass ein anderer Patient sich einschalten möchte, unterbricht er seine Zuwendung zum Protagonisten. Melden sich die anderen nicht zu Wort, lässt er dieses Zwiegespräch höchstens einige wenige Minuten dauern, um dann nach einem erneuten Schweigen und für den Fall, dass niemand das Wort ergreift, z. B. zu sagen:

> T: Dieser Bericht von Herrn Y (über seine Eheschwierigkeiten) hat sicher bei einigen hier Manches ausgelöst.

Wenn sich daraufhin ein Gruppenmitglied an Herrn Y wendet und sich zwischen beiden ein Gespräch entwickelt, wird der Therapeut nach einer gewissen Zeit intervenieren, und zwar kann er dies, je nach emotionaler Betroffenheit der jeweiligen Gesprächspartner, einmal gegenüber dem Protagonisten und zum anderen gegenüber dem oder den anderen Gruppenmitgliedern tun. In der Regel wird er sich in dieser Situation zunächst an den ersteren wenden.

> T: Ich glaube, dass die Äußerung von Frau X Sie jetzt sehr getroffen hat.

Es müsste dann im weiteren Verlauf geklärt werden, welche Aspekte der Äußerung von Frau X Herrn Y so enttäuscht oder verletzt haben. Danach könnte durch weitere Interventionen deutlich werden, welche unrealistischen Beziehungserwartungen Herr Y immer wieder an seine Umgebung heranträgt und wie diese Erwartungen mit seinem eigenen Selbstkonzept und seiner eigenen Lebensgeschichte in Zusammenhang stehen.

10.3.2 Thema: Die Reaktion auf den Protagonisten

Analog dem *Einfühlenden (umakzentuierenden) Wiederholen* versucht der Therapeut, den Kern der Botschaft von Frau X an Herrn Y herauszuheben, das Gesagte auf diesen Kern hin zu strukturieren.

> T: (an Frau X gewandt) Sie meinen also, dass Herr Y seiner Frau nicht immer ausweichen sollte.

Durch diese Intervention wird einerseits dem Protagonisten (hier Herrn Y) nahegelegt, sich intensiv mit der Botschaft der Gruppenmitglieder auseinanderzusetzen. Andererseits werden auch die Gruppenmitglieder aufgefordert, ihre Reaktion auf den Protagonisten zu klären und zwar in zweierlei Hinsicht. Einerseits, insofern diese Reaktion über die Problematik des Protagonisten etwas aussagen will, andererseits, insofern diese Reaktion auch ein Spiegel der Reagierenden selbst ist.

Zunächst versucht der Therapeut, die emotionalen Aspekte der Reaktionen der Gruppenmitglieder auf den Protagonisten zu verdeutlichen, insofern dieser z. B. eher mit Abwehr reagiert hat.

> T: (an Frau X gewandt) Sie ärgern sich jetzt richtig über die Reaktion von Herrn Y?

Dem Protagonisten (Herrn Y) wird u. U. jetzt erst deutlich, dass er sich nicht nur auf der inhaltlichen Ebene mit seinen Mitpatienten auseinandersetzen muss, sondern dass er auch wahrnehmen kann, welche Gefühle er in den anderen auslöst.

Die Äußerungen der Gruppenmitglieder gegenüber dem Protagonisten werden aber auch auf diese selbst zurückgelenkt. Hier wird der gruppendynamischen Konzeption Rechnung getragen, dass die Gruppenmitglieder gemäß ihren verinnerlichten Beziehungserfahrungen sich gegenseitig Rollen zuschreiben, die eben diesen Erfahrungen entsprechen. Der Therapeut könnte z. B. im Sinne des *Konfrontierens* sagen:

> T: (an Frau X gewandt) Sie sagen das jetzt so erregt, könnte es sein, dass dieses Problem auch etwas mit Ihnen selbst zu tun hat?
> Frau X: Wieso mit mir, wie meinen Sie das?

> T: Mir kam der Gedanke, ob Sie sich deshalb über Herrn Y so ärgern, weil Sie vielleicht mit Ihrem eigenen Mann ähnliche Erfahrungen gemacht haben?

Hier wird im Sinne des *Mitteilens einer Beurteilung* (Konfrontieren) ein Zusammenhang zwischen der auf den Protagonisten bezogenen Äußerung der Sprecherin und ihrer eigenen Problemsituation hergestellt. Mit solchen Beurteilungen sollte der Therapeut allerdings sparsam umgehen. Er sollte darauf hinarbeiten, dass entsprechende Fragen oder Verstehensangebote von den anderen Gruppenmitgliedern kommen, da dies für den betreffenden Patienten oft akzeptabler wie andererseits auch ablehnungsfähiger ist, als wenn er solches vom Therapeuten hört. Der Therapeut muss allerdings darauf achten, dass das jeweils angesprochene Gruppenmitglied solche Ansprache nicht als Überrumpelung erlebt, sondern potenziell bereit ist, in eine vertiefende Bearbeitung auch seines Problems einzusteigen.

10.3.3 Thema: Die Reaktion des Protagonisten auf die anderen

Das Gespräch kann aber auch eine andere Wendung nehmen, wenn der Protagonist, also Herr Y, vom Therapeuten um Stellungnahme gebeten wird oder sich spontan zu Wort meldet und etwa (an Frau X gewandt) sagt:

> Herr Y: Ich find' das sehr einseitig, wie Du mich da siehst.
> T: Sie fühlen sich hier in Ihrer Beziehung zu Ihrer Frau ziemlich missverstanden.
> Herr Y: Ja, das ist doch total voreingenommen und ziemlich feindselig.
> T: Sie fühlen sich angegriffen. Vielleicht ist es gerade dieser vermeintlich unversöhnliche Ton, der Sie manchmal auch bei Ihrer Frau so stört.

Der Therapeut hat sich in das Gespräch zwischen Frau X und Herrn Y eingeschaltet, weil es ihm wichtig war, dass sich vor allem Herr Y auch mit dem persönlichen Hintergrund der aktuellen Interaktion auseinandersetzt.

Der Therapeut versucht dabei mit der ersten Intervention die Aussage des Protagonisten zu konkretisieren und zu präzisieren und mit der zweiten, auf eine stereotype Beziehungserwartung des Protagonisten hinzuweisen, die diesen besonders Frauen leicht als attackierend und kritisierend wahrnehmen lässt. Die auf Frau X bezogene Stellungnahme wird also als eine Projektion der

Probleme von Herrn Y auf Frau X verstanden. Im weiteren Gespräch wäre zu klären, was genau bei Herrn Y das Erleben, feindseliger Kritik ausgesetzt zu sein, auslöst. Sodann gilt es zu verstehen, in welchen Beziehungserfahrungen eine solche Erwartungshaltung ihren Grund hat.

10.3.4 Thema: Die Gruppe

In besonderen Situationen ist auch in der Gesprächspsychotherapie ein gruppenbezogenes Verstehen, d.h. ein Zentrieren auf die Gruppe als ganze, angebracht. Dies ist insbesondere dann der Fall, wenn der Therapeut den Eindruck hat, dass sich eine gemeinsame Grundstimmung aller oder fast aller Gruppenmitglieder bemächtigt hat. Dies kann eine Stimmung der Langeweile, aber z.B. auch eine Stimmung des gemeinsamen Trotzes gegen den Therapeuten sein, die in Situationen auftreten kann, in denen oft ein besonderer Anforderungsdruck erlebt wird. Folgende Themen können relevant werden:

Resignation und Trotz

Aus verschiedenen und natürlich im Weiteren zu klärenden Gründen können alle oder zumindest mehrere Gruppenmitglieder von einer Stimmung der Resignation oder des Trotzes befallen sein. Meist konfluiert hier die individuelle Abwehr des einzelnen mit Schwierigkeiten im Gruppenprozess. Um hier eine Klärung einzuleiten, ist genau diese Stimmung aufzugreifen.

> T: Irgendetwas scheint Sie jetzt alle hier zu lähmen.
> T: Ich spüre jetzt hier viel Ärger und Trotz gegen mich und die weitere Gruppenarbeit.

Abwehr (Vermeidung)

Manchmal hat der Therapeut eine Ahnung, dass ein wichtiges, die Gruppe insgesamt betreffendes Thema „im Raum steht“, das aber anzusprechen, sich alle scheuen. Es herrscht ein eigenartiges Schweigen oder es wird über Belanglosigkeiten geredet.

T: Die Gruppe scheint Angst zu haben, ein wichtiges Thema aufzugreifen.
T: Es wurde zu Beginn der Stunde sehr die Notwendigkeit betont, etwas sehr Wichtiges zu bearbeiten; sehr schnell aber wurde über etwas geredet, dass Ihnen vermutlich nicht wirklich wichtig war.

Untergruppenbildung

Gelegentlich können die Gruppenmitglieder sich selbst in ihrer konstruktiven Arbeit dadurch blockieren, dass sie sich bekämpfende Untergruppen bilden. Auch dies ist natürlich gruppendynamisch zu verstehen und das Klären dieses Phänomens kann dann zu für jedes einzelne Gruppenmitglied fruchtbaren Einsichten führen. Denn es sind meist stereotype Beziehungserwartungen und fixierte Rollenmuster der einzelnen Mitglieder, die für die Neigung zu Fraktionsbildungen und Kampfbündnissen bestimmend sind. Der Therapeut muss zunächst auf dieses Phänomen hinweisen, um dann zu versuchen, es zusammen mit der Gruppe zu verstehen. Dabei könnte er zunächst auch die Abwehrfunktion dieses Phänomens ansprechen.

T: Ich habe den Eindruck, dass sich hier jetzt zwei Parteien gegenüberstehen und jede weigert sich, die jeweils anderen zu verstehen.
T: Beide Gruppen bestehen auf ihrer Gegnerschaft und Unvereinbarkeit, und genau das scheint jedem auch ein Gefühl der Sicherheit zu geben.

Sündenbock-Suche

Es ist kein seltenes Phänomen, dass einem Gruppenmitglied von der Mehrheit der Gruppe die Rolle eines „Sündenbockes“ zugewiesen wird, d. h. dass sich alle oder eine Mehrheit gegen dieses Mitglied verbünden. Die Bestimmung eines Sündenbockes kann mehrere Funktionen haben, sie kann den Zusammenhalt der anderen Gruppenmitglieder verbessern oder wieder herstellen, sie kann die einzelnen Mitglieder von eigenen Ambivalenz-Spannungen entlasten, und sie gibt die Möglichkeit, uneingestandene eigene Schwächen im anderen zu bekämpfen. Dieses Phänomen sollte der Therapeut möglichst bald ansprechen und mit der Gruppe klären, da es einen abwehrbestärkenden Effekt hat und für das auf die Sündenbock-Rolle festgelegte Mitglied traumatisierend wirken kann.

T: Alle scheinen sich jetzt in ihrem Ärger auf Herrn Y einig zu sein.
T: Ich frage mich, warum alle jetzt auf Herrn Y einschlagen. Da scheint in jedem etwas berührt zu sein, mit dem er im Augenblick nicht anders fertig wird.

Die hier angesprochenen Gruppenphänomene dürften in einer personzentriert geführten Gruppe nicht eben häufig auftreten, aber der Therapeut muss mit ihnen rechnen, um sie ggf. auch rechtzeitig zu erkennen und ansprechen zu können. Dies setzt aber voraus, dass der Therapeut auch die Rolle eines aufmerksamen Beobachters einnimmt. Diese Beobachterposition wird er in der Gruppenpsychotherapie viel häufiger beziehen müssen, als in der Einzeltherapie, aber er sollte hier natürlich ebenfalls die Rolle eines einfühlsamen Alter-Ego wie eines authentischen Dialogpartners einnehmen. Das aber setzt eine hohe Rollenflexibilität voraus, wie auch die Flexibilität, sich schnell auf wechselnde Themen und Perspektiven einstellen zu können.

10.4 Indikation der Gruppen-Psychotherapie

Indikationsüberlegungen zur Gruppenpsychotherapie vollziehen sich oft in Abgrenzung zur Einzelpsychotherapie, also auf dem Hintergrund der Frage, ob im vorliegenden Falle Einzel- oder Gruppentherapie angezeigt sei.

Diese Frage ist oft nach den ganz individuellen Zielsetzungen der Therapie zu entscheiden. Die Einzeltherapie ist in ihrer Zielstellung und in ihrem Ergebnis tendenziell stärker einsichts- bzw. klärungszentriert, die Gruppenpsychotherapie stärker interaktionszentriert, d.h. der Patient kann hier vielfältigere Beziehungs- und Interaktionserfahrungen machen. Gruppenpsychotherapie ist besonders indiziert bei Klienten mit kommunikativen Defiziten bzw. mit Kontaktstörungen und dysfunktionalen Interaktionsmustern sowie mangelnder sozialer Kompetenz. Diese Defizite können einhergehen mit recht guter Introspektionsfähigkeit und sogar der Neigung zu übersteigerter Selbstbeobachtung. Es kann sich dabei sowohl um ängstlich-introvertierte, zu interaktionellem Rückzug neigende als auch um extrovertierte, zu aggressiven Ausbrüchen neigende Klienten handeln. Für die einen wie für die anderen kann die Gruppe ein wichtiges „Trainingsfeld“ zum Aufbau von Selbstsicherheit, sozialen Kompetenzen und angemessener Vermittlung eigener Anliegen darstellen. Bei Patienten, bei denen diese Defizite sehr extrem ausgeprägt sind, besteht jedoch die Gefahr, dass die Gruppe zumindest anfangs zu ängstigend ist. Dies ändert aber nichts an der grundsätzlichen Indikation. Es ist in solchem Falle nur zu überlegen, ob der Gruppentherapie eine evtl. kürzere Einzeltherapie vorzuschalten ist, um die Voraussetzungen zur Mitarbeit in der Gruppe zu verbessern.

Patienten, die sich in einer Einzeltherapie nur schwer zu einer konstanten Selbstauseinandersetzung anregen lassen, denen eine differenziertere Innenschau und Selbstbeobachtung schwerfällt, können in einer Gruppe durch die gefühlsnahe Selbstexploration anderer Gruppenmitglieder viel eher zur vermehrten Introspektion stimuliert werden. Hier wäre das Lernen am Beispiel bzw. am Modell ein wichtiger Faktor. Auch können solche Patienten in der unmittelbaren Auseinandersetzung mit den Mitpatienten ihre eigenen Bedürfnisse und Erlebnisweisen konkreter und dadurch auch nachhaltiger erleben. Diese Patienten dürften auch besonders von den von Yalom (1974) für die Gruppentherapie genannten allgemeinen Heilfaktoren profitieren, in diesem Zusammenhang sind besonders zu nennen

- Interpersonales Lernen,
- Katharsis,
- Erleben von Gruppenkohäsion,
- Identifikation,
- Anleitung und
- Einflößen von Hoffnung.

Nach den genannten Zielsetzungen müsste sich auch die Zusammensetzung der Gruppe richten. Insgesamt lässt sich hier sagen, dass Unterschiede zwischen den Gruppenmitgliedern, vor allem hinsichtlich Störungsart und Störungsgrad, nicht zu grob sein dürfen, um Identifizierungsprozesse nicht zu behindern und eine gewisse Einheitlichkeit hinsichtlich der Zielstellungen und des Strukturierungsniveaus der Gruppenarbeit zu gewährleisten.

Man sollte nicht Patienten zu einer Gruppe zusammenstellen, die einer sehr unterschiedlichen Handhabung des Verfahrens bedürfen. Man wird also z.B. nicht stärker gestörte schizophrene Patienten in eine Gruppe von Patienten mit neurotischen Störungen nehmen. Eine gewisse „Altersmischung“ ist meist von Vorteil. Ungünstig ist es aber, wenn sich nur ein älterer Patient unter sonst viel Jüngeren befindet oder umgekehrt.

Sogenannte gruppendynamische Übungen während der Therapiesitzung, wie sie manchmal vorgeschlagen werden, sind nur bedingt methodenkonform.

Sie können leicht einen Eingriff in den freien Fluss der Interaktionen und die spontane Gruppendynamik bedeuten.

Gesprächspsychotherapeutische Gruppen finden in der Regel einmal pro Woche mit einer Sitzungsdauer von 90 – 100 Minuten statt. In der Regel wird mit einer Therapiedauer von etwa 50 Doppelstunden gerechnet, das bedeutet also bei einer Sitzung pro Woche einen Zeitraum von bis zu zwei Jahren.

10.5 Gruppensetting: Ambulante und stationäre Gruppentherapie

In der stationären Psychotherapie stellt sich in der Regel die Indikationsfrage in Bezug auf die Gruppentherapie nicht, da hier meist ohnehin in Gruppen gearbeitet wird, oft mit dem Argument, dass die stationäre Situation per se ein gruppenartiges Zusammensein der Klienten impliziert, so dass eine Therapie im Medium der Gruppe naheliegend sei. Ein bedeutsamer Unterschied von ambulanter und stationärer Gruppentherapie besteht indes in dem Umstand, dass ambulante Gruppen viel konsequenter als geschlossene Gruppen geführt werden können, was die Entfaltung einer spezifischen Gruppendynamik erleichtern dürfte. In der stationären Gruppensituation kann eine solche Entfaltung immer wieder durch einen „Neuzugang", dem sich die Gruppe zuwendet, unterbrochen werden. Es gibt zwar auch Kliniken, die aus diesen Gründen eine gruppenweise Aufnahme, also die Aufnahme einer ganzen Gruppe an einem bestimmten Stichtag, durchführen. Da aber dies mit einem erheblichen organisatorischen Aufwand verbunden ist, sind Kliniken mit diesem Aufnahmemodus selten. Ein weiterer Unterschied besteht in der Selektion der für die Gruppenarbeit geeigneten Klienten, die bei der ambulanten Gruppentherapie zumindest prinzipiell flexibler gehandhabt werden kann. Zwar stellt sich einerseits die Zusammenstellung einer Gruppe auch im ambulanten Setting öfter als schwierig heraus und andererseits haben Psychotherapiekliniken in Ballungsräumen oft auch die Möglichkeit, nur Klienten aus der näheren Umgebung aufzunehmen und so mit allen Klienten ein über die Aufnahme entscheidendes „Vorgespräch" zu führen. Wenn aber Kliniken, z. B. psychotherapeutische Rehabilitationskliniken, Klienten aus einem weiteren Umfeld behandeln, ist meist ein Vorgespräch den Klienten kaum zumutbar, was bedeutet, dass auch Klienten aufgenommen werden, die aus verschiedenen Gründen nur bedingt gruppenfähig sind, oder dass es hinsichtlich Altersstruktur, Art der jeweiligen Störungen usw. zu einer im gruppentherapeutischen Sinne ungünstigen Zusammensetzung der Gruppe kommt. So ergeben sich hier nicht selten Situationen, die einer konsequenten Arbeit an und mit der Gruppendynamik sehr im Wege stehen. Andererseits kann eine Gruppentherapie im stationären Rahmen eben von diesem Rahmen auch insofern profitieren, als die Klienten durch das tägliche Zusammensein in anderen Gruppenaktivitäten, wie der Gestaltungstherapie, der Bewegungstherapie, dem Autogenen Training und den informellen Gruppengesprächen, sich sehr schnell kennenlernen und sich schon dadurch spontane Gruppendynamiken ergeben, die dann in der Therapiegruppe zu Sprache kommen können.

Gesprächsregeln in der Gruppenpsychotherapie:

- Helfen Sie den Teilnehmern über ihre anfänglichen Ängste hinweg, indem Sie von sich aus das Schweigen ansprechen bzw. Ihr Verständnis für diese Ängste äußern.
- Wenden Sie sich dem sich zu Wort meldenden Gruppenmitglied unmittelbar einfühlsam zu. Vermeiden Sie aber längere Dialoge, indem Sie sich nach ca. zwei bis drei Frage-Antwort-Sequenzen mit Bitte um eine Stellungnahme an die anderen wenden.
- Ermöglichen Sie es generell den Teilnehmern, sich jederzeit in Dialoge einzuschalten.
- Fördern Sie so die Interaktion der Teilnehmer untereinander. Sprechen Sie eine diesbezügliche Zurückhaltung direkt an.
- Versuchen Sie, die jeweilige emotionale Botschaft der Fragen und Entgegnungen der miteinander interagierenden Klienten zu verdeutlichen.
- Klären Sie die Beziehungserwartungen und das Beziehungsverhalten des Klienten gegenüber den anderen Gruppenmitgliedern.
- Sprechen Sie die Gruppenstimmung an, wenn Sie das Gefühl haben, dass der Gruppenprozess stagniert.
- Sprechen Sie gruppendynamische Phänomene wie Koalitionsbildungen und Sündenbocksuche sofort an.
- Achten Sie darauf, dass alle Gruppenmitglieder der Gruppendynamik wie einem möglichen Gruppendruck gewachsen sind.

11 Paar- und Familientherapie

Man kann in der Paartherapie eine Sonderform der Familientherapie sehen. Jedenfalls geht es in beiden Fällen um die Therapie einer Lebensgemeinschaft, d. h. einer Gruppe von Menschen, die, anders als bei der üblichen Gruppentherapie, außerhalb der Therapie zusammenleben. Das bedeutet, dass sich hier meist besondere, gemeinsame Überzeugungen bzw. Konzepte, also in Analogie zum Selbstkonzept ein Paar- oder Familienkonzept (Raskin/van der Veen 1970; Keil 2003), und mehr oder weniger fest etablierte Interaktionsstile herausgebildet haben. Diese Konzepte und Stile sind aber inzwischen offensichtlich dysfunktional geworden, so dass das Gemeinschaftsleben als unbefriedigend und belastend erlebt wird oder ein Mitglied, eventuell auch mehrere, unter dieser Belastung erkrankt ist, also zum Symptomträger geworden ist. Das Gemeinsame von Paar- und Familientherapie besteht so darin, dass neben der individuellen Inkongruenzkonstellation diese interindividuellen, gemeinsamen Konzepte und Interaktionsmuster Gegenstand des therapeutischen Verstehens werden.

11.1 Paartherapie

11.1.1 Ziele und Indikation der Paartherapie

Für die Indikation zur Paartherapie ist wichtig, dass beide Partner ihre Bereitschaft zu einer solchen Maßnahme erklären, und beide ihrer Beziehung noch „eine Chance geben“ wollen. Nicht selten ist es so, dass die Initiative hierzu nur von einem Partner ausgeht, und der andere nur etwas widerstrebend eingewilligt hat. Dann sollte versucht werden, die volle Motivation dieses Partners in „Vorgesprächen“ bzw. Probesitzungen zu gewinnen, aber auch die Motivation des Initiators ist zu klären. In solchen Probesitzungen ist auch zu klären, ob beide Partner zumindest potenziell über ein genügendes Ausmaß an Empathiefähigkeit verfügen, um sich auf die anzuregenden interaktionellen Austauschprozesse einlassen zu können. Manchmal erweist sich zumindest ein Partner als so beziehungsgestört, dass sich das Vorschalten einer Einzeltherapie empfiehlt. Es kann auch das Ergebnis einer Paartherapie sein, dass sich einer der beiden oder gar beide Partner für eine anschließende Einzeltherapie entscheiden.

Mit dem letzteren sind, zumindest implizit, schon die Ziele der Paartherapie angesprochen, die auch darin bestehen, dass jeder Partner seine Inkongruenz überwindet und so selbstoffener und „selbstempathischer", aber damit auch „fremdempathischer" und also beziehungsfähiger wird (Auckenthaler 1983; Henning 1991). Bestimmte dysfunktionale Interaktionsmuster können sich aber so verfestigt und eine Eigengesetzlichkeit entwickelt haben, dass eine zaghafte Verbesserung der gegenseitigen Empathie hieran immer wieder scheitert. Hier kann es für beide Partner eine Hilfe sein, wenn sie, angeregt durch entsprechende therapeutische Angebote, sich diese Interaktionsmuster und das diesen zugrundeliegende Paarkonzept vergegenwärtigen und diese in ihrem Zusammenhang mit dysfunktionalen Beziehungserwartungen verstehen. Ziel und Gegenstand des therapeutischen Verstehens ist also sowohl die intra-individuelle Problematik und Veränderung beider Partner wie der beiden gemeinsame, inter-individuelle Interaktionsstil und das ihm zugrundeliegende Beziehungskonzept. Es ist also sowohl eine individuums- wie eine beziehungszentrierte Perspektive einzunehmen (Esser/Schneider 1989).

In der Motivationsphase der Therapie (Swildens 2015) wird der Therapeut Motive und Zielvorstellungen der beiden Partner klären und auch sein eigenes Konzept und Vorgehen erläutern. Er wird u.U. auch darauf hinweisen, dass das Ergebnis der Therapie zwar eine Verbesserung des beiderseitigen Beziehungserlebens sein kann, dass es aber auch im Trennungswunsch der Partner bestehen kann. Wo eine solche Trennung mit gravierenden Folgeschäden verbunden wäre (z.B. mehrere noch kleine Kinder, mangelnde Belastungsfähigkeit eines Partners), wird der Therapeut die Indikation für ein primär klärungsorientiertes Vorgehen überdenken und evtl. stärker bewältigungsorientiert mit dem Ziel einer wenigstens minimalen Änderung der beiderseitigen Beziehungserwartungen arbeiten, um ein für beide wenigstens halbwegs erträgliches Arrangement zu erreichen.

Die Paartherapie ist in Deutschland bisher kassenrechtlich nicht anerkannt, sehr wohl kann aber im Rahmen der so genannten Richtlinientherapie als Einzeltherapie mehrmals der Partner hinzugezogen werden (Faber/Haarstrick 1999). Diese Paargespräche sollten hinsichtlich ihres formalen Ablaufs viele Gemeinsamkeiten mit einer Paartherapie haben.

11.1.2 Personzentrierte Beiträge zu Forschung und Therapie

Konzeptbeschreibungen und Erfahrungsberichte (u.a. Rogers 1975; Plog 1975; Auckenthaler 1980, 1983; Esser/Schneider 1989; Henning 1991; Gaylin 2002; Finke 2004; Eckert 2006; O'Leary 2018) sowie empirische Studien (z.B. Johnson/Greenberg 1985a, 1985b; Goldman/Greenberg 1992) über die gesprächspsychotherapeutische Paartherapie liegen z. T. schon seit langem vor. Es wurden verschiedene Settings beschrieben, so die Vertretung der Therapeutenseite durch ein Therapeutenpaar (z. B. Esser/Schneider 1989) und die Zusammenfassung mehrerer Paare zu einer Gruppe (z. B. Grawe 1976; Tausch et al. 1984).

11.1.3 Paarkonzept und Beziehungskonzept

Das Pendant zum Selbstkonzept ist das Beziehungskonzept (Kap. 2.2.2) als das Gesamt der Meinungen, Vorstellungen und gefühlshaften Einstellungen der Person über die jeweils relevanten Anderen und d. h. in diesem Zusammenhang über den Lebenspartner und die Beziehung zu diesem. Die jeweiligen Beziehungskonzepte (Beziehungsschemata) der beiden Partner werden im Laufe der Partnerschaft miteinander abgeglichen. Dieses gegenseitige Abgleichen verläuft über meist kaum symbolisierte Austauschprozesse und führt zu einem von beiden geteilten, also gemeinsamen Konzept über die Beziehung und die gegenseitigen Zuschreibungen der wechselseitigen Rollen in dieser Beziehung. Diese Rollenzuschreibungen können sehr verfestigt sein und im Falle einer komplementären, asymmetrischen Rollenverteilung die Überzeugung zum Ausdruck bringen, dass z. B. der eine der Starke und der andere der Schwache, der eine der Helfer und der andere der Hilfsbedürftige, der eine der Bewunderte und der andere der Bewunderer, der eine der Aktive und der andere der Passive usw. ist. Diese gemeinsame Grundüberzeugung ist das von beiden geteilte („shared consciousness" nach Levant 1984), aber meist nur partiell symbolisierte, aber dennoch die Interaktionen leitende Paarkonzept. Die dieses Paarkonzept konstituierenden Grundüberzeugungen haben sich im Rahmen der genannten Austauschprozesse entwickelt, in sie gingen aber auch verinnerlichte Erfahrungen aus früheren Beziehungen ein. In der Therapie kommt es darauf an, das Paarkonzept zunächst zu explizieren (bzw. zu symbolisieren) und es sodann in seiner Entstehung, d. h. in seinem Zusammenhang mit gegenseitigen Erwartungen und Bedürfnissen sowie mit vergangenen und gegenwärtigen Beziehungserfahrungen zu verstehen.

Hinsichtlich der Beziehungskonstellation zwischen dem Paar und dem Therapeuten kann es u. a. folgende dysfunktionale Muster geben. Der Therapeut kann in die Rolle eines Richters oder in eine Koalition mit einem Partner bzw. in die Rolle eines Sekundanten gedrängt werden. Im letzteren Falle kann eine emotionale Schwierigkeit besonders dann bestehen, wenn der Therapeut diesen Partner tatsächlich als sympathischer erlebt und er so unbemerkt dazu neigt, sich diesem auch empathischer zuzuwenden. Aber auch die umgekehrte Situation kann schwierig sein, wenn der Therapeut sich über die unverhohlene Aufforderung zur Parteinahme insgeheim ärgert, vor allem, wenn diese gegen den

Partner erfolgen soll, den er eigentlich für den Schwächeren, Sensibleren oder Unterdrückten hält. Hier können Schützer- und Retterfantasien im Therapeuten aktiviert werden und die Vorstellung, diesen unter einem grausamen Eheregiment Leidenden durch ein besonderes Maß an Empathie und Wertschätzung entschädigen zu müssen. Es kann auch die Situation eintreten, dass sich das Paar gegen den Therapeuten verbündet und dessen Verstehensangebote jeweils abweist, um in dieser Frontstellung gegen einen Dritten den Paarkonflikt durch Abwehr vorübergehend zu bewältigen.

Das Bewältigen dieser Schwierigkeiten im Sinne eines für das Paar und seine Beziehung konstruktiven Vorgehens erfordert vor allem für den Anfänger intensive Supervision. Auch kann sich gerade in diesem Fall eine Co-Therapie, dies besonders in Form eines Therapeutenpaares, als hilfreich erweisen.

11.1.4 Therapiepraxis

Die Reihenfolge der hier gewählten Schlüsselthemen soll auch den Therapieprozess wiederspiegeln, sie ist besonders hier unter dem Aspekt Prozessorientierung zu verstehen.

Die Schlüsselthemen in der Paartherapie

- Klagen und Entwerten
- enttäuschte Beziehungserwartungen
- dysfunktionale Interaktionsmuster
- Entwicklung von gegenseitiger Empathie
- Verstehen des Paarkonzeptes

Zunächst eine Vorbemerkung zum formalen Modus des therapeutischen Intervenierens: In der ersten Therapiephase wird sich der Therapeut wie in der Einzeltherapie jeweils einem Partner empathisch zuwenden. Aber er wird sich in der Regel bereits nach wenigen Minuten an den anderen Partner wenden und ebenso gefühlsverbalisierend intervenieren, also in seiner Zuwendung ständig zwischen beiden wechseln. In einer späteren Phase wird er die Partner anregen, sich direkt miteinander auszutauschen und er selbst wird nur hin und wieder bestimmte Aspekte verdeutlichen. In einer weiteren Phase wird er sich an beide gleichzeitig wenden, um gemeinsame Überzeugungen und Interaktionsmuster anzusprechen.

Klagen und Entwerten

Nicht selten besteht die Situation zu Beginn einer Paartherapie in einem Entwerten und Erheben von Vorwürfen, entweder gegenseitig oder einseitig bei defensivem Verhalten des anderen Partners. Die gegen den Partner vorgebrachten Klagen können ganz andere Anliegen verdecken oder stellen dann möglicherweise eine Flucht nach vorn dar, um befürchtete Gegenklagen abzuwehren. In diesem Klima der Unsicherheit und der Angst muss der Therapeut eine gewisse Gelassenheit, vor allem aber eine Bereitschaft zur bedingungsfreien Wertschätzung ausstrahlen. Er kann hierdurch auch den Entwertungen ihren dämonischen Nimbus nehmen. Er macht durch seine empathische Zuwendung deutlich, dass auch der Vorwurf und die Entwertung als subjektives Erleben zunächst anerkannt werden, um dann zu versuchen, sie auf ihren Sinn hin zu verstehen. Hierdurch kann sich der Klient in Gegenwart seines Partners schließlich korrigieren und seine Entwertung relativieren oder gar ganz zurücknehmen. Eine Partnerin beschwert sich über die Teilnahmslosigkeit und das Desengagement ihres Mannes:

T: Sie sind so empört, weil Sie Ihren Mann als völlig gleichgültig erleben.
K: Ja, niemals würde er z.B. auf die Idee kommen, auch mal einzukaufen.
T: Sie empfinden ihn als total egoistisch und in jeder Hinsicht rücksichtslos.
K: Also so will ich das auch nicht sagen, ich mein' ja bloß.

Sodann wendet sich der Therapeut an den Ehemann und er fragt, ohne diesen zur Rechtfertigung aufzurufen:

T: Jetzt hat Ihre Partnerin ihr Anliegen vorgebracht. Welche Änderung würden Sie sich von ihr wünschen?

Enttäuschte Beziehungserwartungen

Die Klagen und Vorwürfe verdecken oft andere Anliegen und Erwartungen. Durch Aufgreifen von selbstreflexiven Gefühlen kann der Therapeut diese Erwartungen explizieren.

BEISPIEL

K: (an ihren Mann gewandt) Es ist doch wirklich so, dass Du Dich fast um gar nichts kümmerst. (Er antwortet zunächst nicht.)
T: Was Sie sich sehr wünschen, ist, dass er sich auch um Sie mehr kümmern möge.
K: Ich will das nicht so ganz persönlich sehen, aber er könnte sich schon mehr engagieren.
T: Sie schämen sich fast, ihm so ganz direkt zu sagen, dass Sie sich auch mehr Interesse für Ihre Person wünschen?

Dysfunktionale Interaktionsmuster

Wenn den beiden Partnern das Fruchtlose des gegenseitigen Anklagens deutlich zu werden beginnt und sie auch schon selbstexplorativ von ihren Bedürfnissen und Enttäuschungen sprechen können, lassen sich die zwischen beiden eingespielten Interaktionsmuster thematisieren. Diese dienten zwar einerseits der Abwehr gegenüber dem Eingeständnis von Kränkung und Verletzung sowie der Bekräftigung von eingespielten Rollenzuschreibungen, wirkten sich aber gerade dadurch auch entwicklungshemmend aus.

BEISPIEL

T: (sich an den Mann wendend) Sie können die ständigen Vorwürfe nicht mehr ertragen, (sich an die Frau wendend) Sie leiden darunter, wenn Ihr Mann Sie ständig ins Leere laufen lässt. Irgendwie blockieren Sie sich da gegenseitig.
T: Manchmal klingt es so, als seien Sie sich im Stillen darüber einig, dass der eine immer den Vorwurfsvollen spielen muss, und der andere davor immer fliehen muss.

Eine Änderung dieses gegenseitig eingespielten und bekräftigten Rollenverhaltens ist oft nicht ganz leicht, da dieses ja für beide etwas Gewohntes und sehr Vertrautes ist. Dies sollte beiden auch mitgeteilt werden, damit sie bei Rückfällen in alte Verhaltensmuster nicht zu sehr entmutigt werden. Wichtig für eine lebendige Beziehung und damit Ziel der Therapie ist eine möglichst geringe Rollenfixierung bzw. ein flexibler Umgang mit Rollenzuschreibungen. Die wird auch durch den folgenden Schritt ermöglicht.

Entwicklung von gegenseitiger Empathie

Wenn beide Partner sich ihre auf die Beziehung bezogenen Gefühle und Erwartungen eingestehen können, und wenn ihnen das Dysfunktionale ihrer Interaktionsmuster deutlich geworden ist, sind sie auch stärker bereit, den anderen zu verstehen und bei der Bewertung einer Beziehungssituation auch einmal dessen Perspektive zu übernehmen.

> K: (an ihren Mann gewandt) Wenn Du mich immer nur als kritisierend und zurechtweisend erlebst, ist das natürlich auch schwierig für Dich, aber irgendwie auch für mich.

Der Therapeut war bisher für diese Haltung des Einfühlens ein positives Modell (Henning 1991). Jetzt wird er sich stärker darauf beschränken, den empathischen Dialog des Paares untereinander anzuregen und nur noch zur Verdeutlichung besonderer Positionen intervenieren. So könnte er an der zuletzt genannten Stelle, an die Ehefrau gewandt, intervenieren:

> T: Wenn Sie sich jetzt so richtig in Ihren Mann hineinversetzen, können Sie nachempfinden, dass es schwer war, immer so zu reagieren, wie Sie es erhofften?

Damit bestätigt der Therapeut die ersten Schritte des Paares zu einer gegenseitigen empathischen Haltung. Außerdem weist er indirekt so noch einmal darauf hin, wie dysfunktional für die Erfüllung der eigentlichen Beziehungserwartungen das tatsächliche Beziehungsverhalten war. Zur Förderung der gegenseitigen Empathie ist auch das in der systemischen Familientherapie entwickelte „zirkuläre Fragen" geeignet, durch das der jeweilige Partner aufgefordert wird, sich in den anderen hineinzuversetzen.

> T: Was glauben Sie, geht in Ihrer Frau vor, wenn Sie Ihnen sagt, dass Sie …

Verstehen des Paarkonzeptes

Trotz der gegenseitigen Klagen über das Verhalten des Partners, das meist auch mit einem wirklichen Leiden verbunden ist, gibt es nicht selten zwischen dem Paar eine Art impliziter Grundübereinkunft hinsichtlich der gegenseitigen Rollenverteilung und eine Grundüberzeugung über die Art der Beziehung. Dieses Paarkonzept ist in der Regel kaum symbolisiert. Im Laufe der Therapie aber wird es zunehmend explizit, Aufgabe des Therapeuten ist es, dies zu unterstützen, die Aufmerksamkeit des Paares hierauf zu lenken.

> T: So unausgesprochen hatten Sie trotz allem wohl auch beide eine ähnliche Vorstellung von Ihrer Beziehung, welchen Platz da jeder hat und wie die Aufgaben zu verteilen sind?

Auch im Sinne einer Versöhnungsarbeit liegt es, wenn beide verstehen, dass sie nicht nur Opfer des jeweils anderen sind, sondern dass sie an ihrem Beziehungsarrangement deswegen selbst auch mitgewirkt haben, weil dieses zunächst bestimmten Bedürfnissen eines jedem entgegenkam. In einem weiteren Schritt könnte es dann darum gehen, dieses Bedürfnis des jeweils anderen, z. B. nach kontrollierender Dominanz, nach passiver Geborgenheit, nach konfliktvermeidendem Rückzug, aus dessen früheren Beziehungserfahrungen (im eigenen Elternhaus) zu verstehen.

Gesprächsregeln in der Paartherapie:

- Wenden Sie sich beiden Partnern in gleichem Maße empathisch (und jeweils alternierend) zu.
- Greifen Sie die gegenseitigen Klagen und Entwertungen einfühlsam auf und verdeutlichen Sie die impliziten Beziehungserwartungen, die diesen zugrunde liegen.
- Fördern Sie die Einsicht des Paares in das Dysfunktionale seiner Interaktionsgestaltung.
- Seien Sie dem Paar ein gutes Modell für Einfühlendes Verstehen, und regen Sie es an, miteinander empathisch umzugehen.
- Helfen Sie dem Paar, sich in seinen gegenseitigen impliziten Rollenzuweisungen und Arrangements zu verstehen.

11.2 Familientherapie

11.2.1 Diagnostik und Indikation

Der übliche Anlass für eine Familientherapie ist das Ersuchen einer Person um psychotherapeutische Hilfe, wobei dieses Ersuchen auch von einer Drittperson, etwa einem Elternteil, ausgehen kann, die für ihr Kind Hilfe sucht, weil dieses unter bestimmten Störungen leide. Wenn der Therapeut die Indikation zu einer Familien- und nicht zu einer ausschließlichen Einzeltherapie stellt, dann tut er dies in der Regel auf Grund der Beurteilung, dass entweder durch die Störung eines Familienmitglieds die gesamte Familie so belastet ist, dass auch die gegenseitigen Interaktionen gestört sind oder dass solche Störungen durch mehrere Mitglieder bedingt sind. Die andere Möglichkeit besteht natürlich in der Annahme, dass eine schon primär bestehende Störung des Familiensystems erst zur Störung des „Index-Patienten" geführt hat. Die Indikation zur Familientherapie beruht in beiden Fällen auf dem Eindruck, dass die interfamiliäre Kommunikation oder der Anforderungsdruck, den einzelne Mitglieder auf einander ausüben, zum Zeitpunkt des Erwägens einer Therapie pathogen ist. Wenn in diesem Sinne die Familie als Ganze bzw. als „System" als gestört bzw. als „Patient" definiert wird, muss sich der Therapeut zur weiteren Differenzierung seiner Beurteilung folgende Fragen stellen:

- Worin, in welchen Überzeugungen, Vorstellungen, Erwartungen, besteht das gemeinsame Familienkonzept?
- Welche Hierarchien und Machtverhältnisse herrschen in der Familie?
- Nach welchen offenen und nach welchen verdeckten Regeln wird interagiert?

Diese Fragen, natürlich übersetzt in eine für die Klienten verständliche Sprache, wird der Therapeut bei der Klärung der Indikation auch den Mitgliedern der Familie stellen. Wenn diese bereit sind, sich auf ein Klären der mit diesen Fragen verbundenen Probleme einzulassen, dürfte in der Regel eine Indikation für die Therapie gegeben sein.

11.2.2 Personzentrierte Beiträge zur Konzeptbeschreibung

Bei den familientherapeutischen Konzeptbeschreibungen, Erfahrungsberichten und Falldarstellungen vertreten fast alle personzentrierten Autoren neben einer individuumzentrierten auch eine, wie beschrieben, interaktionszentrierte Sichtweise, zum Teil auch eine systemische. Unter dieser Perspektive wird die Familie als Mitglieder einer Einheit gesehen (Plog 1975; Keil 1995, 2003; Schmid 1996; Gaylin 2002; Eckert 2006; O'Leary 2018), die in ihren Aktionen durch ein gemeinsames Konzept, dem Familienkonzept, bestimmt ist (Raskin/van der Veen 1970; Levant 1984) und deren Inkongruenz an dem Ausmaß verdeckter Kommunikationen abzulesen ist (Warner 1989). Manche personzentrierten Familientherapeuten haben diese Sichtweise sogar im Sinne der Systemtheorie konzeptualisiert (Pavel 1989; Schmidtchen 1991). Die Familientherapie hat inhaltlich enge Bezüge zur Psychotherapie von Kindern und Jugendlichen (Janisch 2001), dies auch schon insofern, also es oft die „Probleme" mit den Kindern oder Jugendlichen sind, die zu einer Familientherapie führen. Für die GPT/PZT hat besonders Schmidtchen (1991) auch unter systemischen Gesichtspunkten solche Bezüge der Kinderpsychotherapie zur Familientherapie betont.

11.2.3 Familienkonzept und Beziehungserleben

Beim Thema „Paarkonzept" wurde schon manches auch für das Familienkonzept Gültige beschrieben. Auch das Familienkonzept besteht in von allen Familienmitgliedern geteilten Überzeugungen und Erwartungen, z. B. der Vorstellung „Wir sind eine sehr friedfertige, harmonieliebende Gemeinschaft, der jeder Streit zuwider ist." oder „Die Welt um uns ist hässlich und gefährlich, wir als Familie müssen einen Schutzwall bilden gegen die Welt da draußen.". Hier kann es zu pathologischen, „inkongruenten" Strukturen bzw. Kommunikationsformen kommen. Es kann sich eine Diskrepanz eines solchen Konzeptes zu konträren organismischen Erfahrungen von gegenseitiger misstrauischer Kontrolle und „unterschwelliger" Rivalität und Unduldsamkeit herausbilden. Da alle Mitglieder das gemeinsame Konzept auch als etwas Tröstendes und Stabilisierendes erleben, fällt es auch den Mitgliedern, die in der Hierarchie eher auf der Opferseite stehen, schwer, die genannten organismischen Erfahrungen exakt zu symbolisieren. Auch die entsprechenden Erwartungen an die Aufrechterhaltung des Familienkonzeptes werden zum Teil zunehmend verdeckt kommuniziert, die Kommunikation zwischen den Familienmitgliedern wird somit inkongruent.

Für den Therapeuten kann es eine „Beziehungsfalle" bedeuten, wenn er zu früh den vermeintlichen Opfern dieser Strategien beispringen und sie zur Symbolisierung ihrer Erfahrung drängen und damit vom Konformitätsdruck befreien will. Ein solches Parteiergreifen erschwert natürlich seine Position gegenüber den anderen Mitgliedern und seine Möglichkeit des empathischen Zugangs und der Einflussnahme auf diese. Außerdem kann es die „Opfer" in einen belastenden Loyalitätskonflikt bringen, der diese dazu führen kann, mit Abwehr gegen die „gut gemeinten" Interventionen des Therapeuten zu reagieren.

Natürlich wird das Familienkonzept nicht immer eine so hohe Verbindlichkeit haben und der Druck zu seiner Aufrechterhaltung nicht so groß sein, so dass es den einzelnen Mitgliedern, z.B. dem Symptomträger, leichter fällt, sich etwa über bestimmte Erziehungs- oder Interaktionsstile zu beklagen. Diese Klagen der Kinder können den stillen Vorbehalten, die ein Elternteil (oder u.U. auch beide) in seiner Kindheit gegenüber seinen eigenen Eltern hatte, entsprechen. Hier kann sich dieser Elternteil in einer besonders Scham induzierenden Rolle des Beklagten erleben. Der Therapeut sollte deshalb bemüht sein, diesem Elternteil zu helfen, diese Rollenübernahme seiner eigenen Eltern zu verstehen, indem er auf die trotz des kindlichen Protestes naheliegende „unterschwellig" vollzogene Identifikation mit den Bewertungsbedingungen der Eltern verweist (Eckert 2006).

11.2.4 Therapiepraxis

Das Vorgehen in der Familientherapie hat viele Parallelen zu dem in der Paartherapie und besonders zur Gruppenpsychotherapie, wobei an geschlossene Gruppen, die lange miteinander arbeiten, zu denken ist. Zu Grundzügen der entsprechenden therapeutischen Aufgabe wurde in den vorangegangenen Ausführungen schon einiges geschrieben. Nicht selten ist es so, dass einzelne Familienmitglieder das Gespräch bald mit Klagen über die Forderungshaltung oder die Interaktionsweise der anderen beginnen, z.B. indem sich die Kinder über die Eltern beklagen oder umgekehrt. Dann wird der Therapeut, wie in der Paartherapie, empathisch auf diese Klagen eingehen, um sich dann aber bald ebenso empathisch hörend den Beklagten zuzuwenden. Er wird dabei darauf achten, nicht nur jede Parteinahme, sondern auch jede Ungleichverteilung seiner Zuwendung zu vermeiden. Auch sollten seine Verstehensangebote nicht zu sehr die Opferrolle des einen und die Täterrolle des anderen betonen, vielmehr sollte die Gegenseitigkeit der Rollenzuweisungen herausgearbeitet werden.

In der Absicht, dysfunktionale bzw. pathogene Überzeugungen und Interaktionsmuster zu ändern, wird der Therapeut versuchen, die gegenseitigen Erwartungen und die Art ihrer Kommunikation zu klären. Ein wesentliches Ziel wäre dabei, „inkongruente" Kommunikation in eine „kongruente" zu überführen

(Kap. 2.1). Eine quasi inkongruente Kommunikation wäre dann gegeben, wenn das eigentliche Anliegen an den Partner gar nicht oder „verzerrt“ kommuniziert wird, wenn also etwa der zwölfjährige Sohn so trotzig ist, Schulaufgaben verweigert, abends spät nach Hause kommt usw., weil er sich „eigentlich“ mehr bedingungsfreie positive Beachtung seiner Mutter wünscht. Diese Erwartung und die mit ihrer Nicht-Erfüllung verbundene Enttäuschungswut bleibt aber außerhalb seines Gewahrseins. Ein weiteres Beispiel wäre der oft zum Ausdruck gebrachte Ärger der Ehefrau über die „Unordnung“, die ihr Mann infolge seines Bastelhobbys immer hinterlasse. Ihr geht es in ihrem Ärger aber eigentlich um das sich selbst kaum eingestandene (d.h. auch nur vage symbolisierte) Gefühl der Vernachlässigung ihrer Person durch den Ehemann.

Neben dem Bemühen um eine offene, „kongruente“ Kommunikation von Erwartungen wird der Therapeut auch versuchen, ein konstruktives Aushandeln solch gegenseitiger Erwartungen und die damit verbundenen Austauschprozesse anzuregen. Schließlich wird er vorschlagen, dass innerhalb der Familie bestimmte Richtlinien erörtert werden, wie man mit gegenseitigen Erwartungen, ihrer Erfüllung oder Nicht-Erfüllung, umgehen will. Das therapeutische Vorgehen wird dabei weitgehend dem ähneln, wie bei der Gruppentherapie beschrieben. Der Therapeut wird zunächst den einzelnen Familienmitgliedern Gelegenheit geben zu sagen, welche Änderung sie sich wünschen, mit wem oder was sie besonders unzufrieden sind. Er wird dann versuchen, die Mitglieder untereinander in ein Gespräch zu bringen, und seine Aufgabe darin sehen, jeweils den emotionalen und dann auch motivationalen Hintergrund des Anliegens, das ein Mitglied jeweils gegenüber einem anderen äußert, zu verstehen und zu klären. Dabei wird er die Mitglieder anregen, Möglichkeiten zu erörtern, um zu einer Art Konsensbildung zwischen den einzelnen Ansprüchen und Anliegen zu kommen. Schließlich wird er die Mitglieder bitten zu überlegen, worin sie das Besondere ihrer Familie sehen, ob es eine für alle gütige Grundüberzeugung gibt, was für sie die Familie bedeute oder bedeuten sollte.

Stärker noch als in der Paartherapie (und erst recht in der Einzeltherapie) wird der Therapeut neben der Rolle des empathischen Teilnehmers auch die des Beobachters einnehmen. Hier wird er auf Art und Häufigkeit der Interaktionen zwischen den einzelnen Mitgliedern, auf ein Dominanzgefälle und Hierarchien, auf Koalitionsbildungen und verdeckte Kommunikationen achten. Wenn er glaubt, aus den Äußerungen einzelner Mitglieder auf das Wirksamwerden eines Familienkonzeptes schließen zu können, wird er dieses einfühlsam und zunächst auch anerkennend ansprechen. In bestimmten Situationen wird er auch von sich aus nach Vorstellungen über eine „ideale Familie“ fragen. Im Laufe der Therapie wird er dann behutsam zusammen mit den Familienmitgliedern versuchen, seine Beobachtungen mit dem Erleben und den Vorstellungen der

Teilnehmer abzugleichen, um so diesen zu helfen, Interessen und Erwartungen offener und konstruktiver miteinander auszuhandeln und auch zu mehr innerfamiliärer Übereinstimmung zu finden.

Gesprächsregeln in der Familientherapie:

- Wenden Sie sich den Berichten oder Klagen der einzelnen Mitglieder jeweils empathisch zu und verteilen Sie Ihre Zuwendung gleichmäßig.
- Versuchen Sie, jeden Eindruck von Parteinahme zu vermeiden.
- Regen Sie ein Gespräch der Mitglieder untereinander an und beobachten Sie Art und Häufigkeit der Interaktionen, Hierarchiebildung und verdeckte bzw. widersprüchliche Kommunikation.
- Versuchen Sie die Interpretation Ihrer Beobachtung so in Ihre Verstehensangebote eingehen zu lassen, dass diese für die Mitglieder zu konstruktiven Anregungen der Selbstexploration werden.
- Fördern Sie das gemeinsame Klären des Familienkonzeptes und eine Auseinandersetzung mit möglichen Inkongruenzen zum organismischen Erleben.

12 Der Traum und das Traumverstehen

12.1 Der Traum in der Personzentrierten Psychotherapie

12.1.1 Personzentrierte Beiträge zur Arbeit mit Träumen

Da die GPT/PZT sich in ihrem therapeutischen Vorgehen ganz betont auf die subjektive Welt der Klienten, auf die Welt ihrer inneren Bilder und ganz individuellen Erlebnisse beziehen will, müsste auch der Traum als ein Teil dieser „inneren Welt" ihr ausdrückliches Interesse finden. Dies war aber merkwürdigerweise bis in die 1980er Jahre hinein kaum der Fall. Erst seit dieser Zeit begann sich dies zunehmend zu ändern. So erschienen 1985 das Traumbuch von Wijngaarden (1985) und 1986 das von Gendlin (dt. 1987). Eine Reihe von Beiträgen zu diesem Thema erschienen in Form von therapietheoretischen Erörterungen und Konzeptbeschreibungen, u.a. von Pfeiffer 1989; Gerl 1981; Jennings 1986; Graessner 1989; Vossen 1988; Schmid 1992; Stolte/Koch 1992; Keil 2002; Koch 2012, Lemke 2000.

Wenn hier eine Charakterisierung der personzentrierten Traumbearbeitung erfolgt, so sollen sowohl die Unterschiede wie die Gemeinsamkeiten zu den entsprechenden Positionen anderer Schulen skizziert werden. Dabei sind die Gemeinsamkeiten vor allem mit der Schule von C.G. Jung bedeutend. Dies betrifft sowohl das grundsätzliche Traumverständnis wie die eigentliche Technik der Traumbearbeitung. Allerdings gibt es innerhalb der Gesprächspsychotherapie auch unterschiedliche Konzepte der Traumtherapie. Sehr vereinfacht könnte man zwei verschiedene Positionen unterscheiden:

- Jene Gruppe, die von der Methode des sog. Focusing ausgeht (Gendlin 1987; Graessner 1989), der es, grob gesprochen, um ein Fokussieren auf die leibnahen Gefühle und deren Bedeutungsgehalte als Reaktion auf die Traumgeschichte geht.

- Die andere Richtung ist als dialogisch-bildorientiertes Vorgehen im Sinne der „klassischen“ PZT bezeichnet worden. Diese Richtung ist noch weiter untergliedert worden (Koch 2012):
  - Traumgespräche im Sinne der klassischen PZT (Pfeiffer 1989; Schmid 1992; Lemke 2000)
- die Chronologie der Traumerzählung berücksichtigend (Jennings 1986; Vossen 1988)
- Bearbeitungsphasen unterscheidende Traumgespräche (Finke 2004, 2013)

Die folgenden Ausführungen beziehen sich vorwiegend auf die letztgenannte Richtung.

Bei der Frage nach den Gründen für das etwas verspäte Interesse seitens des PZA an der Arbeit mit Träumen könnte eine Rolle gespielt haben, dass man eine allzu große Nähe zur Psychoanalyse und zu Freud vermeiden wollte, hatte dieser doch gesagt, dass der Traum der Königsweg zum Unbewussten sei (Freud 1961). Diese Äußerung wurde vielleicht als die Bereitschaft verstanden, unter Umgehung einer zustimmenden Mitarbeit der Patienten einen unmittelbaren Zugang zu ihrem Unbewussten zu suchen. Eine besondere Rolle könnte hier auch der Umstand gespielt haben, dass der Gegenstand selbst, also der Traum, personzentrierten Therapeuten insofern besonders problematisch erschien, als seine Sprache so „verrätselnd“ ist, dass sie in die logisch diskursive Sprache „übersetzt“, also ihren Sinngehalt interpretierend erschlossen werden muss. Die Art der frühen Psychoanalyse, mit dieser Rätselhaftigkeit in einer fast willkürlich anmutenden, jedenfalls eine Einseitigkeit des Ausdeutens nicht scheuenden Interpretationsfreude umzugehen, hatte möglicherweise zunächst abschreckend gewirkt. Außerdem mag man in der PZT die Vorstellung gehabt haben, dass mit dem Entziffern der Traumsprache gewissermaßen, wie bereits angedeutet, hinter dem Rücken der Klienten gearbeitet wird, ein Bedenken das angesichts mancher Selbstdarstellungen der frühen Psychoanalyse auch nicht ganz unverständlich ist. Die personzentrierte Sicht schließt dagegen bekanntlich ein Respektieren der Abwehrhaltungen des Klienten ein und verbietet dem Therapeuten den unmittelbaren Durchgriff auf das Unbewusste der Klienten, wie es eben mit der Freud'schen Traumanalyse verbunden schien.

Das seit den 1980er Jahren erwachte Interesse des PZA an der Traumtherapie dürfte einerseits ein Indiz für eine Änderung der Beurteilung sein, mit welcher Rigorosität diese Prinzipien ggf. auf Kosten anderer therapeutischer Dimensionen zu vertreten sind. Andererseits zeigt sich hier wohl auch die Zuversicht, ein Arbeiten mit Träumen realisieren zu können, in dem die angedeuteten Gefahren vermieden werden können.

12.1.2 Die Funktionen des Träumens

Die These des Neurophysiologen Hobson aus den 1970er Jahren, nach der die Träume lediglich das Ergebnis zufälliger Neuronenaktivitäten und insofern sinnlose Gebilde seien, hat lange Zeit die Diskussionen empirisch ausgerichteter Wissenschaftler beherrscht, sie gilt heute aber als überholt (Wiegand 2006; Schredl 2008). Vielmehr gilt nun eine enge Beziehung des Traumerlebens zum Wacherleben als erwiesen und es wird dem Traum bzw. dem Träumen selbst sogar eine unmittelbar heilsame Wirkung zugesprochen. Aussagen zu den Traumfunktionen lassen sich zwar auf empirisch-experimenteller Ebene z. Zt. nur als Hypothesen formulieren, immerhin aber gibt es auf dieser Ebene ernste Hinweise auf eine stimmungsregulierende und stimmungsstabilisierende Funktion und eine Problemlösungsfunktion des Traumes bzw. des Träumens, letzteres insofern als manche Träume thematisch von anstehenden Problemen des Träumers handeln und hier öfter auch konstruktive Lösungen anzubieten scheinen (Schredl 2008). Aus personzentrierter Sicht ist im Traum außerdem das Wirken der Aktualisierungstendenz im Sinne einer auf Ausgleich und Ganzheit bedachten Funktion zu sehen. Sowohl Aspekte des Selbstkonzeptes als vor allem auch solche des organismischen Erlebens, die unter den Anforderungen des Wacherlebens kaum zur Geltung kommen, werden im Traum dargestellt.

Für die im Folgenden aufgeführten Funktionen des Traumes gibt es, wie gesagt, von Seiten der empirisch-wissenschaftlichen Traumforschung zwar noch keine definitiven Beweise, aber immerhin ernstzunehmende Hinweise. Das trifft zu auf die hier genannten Funktionen der Problemlösung und Informationsverarbeitung sowie die Stimmungsregulierung und Affektstabilisierung (Schredl 2008). Die anderen hier beschriebenen Funktionen sind eng verbunden mit dem personzentrierten Persönlichkeits- und Störungskonzept und sie sind z. T. nicht ohne weiteres der empirischen Forschung zugänglich. Allerdings ergeben sich auch hier zumindest indirekte Hinweise auf entsprechende Wirkungen des Träumens, etwa im Sinne der hier beschriebenen Ausgleichs- und Selbstregulationsfunktion. Dabei ist übrigens die Wirkung des Träumens „an sich", also ohne nachträgliche therapeutische Bearbeitung, gemeint.

Die Problemlösungsfunktion des Traums

Eine zentrale Funktion vieler Träume besteht in dem Ausgleich zwischen verschiedenen Anteilen der Person. Das bedeutet, dass der Traum Ambivalenzspannungen mildert. Manche Träume scheinen eine Lösung für ein anstehendes Problem vorzuschlagen, insofern das organismische Selbst des Träumers schon weiter, kreativer, schon „klüger ist als sein Bewusstsein“ (Rogers 1961/1973, 191). Wir können hier auch von einer selbstregulativen Funktion des Traumes sprechen. In Träumen werden öfter aktuelle Lebensereignisse, besondere Geschehnisse der letzten Tage dargestellt und aufgearbeitet, besonders in den bereits beschriebenen Alltagsträumen. Träume haben dabei oft eine informationsverarbeitende und tendenziell problemlösende Funktion. Dafür sprechen die Ergebnisse der empirisch psychologischen Traumforschung (Schredl 2008). Da sich viele Personen oft mehr unbewusst als bewusst mit zukünftig zu lösenden Problemen beschäftigen, kann die „nicht bewusste organismische Existenz“ (Rogers 1980/1981, 78) manchmal im Traum in einer Weise zum Ausdruck kommen, als seien hier Problemlösungsvorschläge für die Zukunft gemacht. Zumindest scheint sich der Traum mit bisher nicht bewussten Wünschen und Intentionen zu beschäftigen, in deren Darstellung man eventuell bereits Lösungsansätze für anstehende Probleme bzw. Entscheidungen sehen kann.

BEISPIEL

Eine 43-jährige, etwas selbstunsichere und sehr skrupulöse Klientin, die wegen psychosomatischer Beschwerden in Behandlung kam, träumte, dass sie sich in einem Gerichtssaal befand. Es war der Termin ihrer Scheidung und sie fühlte sich von dem Richter anklagend und inquisitorisch ausgefragt. Es war ihr schrecklich peinlich, und sie befürchtete, kein Wort „herauszukriegen“. Aber sie nahm all ihren Mut zusammen und rechtfertigte sich und ihr Anliegen tapfer. Zum Zeitpunkt dieses Traumes trug sich die Klientin zwar schon mit gelegentlichen Scheidungsgedanken, die sie aber aus Schuldgefühlen zunächst immer wieder verwarf. Sie lebte in einer für sie schon seit Jahren unglücklichen Ehe mit einem recht egozentrischen und introvertierten Mann. Erst fast zwei Jahre nach diesem Traum und nach Beendigung der Therapie hatte die Klientin die Scheidung eingereicht und damit den für sie so schwierigen Schritt getan, den sie im Traum schon vorweggenommen hatte.

Die stimmungs- und beziehungsregulierende Funktion des Traumes

Träume übernehmen auch eine stimmungsregulierende und affektstabilisierende Aufgabe (Walker 2005). Träume haben so schon an sich eine Heilwirkung, auch wenn sie anschließend nicht erinnert oder gar bearbeitet werden (Rodenbeck et al. 2006). Neben organisierenden, synthetisierenden und auch integrierenden Funktionen hat der Traum auch eine kommunikative Bedeutung, denn auch Beziehungserfahrungen finden im Traum ihre Abbildung und werden hinsichtlich ihrer emotionalen Resonanz im Traum „bearbeitet". So hat das Träumen auch einen Einfluss auf das Beziehungserleben. Wenn jedoch die Beziehungserfahrungen in sehr gravierender Weise negativ waren, kann das Bewältigungspotential des Traumes überfordert werden, so dass entsprechende Alpträume resultieren. Hier kommt es natürlich im besonderen Maße auf eine anschließende therapeutische Bearbeitung an. Denn schon das Berichten, d.h. schon das ausdrückliche Erinnern und dann das Erzählen des Traumes haben eine Heilwirkung, erst recht das therapeutische Klären der Trauminhalte hat eine Heilwirkung (Schredl 2008).

Die Darstellungsfunktion des Traumes

Eine Heilwirkung besteht hier darin, dass der Traum bestimmte Aspekte der Person zur Darstellung bringt. Wie es oft heilsam ist, wenn eine Person ihre Leidensgeschichte einem interessierten Zuhörer berichten kann, auch wenn dieser keinerlei Kommentar dazu gibt, so scheint auch das Erzählen im Traum bzw. das träumende Erzählen hilfreich zu sein. Besonders gilt dies, wenn im Traum Aspekte des organismischen Erlebens zur bildhaften Entfaltung kommen, wie Fantasien, Wünsche, Sehnsüchte, für die unter den Anforderungen des Tages zu wenig Möglichkeiten der Darstellung zu bestehen scheinen oder die mit dem Selbstkonzept nicht kompatibel sind und so abgewehrt werden. Auch diesen Gedanken hatte schon Jung (1989) formuliert, er sprach hier von der kompensatorischen Funktion des Traumes. Diese besteht darin, gegenüber dem Wachbewusstsein ausgleichend zu wirken und so gewissermaßen die Ganzheit der Person zum Ausdruck kommen zu lassen.

Der Traum kann auch als eine Art Probehandeln verstanden werden, in dem das konzeptuelle Selbst dazu gebracht wird, sich mit im Wacherleben weniger beachteten Momenten des Selbsterlebens auseinanderzusetzen und dabei auch Aspekte des organismischen Erlebens bzw. des organismischen Selbst „versuchsweise" in das Selbstkonzept zu integrieren. Das bedeutet, dass hier die Aktualisierungstendenz nicht nur im Sinne der Selbsterhaltung, sondern auch im Sinne der Selbstkonzeptveränderung, also der Selbstkonzeptentfaltung wirkt.

12.1.3 Personzentrierte Verstehensmuster bei der Arbeit mit Träumen

Der Traum als Rätsel

Von personzentrierten Autoren, die sich mit dem Traum beschäftigen, wird oft hervorgehoben, dass der Traum seine Bedeutung in sich selbst trage, dass er kein Symbol für etwas Anderes sei, dass der „eigentliche“ Sinn des Traumes nicht dem offensichtlichen Traum-Sinn zuwiderläuft (Keil 2002; Koch 2012). Dies wurde von Jennings (1986) mit der oft zitierten Formulierung pointiert: „The dream is the dream is the dream.“ Gleichwohl ist zu sagen, dass solch ein „offensichtlicher“ Sinn uns an unseren eigenen Träumen oft gar nicht einleuchtet, dass wir selbst ihnen oft eigenartig ratlos und befremdet gegenüberstehen. Durch ihre Darstellungsweise erscheinen sie nämlich durchaus rätselhaft. Die Erinnerung an den nächtlichen Traum besteht oft nur aus collageartig aneinandergereihten szenischen Bruchstücken und wirkt so oft seltsam zusammenhanglos, unwirklich und wie sinnentleert (Boothe 2000). Andererseits können Ereignisse im Traum in einer Zusammenfügung dargestellt werden, die in der Realität nie vorkam und vielleicht auch kaum vorkommen könnte, sei es, dass in einem ehemals realen Lebensereignis jetzt im Traum Personen agieren, die mit diesem Ereignis nie etwas zu tun hatten, oder sei es, dass eine aus der Realität bekannte Szene in einer zwar real möglichen, aber völlig „unpassenden“ Umgebung spielt. Auch kann eine Traumszene in irritierender Weise abrupt beginnen, d. h. ohne einleitende Entwicklung, ohne begründenden Zusammenhang. Oder sie kann in einer für den Träumer völlig ungewöhnlichen Weise enden und so völlig unvollständig und unmotiviert erscheinen. Dies löst in dem seine Träume Erinnernden selbst das Gefühl der Ratlosigkeit aus. Er hat den Eindruck, dass nicht er etwas träumte, was er spontan als sinnfällige Äußerung seines Selbsterlebens anerkennen kann, sondern dass ihm etwas träumte, das sich ihm wie ein ihm fremdes Widerfahrnis darstellt.

Das bedeutet, dass sich viele Träume zunächst nicht von selbst verstehen, dass ihr Sinn nicht „auf der Hand zu liegen“ scheint, dass er uns vielmehr nicht ohne weiteres zugänglich ist. Denn er ist nicht „exakt“, sondern in bildhaft vieldeutiger Form symbolisiert. Das bedeutet, dass Klient und Therapeut sich gemeinsam an ein geduldig ausdeutendes Sich-Abarbeiten an der oft rätselhaften Bildsprache des Traumes machen müssen.

Analog zu den Fragen, die Gendlin (1987) an den Traum stellt, um seinen Sinn zu erschießen, können wir aus einem ähnlichen Vorverständnis heraus folgende Fragen formulieren:

- Will der Traum etwas über das bisher nicht voll bewusste Beziehungserleben des Träumers aussagen?
- Ist der Traum als ein Hinweis auf das vielleicht überzogene Selbstideal des Träumers zu verstehen?
- Will er den Träumer auf bisher nicht wahrgenommene Gefühle und Bedürfnisse aufmerksam machen?
- Will er in symbolischer Form einen Fingerzeig zu anstehenden Aufgaben und Problemlösungen geben?
- Will er einen Kommentar zu bisherigen Lebensentscheidungen geben?
- Wie also ist der Sinn dieses Darstellens in Bildern zu erfassen?

In diesen Fragen spiegelt sich ein bestimmtes Vorverständnis, von dem aus wir versuchen, den Traum zu verstehen. Wir gehen aber davon aus, dass dieses Vorverständnis nicht einseitig sein sollte, was zu einer Engführung des Verstehens führen würde, sondern dass es eines ist, das nicht sehr von dem in anderen Verfahren gebräuchlichen abweicht und das außerdem mit der personzentrierten Persönlichkeits- und Störungslehre voll vereinbar ist. Wir können zentrale Aspekte dieses Vorverständnisses anhand weniger „Verstehens-Muster", die auch natürlich die vorangegangenen Ausführungen über die Traumfunktionen beinhalten, explizieren:

Die Traumfiguren als Aspekte der relevanten Anderen

Die verschiedenen Akteure in der Traumerzählung sind zunächst zu verstehen als die Darstellung jener Bezugspersonen, die für den Träumer eine bedeutende Rolle spielen. Jung hat ein von diesem Verstehen ausgehendes Vorgehen das Arbeiten auf der Objektstufe genannt. Dabei ist es sinnvoll, diese Traumfiguren so zu verstehen, dass sie jeweils besondere Aspekte dieser Bezugspersonen, oft übertrieben, verkörpern. Diese können dann in fast karikaturhafter Überzeichnung erscheinen. In Bezug auf die reale Bezugsperson käme dann also nur ein Teilaspekt von dieser Person zur Darstellung. Oft ist dies aber ein Aspekt, der für den Träumer von besonderer Bedeutung ist, mit dem er sich vielleicht besonders beschäftigt hat bzw. der für ihn „problematisch" ist.

Die Traumfiguren als Aspekte des eigenen Selbst

Die in den Traumszenen auftretenden Figuren bzw. Gestalten, eventuell auch Tiere, können auch auf die verschiedenen Seiten des eigenen Selbst verweisen. Jung (1982b) nannte ein auf solcher Traumauslegung gründendes Vorgehen das Arbeiten auf der Subjektstufe. Schon bei Freud finden sich vereinzelt Hinweise auf den Gedanken, dass die Person des Träumers sich in verschiedenen Traumfiguren darstelle (Thomä/Kächele 1986). Auch bei Gendlin (1987) lautet eine der Fragen, die an den Traum zu stellen sind, welcher Teil des Träumers sich jeweils in dieser oder jener Traumperson zeige. Dieses Verstehensmuster entspricht in besonderer Weise deshalb auch dem personzentrierten Ansatz, weil hier die Welt der äußeren Ereignisse vor allem in ihrer innerpsychischen Widerspiegelung interessiert. So ist es naheliegend, die geträumte Umwelt als eine Widerspiegelung des Selbst zu verstehen. Für ein ursprüngliches Welterleben erscheinen die Dinge nicht in distanzierter Vergegenständlichung, sondern stets als Widerspiegelungen einer engen Verbundenheit der Welt mit dem eigenen Selbst. Insofern ist ein solch „subjektivistisches" Verstehen nicht ganz so fernliegend, wie das vor dem Hintergrund eines sehr vergegenständlichenden Denkens erscheinen mag.

Die Traumsymbole

Fast alle Figuren und „Gegenstände" im Traum können als symbolhaft mit Bedeutung aufgeladen gesehen werden, dies hat der Traum auch mit Märchen gemein (Finke 2020). In Märchen kommen bekanntlich oft sprechende Tiere vor, oder diese sind sogar durch Schadenszauber verwandelte Menschen. In den frühen Religionen, aber selbst noch im Christentum fungieren Tiere als Träger göttlicher Merkmale (das Lamm Gottes, die Taube als Symbol des Heiligen Geistes). So muss es nicht weit hergeholt erscheinen, ein im Traum auftauchendes Tier je nach der Traumsituation entweder als eine bedeutsame Bezugsperson oder als einen Aspekt des eigenen Selbst zu interpretieren. Auch Landschaftselemente, z. B. ein Wald, See oder Berg, können als bildliche Symbolisierung eines besonderen Erlebens gesehen werden. Der Wald kann als Erleben von geheimnisträchtiger Geborgenheit oder auch von selbstentgrenzender und ängstigender Verirrung verstanden werden. Manchmal wird der Wald auch als Symbol der „großen Mutter" in ihren bergenden wie in ihren verschlingenden Aspekten interpretiert. Der See kann mit seinem klaren Wasser als erfrischend und belebend erscheinen, aber auch als gefährlicher Sog in vernichtende Tiefe. Der Berg ist in vielen Mythen der Sitz der Götter und steht immer noch für das Erleben von Erhabenheit, das zu erlangen große Anstrengungen wert ist. Wichtig ist natürlich eine individuelle Symboldeutung, also zu klären, was der Klient selbst mit solchen Traumelementen verbindet. Aber der Therapeut kann durch behutsame Vorschläge den Klienten zu weiteren Einfällen inspirieren. Er wird bei seinen Vorschlägen aber darauf achten, dass das jeweilige Symbolverstehen nicht zu sehr von einem Alltagsverständnis entfernt ist, d. h. von einem Vorverständnis, wie es unserer üblichen Lebenswelt entspricht (und insofern phänomenologisch ist). In dieser verweist z. B. ein Kirchturm auf die Dimension des Geistigen, Erhabenen, näherhin Spirituellen und Religiösen. In einem Kirchturm jedoch primär ein Phallussymbol zu sehen (Freud 1961), setzt ein extrem spezielles, sehr einseitig theoriegeleitetes Vorverständnis voraus. Es mag besondere Zusammenhänge geben, wo ein solches Verstehen nicht völlig unangemessen ist. Problematisch erscheint es jedoch, wenn für solches Symbolverstehen eine generelle Geltung postuliert wird.

Die prospektive und die retrospektive Tendenz

Ein prospektives Traumverständnis entspricht insofern den Positionen der PZT/GPT, als hier die schöpferische Zukunftsgerichtetheit, der nach Rogers unabsehbare Prozess des Werdens, der offene Horizont der Möglichkeiten auch persönlichkeitstheoretisch bekanntlich eine große Rolle spielt. So ist vom personzentrierten Therapeuten der Traum daraufhin zu verstehen, inwieweit sich hier die vielleicht noch nicht exakt symbolisierten, vorwärts gerichteten Fantasien und die bisher nur erträumten Pläne des Klienten abbilden.

Das soll allerdings nicht besagen, dass die Dimension der Vergangenheit ganz zu vernachlässigen ist, denn natürlich leistet der Traum auch Erinnerungsarbeit, kommt hier auch die Geschichte des Träumers zu Wort, die Geschichte seiner Selbstaktualisierung und seiner Beziehungserfahrungen. In der Traumtätigkeit wird diese Geschichte mit dem auf die Zukunft gerichteten Entwurf des Selbst verbunden. Das, was gewesen ist, findet Anschluss an das, was sein könnte und sein soll. Der Drang nach Ganzwerdung, d. h. nach Vollendung des Entwurfes findet im Traum seine Erfüllung. Im Traum zeigen sich aber auch die Widersprüche, die Hemmnisse der Selbstverwirklichung, die beharrenden Tendenzen einerseits und die progressiven, zukunftserträumenden andererseits.

Der Traum als Sprecher des organismischen Erlebens

In der Traumerzählung kann auch insofern ein Antagonismus zum Wacherleben gesehen werden, als sich hier jene Aspekte der Person zum Ausdruck bringen, die „am Tage“ nicht gelebt werden können. Es geht hier also um die Differenz von Traumerleben und Wacherleben. Im Traum würde dann der Gegenpol des Wacherlebens dargestellt, die „nichtbewusste organismische Existenz“ (Rogers). Jung (1982b) hat unter der Bezeichnung der kompensatorischen Funktion des Traumes diesen Umstand beschrieben. Die unter den Anforderungen und Ablenkungen des Tages nicht gelebte Seite der Psyche, der „Schatten“ bzw. das nicht bewusste organismische Erleben meldet sich, ihre Unterdrückung kompensierend, im Traum zu Wort. Jung denkt hier, ähnlich wie Rogers, ganz lebensphilosophisch, indem er im Nicht-Bewussten nicht nur das Abgewehrte, das von der Symbolisierung Ausgeschlossene, sondern auch das Reservoir des Schöpferischen, der Tendenz zur konstruktiven Entfaltung, der „Weisheit des Organismus“ (Rogers) sieht. Diese bricht sich im Schlaf, im Traum, also gewissermaßen in einem naturhaft-ursprünglichen Zustand ihre Bahn, um so das Ziel der Synthese, der Gestaltvollendung, der Ganzheit wieder zu erreichen.

BEISPIEL

Eine 28-jährige Klientin hatte einen Angsttraum, in dem sie sich von einem Unbekannten, der dann zunehmend die Gestalt ihres Freundes annahm (von dem sie sich vor sechs Wochen getrennt hatte), verfolgt fühlte. Als es ihr im Traum gelang, den Verfolger abzuschütteln, empfand sie aber keine Erleichterung, sondern eher ein Gefühl der Traurigkeit, was die Klientin nach dem Traum sehr verwunderte. Die Nachbearbeitung des Traums ergab dann, dass die Angst und die entsprechende Flucht nur die eine, die weitgehend symbolisierte Seite ihres Erlebens spiegelte. Die andere Seite besagte fast das Gegenteil von Angst und Flucht, nämlich den Wunsch nach Zuwendung und Nähe, was die Traurigkeit bei der Nicht-Erfüllung dieses Wunsches im Traum erklärt. Die Klientin wurde sich nun bewusst, dass sie sich innerlich noch gar nicht von ihrem Freund gelöst hatte. Und so wurde ihr auch ihre Angst als Erschrecken vor einem Bedürfnis verständlich, dass ihre Trennungsentscheidung in Frage stellte.

Der Traum bringt hier die abgewehrte Seite des bisher nicht symbolisierten Beziehungserlebens durch das Gefühl der Traurigkeit zum Ausdruck. Es ist dies der betrauerte Verlust von personaler Nähe, Geborgenheit und Bindung. Da die im Traum symbolisierte Angst vor Verfolgung umschlug in die Traurigkeit, von ihrem Freund nicht mehr verfolgt zu werden, ist in dieser Traurigkeit als deren Kehrseite die anfängliche Freude auf eine erneute Begegnung mit dem Freund zu sehen. Dies leitet bereits zum folgenden Abschnitt über: Die Angst ist auch als ihr Gegenteil zu verstehen, nämlich als Freude. Aber auch die Freude hat im Erleben der Klientin wiederum ihr Gegenstück, nämlich die Angst bzw. das Erschrecken angesichts der Einsicht, emotional immer noch an den Freund, von dem zu trennen sie sich doch fest entschieden hatte, gebunden zu sein.

Die Darstellung des Gegenteils

Gendlin (1987) empfiehlt, dass man sich bei der Traumbearbeitung fragen solle, ob ein bestimmtes Traumelement nicht das Gegenteil von dem bedeute, was es zunächst auszudrücken scheine. Entsetzen und angstvolles Erschrecken vor einer hereinbrechenden Gewalttat könnte dann z.B. den eigenen Wunsch nach Aggression und Herrschaft zum Ausdruck bringen. Die gewünschte Täterrolle erschiene im Traum also in die Opferrolle verkehrt. Diese „Verkehrung ins Gegenteil“ würde dem unter diesem Namen schon von A. Freud (1936/1980) beschriebenen Abwehrmechanismus entsprechen. Dieser gewissermaßen klassische tiefenpsychologische Gedanke hat insofern auch Bezüge zur personzentrierten Störungstheorie, als dies dem Konzept der „verzerrten Symbolisierung“ innerhalb des Inkongruenzmodells entsprechen würde (Kap. 2.1).

12.2 Therapiepraxis

Es wird hier ein zweiphasiges Konzept der therapeutischen Arbeit mit Träumen vorgestellt. In der ersten Phase, hier auch Imaginationsphase genannt, soll der Klient sich die Traumszenen imaginierend intensiv vergegenwärtigen. Er soll gewissermaßen seinen Traum in Gegenwart des Therapeuten noch einmal träumen (Gerl 1981) und dabei die Details einer Szene genau beschreiben. U.a. soll er z.B. Dinge und Personen sprechen lassen und selbst mit ihnen sprechen (Pfeiffer 1989). Das Wiederbeleben und neuerliche Durchleben der Traumbilder schafft die für den therapeutischen Prozess nötige emotionale Dichte und Unmittelbarkeit des Erlebens und dürfte für sich allein schon therapeutische Wirksamkeit haben.

In der zweiten Phase, der Reflexionsphase, soll aber eine Übersetzung der Traumbilder in die diskursiv logisch geordnete Sprache des Wachbewusstseins vorgenommen werden, d.h. eine „exakte Symbolisierung“, die erst ein Verstehen im engeren Sinne ermöglicht. Es wird hierin eine Komplettierung der therapeutischen Arbeit gesehen (Vossen 1988). Bei der in diesem Zusammenhang auch nötigen Symboldeutung der verschiedenen Traumelemente ist eine phänomenologisch-hermeneutische Position maßgebend, wie es in Kap. 6.3 angedeutet wurde. Bei diesem phänomenologischen Symbolverstehen, das in dieser Hinsicht weitgehend korreliert mit dem in der Daseinsanalyse (Boss 1976) praktizierten, wird der Therapeut natürlich immer auch nach individuellen Bedeutungen fragen und dabei auch darauf achten, ob die Vorstellungen des Klienten hierzu sich im Laufe der Therapie wandeln. Er wird einen solchen Prozess der Wandlung von Symbolbedeutungen behutsam anregen und begleiten. Als personzentrierter Therapeut wird er den Bedeutungszuschreibungen der einzelnen Traumbilder jeweils großen Raum geben und mit eigenen Symbolinterpretationen eher sparsam sein.

Imaginationsphase	**Reflexionsphase**
1. Verdeutlichen der Traumbilder	1. Resonanz des Klienten auf den Traum
2. Traumstimmung wiederbeleben	2. Traumthemen herausarbeiten
3. Interagieren mit Traumfiguren	3. Traum-Verstehen

Symbolverstehen — Lebensrealität — Traumfunktionen

Abb. 5: Schematischer Überblick der zwei Phasen der Traumbearbeitung

12.2.1 Die Imaginationsphase

Verdeutlichen der Traumbilder

Der Therapeut versucht, im Sinne des *Konkretisierenden Verstehens* die einzelnen Traumszenen möglichst konkret in allen Einzelheiten wieder erstehen zu lassen. Durch Fragen nach optischen Details, nach Geräuschen, Gerüchen usw. versucht der Therapeut, den Patienten das Traumbild mit allen Sinnen nacherleben zu lassen.

> T: Wenn Sie jetzt dieses Bild wieder ganz intensiv vor Ihrem inneren Auge haben, versuchen Sie zu erspüren, ob ein Wind geht, wonach es riecht, ob Sie etwas hören.

Auch diese Intervention soll also dazu führen, dass der Patient den Traum in Gegenwart des Therapeuten gewissermaßen noch einmal träumt. Neben diesem Erlebensmoment dient das Konkretisieren aber auch schon der Vorbereitung zu einem Klären der Sinnzusammenhänge der Traumbilder. Dabei muss das Ziel dieser Interventionen nicht so sehr eine exakte Rekonstruktion des wirklich Geträumten sein, sondern es geht um eine Ausgestaltung und Konkretisierung des im Hier und Jetzt aktualisierten Erinnerns. Solches Erinnern ist dabei immer schon sowohl durch die therapeutische Beziehung wie durch die aktuellen Lebensumstände des Patienten mitgeprägt (Ricoeur 1974).

Traumstimmung wiederbeleben

Nachdem der Patient seinen Traum erzählt hat, versucht der Therapeut, den Stimmungsgehalt der einzelnen Traumbilder zu erkunden und zu verdeutlichen und die Klienten anzuregen, die Gefühle und Impulse, die sie bei den einzelnen Traumszenen bewegten, intensiv zu vergegenwärtigen und gewissermaßen wiederzubeleben. Es handelt sich hierbei im Wesentlichen um die schon beschriebenen Stufen des Einfühlenden Verstehens. Der Therapeut könnte dem Patienten zu einem entsprechenden Traumbild z. B. sagen: „In dieser Situation waren Sie wie gelähmt vor Schreck." Es geht hier darum, dass sich der Patient seiner Traumgefühle in intensiver und so erlebnisnaher Weise gewahr wird, dass er sie gewissermaßen dabei noch einmal erlebt. Nacherleben und Gewahrwerden der Gefühle, Stimmungen und Erwartungen des Träumers in den einzelnen Traumszenen ist also Ziel dieser Intervention.

Imaginatives Handeln in der Traumszene anregen

Zunächst werden die einzelnen Elemente der Traumhandlung vergegenwärtigt. Sodann regt der Therapeut den Klienten zum Dialog mit den Traumgestalten an. Er könnte z. B. sagen:

> T: Wenn dieser große, so regungslos dort stehende Mann sprechen würde, was könnte der Ihnen wohl sagen?
> T: Und wenn Sie nun ihm antworten würden, was würden Sie ihm sagen wollen?

Der Therapeut kann daraufhin versuchen, wieder das Erleben im Traumhandeln zu erfassen:

T: Sie spürten eben richtig, wie sehr es Sie ängstigte, ihn anzusprechen.

Solche Interventionen sollen einerseits eine besonders dichte Erlebnisnähe des Traumerinnerns herstellen, andererseits soll der Patient angeregt werden, seinen Traum gewissermaßen fortzuführen, die angedeuteten Linien der Traumgeschichte weiter auszuziehen. Aus gesprächspsychotherapeutischer Sicht ist es bei diesen Anregungen wichtig, dass sie ohne imperativen Akzent gegeben werden. Der Patient soll nicht forciert in ein intensives Erleben hineingestoßen werden. Um dem Patienten ausdrücklich einen deutlichen Entscheidungsspielraum zuzumessen, wieweit er sich seinen eigenen Emotionen überlassen möchte, empfiehlt es sich, zumindest zu Beginn der Therapie öfter, wie bereits dargestellt, im Konjunktiv zu formulieren.

12.2.2 Die Reflexionsphase

Die bisherigen Interventionen sollten dem Klienten ein intensives Nacherleben der Traumgeschichte ermöglichen. Es wurde gewissermaßen auf der Ebene und in der Sprache des Traumes gearbeitet. Das Vermitteln von Einsichten in Sinnzusammenhänge wurde dadurch erst vorbereitet. Bei den folgenden Interventionen soll es nun ausdrücklich um einen solchen Klärungsprozess gehen. Es wird gewissermaßen auf der Ebene des Wachbewusstseins gearbeitet, der Klient wird zu Bewertungen und Interpretationen angeregt. Insgesamt soll unter Bezugnahme auf die Lebensrealität (Lebenssituation und -geschichte der Klienten), das Verständnis der Traumfunktionen und der als Symbole verstandenen Traumdetails ein Verstehen der als zentral gesehenen Traumaussage angestrebt werden.

Aufgreifen der emotionalen und kognitiven Resonanz des Klienten auf seinen Traum

Der Patient soll angeregt werden, sich mit den Eindrücken, Gefühlen und Bewertungen, die der Traum im Nachhinein in ihm auslöste, auseinanderzusetzen. Dabei geht es zunächst darum, die Reaktionen auf den Traum zu verdeutlichen und sie in ihrer Verschiedenartigkeit zu differenzieren. Der Therapeut versucht auf der Ebene des *Einfühlenden Verstehens*, auch die impliziten emotionalen und kognitiven Stellungnahmen und Bewertungen des Patienten zu erspüren und dieses Erspürte dem Patienten mitzuteilen.

> T: Wie Sie sich da verhielten, das scheint Ihnen jetzt ganz sonderbar.
> T: Dass immer wieder dieses alte, windschiefe Haus auftaucht, ängstigt Sie wohl direkt ein bisschen?

Der Klient soll sich bewusstwerden, was der Traum in ihm auslöste. Das Gewahrwerden der emotionalen Reaktionen auf seinen Traum soll ihn anregen, selbst nach ersten Übersetzungen der Traumsymbole zu suchen.

Erfassen der Traumthemen

Der Therapeut versucht, Einzelheiten der Traumerzählung unter ein jeweils leitendes Thema zu bringen bzw. unterschiedliche Themen als solche anzusprechen. Ein solches Thema kann z. B. durch eine charakteristische Stimmung oder auch ein häufig wiederkehrendes Bildelement bestimmt werden. Der Therapeut könnte z. B. sagen:

> T: Immer wieder war da für Sie dieses Gefühl der Demütigung durch einen großen, herrischen Mann.

Diese Intervention soll bereits das eigentliche Verstehen umfassender Sinnzusammenhänge einleiten. So wird z. B. der Klient durch eine solche Intervention zur Symboldeutung angeregt: Was könnte die oft wiederkehrende Figur des großen, herrischen Mannes bedeuten, für welches Lebensgefühl steht sie, welche reale Person aus dem Leben des Klienten wird möglicherweise durch sie vertreten? Welcher Aspekt des eigenen Selbst kommt hier möglicherweise zur Darstellung? So wird der Patient durch dieses Strukturieren auch angeregt, aktuelle Bezüge der Traumgeschichte zu seiner Lebenssituation herzustellen.

Das Traum-Verstehen im Kontext von Lebensrealität und Symboldeutung

Das Ziel der Arbeit mit Träumen ist natürlich auch, den Traum so zu verstehen, dass er eine ausformulierbare Botschaft erhält, die für die Lebensrealität und die Lebensentwürfe des Klienten von Bedeutung ist. Dabei muss versucht werden, die Traumerzählung dadurch in einem Sinnzusammenhang mit der Lebenssituation und der Lebensgeschichte des Träumers zu sehen, dass auf das beschriebene Symbolverstehen und die Funktionsweisen des Traums Bezug genommen wird. Bei diesem Prozess eines umfassenden Verstehens wird also ein bestimmtes therapeutisches Vorverständnis in seiner sinnerschließenden Funktion bedeutsam. Es gibt kein „voraussetzungsloses" Verstehen des Traumes. Da dieses Vorverständnis auch durchaus vielgestaltig ist, ergibt sich auch nie eine letzte Eindeutigkeit der Traumbedeutung. Dies soll an folgendem Beispiel veranschaulicht werden:

Die Symboldeutung der Figur „großer, strenger Mann" (z.B. geistiger Führer, großer Vater, strenges Gewissen, Schuldgefühle, negatives Selbstkonzept) führt dazu, diese Figur als Teil sowohl einer bedeutsamen Bezugsperson wie des eigenen Selbst zu verstehen. Unter dem Aspekt der kompensatorischen Traumfunktion könnte die Begegnung mit dieser Figur auch als der Wunsch des Träumers gelesen werden, sich von autoritären Vaterfiguren und deren Verinnerlichung als strenges Gewissen zu lösen. Unter dem Aspekt der progressiven Tendenz könnte diese Figur bedeuten, dass der Träumer sich damit beschäftigt, selbst eine Leitungsfunktion zu übernehmen, ohne dass er die Beschäftigung mit diesem Thema bereits exakt symbolisiert hätte. Die jeweilige Geltung eines solchen Verstehens muss natürlich in enger Interaktion mit dem Patienten geklärt werden, sie ist das Ergebnis des Prozesses einer Verständigung zwischen Therapeut und Patient.

Praktisch ist aus gesprächspsychotherapeutischer Sicht wichtig, dass der Klient an solche Interpretationen im Sinne eines „Verstehens in kleinen Schritten" (Finke 2002) langsam herangeführt wird. Der Therapeut gibt möglichst keine umfassenden Interpretationen vor, sondern nur „Impulse" (Lemke 2000) für solche Interpretationen, also „An-Deutungen", die möglichst der Klient selbst zur „Deutung" vervollständigen soll. Dies kann oft auch durch Bedeutungsgehalte implizierende Fragen des Therapeuten gefördert werden. Angesichts der sich dabei zeigenden Vielschichtigkeit der Bedeutungsgehalte entscheidet zwar in erster Linie natürlich der Klient, welche Bedeutung für ihn die relevante ist, was aber das therapeutische Angebot nicht ausschließt, sich versuchsweise auch auf alternative Verstehensweisen einzulassen. Das Erarbeiten des gemäßen Verstehens geschieht so als ein Akt der Konsensbildung zwischen beiden Partnern des therapeutischen Dialogs.

Gesprächsregeln in der Traumbearbeitung:

- Lassen Sie in der therapeutischen Situation den Klienten seinen Traum imaginierend noch einmal durchleben. Helfen Sie ihm dabei, sich die Traumstimmung und die Traumdetails intensiv zu vergegenwärtigen.
- Regen Sie den Klienten zur Interaktion mit den Traumfiguren an.
- Klären Sie die emotionalen und kognitiven Reaktionen des Klienten auf seine Traumerzählung.
- Oszillieren Sie zwischen Imaginations- und Reflexionsphase.
- Helfen Sie dem Klienten, in seinem Traum Hinweise auf Wünsche, Ziele und die Bewältigung von Konflikten zu sehen, aber verzichten Sie darauf, die Traumerzählung in allen Einzelheiten verstehen zu wollen.

13 Personzentrierte Psychotherapie und Pharmakotherapie

13.1 Anwendungsbereiche und Art der Psychopharmaka

Der Anwendungsbereich von Psychopharmaka erstreckt sich inzwischen auf fast alle psychischen Störungen, wobei deren in Effektivitätsstudien nachgewiesene Wirksamkeit betont wird. Für für Psychotherapeuten können Studienergebnisse irritierend sein, nach denen etwa bei Angststörungen Pharmakotherapie ebenso wirksam war wie Psychotherapie (Bandelow 2001). Allerdings muss auch die Methodik solcher Studien in verschiedener Hinsicht noch als unbefriedigend angesehen werden. So werden u. a. oft die Stichproben nicht detailliert genug beschrieben, vor allem nicht genügend zwischen den verschiedenen Subgruppen differenziert (z. B. bei „depressiver Episode“ oder „major depression“ keine Differenzierung zwischen eher biologisch bedingter und eher psychogener Depression). Auch wird die jeweilige Persönlichkeitsstruktur des Symptomträgers noch kaum berücksichtigt und auch die Dauer und die Dosierung der Behandlung in den beiden zu vergleichenden Ansätzen wird nicht immer vergleichbar gestaltet, pharmakotherapeutisch eingestellte Forscher z. B. beachten oft nicht genügend, dass die Forderung einer genügend hohen Dosierung über eine genügend lange Zeit nicht nur für das Pharmakon, sondern natürlich auch für die Psychotherapie gelten muss.

Die gegenwärtige Diskussion richtet sich allerdings inzwischen weniger auf ein „Entweder-Oder“, sondern stärker auf die Kombination von Psycho- und Pharmakotherapie, also auf die Frage, ob die Wirkung von Psychotherapie durch eine zusätzliche Pharmakotherapie verbessert werden kann. Bevor davon die Rede sein wird, soll kurz gesagt werden, von welchen Hauptgruppen der Psychopharmaka und ihren Anwendungsfeldern hier eigentlich ausgegangen wird.

Neuroleptika (Antipsychotika): Diese Gruppe spielt bei der genannten Diskussion kaum eine Rolle, da einerseits die Notwendigkeit ihrer Verordnung bei schizophrenen Störungen unumstritten ist, andererseits die Beschränkung ihrer Anwendung auf eben diesen Störungsbereich heute ebenfalls weitgehend anerkannt ist. Diese Medikamente haben einen antiparanoiden und antihalluzinatorischen Effekt, sie wirken emotional stabilisierend und ordnend. Gelegentlich werden sie auch bei Angst- und Erregungsneigung eingesetzt, was wegen der möglichen Nebenwirkungen, nämlich sogenannte Spät-Dyskinesien (Parkinson-ähnliche Zustandsbilder), sehr problematisch ist.

Antidepressiva: Diese Gruppe von primär stimmungsaufhellenden Medikamenten stellt heute gewissermaßen das „Breitbandtherapeutikum" der Psychopharmakotherapie dar, denn es werden mit ihnen nicht nur depressive Störungen bzw. depressive Symptome behandelt, sondern ebenso Angstsymptome (sowohl bei der Panikstörung wie bei der generalisierten Angststörung und der sozialen Phobie) wie auch Zwangssymptome, Schmerzsymptome und Essstörungen. Diese Medikamente stehen deshalb vor allem im Zentrum von Kontroversen, ob Psycho- oder Pharmakotherapie die besseren und schnelleren Effekte erziele. Man unterscheidet drei Gruppen: Trizyklische Antidepressiva, Serotonin-Wiederaufnahme-Hemmer (SSRI) und MAO-Hemmer.

Anxiolytika (Tranquilizer): Die größte Untergruppe dieser Medikamente sind die Benzodiazepine („Benzos"). Alle Vertreter dieser Gruppe haben eine, wie der Name schon sagt, angstlösende und viele auch eine beruhigende bzw. dämpfende Wirkung. Fast alle Medikamente dieser Gruppe haben, im Gegensatz zu den Antidepressiva, eine Suchtpotenz. Deshalb besteht Übereinstimmung darin, dass ihre Vergabe einer sorgfältigen Indikationsstellung bedarf und sie auch nur zeitlich befristet für wenige Wochen (z. B. bei heftigsten und sehr häufigen Panikattacken) angewandt werden sollten.

Phasenprophylaktika und Antimanika: Lithium und die Stimmungsstabilisatoren Carbamazepin und Valproinsäure (die beiden letzteren sind vor allem auch als Antiepileptika wirksam) wirken auch manischen Symptomen entgegen (z. B. bei einer bipolaren affektiven Störung) und sie bieten zudem einen gewissen Schutz gegen das Auftreten erneuter depressiver Episoden bei Erkrankungen mit hoher Phasenfrequenz. Außerdem werden vor allem die beiden letztgenannten Medikamente gelegentlich zur emotionalen Stabilisierung bei sehr stimmungslabilen Patienten, z. B. mit einer Borderline-Störung, eingesetzt.

Anticraving-Substanzen: Diese werden in der Therapie von Alkoholabhängigen vor allem bei Patienten eingesetzt, die unter einem starken „Suchtdruck" leiden, also auch in der Entwöhnung einen kaum beherrschbaren Drang, wieder zu trinken, verspüren.

13.2 Kombinationstherapie: Pro und Kontra

Die Studien zur Kombination von Psychotherapie mit Pharmakotherapie sprechen öfter für eine Überlegenheit der Kombinationsbehandlung, eindeutig ist die Befundlage allerdings nicht, es gibt auch Studien, die eine Überlegenheit der Kombinationsbehandlung nicht bestätigen können (Klerman et al. 1994; Teusch/Gastpar 2000; Bandelow 2001). Hier kann nicht auf die verschiedenen Ergebnisse bei den einzelnen Störungen eingegangen werden. In einer Studie an der Psychiatrischen Universitätsklinik Essen ergab sich, dass bei einer stationären Gesprächspsychotherapie die Patienten mit einer leichten bis mittelschweren depressiven Symptomatik von einer zusätzlichen Pharmakotherapie (überwiegend Antidepressiva) nicht profitierten (Böhme et al. 1998). Dies galt auch für Patienten mit Persönlichkeitsstörungen, lediglich bei einer Untergruppe, nämlich den Patienten mit abhängiger Persönlichkeitsstörung, ließ sich eine Verbesserung der Wirksamkeit feststellen, wenn zusätzlich Psychopharmaka gegeben wurden (Teusch et al. 2001). Das spricht für die Wichtigkeit, einer sehr differenzierenden Berücksichtigung der jeweiligen Störung und der Klientenpersönlichkeit sowie ihrer betreffenden „Problemlage" bei Effektivitätsstudien. Dies betrifft auch die nötige Differenzierung der Zielkriterien bzw. der erfassten Effekte.

Im Folgenden sollen mögliche Risiken und Chancen einer Kombinationstherapie aufgelistet werden, wobei diese Auflistung auch Hinweise für eine differenzielle Indikation einer solchen Kombination geben soll.

Kontra zusätzliche Pharmakotherapie:

- Körperliche Nebenwirkungen der Antidepressiva schaffen zusätzliche Probleme.
- Passive Hilfserwartungen werden gefördert, das Autonomieerleben unterminiert.
- Es tritt für den Patienten eine Rollenkonfusion ein, wenn er mal der aktiv Suchende, mal der passiv Aufnehmende sein soll, wenn er mal seinen Therapeuten in der Rolle des nur Verstehenden, mal in der Rolle des Bestimmenden und Verordnenden erlebt, der offenbar selbst nicht ganz an die Wirkmacht von Psychotherapie glaubt.

Pro zusätzliche Pharmakotherapie:

- Es treten synergistische Effekte ein, die Kombinationstherapie wirkt schneller und besser.

- Durch die Medikation wird oft erst eine Therapiefähigkeit hergestellt (z.B. durch Reduzierung der affektiven Spannung und der depressiven Einengung).
- Die zusätzliche Medikation erfolgt im Rahmen eines zweiphasigen Vorgehens, nur in der ersten Phase werden Medikamente verabreicht. Dadurch werden manche Kontra-Argumente relativiert.

Vor allem die beiden letzten Pro-Argumente deuten schon an, dass die Indikation zur Kombinationstherapie differenziell, d.h. unter Abwägung der Gegebenheiten im Einzelfall, zu stellen ist. Ein wichtiges Indikationskriterium ist hier auch die Herstellung einer guten Psychotherapiefähigkeit, die bei schwerer Depression, schweren Ängsten bzw. sehr häufigen Panikattacken, stärkeren Erregungszuständen oder innerer Unruhe sehr beeinträchtigt sein kann. Im Sinne einer groben Leitlinie wäre verallgemeinernd zu sagen, dass in folgenden Fällen eine Indikation für zusätzliche Pharmakotherapie gegeben ist:

- Bei schwer depressiven Patienten eine Medikation mit Antidepressiva.
- Bei manchen mittelschwer Depressiven, wenn komplizierende Faktoren seitens der Situation oder der Persönlichkeit hinzukommen und der Klient selbst auch einer solchen Maßnahme positiv gegenübersteht.
- Bei sehr häufigen depressiven Episoden, deren Auftreten kaum noch in einem Zusammenhang mit belastenden Lebensereignissen steht.
- Bei Patienten mit schweren Angstsymptomen, die oft auch wegen der Überflutung durch ihre Symptome anfänglich kaum psychotherapiefähig sind. Es empfiehlt sich anfangs eine zusätzliche Behandlung mit Anxiolytika und dann evtl. mit paniksuppressiven Antidepressiva.
- Bei schweren Borderline-Störungen, etwa wenn massive Selbstverletzungen mit schweren Stimmungsschwankungen vorliegen. Hier ist eine Behandlung mit Antidepressiva, evtl. auch mit Stimmungsstabilisatoren angezeigt.
- Bei schweren Zwangssymptomen, wenn etwa der Klient durch ständige Zwangsgedanken sehr gequält ist. Hier empfehlen sich als Medikament vor allem die Antidepressiva SSRI (s.o.).

Eine Kombinationsbehandlung setzt eine sorgfältige Gewichtung verschiedener, oft sehr individueller Faktoren voraus, eine solche Prüfung sollte also auch jeweils erfolgen.

13.3 Psychopharmakotherapie und die therapeutische Beziehung

Die Gabe eines Medikamentes ist auf der Beziehungsebene kein neutraler Akt, sondern „bedeutet etwas". Diese Bedeutungsaufladung der Medikamentenvergabe als eine intervenierende Variable des Beziehungsgeschehens zwischen Therapeut und Patient ist in jedem individuellen Fall zu reflektieren und ggf. mit dem Klienten zu erörtern. Die Medikation setzt eine bestimmte Interpretation der Störung und ihrer Therapie voraus und diese trifft auf die Therapievorstellungen und die Beziehungserwartungen des Patienten.

Für einen Selbstexploration abwehrenden Patienten mit passiver Hilfserwartung und einem eher körperbezogenen Krankheitskonzept mag die Medikation ein willkommenes Zeichen sein, dass der Therapeut ihn in seinem Hilfsverlangen annimmt, für einen ängstlich-hypochondrischen Patienten mögen mit der insgeheim nur widerwillig erfolgten Medikamenteneinnahme schlimmste Befürchtungen verbunden sein, und er wird seinem Therapeuten, der ihm solches zumutet, vielleicht mit Misstrauen begegnen. Ein auf Autonomie und Selbstwirksamkeit bedachter Patient kann sich zutiefst unverstanden fühlen, wenn sein Therapeut ihm ein Medikament verordnet.

Sollte der Psychotherapeut selbst die Medikation durchführen? Eine Beantwortung dieser Frage setzt natürlich die diesbezügliche Kompetenz des Psychotherapeuten voraus. Auch wenn diese gegeben ist, mag sich mancher Therapeut hier dennoch für eine Aufgabenteilung entscheiden, da er für den Patienten aber auch für sich selbst die schon erwähnte Rollenkonfusion befürchtet. Die klare Trennung zwischen der Rolle des nicht-direktiv verstehenden „Seelenarztes" und der des direktiv handelnden „Körperarztes" mag bei vielen Patienten der Eindeutigkeit in der Beziehungskonstellation und damit auch der Sicherheit des Therapeuten zugutekommen. Bei anderen, z. B. psychosomatisch gestörten Patienten kann diese Rollentrennung jedoch etwas Verwirrendes auslösen, da sie sich ja eben auch körperlich krank fühlen und nicht scharf unterscheiden zwischen „seelisch verursacht" und „körperlich verursacht". Hier kann es von Vorteil sein, wenn die unterschiedlichen Ansätze authentisch von einer Person vertreten werden. Im Falle einer Aufgabentrennung ist eine gute Kooperation und Abstimmung zwischen den beiden Rollenträgern, also zwischen Psychotherapeut und Arzt wichtig, damit beide dem Patienten keine widersprüchlichen (die Rolle des jeweils anderen entwertenden) Signale geben und so auch beim Patienten keine Aufspaltung anbahnen in den guten, weil immer nur verstehenden Psychotherapeuten und den bösen, weil nur medizierenden Arzt oder, bei passiver Hilfserwartung, in den guten, weil das eigentlich wirksame Agens nicht vorenthaltenden Mediziner und den hartherzig nur Leistung fordernden Therapeuten.

Literatur

Die erste Jahreszahl bezieht sich jeweils auf das Jahr des Ersterscheinens.

Alexander, F., French, T. (1946): Psychoanalytic Therapy. Ronald Press, New York

Amodeo, J. (2014): Integrating Focusing into Couples-Therapy. In: Madison, G. (Hrsg.): Theory and Practice of Focusing-Oriented Psychotherapy. Beyond the Talking Cure. Jessica Kingsley Publishers, 175–188

Anthony. E.J. (1968): Reflections on Twenty-Five Years of Group Psychotherapy. In: Int. Group. Psychother. 18, 277–301

Arbeitskreis OPD (Hrsg.) (1998): Operationalisierte Psychodynamische Diagnostik. Huber, Bern/Göttingen

Argelander, H. (1972): Gruppenprozesse. Rowohlt, Hamburg

Argelander, H. (1970): Die szenische Funktion des Ichs und ihr Anteil an der Symptom- und Charakterbildung. Psyche 23; 325–345

Auckenthaler, A. (1983): Klientenzentrierte Psychotherapie mit Paaren. Kohlhammer, Stuttgart

Auckenthaler, A. (1980): Klientenzentrierte Partnertherapie: Überlegungen zur Gültigkeit des klientenzentrierten Konzeptes für die Psychotherapie mit Paaren. In: Hautzinger, M., Schulz, W. (Hrsg.): Klinische Psychologie und Psychotherapie. Bd. 4

Bandelow, B. (2001): Panik und Agoraphobie. Springer, Wien

Barrett-Lennard, G. (2013): The Relationship Paradigm. Human Being Beyond Individualism. Palgrave Macmillan, London

Bastine, R. (1983): Therapeutisches Basisverhalten und Differentielle Psychotherapie. Kritische Anmerkungen zum Beitrag von D. Tscheulin. In: Tscheulin, D. (Hrsg.): Beziehung und Technik in der klientenzentrierten Therapie. 65–69

Bechmann, R., Meyer, A.-E. (1989): Die Verbalisierung der therapeutischen Beziehung in der fokalpsychoanalytischen und in der klientenzentrierten Psychotherapie. Eine inhaltanalytische Untersuchung aus dem Hamburger Kurzpsychotherapie-Vergleich-Experiment. Psychotherapie, Psychosomatik und medizinische Psychologie 39, 143–150

Behr, M., Hüsson, D., Luderer, H.-J., Vahrenkamp, S. (2017): Gespräche hilfreich führen. Band 1. Beltz, Weinheim

Behr, M., Hüsson, D., Luderer, H.-J., Vahrenkamp, S. (2020): Gespräche hilfreich führen. Band 2. Beltz, Weinheim

Bensel, W. (2012): Die personzentrierte Therapie der Alkoholabhängigkeit. In: Bensel, W., Fiedler, D. (Hrsg.): Personzentrierte Beratung und Behandlung von Suchtstörungen. GwG-Verlag, Köln, 45–64

Bensel, W. (2003): Die klientenzentrierte Therapie der Alkoholabhängigkeit. In: Gesprächspsychotherapie und Personzentrierte Beratung 2, 67–74

Bensel, W. (2016) Der personzentrierte Ansatz. In M. Vogelgesang & P. Schuhler (Hrsg.) Psychotherapie der Sucht. Pabst, Lengerich, 173–194

Bergson, H. (1907/1912): Schöpferische Entwicklung. E. Diederichs, Jena

Biermann-Ratjen, E.M., Eckert, J. (2017): Gesprächspsychotherapie. Kohlhammer, Stuttgart

Biermann-Ratjen, E.M. (2006a): Krankheitslehre der Gesprächspsychotherapie. In Eckert, J., Bierman-Ratjen, E.M., Höger, D. (Hrsg.): Gesprächspsychotherapie. Springer, Heidelberg, 93–116

Biermann-Ratjen, E.M. (2006b): Klientenzentrierte Entwicklungslehre. In Eckert, J., Bierman-Ratjen, E.M., Höger, D. (Hrsg.): Gesprächspsychotherapie. Springer, Heidelberg, 73–92

Biermann-Ratjen, E.M., Eckert, J., Schwartz, H.-J. (2003): Gesprächspsychotherapie – Verändern durch Verstehen. Kohlhammer, Stuttgart

Binder, U. (2011): Störungsspezifische Verstehensprozesse versus diagnosegeleitete Einstellungen. PERSON 1, 37–43

Binder, U. (2003): Depression. In: Stumm, G., Wiltschko, J., Keil, W.W. (Hrsg.): Grundbegriffe der Personzentrierten und Focusing-orientierten Psychotherapie und Beratung. Pfeiffer bei Klett-Cotta, Stuttgart, 68–70

Binder, U., Binder, J. (1991): Studien zu einer störungsspezifischen klientenzentrierten Psychotherapie. Klotz, Eschborn

Bion, W.R. (1961): Experiences in Groups. Tavistock publications, London

Bohart, A.C. (1990): A Cognitive Client-Centered Perspective on Borderline Personality Development. In: Lietaer, G., Rombauts, J., van Balen, R. (Hrsg.): Client-Centered and Experiential Psychotherapy in the Nineties. Leuven Universty Press, Leuven, 599–621

Böhme, H., Böhme, G. (1996): Das Andere der Vernunft. Suhrkamp, Frankfurt/M

Böhme, H., Finke, J. (1993): Besserungsquoten nach stationärer Gesprächspsychotherapie. Ein-Jahres-Katamnese und Veränderungen depressionstypischer Kognitionen. In: Fortschritt Neurologischer Psychiatrie 61, 12

Böhme, H., Finke, J., Gastpar, M., Staudinger, T. (1994): Die Veränderung von Kausalattribution und Coping durch stationäre Gesprächspsychotherapie. In: Psychotherapie, Psychosomatik und medizinische Psychologie 44, 432–439

Böhme, H., Finke, J., Teusch, L. (1998): Effekte stationärer Gesprächspsychotherapie bei verschiedenen Krankheitsbildern: Ein-Jahreskatamnese. In: Psychotherapie, Psychosomatik und medizinische Psychologie 48, 20–29

Bommert, H. (1987): Grundlagen der Gesprächspsychotherapie. Kohlhammer, Stuttgart

Boothe, B. (2000): Spielregeln des Traumgeschehens. In: Boothe, B., Meier, B. (Hrsg.): Der Traum, Phänomen – Prozess – Funktion. Hochschul-Verlag, Zürich, 87–111

Borkovec, T.D., Mathews, A.M. (1988): Treatment of Nonphobic Anxiety Disorders: A Comparison of Nondirective, Cognitive, and Coping Desensitization Therapy. In: Journal of Consulting and Clinical Psychology 56(6), 877–884

Borkovec, T.D., Mathews, A.M., Chambers, A., Ebrahimi, S., Lytle, R., Nelson, R., (1987): The Effects of Relaxation Training with Cognitive or Nondirektive Therapy and the Role of Relaxation-Induced Anxiery in the Treatment of Generalized Anxiety. In: Journal of Consulting and Clinical Psychology 55(6), 883–888

Borzarth, J. (1996): Client-Centered Therapy and Techniques. In: Hutterer, R. (Hrsg.): Client-Centered and Experiential Psychotherapy. A Paradigm in Motion. Peter Lang, Frankfurt/M

Boss, M. (1976): Das Träumen und das Geträumte in daseinsanalytischer Sicht. In: Battegay, R., Trenkel, A. (Hrsg.): Der Traum aus der Sicht verschiedener psychotherapeutischer Schulen. Huber, Bern/Stuttgart/Wien, 71–92

Bowlby, J. (1982): Das Glück und Trauer. Herstellung und Lösung effektiver Bindungen. Klett-Cotta, Stuttgart

Bozarth, J.D. (1996): Client-centered therapy and techniques. In: Hutterer, R., Pawlowsky, G., Schmid, P.F., Stipsits, R. (Hrsg.) Client-centered and experiential psychotherapy. A paradigm in motion. Lang, Frankfurt, 363–368

Brodley, B. (2011): A Chicago Client-Centered Therapy: Non Directive and Non Experiential. In: Moon, K., Witty, M., Gant, B., Rice, B. (Hrsg.): Practicing Client Centered Therapy. Selected Writing of Barbara T. Brodley. PCCS Books, Rosson-Wye, 4–27

Brodley, B., Brody, A. (1996): Can one use techniques and still be client-centered? In: Hutterer, R., Pawlowsky, G., Schmid, P.F., Stipsits, R. (Hrsg.) Client-centered and experiential psychotherapy. A paradigm in motion. Lang, Frankfurt, 369–374

Boukydis, Z. (2014): Principles and Practice of Focusing-Oriented Parent-Infant Consultation and Therapy. In: Madison (Hrsg.): 161 – 174

Buber, M. (1962): Das dialogische Prinzip. Lambert Schneider, Heidelberg

Carkhuff, R. R. (1969): Helping and Human Relations, a Primer for Lay and Professional Helpers (Vol.1 Selection and Training, Vol.2 Practice and Reserch). Rinehart and Winston, New York

Char, E., Finke, J., Gastpar, M. (1996): Gesprächspsychotherapie der Depression im stationären und ambulanten Setting. In: Frielingsdorf-Appelt, C., Pabst, H., Speirer, G.-W. (Hrsg.): Gesprächspsychotherapie: Theorie, Krankenbehandlung, Forschung. GwG-Verlag, Köln, 85 – 93

Claiborn, C. D., Goodyear, R. K., Horner, P. A. (2002): Feedback. In: Norcross, J. C. (Hrsg.): Psychotherapy Relationships that Work. OUP, Oxford, 217 – 233

Coffeng, T. (2004): Trauma, Imagery and Focusing. Person-Centered and Experiential Psychotherapies 3(4), 277 – 290

Coons, W. H., Peacock, M. A. (1970): Interpersonal Interaction and Personality Change in Group Psychotherapy. In: Canadian Psychiatric Association Journal 15(4), 347 – 355

Cooper, M. (2012): The Existential Counseling Primer. PCCS Books, Ross-on-Wye

Cooper, M. (2004): Existential Approaches to Therapy. In: Sanders, P. (Hrsg.): The Tribes of the Person-Centered Nation. An Introduction to the Schools of Therapy Related to the Person-Centered Approach. PCCS Books, Ross-on-Wye, 95 – 124

Cooper, M. (2003): Between Freedom and Despair: Existential Challenges and Contributions to Person-Centered and Experiential Psychotherapy. In: Person-Centered and Experiential Psychotherapies 2(1), 43 – 56

Cornell, A. W. (2013): Focusing in Clinical Practice. The Essence of Change. W. W. Norton & Company, New York/London

Cornell, A. W. (1997): Focusing – Der Stimme des Körpers folgen. Anleitungen und Übungen zur Selbsterfahrung. Rowohlt, Hamburg

Crits-Christoph, P., Connolly, M. B. (2002): Relational Interpretations. In: Norcross, J. C. (Hrsg.): Psychotherapy Relationships that Work. OUP, Oxford, 285 – 300

Deurzen van, E. (2012): Existential Counseling and Psychotherapy in Practice. 3. Aufl. Sage, London

Dilling, H., Mombour, W., Schmidt, M. H. (1991): ICD-10 – Internationale Klassifikation psychischer Störungen. Huber, Bern/Göttingen/Toronto

Dilthey, W. (1927/1958): Gesammelte Schriften. Bd. VIII. Teubner, Stuttgart

Draxl, K. (2018): Essstörungen: Anorexie und Bulimie. In: Stumm, G., Keil, W. W. (Hrsg.): Praxis der Personzentrierten Psychotherapie. Springer, Wien 247 – 257

Eckert, J. (2006): Familientherapie. In: Eckert, J., Biermann-Ratjen, E.-M., Höger, D. (Hrsg.): Gesprächspsychotherapie, 429 – 434

Eckert, J. (2006): Indikationsstellung. In: Eckert, J., Biermann-Ratjen, E.-M., Höger, D. (Hrsg.): Gesprächspsychotherapie, 149 – 217

Eckert, J. (2006): Gesprächspsychotherapie. In: Eckert, J., Biermann-Ratjen, E.-M., Höger, D. (Hrsg.): Gesprächspsychotherapie, 415 – 422

Eckert, J. (1994): Die Auswirkungen trieb- und selbsttheoretischer Auffassungen der Aggression auf die Psychotherapie von Patienten mit Borderline-Persönbchkeitsstörungen. In: Teusch, L., Finke, J., Gastpar, M. (Hrsg.): Gesprächspsychotherapie bei schweren psychiatrischen Störungen. Arsanger, Heidelberg, 42 – 48

Eckert, J., Biermann-Ratjen, E.-M. (1985): Stationäre Gruppenpsychotherapie. Prozesse – Effekte – Vergleiche. Springer, Heidelberg

Eckert, J., Biermann-Ratjen, E.-M., Wuchner, M. (1999): Die langfristigen Veränderungen der Borderline-Symptomatik bei Patienten nach klientenzentrierter Gruppenpsychotherapie. In: Psychotherapie, Psychosomatik und medizinische Psychologie 49, 1 – 7

Eckert, J., Dulz, B., Makowski, C. (2000): Die Behandlung von Borderline-Persönlichkeitsstörungen. In: Psychotherapeut 45, 271–285

Elliott, R., Baker, C. B., Caskey, N., Pinstrang, N. (1982): Differential Helpfulness of Counselor Verbal Response Modes. Journal of Counseling Psychology, 29, 354–361

Ends, E. J., Page, C. W. (1957): A Study of Three Types of Group Psychotherapy with Hospitalized Male Inebriates. Quarterly Journal of Studies on Alcohol and Drugs 8, 263–277

Ends, E. J., Page, C. W. (1959): Group psychotherapy and concomitant psychological change. In: Psychol. Monogr.: General and applied 73, 1–31

Engelmann, P. (1991): Postmoderne und Dekonstruktion. Reclam, Stuttgart, 5–32

Esser, U., Rosen, C. (1988): Zehn Jahre Gruppenpsychotherapie mit jungen Erwachsenen im Rahmen einer kommunalen Erziehungsberatungsstelle – Erfahrungen mit einem halboffenen Langzeitangebot. In: Esser, U., Sander, K. (Hrsg.): Personen-zentrierte Gruppentherapie. Asanger, Heidelberg

Esser, U., Schneider, I. (1989): Klientenzentrierte Partnerschaftstherapie als Beziehungstherapie – eine Positionsbeschreibung. In: Behr, M., Petermann, F., Pfeiffer, W. M., Seewald, C. (Hrsg.): Jahrbuch für Personen zentrierte Psychologie und Psychotherapie. Bd. 1. Müller, Salzburg, 206–228

Faber, E. R., Haarstrick, R. (1999): Kommentar Psychotherapie-Richtlinien. Urban & Fischer, München/Jena

Falkai, P, Wittchen, H.-U. (2015): Diagnostische Kriterien DSM-5. Hogrefe, Göttingen

Feuerstein, H. J., Vahrenkamp, S. (2014): Decision-Making Processes in Counselling and Therapy: Some Dead Ends and Ways Out. In: Madison, G. (Ed.) (2014a): 194–209

Figge, P. A. W., Schwab, R. (1997): Klientenzentrierte Psychotherapie in Gruppen. Objektiver und subjektiver Therapieerfolg unter dem Einfluß der erlebten Beziehung zum Therapeuten. In: Gesprächspsychotherapie und Personzentrierte Beratung 1, 22–36

Finke, J. (2023): Das Netzwerk der Gefühle. Reinhardt, München

Finke, J. (2020): Träume, Märchen, Imagination. 2. Aufl. Reinhardt, München

Finke, J. (2018): Beyond and on the side of orthodox client-centeredness – on balancing the conceptual framework of PCT. In: Person-Centered & Experiential Psychotherapies 17(1), 19–36

Finke, J. (2017): Gesprächspsychotherapie der Depression. In: Konrad, C. (Hrsg.): Therapie der Depression. Springer, Heidelberg, 98–116

Finke, J. (2015): Hermeneutik als Theorie des Verstehens. In Galliker, M., Wolfradt, U. (Hrsg.): Kompendium psychologischer Theorien. Suhrkamp, Berlin, 185–188

Finke, J. (2008): Selbstöffnen und Beziehungsklären. In: Hermer, M., Röhrle, B. (Hrsg.): Handbuch der therapeutischen Beziehung. Bd. 1. DGVT, Tübingen

Finke, J. (2004): Gesprächspsychotherapie. Thieme, Stuttgart

Finke, J. (2002): Grenzen und Möglichkeiten des Verstehens in der Psychotherapie. In: Kühne-Bertram, G., Scholtz, G. (Hrsg.): Grenzen des Verstehens. Vandenhoeck & Ruprecht, Göttingen, 217–230

Finke, J. (1999): Beziehung und Intervention. Thieme, Stuttgart

Finke, J. (1994): Empathie und Interaktion. Thieme, Stuttgart

Finke, J. (1993): Gesprächspsychotherapeutische Konzepte bei Major-Depression. Fortschr. Neurol. Psychiat. 61, 1, 12

Finke, J. (1991): Die Krankheitslehre der Gesprächspsychotherapie am Beispiel der Depression. In: Finke, J., Teusch, L. (Hrsg.): Gesprächspsychotherapie bei Neurosen und psychosomatischen Erkrankungen Neue Entwicklungen in Theorie und Praxis. Asanger, Heidelberg, 73–82

Finke, J., Böhme, H., Teusch, L. (2000): Effekte der Kombinationstherapie: Psychotherapie mit und ohne Psychopharmaka. In: Speierer, G.-W. (Hrsg.): Neue Ergebnisse der ambulanten und stationären Gesprächspsychotherapie. GwG, Köln, 11–19

Finke, J., Teusch, L. (2002): Die störunsspzifische Perspektive in der personzentrierten Psychotherapie. In: Keil, W. W., Stumm, G. (Hg.): Die vielen Gesichter der Personzentrierten Psychotherapie. Springer, Wien, New York, 147 – 162

Finke, J., Teusch, L. (2001): Die gesprächspsychotherapeutische Behandlung der Borderline-Persönlichkeitsstörung. In: Dammann, G., Janssen, P. L. (Hg.): Psychotherapie der der Borderline-Persönlichkeitstörungen. Thieme, Stuttgart, 136 – 146

Finke, J., Teusch, L. (1999): Entwurf zu einer manualgeleiteten Gesprächspsychotherapie der Depression. Psychotherapeut 44, 101 – 107

Foucault, M. (1988): Die Geburt der Klinik: Eine Archäologie des ärztlichen Blickes. Fischer, Frankfurt

Foulkes, S. H. (1971): Dynamische Prozesse in der gruppenanalytischen Situation. In: Heigl-Evers, A. (Hrsg.): Psychoanalyse und Gruppe. Vandenhoeck, Göttingen

Franke, A. (1978): Klienten-zentrierte Gruppenpsychotherapie. Kohlhammer, Stuttgart

Freud, A. (1936/1980): Das Ich und die Abwehrmechanismen. Bd. 1. Kindler, München

Freud, S. (1912/1975): Ratschläge für den Arzt bei der Psychoanalytischen Behandlung. In: Freud, S. (Hrsg.): Schriften zur Behandlungstechnik. Fischer, Frankfurt, 169 – 180

Freud, S. (1961): Die Traumdeutung. Studienausgabe. Bd. II. Fischer, Frankfurt

Frohburg, I. (2009): Wirksamkeitsprüfungen der Gesprächspsychotherapie. GwG-Verlag, Köln

Gadamer, H.-G. (1975): Wahrheit und Methode. Mohr, Tübingen

Gahleitner, S. B. (2005): Neue Bindungen wagen. Reinhardt, München

Galliker, M. (2015): Geisteswissenschaftliche Psychologie. In: Galliker, M., Wolfradt, U. (Hrsg.) Kompendium psychologischer Theorien. Surkamp, Berlin, 146 – 150

Gaylin, L. (2002): Der Personzentrierte Ansatz in der Familientherapie. In: Keil, W. W., Stumm, G. (Hrsg.): Die vielen Gesichter in der Personzentrierten Psychotherapie, Springer, Wien, 319 – 333

Geiser, Ch., Moore, J. (2014): New Ways of Processing Experience. How to Work with Structure-Bound Processes. In: Madison, G. (Hrsg.): Theory and Practice of Focusing-Oriented Psychotherapy. Beyond the Talking Cure. Jessica Kingsley Publishers, 130 – 145

Gendlin, E. T. (2017): Ripped Out: A Focusing-Oriented Therapy Demonstration by Eugene Gendlin. Focusing Institute New York. In: www.youtube.com/watch?v=F5fb8Pf5gBs, 30.3.2019

Gendlin, E. T. (2016a): Ein Prozess-Modell. Übers. von D. Schoeller, Ch. Geiser, Orig. (2018): A Process Model. Evanston, Illinois: Northwestern University Press

Gendlin, E. T. (2016b): A Changed Ground for Precise Cognition. In: Schoeller, D., Saller, V. (Hrsg.) Thinking Thinking. Practicing Radical Reflection. Karl Alber, Freiburg, 50 – 91

Gendlin, E. T. (2004): The New Phenomenology of Carrying Forward. Continental Philosophy Review, 37(1): 127 – 151

Gendlin, E. T. (2003): Beyond Postmodernism: From Concepts through Experiencing. In: Frie, R. (Hrsg.) Understanding Experience: Psychotherapy and Postmodernism. Routledge, London, 100 – 115

Gendlin, E. T. (2000): The ‚Mind'/'Body' Problem and First Person Process: Three Types of Concepts. In: Ellis, R. D., Newton, N. (Hrsg.) Advances in Consciousness Research: Vol.16. The Caldron of Consciousness: Motivation, Affect and Self-organization – an Anthology. John Benjamins, Amsterdam/Philadelphia, 109 – 118, www.focusing.org/gendlin/docs/gol_2104.html, 09.07.2019

Gendlin, E. T. (1998a): Focusing-orientierte Psychotherapie. Ein Handbuch der Erlebensbezogenen Methode. Klett Cotta, Pfeiffer, München

Gendlin, E. T. (1998b): Focusing. Selbsthilfe bei der Lösung persönlicher Probleme. Rowohlt, Hamburg

Gendlin, E.T. (1994): Würdigung und Problematik der Humanistischen Psychologie. Übers. von J. Ossenbach, Orig.: The Folio 13 (1), Chicago

Gendlin, E.T. (1990): The Small Steps of the Therapy Process: How they Come and How to Help them Come. In: Lietaer, G., Rombaus, J., Van Balen, R. (Hrsg.): Client-Centered and Experiential Psychotherapy in the Nineties. Leuven University Press, Leuven, 205–225

Gendlin, E.T. (1987): Dein Körper – Dein Traum-Deuter. Müller, Salzburg

Gendlin, E.T. (1984a): The Politics of Giving Therapy Away: Listening and Focusing. In: Larson, D. (Hrsg.): Teaching Psychological Skills: Models for Giving Psychology Away. Brooks/Cole, Monterey, 287–305, www.focusing.org/gendlin/docs/gol_2056.html, 08.07.2019

Gendlin, E.T. (1984b): The Client's Client: The Edge of Awareness. In: Levant, R.L., Shlien, J.M. (Hrsg.): Client-Centered Therapy and the Person-Centered Approach. New Directions in Theory, Research and Practice. Praeger, New York, 76–107

Gendlin, E.T. (1974): Client-Centered and Experiential Psychotherapy. In: Wexler, D.A., Rice, L.N. (Hrsg.): Innovations in Client-Centered Therapy. John Wiley & Sons, New York, 211–246

Gendlin, E.T. (1968): The Experiential Response. In: Hammer, E. (Hrsg.): Use of Interpretation in Treatment. Grune and Stratton, New York, 208–227

Gendlin, E.T. (1966): Existentialism and Experiential Psychotherapy. In: Moustakas, C. (Hrsg.): Existential Child Therapy. Basic Books, New York, 70–94

Gendlin, E.T. (1964a): Schizophrenia: Problem and Methods of Psychotherapy. In: Rev. Exist. Psychol. 4,168–186

Gendlin, E.T. (1964b): A Theory of Personality Change. In: Worchel, Ph., Byrne, D. (Hrsg.): Personality Change. John Wiley & Sons, New York, 100–148, zitiert nach: Gendlin Online Library: www.focusing.org/gendlin/docs/gol_2145.html, 10.8.2018

Gendlin, E.T. (1964/1978): Eine Theorie der Persönlichkeitsveränderung. In: Bommert, H., Dahlhoff, H.D. (Hrsg.): Das Selbsterleben in der Psychotherapie. Urban & Schwarzenberg, München, 1–62

Gendlin, E.T. (1962): Experiencing and the Creation of Meaning: A Philosophical and Psychological Approach to the Subjective. Northwestern University Press, Evanston/Illinois

Gendlin, E.T., Beebe, J., Cassens, J., Klein, M., Oberlander, M. (1969): Focusing Ability in Psychotherapy, Personality and Creativity. In: Shlien, J.M. (Hrsg.): Research in Psychotherapy. Vol.3. American Psychological Association, Washington/DC, 217–241

Gerl, W. (1981): Mit Träumen arbeiten – dort wo der Klient ist. In: GwG-Info 45, 35–38

Goldman, A., Greenberg, L. (1992): Comparison of Integrated Systemic and Emotionally Focused Approaches to Couples Therapy. In: Journal of Consulting and Clinical Psychology 60(6), 962–969

Goldstein, K. (2014): Der Aufbau des Organismus. Fink, Paderborn

Graessner, D. (1989): Traumbearbeitung und Focusing. In: GwG-Zeitschrift 74, 34–48

Grant, B. (1990): Principled and Instrumental Non-directiveness in Person-Centered and Client-Centered Psychotherapy. In: Person-Centered Review 5, 77–88

Grawe, K. (1988): Psychotherapeutische Verfahren im wissenschaftlichen Vergleich. In: Praxis Psychotherapie und Psychosomatik 33, 153–167

Grawe, K., Donati, R., Bernauer, F. (1994): Psychotherapie im Wandel – Von der Konfession zur Profession. Hogrefe, Göttingen

Grawe, S. (1976): Ehepaartherapie in Gruppen mit Eltern mit verhaltensgestörten Kindern. In: Jankofski, W., Tscheulin, D., Fietkau, H.-J., Mann, F. (Hrsg.): Klientenzentrierte Psychotherapie heute. Hogrefe, Göttingen

Greenberg, L.S. (2016): Emotionsfokussierte Therapie. Reinhardt, München

Greenberg, L.S., Elliott, R. (1997): Varieties of Empathic Responding. In: Bohart, A.C., Greenberg, L.S. (Hrsg.): Empathie Reconsidered. New Directions in Psychotherapy. APA, Washington DC, 167–186

Greenberg, L.S., Watson, J.C. (1998): Experiential Therapy of Depression: Differential Effects of Client-Centered Relationship Conditions and Process Experiential Interventions. In: Psychotherapy Research 8, 210–224

Greening, T. (1992): Existential Challenges and Responses. In: The Humanistic Psychologist 20(1), 111–115

Gutberlet, M. (2015): Der therapeutische Prozess und dessen Bedeutung im Personzentrierten Ansatz – Das wiedergewinnen von Vertrauen in den Organismus. In: PERSON 19(1), 16–25

Habermas, J. (1996): Der philosophische Diskurs der Moderne. Suhrkamp, Frankfurt

Hassebroek, B. (1997): Generalisierte Angststörung. In: Eckert, J., Höger, D., Linster, H.W. (Hrsg.): Praxis der Gesprächspsychotherapie. Kohlhammer, Stuttgart, 91–102

Heigl-Evers, A. (1972): Konzepte der analytischen Gruppenpsychotherapie. Vandenhoeck & Ruprecht, Göttingen

Heinerth, K. (1997): Borderline-Persönlichkeitsstörung. In: Eckert, J., Höger, D., Linster, H.W. (Hrsg.): Praxis der Gesprächspsychotherapie. Kohlhammer, Stuttgart, 50–72

Hendricks, M.N. (1986): Experiencing Level as a Therapeutic Variable. Person-centered Review, 1(2): 141–162

Henning, H. (1991): Klientenzentrierte Paartherapie. In: Finke, J., Teusch, L. (Hrsg.): Gesprächspsychotherapie bei Neurosen und psychosomatischen Erkrankungen. Neue Entwicklungen in Theorie und Praxis. Asanger, Heidelberg, 179–186

Hill, C.H., Knox, S. (2002). Self-Disclosure. In: Norcross, J.C. (Hrsg.): Psychotherapy Relationships that Work. OUP, Oxford, 255–265 Höger, D. (1999): Der Bielefelder Fragebogen zu Klientenerwartungen (BFKE). In: Psychotherapeut 44, 159–166

Höger, D. (1989): Klientenzentrierte Psychotherapie – Ein Breitbandkonzept mit Zukunft. In: Sachse, R., Howe, J. (Hrsg.): Zur Zukunft der klientenzentrierten Psychotherapie. Asanger, Heidelberg, 197–222

Hölzle, C. (1986): Bulimie- und klientenzentrierte Psychotherapie? ZPP 5/4 457–463

Horkheimer, M., Adorno, T.W. (1944/1969): Die Dialektik der Aufklärung. Fischer, Frankfurt

Humphreys, M.P., Finke, J. (1994): Gesprächspsychotherapie bei Patienten mit narzisstischer Persönlichkeitsstörung. In: Teusch, L., Finke, J., Gastpar, M. (Hrsg.): Gesprächspsychotherapie bei schweren psychiatrischen Störungen. Arsanger, Heidelberg, 53–60

Ikemi, A. (2005): Carl Rogers and Eugene Gendlin on the Bodily Felt Sense: What they Share and Where they Differ. In: Person Centered & Experiential Psychotherapies 4(1), 31–42

Janisch, W. (2001): Spezifische Settings- und Zielgruppen. In: Frenzel, P., Keil, W.W., Schmid, P.F., Stölzel, N. (Hrsg.): Klienten-/personenzentrierte Psychotherapie. Facultas Universitätsverlag, Wien, 324–344

Jaspers, K. (1913/1959): Allgemeine Psychopathologie. Springer Universitätsverlag, Heidelberg, 324–344

Jennings, J.L. (1986): A Dream Is the Dream Is the Dream. In: Person-centred Review 1, 310–333

Johnson, S.M., Greenberg, L.S. (1985a): Differential Effects of Experiential on Problem-Solving Intervention in Resolving Marital Conflict. In: Journal of Consulting and Clinical Psychology 53(2), 175–184

Johnson, S.M., Greenberg, L.S. (1985b): Emotionally Focused Marital Therapy: An Outcome Study. In: Journal of Marital and Family Therapy 11, 313–317

Jung, C.G. (1989): Die Dynamik des Unbewussten. GW Bd. 8. §519–543. Walter, Olten

Jung, C.G. (1982a): GW Bd. 8. §31. Walter, Olten

Jung, C.G. (1982b): Vom Wesen der Träume. GW Bd. 8. §519–543. Walter, Olten

Jung, M. (2001): Hermeneutik. Junius-Verlag: Hamburg

Kant, I. (1787/1995): Kritik der reinen Vernunft. Könemann, Köln

Keil, S. (2011): Wie zeigen sich „Selbst“ und „Inkongruenz“ in der Psychotherapie? In: Gesprächspsychotherapie und Personzentrierte Beratung 42(3), 129–137

Keil, W.W. (2003): Familientherapie. In: Stumm, G., Wiltschko, J., Keil, W.W. (Hrsg.): Grundbegriffe der Personzentrierten und Focusing-orientierten Psychotherapie und Beratung. Pfeiffer bei Klett-Cotta, Stuttgart, 111–115

Keil, W.W. (2002): Der Traum in der Klientenzentrierten Psychotherapie. In: Keil, W.W., Stumm, G. (Hrsg.): Die vielen Gesichter der Personzentrierten Psychotherapie, 427–443

Keil, W.W. (1997): Hermeneutische Empathie in der klientenzentrierten Psychotherapie. In: Person 1, 5–13

Keil, W.W. (1995): Konzepte der Klientenzentrierten Familientherapie. Personzentriert 1, 9–25

Keil, W.W., Stumm, G. (2018): a. Methoden und Techniken (33–52), b. Arbeit mit der Beziehung (54–70), c. Diagnostik und Indikation (329–346). Jeweils in: Stumm, G., Keil, W.W. (Hrsg.) Praxis der Personzentrierten Psycotherapie. Springer, Heidelberg

Kendler, K.S., Masterson, C.C., Ungaro, R., Davis, K.L. (1984): A Family History Study of Schizophrenia-Related Personality Disorders. In: American Journal of Psychiatry 141, 424–427

Kern, E. (2015): Personzentrierte Körperpsychotherapie. Reinhardt, München

Kierkegaard, S. (1848/1963): Der Begriff Angst. Rowohlt, Hamburg

Kiesler, D.J. (1982): Interpersonal Theory for Personality and Psychotherapy. In: Anchin, J.C., Kiesler, D.J. (Hrsg.): Handbook of Interpersonal Psychotherapy. Pergamon, New York, 3–24

Klerman, G.L., Weisman, M.M., Glick, I., Wilner, P.J., Mason, B., Schear, M.K. (1994): Medication and Psychotherapy. In: Bergin, A.L., Gafield, L. (Hrsg.): Handbook of Psychotherapy and Behavior Change. Guilford Press, New-York, 734–782

Knienider, P. (2014): Paranoia. GwG-Verlag, Köln

Koch, A. (2012): Dreams and the Person-Centered Approach. PCCS Books, Herfordshire

Kohut, H. (1989): Wie heilt die Psychoanalyse? Suhrkamp, Frankfurt

Korbei, L. (2007): Spezifische therapeutische Reaktionen auf unterschiedlich strukturgebundenes Erleben. PERSON 11(1), 13–21

Korbei, L., Teichmann-Wirth, B. (2002): Zur Einbeziehung des Körpers in die Klientenzentrierte-Personzentrierte Psychotherapie: Zwei Perspektiven. In: Keil, W.W., Stumm, G. (Hrsg.): Die vielen Gesichter der Personzentrierten Psychotherapie. Springer, Wien/New York, 377–410

Korunka, C. (2001): Die philosophischen Grundlagen und das Menschenbild des Personzentrierten Ansatzes. In: Frenzel, P., Keil, W.W., Schmid, P.F., Stölzl, N. (Hrsg.): Klienten-/personenzentrierte Psychotherapie. Facultas Universitätsverlag, Wien, 33–56

Körkel, J. (1999): Umgang mit dem Alkoholrückfall. In: Gölz, J. (Hrsg.): Moderne Suchtmedizin. Thieme, Stuttgart

Kriz, J. (2004): Personzentrierte Systemtheorie – Grundfragen und Kernaspekte. In: von Schlippe, A., Kriz, W.C. (Hrsg.): Personzentrierung und Systemtheorie. Vandenhoeck und Ruprecht, Göttingen, 13–67

Längle, A., Holzhey-Kunz, A. (2008): Existenzanalyse und Daseinsanalyse. Facultas WUV, Wien

Leijssen, M. (2014): Existential Wellbeing Counselling. In: G. Madison (2014a): 138–153

Leithner, D., Finke, J. (2016): Therapie von Schmerzsyndromen. PERSON 20(1), 39–51

Lemke, H. (2000): Das Traumgespräch. Der Umgang mit Träumen nach klientenzentriertem Konzept. Kohlhammer, Stuttgart

Levant, R.F. (1984): From Person to Systhem: Two Perspectives. In: Levant, R.F., Shlien, J.M. (Hrsg.): Client-Centered Therapy and the Person-Centered Approach: New Directions in Theory, Research and Practice. Preger, New York, 243–260

Levine, P. (2010): Sprache ohne Worte. Wie unser Körper Trauma verarbeitet und uns in die innere Balance zurückführt. Übers. aus dem Amerikanischen von K. Petersen. 8. Aufl. Kösel, München

Lietaer, G., Gundrum, M. (2019; in Druck): His Master's Voice: Carl Rogers' Verbal Response Modes in Therapy and Demonstration Sessions throughout his Career. A Quantitative Analysis and Some Qualitative-Clinical Comments. In: Person-Centered and Experiential Psychotherapies 18 (1)

Lietaer, G., Keil, W.W. (2002): Klientenzentrierte Gruppenpsychotherapie. In: Keil, W.W., Stumm, G. (Hrsg.): Die vielen Gesichter der Personzentrierten Psychotherapie. Springer, Wien/New York, 295–317

Lipps, T. (2018): Schriften zur Einfühlung. Ergon, Baden-Baden

Lohner, M. (2001): Der Umgang mit Krisen in Institutionen und Teams bei der Behandlung von Borderline-Störungen. In Dammann, G., Janssen, P.L. (Hrsg.): Psychotherapie der Boderline-Störungen. Thieme, Stuttgart, 71–82

Lorenz, K. (1966): Über tierisches und menschliches Verhalten. Bd. 1. Piper, München

Lorenzer, A. (1976): Sprachzerstörung und Rekonstruktion. Suhrkamp, Frankfurt

Luderer, H.-J., Anders, M., Böcker, F.M. (1994): Empathie, Akzeptanz und Transparenz in Informationsgruppen für Patienten mit Schizophrenien und deren Angehörige. In Teusch, L., Finke, J., Gastpar, M. (Hrsg.) Gesprächspsychotherapie bei schweren psychiatrischen Störungen. Asanger, Heidelberg, 66–76

Lukits, G. (2018): Gefangene des Selbst? Über Möglichkeit und Spielraum der Freiheit im Kontext der Persönlichkeitstheorie von Carl R Rogers. PERSON 22(2), 114–122

Lyotard, J.F. (1979/1986): Das postmoderne Wissen. Passagen-Verlag, Wien

Madison, G. (Hrsg.) (2014): Focusing-Oriented Psychotherapy. Beyond the Talking Cure. Jessica Kingsley, London/Philadelphia, 221–233

Mann, K., Günthner, A. (1999): Suchterkrankungen. In: Berger, M. (Hrsg.): Psychiatrie und Psychotherapie. Urban & Schwarzenberg, München, 345–403

Maslow, A.H. (1981): Motivation und Persönlichkeit. Rowohlt, Reinbek

Mearns, D., Cooper, M. (2005): Working at Relational Depth in Counselling and Psychotharapy. Sage, London

Mearns, D., Thorne, B., McLeod, J. (2016): Personzentrierte Beratung und Psychotherapie in der Praxis. GwG-Verlag, Köln

Mente, A., Spittler, H.-D. (1980): Erlebnisorientierte Gruppenpsychotherapie (2 Bde.). Junfermann, Paderborn

Merten, J., Krause, R. (2008): Beziehungsregulation im Alltag und in der Psychotherapie. In: Hermer, M., Röhrle, B. (Hrsg.): Handbuch der therapeutischen Beziehung. Bd. 1. DGVT, Tübingen, 343–378

Mertens, W. (2011): Psychoanalytische Schulen im Gespräch. Bd. 2. Huber, Bern

Meyer, A.-E., Wirth, U. (1988): Die Beeinflussung effektiver Störungen durch psychodynamische und durch Gesprächspsychotherapie. Ergebnisse einer empirischen Vergleichsstudie. In: Zerssen, D., Möller, H.-J. (Hrsg.): Affektive Störungen. Springer, Heidelberg/Berlin

Miller, W.R., Rollnick, S. (2004): Motivational Interviewing: Preparing People for Change. Guilford, New York

Minsel, W.R. (1974): Praxis der Gesprächspsychotherapie. Böhlau, Wien/Köln/Graz

Mitterhuber, B., Wolschlager, H. (2001): Differentielle Krankheitslehre der Klientenzentrierten Therapie. In: Frenzel, P., Keil, W.W., Schmid, P.F., Stölzel, N. (Hrsg.): Klienten-/personenzentrierte Psychotherapie. Facultas Universitätsverlag, Wien, 147–189

Murafi, A. (2004): Personenzentrierte Therapie bei einer depressiven Klientin mit narzisstischer Persönlichkeitsstörung. Eine Falldarstellung aus einer psychiatrischen Klinik. PERSON 8(2), 147–155

Novak, J. (2019): Selbsthass. PERSON 23(1), 34–44

O'Leary, C.J. (2018): Paar- und Familientherapie. In: Stumm, G., Keil, W.W. (Hrsg.): Praxis der Personzentrierten Psychotherapie. Springer, Heidelberg, 201–212

Oberreiter, D. (2019): Die Therapie der Ichgrenzstörung unter besonderer Beachtung struktureller Empathie. PERSON 23(1), 17–33

Oberreiter, D. (2018): Der Wahn und seine Behandlung zwischen Vanitas, Sensus communis und Paraposition. PERSON 22(2), 123–135

Omidian, P. (2017): Reaching Resilience. A Training Manual for Community Wellness. Focusing Initiatives International

Orlinsky, D. E. (1994): Learning from Many Masters. In: Psychotherapeut 39, 2–9

Page, R. C., Weiss, J. F., Lietaer, G. (2002): Humanistic Group Psychotherapy. In: Cain, D. J., Seeman, J. (Hrsg.): Humanistic Psychotherapies. Handbook of Research and Practice. American Psychological Association, Washington DC, 339–368

Pavel, F.-G. (1989): Integrierte klientenzentrierte Therapie von Systemen. In: Behr, M., Petermann, F., Pfeiffer, W. M., Seewald, C. (Hrsg.): Jahrbuch für Personen zentrierte Psychologie und Psychotherapie. Bd. 1. Müller, Salzburg, 229–256

Petersen, H. (1997): Anorexia nervosa. In: Eckert, J., Höger, D., Linster, H. W. (Hrsg.): Praxis der Gesprächspsychotherapie. Kohlhammer, Stuttgart, 31–49

Pfeiffer, W. M. (1993): Die Bedeutung der Beziehung bei der Entstehung und der Therapie psychischer Störungen. In: Teusch, L., Finke, J. (Hrsg.): Krankheitslehre der Gesprächspsychotherapie. Asanger, Heidelberg, 19–39

Pfeiffer, W. M. (1992): Carl Rogers im Gespräch mit Martin Buber. In: Behr, M., Esser, U., Petermann, F., Tausch, R. (Hrsg.): Personzentrierte Psychologie und Psychotherapie. GwG-Verlag, Köln, 184–201

Pfeiffer, W. M. (1989): Arbeit mit Träumen. In: GwG-Zeitschrift 74, 68–70

Plog, U. (1975): Partnertherapie. In: GwG (Hrsg.): Die klientenzentrierte Gesprächspsychotherapie. Kindler, München, 204–211

Preston, L. (2014): The Relational Heart of Focusing-Oriented Psychotherapy. In: Madison, G. (Ed.): 98–112

Prouty, G. (1998): Die Grundlagen der Prä-Therapie. In: Prouty, G., Pörtner, M., Van Werde, D. (Hrsg.): Prä-Therapie. Klett-Cotta, Stuttgart, 17–83

Prouty, G. F. (1990): Pre-Therapy: A Theoretical Evolution in the Person Centered/Experiential Psychotherapy of Schizophrenia and Retardation. In: Lietaer, G., Rombauts, J., van Balen, R. (Hrsg.): Client-Centered and Experiential Psychotherapy in the Nineties. University Press, Leuven, 645–658

Purton, C. (2014): The Myth of the Bodily Felt Sense. In: Madison, G. (Hrsg.): Focusing-Oriented Psychotherapy. Beyond the Talking Cure. Jessica Kingsley, London/Philadelphia, 221–233

Rank, K., Stephan, A., Grüß, U., Weise, H., Weise, K. (1986): Gesprächspsychotherapie als Basiskonzept der psychiatrischen Grundversorgung. In: ZPP 5, 379–390

Rappaport, L. (2009): Focusing-Oriented Art Therapy. Accessing the Body's Wisdom and Creative Intelligence. Jessica Kingsley Publishers, London/Philadelphia

Raskin, N. J. (1986): Klientenzentrierte Gesprächspsychotherapie. In: Sulz, S. K. (Hrsg.): Verständnis und Therapie der Depression. Reinhardt, München/Basel, 298–312

Raskin, N. J., van der Veen, F. (1970): Client-Centered Family Therapy: Some Clinical and Research Perspectives. In: Hart, J. T., Tomlinson, T. M. (Hrsg.): New Directions in Client Centered Therapy. Houghton Mifflin, Boston, 387–406

Reisch, E. (2002): Zur Arbeit mit Personen mit psychosomatischen Störungen. In: Keil, W. W., Stumm, G. (Hrsg.): Die vielen Gesichter der Personzentrierten Psychotherapie. Springer, Wien/New York, 552–562

Reisch, E. (1994): Verletzbare Nähe – ein klientenzentrierter Weg zum psychosomatischen Patienten. Pfeiffer, München

Renn, K. (2016): Magische Momente der Veränderung. Was Focusing bewirken kann. Eine Einführung. Kösel, München

Ricoeur, P. (1974): Hermeneutik und Psychoanalyse. Kösel, München
Ripke, T. (1994): Patient und Arzt im Dialog. Thieme, Stuttgart
Rodenbeck, A., Gruber-Rüther, A., Rüther, E. (2006): Affekte im Traum und Wacherleben – eine Affekthypothese des Traums. In Wiegand, M.H., von Spreti, Förstl, H. (Hrsg.): Schlaf und Traum. Schattauer, Stuttgart, 115–130
Rogers, C.R. (1957): The Necessary and Sufficient Conditions of Therapeutic Personality Change. In: Journal of Consulting Psychologie 21, 95–103
Rogers, C.R. (1942/1972): Die nicht-direktive Beratung. Kindler, München
Rogers, C.R. (1951/1973a): Die klient-bezogene Gesprächspsychotherapie. Kindler, München
Rogers, C.R. (1961/1973b): Entwicklung der Persönlichkeit. Klett-Cotta, Stuttgart
Rogers, C.R. (1975/1975): Klientenzentrierte Psychotherapie. In: Therapeut und Klient. Kindler, München
Rogers, C.R. (1962/1977): Ein Bericht über Psychotherapie mit Schizophrenen. In: Therapeut und Klient. Kindler, München
Rogers, C.R. (1980/1981): Der neue Mensch. Klett-Cotta, Stuttgart
Rogers, C.R. (1970/1984): Encounter-Gruppen. Das Erlebnis der menschlichen Begegnung. Fischer, Frankfurt/M.
Rogers, C.R. (1959/1987): Eine Theorie der Psychotherapie, der Persönlichkeit und der zwischen-menschlichen Beziehung. GwG, Köln. Neue Ausgabe (2020) Reinhardt, München
Rogers, C.R., Gendlin, E.T., Kiesler, D., Truax, C.B. (1967): The Therapeutic Relationship and Its Impact: A Study of Psychotherapy with Schizophrenics. University of Wisconsin Press, Madison
Sachse, R. (2002a): Histrionische und narzisstische Persönlichkeitsstörungen. Hogrefe, Göttingen
Sachse, R. (2002b): Klärungsorientierte Psychotherapie. Hogrefe, Göttingen
Sachse, R. (1999): Lehrbuch der Gesprächspsychotherapie. Hogrefe, Göttingen
Sachse, R. (1997): Persönlichkeitsstörungen. Hogrefe, Göttingen
Sachse, R. (1995): Der psychosomatische Patient in der Praxis. Kohlhammer, Stuttgart
Sachse, R. (1992): Zielorientierte Gesprächspsychotherapie. Hogrefe, Göttingen
Sachse, R., Maus, C. (1991): Zielorientiertes Handeln in der Gesprächspsychotherapie. Kohlhammer, Stuttgart
Sachse, R., Urbaniak, B., Leisch, M. (1999): Psychotherapie psychosomatischer Magen-Darm-Erkrankungen. Psychologische und somatische Veränderungen und Reduktion der Gesundheitskosten. Ruhr-Universität Bochum/Tales Institut, Dortmund
Safran, J.D., Muran, J.C. (2000): Resolving Therapeutic Alliance Ruptures: Diversity and Integration. In: Journal of Clnical Psychology 56(2), 233–243
Scheler, M. (1923): Wesen und Formen der Sympathie. Friedrich Cohen, Bonn
Schelling, F.W.J. (1797/1995): Texte zur Natur- und Transzendentalphilosophie. In: Boenke, M. (Hrsg.): Schelling. Diederichs, München, 113–195
Schleiermacher, F.D.E. (1838/1977): Hermeneutik und Kritik. Suhrkamp, Frankfurt
Schmid, H. (1976): Das psychologische Verstehen und seine Grundformen. Wohlgemuth, Zollikon
Schmid, P.F. (2017): Personzentriert sein – die Zukunft liegt nicht in der Vergangenheit. In: PERSON, 21(1), 72–75
Schmid, P.F. (2005): Kreatives Nicht-Wissen. Zu Diagnose, störungsspezifischem Vorgehen und zum gesellschaftskritischen Anspruch des Personzentrierten Ansatzes. In: PERSON, 9(1), 4–20
Schmid, P.F. (2002): Anspruch und Antwort: Personzentrierte Psychotherapie als Begegnung von Person zu Person. In: Keil, W.W., Stumm, G. (Hrsg.): Die vielen Gesichter der Personzentrierten Psychotherapie. Springer, Wien/New York, 75–106

Schmid, P.F. (1996): Personzentrierte Gruppenpsychotherapie in der Praxis. Bd. 2. Die Kunst der Begegnung. Junfermann, Paderborn

Schmid, P.F. (1994): Personzentrierte Gruppenpsychotherapie. Bd. 1. Autonomie und Solidarität. Köln Edition humanistische Psychologie. Junfermann, Paderborn

Schmid, P.F. (1992): „Die Traumkunst träumt, und alle Zeichen trügen …" Der Traum als Encounter und Kunstwerk. In: Frenzel, P., Schmid, P.F., Winkler, M. (Hrsg.): Handbuch der Personzentrierten Psychotherapie. Edition humanistische Psychologie, Köln, 391–409

Schmidtchen, S. (1991): Klientenzentrierte Spiel- und Familientherapie. Psychologie Verlagsunion, Weinheim

Scholtz, G. (2011): Die Wurzeln des „Einfühlenden Verstehens". Konzepte des Verstehens in den Geisteswissenschaften des 18. und 19. Jahrhunderts. In: PERSON 15(2), 93–102

Schredl, M. (2008): Traum. Reinhardt, München

Schützmann, K., Laleik, S., Biermann-Ratjen, E.-M., Eckert, J. (2006): Manual zur ambulanten Klientenzentrierten Gespächspsychotherapie bei Bulimia Nervosa. In Eckert, J., Biermann-Ratjen, E.M., Höger, D. (Hrsg.): Gesprächspsychotherapie. Springer, Heidelberg, 464–482

Shear, K.M., Pilkonis, P.A., Cloitre, M., Leon, A.C. (1994): Cognitive Behavioral Treatment Compared with Nonprescriptive Treatment of Panic Disorder. In: Archives of General Psychiatry 45, 543–551

Slavson, S.R. (1956): The Fields of Group Psychotherapy. International University Press, New York

Snijders, H., Lietaer, G. (2018): Gruppenpsychotherapie. In: Stumm, G., Keil, W.W. (Hrsg.): Praxis der Personzentrierten Psychotherapie. Springer, Wien, 187–200

Sommer, K., Sauer, J. (2001): Indikation und Diagnostik in der Klientenzentrierten Therapie. In: Frenzel, P., Keil, W.W., Schmid, P.F., Stölzl, N. (Hrsg.): Klienten-/Personzentrierte Psychotherapie. Facultas, Wien, 190–225

Speierer, G.-W. (2000): AlkoholpatientInnen Psychopathologie Begleitsymptome, Indikationsstellung, Therapieziele und Behandlungseffekte aus der Sicht der Gesprächspsychotherapie. In: Speierer, G.-W. (Hrsg.): Neue Ergebnisse der ambulanten und stationären Gesprächspsychotherapie. GwG, Köln, 31–48

Speierer, G.-W. (1998): Neue Forschungsergebnisse zum Regensburger Inkongruenzanalyse Inventar (RIAI) und zur Gesprächspsychotherapie bei Personen mit Alkoholabhängigkeit. In: Gesprächspsychotherapie und Personzentrierte Beratung 4, 237–240

Speierer, G.-W. (1994): Das differentielle Inkongruenzmodell. Asanger, Heidelberg

Spielhofer, H. (1999): Empathie, hermeneutisches Verstehen oder Konstruktion? Das Erkenntnisverfahren in der Klientenzentrierten Psychotherapie. In: PERSON 3(2), 122–130

Spittler, H.D. (1986): Konzepte der Gruppe in der Gesprächspsychotherapie. In: Petzold, H., Frühmann, R. (Hrsg.): Modelle der Gruppe in Psychotherapie und Psychosozialer Arbeit. Bd. 1. Junfermann, Paderborn, 373–388

Sprenger, R., Finke, J. (1994): Gesprächspsychotherapie einer Patientin mit narzisstischer Persönlichkeitsstörung. In: Behr, M., Esser, U., Petermann, F., Pfeiffer, W.M. (Hrsg.): Jahrbuch für Personenzentrierte Psychologie und Psychotherapie. Bd. 2. GwG, Köln, 211–220

Stiles WB (2001) Assimilation of Problematic experiences. In: Psychotherapy Theory Research & Practice, 4/38, 462–465

Stolte, B., Koch, S. (1992): Der Umgang mit Träumen in der klientenzentrierten Psychotherapie. Unveröffentl. Dipl. Arb., Braunschweig

Strauß, B. (2008): Bindungsforschung und therapeutische Beziehung. In: Hermer, M., Röhrle, B. (Hrsg.): Handbuch der therapeutischen Beziehung. Bd. 1. DGVT-Verlag, Tübingen, 205–232

Stumm, G. (2019): A Comment from an Existential-interpersonal Perspective to G. Lietaer & M. Gundrum (Same Issue). His Master's Voice: Carl Rogers' Verbal Response Modes in Therapy and Demonstration Sessions Throughout his Career. A Quantitative Analysis and Some Qualitative-Clinical Comments. In: Person-Centered & Experiential Psychotherapies 18, in press

Stumm, G. (2010): Die Aktualisierungstendenz: Eine Synopse in Thesen. In: PERSON 14(2), 135–138

Stumm, G., Keil, W.W. (Hrsg.) (2018): Praxis der Personzentrierten Psychotherapie. 2. Aufl. Springer, Berlin

Stumm, G., Keil, W.W. (2018): Theoretische Grundlagen. In: Stumm, G., Keil, W.W. (Hrsg.): Praxis der Personzentrierten Psychotherapie. Springer, Heidelberg, 3–30

Stumm, G., Keil, W.W. (2002): Das Profil der Klienten-/Personzentrierten Psychotherapie. In: Keil, W.W., Stumm, G. (Hrsg.): Die vielen Gesichter der Personzentrierten Psychotherapie. Springer, Wien/New York, 1–64

Stumm, G., Kriz, J. (2003): Organismus. In: Stumm, G., Wiltschko, J., Keil, W.W. (Hrsg.): Grundbegriffe der Personzentrierten und Focusing-orientierten Psychotherapie und Beratung. Pfeiffer, Stuttgart, 219–221

Stumm, G., Wiltschko, J., Keil, W.W. (Hrsg.) (2003): Grundbegriffe der Personzentrierten und Focusing-orientierten Psychotherapie und Beratung. Pfeiffer, Klett Cotta, München

Swildens, H. (2015): Prozessorientierte Gesprächspsychotherapie. Einführung in eine differenzielle Anwendung des Klientenzentrierten Ansatzes bei der Behandlung psychischer Erkrankungen. 2. Aufl. GwG, Köln

Swildens, H. (2000): Die gesprächspsychotherapeutische Behandlung der abhängigen Persönlichkeitsstörung: Das Problem der Abhängigkeit in der Klientenzentrierten Gesprächspsychotherapie. In: Speierer, G.-W. (Hrsg.): Neue Ergebnisse der ambulanten und stationären Gesprächspsychotherapie. GwG, Köln, 75–86

Swildens, H. (1993): Die psychogenen Erkrankungen. In: Eckert, J., Höger, D., Linster, H. (Hrsg.): Die Entwicklung der Person und ihre Störung. Bd.1. GwG-Verlag, Köln, 89–98

Tarrier, N., Kinney, C., McCarthy, E., Humphreys, L., Wittkowski, A., Morris, J. (2000): Two-Year Follow-Up of Cognitive-Behavioral Therapy and Supportive Counseling in the Treatment of Persistent Symptoms in Chronic Schizophrenia. In: Journal of Consulting and Clinical Psychology 68, 917–922

Tasseit, S. (1999): Harm Reduction – der neue Hit der Suchttherapie? Zur Notwendigkeit eines gesprächspsychotherapeutisch orientierten Ansatzes in der Alkoholismustherapie. Gesprächspsychotherapie und Personzentrierte Beratung 3, 181–188

Tausch, R. (1970): Gesprächspsychotherapie. Hogrefe, Göttingen

Tausch, C., Langer, I., Bergeest, H. (1984): Personzentrierte Gruppengespräche bei Paaren mit Partnerschwierigkeiten. In: ZPP 3, 489–497

Tecklenburg, H.-J. (2018): Alkoholismus. In: Stumm, G., Keil, W.W. (Hrsg.): Praxis der Personzentrierten Psychotherapie. Springer, Wien, 281–290

Teusch, L. (2017): Angst und Zwangsstörungen. In: Stumm, G., Keil, W.W. (Hrsg.): Praxis der Personzentrierten Psychotherapie. Springer, Wien, 215–226

Teusch, L. (1995): Gesprächspsychotherapie in Kombination mit verhaltenstherapeutischer Reizkonfrontation bei Panikstörung mit Agoraphobie – Grundlagen und klinische-experimentelle Überprüfung. Unveröffentl. Habil.

Teusch, L. (1994): Gesprächspsychotherapie bei schizophrenen Störungen. In: Teusch, L., Finke, J., Gastpar, M. (Hrsg.): Gesprächspsychotherapie bei schweren psychiatrischen Störungen. Neue Konzepte und Anwendungsfelder. Asanger, Heidelberg, 90–99

Teusch, L. (1993): Diagnostik in der Gesprächspsychotherapie. In: Teusch, L., Finke, J. (Hrsg.): Krankheitslehre der Gesprächspsychotherapie. Asanger, Heidelberg

Teusch, L. (1990a): Klientenzentrierte Gruppenpsychotherapie schizophrener Patienten. In: Behr, M., Esser, U., Petermann, F., Pfeiffer, W. M. (Hrsg.): Jahrbuch für Personenzentrierte Psychologie und Psychotherapie, Bd. 2. GwG, Köln, 144 – 158Teusch, L. (1990b): Positive effects and limitations of client-centred-therapy with schizophrenic patients. In: Lietaer, G., Rombauts, J., van Balen, R. (Hrsg.): Client-Centred and Experiential Psychotherapy in the Nineties. Univ. Press, Leuven, 637 – 644

Teusch, L. (1986a): Behandlungsabbrüche und Verlegungen schizophrener Patienten im Verlauf der stationären Behandlung mit psychotherapeutischem Schwertpunkt. Psychiatrische Praxis 13,177 – 184

Teusch, L. (1986b): Gesprächspsychotherapie schizophrener Patienten. In: ZPP 5, 391 – 398

Teusch, L., Bayerle, U., Lange, H. U., Schenk, G. K., Stadtmüller, G. (1983): The Client-Centered Approach to Schizopherenic Patients – First Empirical Results. In: Minsel, W. R., Herff, W. (Hrsg.): Research on Psychotherapeutic Approaches. Lang, Frankfurt/M, 140 – 148

Teusch, L., Böhme, H. (1999): Is the Exposure Principle Really Crucial in Agoraphobia? The Influence of Client-Centered „Nonprescriptive" Treatment on Exposure. In: Psychotherapy Research 9(1), 115 – 123

Teusch, L., Böhme, H. (1991): Was bewirkt ein stationäres Behandlungsprogramm mit gesprächspsychotherapeutischem Schwerpunkt bei Patienten mit Agoraphobie und/oder Panik? Ergebnis einer Ein-Jahres-Katamnese. Psychotherapie Psychosomatik medizinische Psychologie 41, 68 – 76

Teusch, L., Böhme, H., Finke, J. (2001): Konfliktzentrierte Monotherapie oder Methodenintegration? Veränderungsprozesse von Gesprächspsychotherapie mit und ohne verhaltenstherapeutische Reizkonfrontation bei Agoraphobie mit Panikstörung. In: Nervenarzt 72, 31 – 39

Teusch, L., Böhme, H., Finke, J., Gastpar, M. (2001): Effects on Client-Centered Psychotherapy for Personality Disorders Alone and in Combination with Psychopharmacological Treatment: an Empirical Follow-up Study. In: Psychotherapy and Psychosomatics 70, 328 – 336

Teusch, L., Böhme, H., Finke, J., Gastpar, M., Skerra, B. (2003): Antidepressant Medication and the Assimilation of Problematic Experiences in Psychotherapy. In: Psychotherapy Research 13, 307 – 322

Teusch, L., Böhme, H., Gastpar, M. (1997): The Benefit of an Insight-Oriented and Experiential Approach on Panic and Agoraphobia Symptoms. In: Psychotherapy and Psychosomatics 66, 293 – 301

Teusch, L., Finke, J. (1995): Grundlagen eines Manuals für die gesprächspsychotherapeutische Behandlung von Panik und Agoraphobie. In: Psychotherapeut 40, 88 – 95

Teusch, L., Gastpar, M. (2000): Psychotherapie und Pharmakotherapie. In: Senf, W., Broda, M. (Hrsg.): Praxis der Psychotherapie. Thieme, Stuttgart, 673 – 677

Teusch, L., Köhler, K.-H., Finke, H. (1987): Die Bearbeitung von Wahnphänomenen in der klientenzentrierten Gesprächspsychotherapie. In: Olbrich, H. (Hrsg.): Halluzination und Wahn. Springer, Berlin

Thomä, H., Kächele, H. (2006): Lehrbuch der psychoanalytischen Therapie. Springer, Heidelberg

Thomas, B. A. (1991): Gruppen Gesprächspsychotherapie in der Versorgung psychisch Kranker. In: Finke, J., Teusch, L. (Hrsg.): Gesprächspsychotherapie bei Neurosen und psychosomatischen Erkrankungen Neue Entwicklungen in Theorie und Praxis. Asanger, Heidelberg, 163 – 177

Truax, C. B. (1970): Effects of Client-Centered Psychotherapy with Schizophrenic Patients: Nine Years Pretherapy and Nine Years Posttherapy Hospitation. In: Journal of Consulting and Clinical Psychology 3, 417 – 422

Truax, C. B. (1966): Reinforcement and Nonreinforcement in Rogerian Psychotherapy. In: Journal of Abnormal Psychotherapy 71, 1 – 9

Truax, C.B. (1962): A Tentative Scale for the Measurement of Therapist Genuineness or Self Congruence. Mimeo-Manuscript, Psychiatric Institute, Univ. Wisconsin

Truax, C.B., Carkhuff, R.R. (1967): Toward Effektive Counseling and Psychotherapy: Training and Practice. Aldine Publishing Company, Chicago

Truax, C.B., Carkhuff, R.R. (1965): Personality Change in Hospitalized Mental Patients During Group Psychotherapy as a Function of the Use of Alternate Sessions and Vicarios Therapy Pretraining. In: Journal of Clinical Psychology 27, 132–136

Truax, C.B., Wargo, D.G., Carkhuff, R.R. (1966): Antecedents to Outcome in Group Psychotherapy with Outpatients. Effects of Therapeutic Conditions, Alternate Sessions, Vicarious Therapy Pretraining, and Patient Self-Exploration. Unpublished Manuscript, University Arkansas

Trüb, H. (1971): Heilung aus der Begegnung. Klett, Stuttgart

Tscheulin, D. (1992): Wirkfaktoren psychotherapeutischer Intervention. Hogrefe, Göttingen

Turner, R.H. (1976): Rollenübernahme: Prozess versus Konformität. In: Auwärter, M., Kirsch, E., Schröter, K. (Hrsg.): Seminar: Kommunikation, Interaktion, Identität. Suhrkamp, Frankfurt, 115–139)

Uhde, A. (1986): Anorexia nervosa und klientenzentrierte Psychotherapie? In: ZPP 5(4), 465–471

van Kessel, W., Keil, W.W. (2002): Die interaktionelle Orientierung in der Klientenzentrierten Psychotherapie. In: Keil, W.W., Stumm, G. (Hrsg.): Die vielen Gesichter der Personzentrierten Psychotherapie. Springer, Wien, 107–122

van Kessel, W., Lietaer, G. (1998): Interpersonal Processes. In: Greenberg, L.S., Watson, J.C., Lietaer, G. (Hrsg.): Handbook of Experiential Psychotherapy. Guilford, New York, 155–177

van Kessel, W., van der Linden, P. (1993): Die aktuelle Beziehung in der klientenzentrierten Psychotherapie: Der interaktionelle Aspekt. In: GwG-Zeitschrift 90, 19–32

Vanaershot, G., Lietaer, G., Gundrum, N. (2008): Gespräche hilfreich führen. Beltz, Weinheim

Veugelers, R. (2014): „I Can See You. You Can't See Me": Focusing-Oriented Therapy with Children: A Fresh Approach. In: Madison, G. (Ed.): 146–160

Vossen, T. (1988): Traumtherapie-personenzentriert. In: GwG-Zeitschrift 72, 30–43

Wakolbinger, C. (1996): Panikstörung und Selbstkonzept. Die Behandlung von Panikstörungen in der Personzentrierten Psychotherapie. In: Psychotherapie Forum 4(1), 41–47

Waldenfels, B. (1991): Der Kranke als Fremder – Gesprächspsychotherapie zwischen Normalität und Fremdheit. In: Finke, J., Teusch, L. (Hrsg.): Gesprächspsychotherapie bei Neurosen und psychosomatischen Erkrankungen. Neue Entwicklungen in Theorie und Praxis. Asanger, Heidelberg, 95–123

Walker, M.P. (2005): A Refined Model of Sleep and the Time Course of Memory Formation. Behavioral and Brain Sciences, 28, 51–64

Warner, M.S. (1998): A Client-Centered Approach to Therapeutic Work with Dissociated and Fragile Process. In: Greenberg, L., Watson, J., Lietaer, G. (Hrsg.): Handbook of Experiential Psychotherapy. Guilford press, New-York, 368–387

Warner, M.S. (1989): Empathy and Strategy in Family System. In: Person-Centered Review 43, 324–343

Watson, J.C., Gordon, L.B., Stermac, L., Kalogerakos, F., Steckley, P. (2003): Comparing the Effectiveness of Process-Experiential with Cognitive-Behavioral Psychotherapy in the Treatment of Depression. In: Journal of Consulting and Clinical Psychology 71(4), 773–781

Watson, J.C., Greenberg, L.S. (1996): Pathways to Change in the Psychotherapy of Depression: Relating Process to Session Change and Outcome. In: Psychotherapy: Theory, Research, Practice, Training 33, 262–274

Westermann, B., Schwab, R., Tausch, R. (1983): Auswirkungen und Prozesse personzentrierter Gruppenpsychotherapie bei 164 Klienten einer psychotherapeutischen Beratungsstelle. In: Zeitschrift für klinische Psychologie 12, 273–292

Whalen, K., McEvenue, K. (2014): A Wholebody Focusing-Oriented Approach to Therapeutic Presence: Envisioning New Possibilities for the Therapist/Client Relationship. In: Madison, G. (Hrsg.): Theory and Practice of Focusing-Oriented Psychotherapy. Beyond the Talking Cure. Jessica Kingsley Publishers, 66–80

Wiegand, M.H. (2006): Neurobiologie des Träumens. In: Wiegand, M.H., von Spreti, F., Förstl, H. (Hrsg.): Schlaf und Traum. Schattauer, Stuttgart, 37–73

Wijngaarden, H.R. (1985): Luisteren naar droomen. Boom Meppel, Amsterdam

Wittgenstein, L. (1984): Philosophische Untersuchungen. In: Ascombe, G.E.M., von Wright, G.H., Rhees, R. (Hrsg.): Schriften. Bd.1. Suhrkamp, Frankfurt

Wöber, C. (2018): Wie entfaltet sich das Potential der Personzentrierten Gruppenpsychotherapie im stationären Setting? Masterarbeit, Donau-Univ. Krems

Yalom, I. (1989): Existentielle Psychotherapie. Edition Humanistische Psychologie, Köln

Yalom, I.D. (1974): Gruppenpsychotherapie. Grundlagen und Methoden. Ein Handbuch. Kindler, München

Zielke, M. (1979): Indikation zur Gesprächspsychotherapie. Kohlhammer, Stuttgart

Zimmer, D. (1983): Sozialpsychologische Modelle zur Analyse und Gestaltung der therapeutischen Beziehung. In: Zimmer, D. (Hrsg.): Die therapeutische Beziehung. Edition Psychologie, Weinheim, 29–47

Zurhorst, G. (2007): Die therapeutische Beziehung in der Gesprächspsychotherapie jenseits von Deutung und Manipulationsmacht. In: Kriz, J., Slunecko, T. (Hrsg.): Gesprächspsychotherapie. Beltz, Weinheim, 79–94

Nachwort

Das vorliegende Buch ist aus dem Buch „Gesprächspsychotherapie“ von 2004 hervorgegangen. Ich habe jedoch fast den gesamten ersten, den allgemeinen, Teil umgeschrieben, auch um störungs- und therapietheoretische Aspekte detaillierter zu erörtern. Dabei war mein Anliegen, gegen eine dogmatische Verengung die Komplexität und damit die Mehrdeutigkeit zentraler personzentrierter Positionen aufzuzeigen. Das bedeutet, bei Stellungnahmen zu therapeutischem Expertentum und Professionalität, zur Direktivität bzw. Nicht-Direktivität, zum Gebrauch von Diagnosen und Interpretationen sowie zur Konzeptualisierung einer Therapietechnik immer zwischen verschiedenen Hinsichten zu differenzieren und mindestens zwei Seiten zu berücksichtigen, eine eher problematische und eine erwünschte, therapiefördernde. Eine entsprechende Komplexität habe ich auch bei den therapeutischen Kernmerkmalen und den daraus ableitbaren Handlungsmustern aufgezeigt, insbesondere beim *Einfühlenden Verstehen* und dem sich aus der *Kongruenz* ergebenden *Selbstöffnen*. Der zweite Teil des Buches wurde dadurch wesentlich komplettiert, dass auf störungs- bzw. inkongruenztheoretische Aspekte, jeweils auch auf den Einzelfall bezogen, vertiefend eingegangen wurde. Um den Blick auf die Personzentrierte Psychotherapie zu erweitern, habe ich Heinke Deloch um ein Kapitel zum *Focusing* als eine das körperliche Bedeutungserleben einbeziehende personzentrierte Fortentwicklung gebeten und Gerhard Stumm um einen Beitrag zur *existenziellen Perspektive* als einen der PZT nahestehenden Ansatz mit seiner die therapiepraktische Sicht bereichernden Themensetzung.

Das früher „Gesprächspsychotherapie“ (GPT) genannte Verfahren heißt heute „Personzentrierte Psychotherapie“, PZT, (manchmal ist auch vom PZA = Personzentrierter Ansatz, die Rede, wenn über die Psychotherapie hinausreichende Anwendungsfelder eingeschlossen sein sollen). Im Text wechseln diese Bezeichnungen genau wie die von „Patient“ und „Klient“ miteinander ab, um ihre Gleichwertigkeit zu zeigen. Um der Gender-Problematik gerecht zu werden, hat Heinke Deloch ihren Artikel in einer entsprechenden Stil- und Schreibweise verfasst. Im übrigen Text wurde die tradierte Schreibweise benutzt, wobei die Form des grammatikalischen Maskulinums natürlich nur als reine Funktionsbezeichnung gemeint ist.

Für die aufmerksame Durchsicht des Textes und entsprechende Korrekturhinweise möchte ich sehr nachdrücklich danken Heinke Deloch M.A., Dr.

Hannah Feldhammer, Dr. Gerhard Stumm und Christine Wöber M. Sc.. Frau Dipl. Psych. Ulrike Landersdorfer vom Reinhardt Verlag danke ich für viele organisatorische Ratschläge und das aufmerksame Begleiten der einzelnen Arbeitsschritte.

Jobst Finke

Sachregister

Leseprobe

Leseprobe aus

Jobst Finke:
Das Netzwerk der Gefühle

3.4 Vernetzung von Ärgergefühlen im Erlebensprozess

Da eine überregulierte von einer unterregulierten Aggressivität zu unterscheiden ist, ist auch das Erleben von Ärger in Teilaspekten verschieden. Eine überschießende Regulation von Ärger bedeutet, dass nicht nur der Ausdruck von Ärger, sondern schon das bewusste Erleben dieses Gefühls gehemmt ist. Mit anderen Worten heißt das hier, dass Ärgergefühle oft als solche gar nicht voll bewusstwerden, sie werden also wegen der Unvereinbarkeit mit dem Selbstkonzept abgewehrt. Diese Abwehr kann erfolgen per Verleugnung oder durch eine Wendung gegen das eigene Selbst, was im letzteren Falle bedeutet, dass der Betreffende mit Schuldgefühlen und Selbstwertzweifeln bzw. Selbstentwertungen reagiert. Von diesem gehemmten Ärger kann man als eine weitere Form überregulierter Aggressivität noch einen unterdrückten Ärger unterscheiden. Der letztere ist durch seine größere Bewusstseinsnähe der Ärgergefühle gekennzeichnet. Der Betreffende spürt seinen Ärger häufig, wenn auch in einer symbolisch verzerrten Form. Er würde deshalb z.B. nicht sagen, dass er sich ärgert, sondern dass er mit Diesem oder Jenem unzufrieden ist. Dem Gesprächspartner fällt dabei allerdings eine Angespanntheit und nicht selten auch eine gewisse Gereiztheit des Betreffenden auf. Als Folge solchen Unterscheidens ergibt sich die Aufstellung in Kap. 3.4.1.

reinhardt
www.reinhardt-verlag.de

3.4.1 Gehemmter Ärger

Vernetzung von gehemmten Ärger im Erlebensprozess

Die hier gemeinten Klienten ähneln hinsichtlich der Persönlichkeitsproblematik den unter Kap. 2.4 geschilderten Personen. Hier ist zu sagen, dass diese Personen oft in ihrer Kindheit eine einengende, überbehütende, deaktivierende und entmündigende oder in emotionaler Hinsicht vernachlässigende Erziehung mit Zuwendungsentzug als Strafelement erfahren haben. Der Erlebenszusammenhang von protestierendem Ärger und Angst vor Bestrafung solcher „Aufsässigkeit" durch Zuwendungsentzug bei Erwachsenen hat sich meist schon in der Kindheit herausgebildet und verfestigt. Es hat sich dann eine sehr basale Ärgerabwehr im Sinne einer Ärgerhemmung ergeben (Kast, 1998; Gahleitner, 2005).

Ein Mangel an positiver Beachtung („positive regard", Rogers, 1959/2020, S. 40f.) könnte z. B. darin bestehen, dass den Kindern von beruflich viel beschäftigten Eltern öfters signalisiert wurde, dass sie eigentlich eine Belastung für die Eltern seien. Wenn doch einmal Zuwendung durch Trotz und „Aufsässigkeit" eingefordert wurde, wurde elterlicherseits eventuell Heimunterbringung angedroht: „Wenn ihr euch weiterhin so verhaltet, müssen wir euch in ein Heim schicken". Diese Kinder wuchsen also mit Trennungsdrohungen und Verlassenheitsängsten auf, die sie dadurch zu bewältigen suchten, dass sie ihrerseits die Eltern durch Zuwendung, Zuspruch und Hilfsangebote zu besänftigen suchten. Sie lernten so, eigene Bedürfnisse sehr zurückzustellen, die Ärgergefühle, die dabei auftreten, zu verleugnen und in sich ein hohes, von altruistischer Einstellung geprägtes Selbstideal zu errichten. Diese Einstellung wurde zu einer überdauernden Haltung. Der „innere Kritiker" als Vollzieher dieses Ideals gebot Selbstverzicht und schwere Schuldgefühle beim Zeigen von selbstbezogenen Bedürfnissen, die wiederum Schuldgefühle und gar eine Depression zur Folge haben können. Es ist in diesem Falle also eine Abwehr des Ärgers durch eine Wendung gegen das eigene Selbst erfolgt.

Gefühle im Erlebensumfeld von gehemmtem Ärger

Zentrale Gefühle und Bedürfnisse sind Angst (Strafangst), Schuldgefühle, Bedürfnis nach Anerkennung, „Minderwertigkeitsgefühle", impliziter Ärger und Enttäuschungswut. Als Erwachsene erscheinen diese Personen, ausgeprägter als die Überbehüteten, im Kontakt zugewandt, hilfsbereit und scheinbar ohne jedwede „selbstsüchtige" Interessen und sie scheinen bereit, auf alle Vorgaben des Kontaktpartners hilfsbereit einzugehen. Es zeigt sich also das in der „Psycho-Szene" so genannte Helfersyndrom.

(...)